新医科智慧医学系列教材

智慧医学概论

主　编　赵文龙

副主编　浦科学　胡　磊

编　委（按姓氏汉语拼音排序）

陈池梅　重庆医科大学附属第一医院
杜志银　重庆医科大学
侯筱蓉　重庆医科大学
胡　磊　重庆医科大学附属第一医院
黄　成　重庆医科大学
贾运涛　重庆医科大学附属儿童医院
刘　峰　重庆医科大学
刘　锋　重庆医科大学附属第三医院
刘家秀　重庆医科大学
吕亚兰　重庆医科大学
彭　薇　重庆医科大学附属第一医院
浦科学　重庆医科大学
秦涵书　重庆医科大学附属第一医院
宋　萍　重庆医科大学附属儿童医院
田　杰　重庆医科大学附属第一医院
王　浩　重庆医科大学附属第二医院
王　琦　重庆医科大学附属第一医院
王瑜婧　重庆医科大学
姚海燕　重庆医科大学附属第一医院
余　娜　重庆医科大学附属第三医院
余　娴　重庆医科大学附属第二医院
曾红武　重庆医科大学
张瑞祥　重庆医科大学
赵浚植　重庆医科大学附属第三医院
赵文龙　重庆医科大学
周小兰　重庆医科大学附属第二医院

科 学 出 版 社

北　京

内 容 简 介

《智慧医学概论》是面向新医科领域的创新教材，致力于引领学生探索人工智能、大数据、物联网、信息检索与知识发现等技术在医学实践中的应用。全书共 16 章，全面涵盖智慧医学的基本技术、健康医疗基础业务信息系统、医学物联网、医学虚拟现实、健康医疗大数据与决策以及医学学术文献获取、评价与利用等前沿领域。本教材的编写团队由来自医疗机构一线从业者和医学信息学教育专家、学者组成，他们具有丰富的实践经验和教学经验，将最前沿的科技进展和最实用的医疗应用融入到教材中，以适应新医科医学教育的需要。教材不仅提供了系统的理论知识，还通过丰富的案例和实践项目，帮助学生将所学知识与实际应用相结合，深入理解和掌握这些技术的应用。

作为一本兼具系统性和前沿性的教材，本教材适合临床医学、药学、预防、护理等医药类专业学生，以及大数据、人工智能信息管理等专业的学生使用，是培养未来医学领域创新人才的必备读物。

图书在版编目（CIP）数据

智慧医学概论 / 赵文龙主编. -- 北京：科学出版社，2024. 11. --（新医科智慧医学系列教材）. -- ISBN 978-7-03-080089-3

Ⅰ. R319

中国国家版本馆 CIP 数据核字第 2024A4C602 号

责任编辑：王　颖/责任校对：宁辉彩
责任印制：张　伟/封面设计：陈　敬

科学出版社 出版
北京东黄城根北街 16 号
邮政编码：100717
http://www.sciencep.com
天津市新科印刷有限公司印刷
科学出版社发行　各地新华书店经销
*
2024 年 11 月第　一　版　开本：787×1092　1/16
2024 年 11 月第一次印刷　印张：23
字数：601 000

定价：98.00 元

（如有印装质量问题，我社负责调换）

前　言

人工智能、大数据、物联网、云计算等技术的快速发展已经深刻地影响了医疗行业的运作模式和服务体系，引领着医疗行业的创新与发展。这些技术在医疗领域的应用已经从理论走向了实践，成为推动医疗行业进步的重要力量。狭义的智慧医学可以理解为智慧医疗或智能医疗。其发展历程可以追溯到20世纪90年代，当时一些发达国家和地区开始尝试将信息技术应用于医疗领域，以改善医疗服务的质量和效率。随着信息技术的不断发展和医疗需求的不断增加，智慧医疗逐渐成为医疗行业的一个重要分支。在初期，智慧医疗主要是在少数大型医院购置计算机软硬件，建立信息技术系统和数据库，用于改进医院管理工作流程，推动财务结算、医疗物资管理等方面的效率提升。随着互联网技术的迅猛发展，越来越多的医院购买和使用医院信息系统（HIS）等医院信息化管理系统，电子病历、自助服务等相继出现。

2010年左右，随着智能手机和移动互联网的蓬勃兴起，部分医院推出远程手机APP挂号、APP查看报告等便利就医服务。2014年国家卫生和计划生育委员会发布《关于推进医疗机构远程医疗服务的意见》，首次放开企业对用户（business to customer，B2C）业务，明确了在线医疗的重要性。2014年，互联网医院诞生。互联网医院主要依托实体医疗机构，以在线复诊和常规咨询为主，是集问诊、处方、支付及药物配送于一体的一站式服务平台。它可以实现在线问诊、远程会诊、在线购药等功能，方便患者获取医疗服务。其核心在于医疗资源的云化，改变传统面对面的医疗生产及交付模式。

2019年国家卫生健康委员会首次提出“智慧医院”的概念，智慧医院建设在近年来得到了广泛的关注和推进。智慧医院是以电子病历为核心，以医院信息化为基础，侧重于将人工智能、大数据、物联网等新技术应用到医院的各个场景中，包括智慧管理、智慧服务和智慧医疗等方面，实现医疗服务的智能化、精细化、高效化。

2022年，爱思唯尔通过对110个国家和地区近3000名临床医护人员抽样调研及全球权威临床专家深入访谈，分析了过去十年全球医疗行业变革动力，发布了《未来医生白皮书》，提出了全球医疗发展的三大趋势：数字技术与医疗手段的深度融合、患者健康素养的全面提升、多元化医疗场景对医护人员能力提出全新挑战。数字技术不仅是推动全球健康产业科技革命的重要引擎，也将重塑未来的医疗行业生态。未来十年，数字技术将与医疗深度融合，数字医疗技术将为医护人员的诊疗决策提供重要支撑。大数据将深度融入人口健康管理，科研数据、电子病历和医疗设备互联后采集信息的不断积累，将有助于医生制定更精准的诊疗方案，提高决策效率。医生也将更多使用由人工智能辅助的临床决策工具进行决策，实现更精准和科学的诊断和治疗。在此趋势影响下，精通数字技术、学习更多卫生经济学知识和注重医患沟通技巧（如倾听、同理心等），成为全球医护人员的共识，为更好地适应未来多元化的医疗和健康服务模式，未来医生身上除临床知识和沟通技能依然是核心能力外，还需具备的最重要的两项技能为数据分析能力和技术素养。

作为一本面向医学生的教材，本书旨在让学生们理解人工智能、大数据、物联网、信息检索与知识发现等技术的基本原理、基本技术以及在医疗领域的应用。本书在编写过程中兼顾内容系统性和前沿性、注重理论与实践相结合，不仅介绍了智慧医院、医学物联网应用等现有的医疗技术，还介绍了医学虚拟现实、健康医疗大数据与决策等前沿技术，让学生们能够全面了解智慧医疗的前沿动态和发展趋势。同时，本书还通过具体的案例和实践项目，帮助学生理解和掌握这些技术的应用。

本书的编写团队由医疗机构一线从业者和医学信息教育专家学者组成，他们具有丰富的实践经验和教学经验。在编写过程中，我们力求将最前沿的科技进展和最实用的医疗应用融入到教材中，以适应医学教育的需要。我们希望本书能够帮助学生们更好地理解智慧医疗的概念和应用，为他们的未来职业生涯打下坚实的基础。

最后，我们希望读者能够从本书中获得收获，对智慧医学有更深入的理解。科技的发展日新月异，本书的内容也可能存在不足之处，欢迎读者提出宝贵的意见和建议，让我们一起进步。

赵文龙

2024 年 7 月

目　　录

第一章　绪论……1
第一节　智慧医学基础……1
第二节　智慧医学的应用……11
第二章　智慧医院……17
第一节　发展历程……17
第二节　体系架构……19
第三节　医院信息平台……21
第三章　基础业务信息系统……26
第一节　智慧服务……26
第二节　智慧医疗……33
第三节　智慧护理……44
第四节　智慧医技……55
第五节　移动医疗……68
第六节　智慧管理……72
第四章　区域卫生信息系统……87
第一节　公共卫生信息系统……87
第二节　社区卫生管理信息系统……94
第三节　远程医疗服务系统……97
第五章　智慧健康教育……100
第一节　患者教育……100
第二节　公众健康教育……104
第三节　国内外经典的健康教育平台……107
第六章　医疗机器人应用……111
第一节　医疗机器人概述……111
第二节　医疗机器人的应用场景……115
第三节　医疗机器人的应用热点……119
第四节　医疗机器人的未来发展……122
第七章　医学物联网应用……123
第一节　物联网概述……123
第二节　医学传感器……126
第三节　物联网在医学中的应用……129
第八章　健康医疗大数据应用……134
第一节　健康医疗大数据概述……134
第二节　健康医疗大数据的公共卫生应用……137
第三节　临床大数据及其应用……144

第四节　健康医疗大数据的个人健康管理应用 ······ 148
第九章　医学图像智能分析 ······ 152
第一节　医学图像基础 ······ 152
第二节　智能医学图像处理技术 ······ 161
第三节　智能医学图像分析与应用 ······ 169
第十章　虚拟现实医学应用 ······ 176
第一节　概述 ······ 176
第二节　虚拟现实系统的组成 ······ 180
第三节　三维数字建模 ······ 187
第四节　医疗应用 ······ 191
第五节　3D 打印 ······ 198
第十一章　智慧药物评价 ······ 203
第一节　药物有效性评价及其应用 ······ 203
第二节　药物经济性评价及其应用 ······ 207
第三节　药物安全性评价及其应用 ······ 212
第十二章　DRG 与医疗管理决策 ······ 222
第一节　DRG 概述 ······ 222
第二节　DRG 原理 ······ 228
第三节　DRG 相对权重计算与调整 ······ 234
第四节　DRG 与医保支付 ······ 236
第五节　DRG 与医院管理 ······ 244
第十三章　医学学术文献获取 ······ 249
第一节　中文学术文献获取 ······ 249
第二节　外文学术文献数据库 ······ 273
第十四章　学术评价 ······ 295
第一节　学术评价概述 ······ 295
第二节　学术评价方式与常用指标 ······ 296
第三节　国内外常用学术评价系统 ······ 302
第十五章　文献数据处理与分析 ······ 311
第一节　文献管理 ······ 311
第二节　文献信息分析 ······ 327
第十六章　文献数据的利用 ······ 342
第一节　科学研究中的文献利用 ······ 342
第二节　循证医学中的文献数据利用 ······ 349
参考文献 ······ 362

第一章 绪　　论

【内容提要】

本章主要介绍智慧医学相关概念、技术和应用范畴。

第一节 智慧医学基础

人类社会随着科技的发展而进步与创新，医学科学也从最初依靠经验和实验的传统医学，发展到对基因组学、蛋白质组学、人工智能、大数据、物联网、云计算等新技术全面应用的现代医学，先后产生了以临床证据、个人经验与患者的实际状况和意愿三者相结合为特征的循证医学，以个体化医疗为基础、基因测序应用为主导的精准医学，以大数据、人工智能应用为主导的智慧医学。以云计算、大数据、5G通信、人工智能等为代表的电子信息技术给人们的生产、生活带来了深刻的变革，拉开了第四次工业革命的序幕，也将医学带入新的时代——智慧医学时代。

一、智慧医学

智慧医学（intelligent medicine）是医学、计算机科学和数据科学融合的产物，属于智能科学与技术交叉学科，是将互联网、大数据、人工智能等信息技术用于医疗健康，旨在挖掘人类生命和疾病现象的本质规律，辅助或替代人类进行医疗保健服务，以提升医生的临床诊疗能力、教学科研能力及医院运营管理水平的科学。医疗健康数据可被记录、传输和应用的关键是物联网、数据通信、区块链、云计算、人工智能等信息技术的应用，其核心是大数据和人工智能。

广义的智慧医学涉及基础医学、临床医学、预防医学、康复医学等医学科学，以及医学教育、诊疗服务、制药、器械、第三方、卫生保健、监管等医疗健康服务/产业全链条。智慧医学常常与生物医学信息学、智能医学、数字医学、智慧健康、智慧医疗等概念混用，而这些概念是从学科、产业、角色等不同视角对智慧医学进行理解时衍生出的。在基础医学领域更多使用生物医学信息学这一概念，强调对生物信息数据的智能处理和分析；临床上更多使用智慧医疗、智能医疗，关注智能技术对疾病的诊断和治疗；在预防医学领域更倾向使用智慧健康，重点关注智能技术对公众的健康管理、生活方式干预以及公共卫生的智慧监管；而在产业界则更多使用数字医学或数字医疗，强调对健康医疗数据的数字化处理及数字化诊疗系统、设备的研发。

智慧医学依赖于数字化、信息化、互联网、移动智能终端、大数据中心等“新基建”而实现“智能化”。数字化可实现医疗设备检（监）测信号、诊疗信息的自动采集和录入，信息化可实现独立数据的信息关联，在人的能动参与下，人机协同实现智慧化，智慧化则致力于在信息化基础上获取海量医疗信息的价值。

二、大数据

大数据（big data）是指无法在一定时间内用常规软件工具对其内容进行抓取、管理和处理的数据集合。医疗卫生领域产生的大数据就是医疗健康大数据，包括医院的医疗大数据、依托区域健康服务平台的医疗健康大数据、基于大量人群的医学研究或疾病监测的大数据、基于个体自我检测（可穿戴设备）的大数据、网络上产生的大数据以及生物信息大数据等。

大数据分为结构化数据和非结构化数据。非结构化数据的增速远大于结构化数据，非结构化数据占企业数据的80%以上，并且以每年55%～65%的速度增长。

结构化数据也称行数据，是由二维表结构来逻辑表达和实现的数据，并严格遵循数据格式与长度规范。主要通过关系型数据库进行存储和管理，数据以行为单位，一行数据表示一个实体的信息，每一行数据的属性是相同的。

非结构化数据是数据结构不规则或不完整、没有预定义的数据模型，不方便用数据库二维逻辑表来表现的数据，其包括所有格式的办公文档、文本、图片、超文本标记语言（hypertext markup language，HTML）、报表、图像和音频/视频信息等。

医疗健康大数据与一般大数据一样，具有以下基本特征：

1. 规模大 大数据所需要的存储容量大或者数据数量庞大，当前常见大数据所需的存储容量度量单位已经从TB增长到PB，未来甚至增长到EB和ZB。如每张计算机断层扫描（computed tomography，CT）图像含有150MB数据，人体基因组测序数据量超过100GB，转录组测序数量超过30GB。

2. 种类多 大数据多样性主要指大数据的类型和维度多，包含了所有类型和所有维度。数值型、文本型和图像型是常见的三种数据类型。数值型数据如生理生化检验结果、呼吸频率、心率等，大多是比较规范的结构化数据；文本型数据如电子病历（electronic medical record，EMR）中的现病史、既往史、医嘱、手术记录、随访记录等，这些信息既有客观的描述，也带有医生的推理逻辑（语义关系），与数字类信息相比，其更难被计算机处理；图像型数据如X线、CT、磁共振成像（magnetic resonance imaging，MRI）、正电子发射体层成像（positron emission tomography，PET）等影像资料，通过图像识别技术自动提取病灶及其特征，可以间接转化为结构化数据。

3. 流转快 一方面指大数据的增长速度快，医疗健康是数据增长速度最快的领域；另一方面指大数据的处理速度快，如检验结果需第一时间呈现、穿戴设备连续采集并发送数据、医生利用大数据平台能够快速检索类似病例等。

4. 真实可信 真实性是指大数据记录了真实世界产生的原始数据且数据具有高的准确性和可信赖度。

5. 价值密度低 数据价值密度相对较低。随着互联网及物联网的广泛应用，信息感知无处不在，信息量大，但大数据的每种类型、每个维度的数据并不一定都对问题有价值，其价值密度相对较低。如几百兆的医学影像数据中，有用信息可能仅有几个片段，大量的传染病监测数据中敏感信息少，需要进行连续的动态监测才能捕捉到异常信号或发现流行规律。

医疗健康大数据除了上述大数据具有的“5V”特征之外，还具有一些健康医疗独特的特点，如长期保存性、时空性、语义性以及隐私性。其中，隐私性是受到高度关注的一个特征。医疗健康大数据可能包含患者姓名、地址、既往史、睡眠、心率等个人敏感信息，以及通过患者的大数据分析得到的个人隐私数据，一旦发生泄露，可能对患者造成不良影响。因此，国内外制定了相关的法律或规范对医疗健康大数据的隐私保护与安全进行限定，要求医疗健康大数据相关从业人员采取必要的安全措施，对医疗健康大数据进行保密。

任何数据都是有意义的，但需经过数据采集、数据存储、数据管理、数据分析与挖掘、数据展现等方可发现其中的价值，从而发挥更大的作用。因为大数据的采集、存储和计算的量都非常大，所以大数据需要特殊的技术来有效地处理大量的数据。从大数据的生命周期来看，大数据采集、预处理、存储、分析与挖掘共同组成了大数据生命周期中最核心的技术。

（一）大数据采集

大数据采集指从各种渠道获取结构化和非结构化海量数据的过程。

1. 数据库采集 流行的数据库有 Sqoop（数据库同步工具）和 ETL（数据清洗工具），传统的关系型数据库 MySQL 和 Oracle 也依然充当着许多企业的数据存储方式。开源的 Kettle 和 Talend 也集成了大数据集成内容，可实现 Hadoop 分布式文件系统（Hadoop Distributed File System，HDFS）、HBase（分布式数据库）和主流 NoSQL 数据库之间的数据同步和集成。

2. 网络数据采集 借助网络爬虫或网站公开应用程序接口（application programming interface，API），从网页获取非结构化或半结构化数据，并将其统一为本地结构化数据的数据采集方式。

3. 文件采集 包括实时文件采集、Flume 日志收集、ELK 日志采集和增量采集等。

（二）大数据预处理

大数据预处理，指的是在进行数据分析之前，先对采集到的原始数据进行诸如清洗、补缺、平滑、合并、归一化、一致性检验等一系列操作，旨在提高数据质量，为后期分析工作奠定基础。数据预处理主要包括四个部分：数据清理、数据集成、数据转换、数据规约。

1. 数据清理 指利用 ETL 等清洗工具，对有遗漏数据（缺少感兴趣的属性）、噪声数据（数据中存在着错误或偏离期望值的数据）、不一致数据进行处理。

2. 数据集成 指将不同数据源中的数据，合并存放到统一的数据库中去，其着重解决三个问题：模式匹配、数据冗余、数据值冲突检测与处理。

3. 数据转换 指将数据从一种格式或结构转换为另一种格式或结构的过程。它同时包含了数据清洗的工作，即根据业务规则对异常数据进行清洗，以保证后续分析结果的准确性。

4. 数据规约 指在最大限度保持数据原貌的基础上，最大限度精简数据量，缩小数据挖掘（data mining，DM）所需的数据集规模。其包括维度归约、数量归约和数据压缩等。

（三）大数据存储

大数据存储，指存储器以数据库的形式存储采集到的数据的过程，包含三种典型路线：

1. 基于大规模并行处理（massively parallel processing，MPP）架构的新型数据库集群 MPP架构采用Shared Nothing架构，结合其高效分布式计算模式，采用列存储、粗粒度索引等多项大数据处理技术，是重点面向行业大数据所展开的数据存储方式。具有低成本、高性能、高扩展性等特点。相较于传统数据库，其PB级数据分析能力有着显著的优越性。

2. 基于Hadoop的技术扩展和封装 针对传统关系型数据库难以处理的数据和场景（如非结构化数据的存储和计算等），利用Hadoop善于处理非结构数据、复杂的ETL流程、复杂的数据挖掘和计算模型等相关特性，通过扩展和封装Hadoop来实现对互联网大数据存储、分析的支撑，其中涉及了几十种NoSQL技术。

3. 大数据一体机 专为大数据的分析处理而设计的软、硬件相结合的产品。由一组集成的服务器、存储设备、操作系统、数据库管理系统以及为数据查询、处理、分析而预安装和优化的软件组成，具有良好的稳定性和纵向扩展性。

（四）大数据分析与挖掘

从可视化分析、数据挖掘算法、预测性分析等方面，对杂乱无章的数据进行萃取、提炼和分析。

1. 可视化分析 指借助图形化手段，能清晰、有效传达与沟通信息的分析手段。主要应用于海量数据关联分析，即借助可视化数据分析平台关联分析分散的、异构的数据，并做出完整分析图表的过程。

2. 数据挖掘算法 通过创建数据挖掘模型，对数据进行试探和计算的数据分析手段。数据挖掘算法多种多样，且基于不同的数据类型和格式的不同算法会呈现出不同的数据特点。但创建模型的过程一般来讲却是相似的。首先，分析用户提供的数据；其次，针对特定类型的模式和趋势进行查找；再次，用分析结果去定义创建的挖掘模型的最佳参数；最后，将这些参数应用于整个数据集，以提取可行模式和详细统计信息。

3. 预测性分析 是大数据分析最重要的应用领域之一，通过结合多种高级分析功能（预测建模、数据挖掘、文本分析、实体分析、优化、实时评分、机器学习等），达到预测不确定事件的目的。

三、云计算

云计算（cloud computing）是一种全新的网络应用概念，是一种资源交付和使用模式。从广义上说，云计算是一种与信息技术、软件、互联网相关的服务。

云计算把许多计算资源集合起来，通过软件实现自动化管理，只需要很少的人参与，就能将资源快速提供给用户，是一种信息技术资源和技术能力的共享。用户通过网络获得应用所需的资源（硬件、平台、软件），而提供这种计算资源的共享池（网络）叫做“云”，云计算通过网络“云”将巨大的数据计算处理程序分解成无数个小程序，最终得到结果并返回给用户。通过这项技术，可以在数秒之内，处理数以千万计甚至亿计的信息，达到和“超级计算机”网络服务同样强大的效能。

云计算以互联网为依托，在网站上提供快速且安全的云计算服务与数据存储，让每一个使用互联网的人都可以使用网络上的庞大计算资源与数据中心。在传统模式中，个人开发者和企业需要购买自己的硬件和软件系统，还需要运营和维护。有了云计算，用户不用去关心机房建设、机器运行维护、数据库等信息技术资源建设，而可以结合自身需要，灵活地获得需要的资源。服务商可以按需提供弹性的信息技术服务，用户可以根据自身需要调配信息技术资源，在保障应用需求的同时节约成本。

在网络服务中，如搜索引擎、网络邮箱、网盘等最简单的云计算技术随处可见，云计算不仅可用于网络文件存储、研究资料查询和分析，还可用于DNA结构分析、基因序列分析、医学影像图像分析等复杂的计算。

云计算平台一般由物理设施、虚拟化、管理和服务提供四层结构组成。物理设施被虚拟化，用于提供灵活的资源池并提高资源利用率；管理层负责物理资源和虚拟资源池的管理、部署、监控、报警等；服务提供层组合管理层用于提供某种形式的服务。其技术实质是计算、存储、服务器、应用软件等信息技术软硬件资源的虚拟化，关键技术包括以下几个方面：

（一）虚拟机技术

虚拟机，即服务器虚拟化，是云计算底层架构的重要基石。在服务器虚拟化中，虚拟化软件具备对硬件的抽象、资源的分配、调度和管理、虚拟机与宿主操作系统及多个虚拟机间的隔离等功能，目前常见的实现方式有Citrix XenDesktop、VMware ESX Server和Microsoft Hyper-V等。

（二）数据存储技术

云计算系统需要同时满足大量用户的需求，并行地为大量用户提供服务。因此，云计算的数据存储技术必须具有分布式、高吞吐率和高传输率的特点。目前数据存储技术主要有谷歌收费的GFS（Google File System）以及HDFS。

（三）数据管理技术

云计算最著名的数据管理技术是谷歌的BigTable数据管理技术和Hadoop开发的数据管理。

BigTable是一个为管理大规模结构化数据而设计的分布式数据存储系统，可以扩展到PB级数据和上千台服务器。BigTable将数据看成无意义的字节串，本质上说，BigTable是一个键值（key-value）映射，其键有三维：分别是行键（row key）、列键（column key）和时间戳（timestamp）。行键和列键都是字节串，时间戳是64位整型。可以用（row:string, column:string, time:int64）→ string来表示一条键值对记录。客户端将结构化和非结构化数据串行化存入BigTable。

Hadoop的数据管理，主要包括Hadoop分布式文件系统（HDFS）、分布式数据库（HBase）和数据仓库工具（Hive）。

（四）分布式编程与计算

为了使用户能更轻松地享受云计算带来的服务并让用户能利用该编程模型编写简单的程序来实现特定的目的，云计算上的编程模型相对简单。目前各信息技术厂商提出的“云”计划的编程工具大多为基于Hadoop的MapReduce编程模型。

（五）虚拟资源的管理与调度

云计算区别于单机虚拟化技术的重要特征是通过整合物理资源形成资源池，并通过资源管理层（管理中间件）实现对资源池中虚拟资源的调度。云计算的资源管理需要负责资源管理、任务管理、用户管理和安全管理等工作，实现节点故障的屏蔽、资源状况监视、用户任务调度、用户身份管理等多重功能。

（六）云计算的业务接口

为了方便用户业务由传统信息技术系统向云计算环境的迁移，云计算对用户提供统一的业务接口。业务接口的统一不仅方便用户业务向云端迁移，而且能使用户业务在云与云之间的迁移更加容易。在云计算时代，SOA 架构和以 Web Service 为特征的业务模式是业务发展的主要路线。

（七）云计算相关的安全技术

云计算模式带来了一系列安全问题，包括用户隐私的保护、用户数据的备份、云计算基础设施的防护等，这些问题都需要更强的技术手段，乃至法律手段去解决。

目前主流的大数据处理框架包括 Hadoop、Azure 的数据湖等。Hadoop 是目前处理大数据的主流平台，是一个存储系统+计算框架的软件框架，HDFS 和 MapReduce 是其主要部件。

HDFS 为大数据提供可靠的分布式文件系统，HDFS 类似于 Windows 系统中的 FAT32 文件系统，是 Hadoop 的文件格式系统，它的特点在于它是分布式的，将数据分片分块存储于由多台服务器组成的集群中。

MapReduce 为大数据提供了一个可支撑大规模数据集并行运算的编程框架。MapReduce 将数据计算任务抽象为 Map 和 Reduce 两个函数，提供了一整套供程序员开发 MapReduce 应用程序的编程接口，程序员只需实现对应接口并合理地设置数据的输入、输出，无需考虑服务器间通信问题，即可方便、快速地写出大数据并行处理程序。除 HDFS 与 MapReduce 以外，Hadoop 大数据平台的常用核心组件还包含多个其他组件。例如：

ZooKeeper：ZooKeeper 是 Hadoop 的分布式协调服务。Hadoop 的许多组件都依赖于 ZooKeeper，它分布式地运行在多台计算机组成的集群上，为集群提供协调服务。

HBase：HBase 是一个列族数据库，适合用于快速且规模较小的数据。

Hive：Hive 是一个基于 MapReduce 的数据仓库工具，提供 HSQL 语言，使得用户可以使用简单的结构化查询语言（structured query language，SQL）实现数据统计处理。

Sqoop：Sqoop 是一款开源工具，是一个在传统关系型数据库、数据仓库与 Hadoop 集群之间进行数据导入导出工作的工具。主要用于在 Hadoop（Hive）与传统的数据库（MySQL、PostgreSQL 等）间进行数据的传递，可以将一个关系型数据库（如 MySQL、Oracle、Postgres 等）中的数据导入 Hadoop 的 HDFS 中，也可以将 HDFS 的数据导入关系型数据库中。

Flume：Flume 是一个日志收集系统，支持自定义各类日志数据的采集，并能够对数据进行简单处理。

Pig：Pig 是一种数据分析脚本，用于数据流的处理。

Mahout：数据挖掘算法库 Mahout 包含在回归、聚类、分类等问题上被广泛使用的数据挖掘算法，可以帮助开发人员便捷地创建智能应用程序。

扩展阅读：大数据、人工智能、云计算的关系

有了互联网便产生了大数据，要用好大数据就需要人工智能。

人工智能的核心是算法，基础是数据，保障是云计算（算力）。

算法是人工智能的核心，相当于种子，它将决定最终长出的是人工智能还是非智能应用；数据是帮助树苗成长的养分，数据的质量与数量将决定这棵树苗的生长状况；云计算为人工智能的发展提供了计算资源基础的保障，是可随时进行配置的计算资源共享池。

基于大数据引擎，通过大规模机器学习和深度学习等技术，对海量数据进行处理、分析和挖掘，提取数据中所包含的有价值的信息和知识，使数据具有“智能”，并通过建立模型寻求现有问题的解决方案以及实现预测等，这被称为数据智能。

四、人工智能

人工智能（artificial intelligence，AI）是研究、开发用于模拟、延伸和扩展人的智能的理论、方法、技术及应用系统的一门新的技术科学。

人工智能就其本质而言，是模拟人类思维的信息过程。一是结构模拟，仿照人脑的结构机制，制造出“类人脑”的机器；二是功能模拟，暂时撇开人脑的内部结构，而从其功能过程进行模拟。现代电子计算机的产生便是对人脑思维功能和信息处理过程的模拟。

通常人工智能模拟人脑的思维过程可分为五个相应的部分：用机器的输入器模拟人的眼、耳、鼻、舌、皮肤等感官以接收外界的信息；用机器的存储器模拟人脑对信息的记忆功能，把已接收的信息积累起来，以供随时使用；用机器的运算机模拟人脑对信息加工、分析、处理的过程；用机器的控制器模拟人脑的调节、指挥作用，以调节各方面信息并指挥各项指令正常进行；用机器的输出器模拟人的效应器官，用以输出信息。

人工智能不同于传统的机器人，传统机器人只是代替人类做一些已经输入好的指令工作，而人工智能则包含了机器学习，从被动到主动，从模式化实行指令到通过机器学习、根据情况进行自主判断从而施行不同的指令。涉及的领域包括语音识别、图像识别、自然语言处理、机器人、专家系统等。实际应用包括机器视觉、指纹识别、人脸识别、视网膜识别、虹膜识别、掌纹识别、专家系统、自动规划、智能搜索、定理证明、博弈、自动程序设计、智能控制、机器人学、语言和图像理解、遗传编程等。

医疗应用常用的人工智能技术包括经典机器学习、深度学习、自然语言处理和图像识别技术等。

（一）机器学习

机器学习（machine learning，ML）技术用于分析结构化数据，如检验结果、基因数据。在医疗应用中，机器学习程序可对患者的特征进行聚类，或推断疾病结果的概率。

机器学习算法可以分为两大类：无监督学习（unsupervised learning）和监督学习（supervised learning）。无监督学习以特征提取而闻名，而监督学习则适用于预测建模，在输入和输出之间建立一些关系。

1. 无监督学习 没有给定事先标记过的训练示例，自动对输入的资料进行分类或分群。聚类（clustering）和主成分分析（principal component analysis，PCA）是两种主要的无监督学习方法。

聚类将具有相似特征的对象分组到不同类或簇中，按照某一个特定的标准（如距离），把一个数据集分割成不同的类或簇，使得同一个簇内的数据对象的相似性尽可能大，同时不在同一个簇内的数据对象的差异性也尽可能大。

聚类与分类的不同在于，聚类所要求划分的类是未知的。聚类分析是一种探索性的分析，在分类的过程中，人们不必事先给出一个分类的标准，聚类分析能够从样本数据出发，自动进行分类。分类是利用已知的样本标记训练学习器并预测未知样本的类别。

聚类算法通过最大化和最小化聚类内和簇间患者的相似性，输出聚类标签。流行的聚类算法包括 *k* 均值聚类、分层聚类和高斯混合聚类。

主成分分析主要用于降维，特别是当属性被记录在大量维度中时，如全基因组关联研究中的基因数量。主成分分析将数据投影到几个主成分方向上，而不会丢失太多有关主体的信息。有时，可以首先使用主成分分析来减少数据的维度，然后使用聚类对主题进行分组。

2. 监督学习 监督学习是指通过让机器学习大量带有标签的样本数据，训练出一个模型，并使该模型可以根据输入得到相应输出的过程。通过已有的一部分输入数据与输出数据之间的对应关系，生成一个函数，将输入映射到合适的输出中，如分类。

监督学习有明确的目标，很清楚自己想要什么结果，按照“既定规则”来分类、预测，与无监督学习相比，监督学习提供了更多临床相关的结果，医疗保健中的人工智能应用最常使用监督学习。相关技术包括线性回归、逻辑回归、朴素贝叶斯、决策树、*k* 最近邻域法、随机森林、判别分析、支持向量机和神经网络。

（二）深度学习

深度学习（deep learning，DL）是一种机器学习技术，教授计算机执行人类与生俱来的活动：从示例中学习。通过学习样本数据找到内在规律和表示层次，使机器模仿人类视听和思考等活动，让机器能够具有像人一样的分析、学习能力，能够识别文字、图像和声音等数据，解决复杂的模式识别难题。主要涉及三类方法：①基于卷积运算的神经网络系统，即卷积神经网络（convolutional neural networks，CNN）；②基于多层神经元的自编码神经网络，包括自编码（auto encoder）和稀疏编码（sparse coding）两类；③以多层自编码神经网络的方式进行预训练，结合鉴别信息进一步优化神经网络权值的深度置信网络（deep belief network，DBN）。

（三）自然语言处理

自然语言就是大家平时在生活中常用的表达方式，人类通过语言来交流，机器则通过数字信息进行交流。自然语言处理（natural language processing，NLP）就是在机器语言和人类语言之间建立沟通的桥梁，以实现人机交流的目的。

大部分临床信息以叙述性文本的形式出现，这些都是非结构化的，对于计算机程序来说是难以理解的。自然语言处理就是从这些非结构化数据（电子病历、检查报告、健康档案、医学期刊）中提取信息，以补充和丰富结构化医学数据，旨在帮助临床决策。

自然语言处理包括两个主要组件：文本处理和分类。自然语言处理程序的目标是将文本转换为机器可读的结构化数据，然后可以通过机器学习技术对其进行分析。通过文本处理，自然语言处理根据历史数据库在临床记录中识别出一系列与疾病相关的关键词。

处理自然语言处理可以使用传统的机器学习方法，也可以使用深度学习的方法。基于深度学习的自然语言处理流程包括语料预处理、设计模型和模型训练。语料的预处理是关键的步骤，其包括中文分词、词性标注、命名实体识别、去除停用词等。分词是自然语言处理的基础任务，将句子、段落分解为字词单位，把复杂问题转化为数学问题，方便后续的处理、分析。

（四）图像识别技术

图像识别技术是通过计算机对图像进行处理和分析的技术，是基于深度学习的人工智能领域的一项重要技术。图像识别技术的发展经历了文字识别、数字图像识别和目标识别三个阶段。识别过程可分为五个步骤，包括输入处理、图像预处理、图像提取、分类器构造和输出。该技术能够快速、高效地处理图像数据。

【思考题】

ChatGPT、星火、文心一言等语言大模型中一个主要的功能是内容生成，“内容生成”具体内涵是什么？使用了哪些人工智能技术？

五、物联网

物联网（internet of things，IoT）是指通过各种信息传感器、射频识别技术、全球定位系统、红外感应器、激光扫描器等装置与技术，实时采集任何需要监控、连接、互动的物体或过程并采集其声、光、热、电、力学、化学、生物、位置等需要的信息。通过各类可能的网络接入，实现物与物、物与人的泛在连接，实现对物品和过程的智能化感知、识别和管理。物联网是一个基于互联网、传统电信网等的信息承载体，它让所有能够被独立寻址的普通物理对象形成互联互通的网络。

医疗物联网利用复杂的物联网技术，简化医疗流程，使整个医疗过程标准化，实现医疗对象的自动化、可视化、数字化管理，全面提高医疗安全和质量。同时，也可以这样去理解医疗物联网：①物指医学物品，内容涉及患者、医生、护士、医疗设备、医疗费用和医疗信息等；②联为联结，指过程交互引擎，其中包括医学信息集成平台、物联网中间层、信息采集传感器、自动化工作流引擎、管理监控平台及信息处理平台；③网为网络，是标准化的医疗过程，主要包括护理程序、检验程序、诊断程序、追踪程序、质量控制与管理程序等。

可穿戴医疗设备是与物联网结合最为紧密的医疗产品。可穿戴设备在医疗卫生领域主要应用于健康监测、疾病治疗、远程康复等，可在软件支持下感知、记录、分析、调控、干预甚至治疗疾病或维护健康状态。可穿戴医疗设备包括智能手环、智能手表、穿戴式体外自动除颤仪、穿戴式外骨骼康复辅具、连续血糖检测仪、心电图检测仪、脉搏血氧仪、血压检测仪、助听器等，可实现生命体征、血糖、心电监测以及智能康复等功能。

物联网主要实现信息的感知和数据的传输，是物理世界走向数字化的第一步，也是最重要的一步。物联网技术的核心和基础仍然是互联网技术，是以互联网技术为基础，进行延伸和扩展的一种网络技术，其用户端延伸和扩展到了任何物品和物品之间能进行信息交换和通信。传感器技术和无线射频技术是其关键技术。

（一）传感器技术

传感器（sensor）是用于侦测环境中所发生的事件或变化，并将此消息发送到其他电子设备（如中央处理器）的设备，通常由敏感组件和转换组件组成。传感器作为信息获取的重要手段，与通信技术和计算机技术共同构成信息技术的三大支柱。

传感技术大体可分为3代，第1代传感器是结构型传感器，它利用结构参量的变化来感受和转化信号。例如，电阻应变式传感器，它是利用金属材料发生弹性形变时，电阻的变化来转化电信号的。第2代传感器是20世纪70年代开始发展起来的固体传感器，这种传感器由半导体、电介质、磁性材料等固体元件构成，是利用材料某些特性制成的。如利用热电效应、霍尔效应、光敏效应分别制成热电偶传感器、霍尔传感器、光敏传感器等。第3代传感器是20世纪80年代发展起来的智能传感器，对外界信息具有一定检测、自诊断、数据处理以及自适应能力，是微型计算机技术与检测技术相结合的产物。

（二）射频识别技术

射频识别技术（radio frequency identification，RFID）是自动识别技术的一种，通过无线射频方式进行非接触双向数据通信，利用无线射频方式对记录媒体（电子标签或射频卡）进行读写，从而达到识别目标和数据交换的目的。射频识别技术融合了无线射频技术和嵌入式技术，在自动识别、物品物流管理领域有着广阔的应用前景。

完整的射频识别系统由阅读器、电子标签和数据管理系统三部分组成。阅读器是将标签中的信息读出，或将标签所需要存储的信息写入标签的装置。电子标签由收发天线、AC/DC电路、解调电路、逻辑控制电路、存储器和调制电路组成。

六、区块链

区块链（block chain）起源于比特币，从字面理解，包含了区块（block）和链（chain）两个概念，是一个又一个区块组成的链条。每一个区块中保存了一定的信息，它们按照各自产生的时间顺序连接成链条。这个链条被保存在所有的服务器中，只要整个系统中有一台服务器可以工作，整条区块链就是安全的。这些服务器在区块链系统中被称为“节点”，它们为整个区块链系统提供存储空间和算力支持。如果要修改区块链中的信息，必须征得半数以上节点的同意并修改所有节点中的信息，而这些节点通常掌握在不同的主体手中，因此篡改区块链中的信息是一件极其困难的事。相比于传统的网络，区块链具有两大核心特点：数据难以篡改和去中心化。

狭义区块链是按照时间顺序，将数据区块以顺序相连的方式组合成的链式数据结构，并以密码学方式保证的不可篡改和不可伪造的分布式账本。

广义区块链技术是利用块链式数据结构验证与存储数据，利用分布式节点共识算法生成和更新数据，利用密码学的方式保证数据传输和访问的安全，利用由自动化脚本代码组成的智能合约对数据进行编程和操作的全新的分布式基础架构与计算范式。

区块链是虚拟的，没有物理形式。区块链的每个块都包含分布式账本形式的数据。区块链本质上是一个可以在多个设备或机构之间共享的数据库。区块链中资产的任何移动（交易），都记录在一个区块中，每个区块和交易的添加是不可逆的。区块链的核心技术主要包括分布式账本、非对称加密算法以及智能合约。

（一）分布式账本

分布式账本（distributed ledger）是一种在网络成员之间共享、复制和同步的数据库，记录网络参与者之间的交易，如资产或数据的交换。网络中的参与者根据共识原则来制约和协商账本中记录的更新，中间没有第三方仲裁机构（如金融机构或票据交换所）的参与。每条记录都有一个时间戳和唯一的密码签名，这使得账本成为网络中所有交易的可审计历史记录。

（二）非对称加密算法

非对称加密算法（asymmetric cryptographic algorithm）是一种密钥的保密方法，又名“公钥加密算法”。非对称加密算法需要两个密钥：公钥（public key）和私钥（private key）。

公钥与私钥是一对，如果用公钥对数据进行加密，只有用对应的私钥才能解密；如果用私钥对数据进行加密，那么只有用对应的公钥才能解密。因为加密和解密使用的是两个不同的密钥，所以这种算法叫作非对称加密算法。

（三）智能合约

智能合约（smart contract）是一种旨在以信息化方式传播、验证或执行合同的计算机协议。智能合约允许在没有第三方的情况下进行可信交易，这些交易可追踪且不可逆转。

（赵文龙）

第二节 智慧医学的应用

一、概述

我国医疗卫生体系稳步发展，医疗卫生机构、卫生技术人员以及床位数均呈上升趋势，建立了世界上规模最大的基本医疗保障网，卫生费用支出占GDP的比重逐年提高，居民平均就诊次数、居民年住院率大幅度增加。但与此同时，仍然存在诸多问题，卫生服务资源的投入相对不足，无法满足民众的需求。健康医疗领域存在诸多痛点，如医疗费用负担过重、药品贵、服务价格高、过度医疗；重临床轻预防、重医疗轻护理、病本位医疗、利本位医疗；诊疗过程缺乏规范、医疗碎片化（分科细、连续性差）、信息采集落后、智能化程度低；医疗资源分布不均、过于集中，海岛山区就诊困难；就诊流程不够合理、服务模式不够到位、服务流程不够优化、服务手段不够先进等。民众健康医疗需求的增长与医疗资源不足、就诊体验差、生产方式落后、健康医疗服务提供不足的矛盾日益突出，提高健康医疗体系的生产力和生产效率成为必需。

大数据和人工智能等技术作为促进健康医疗体系生产力发展和高质量发展的重要手段被广泛应用，信息技术的发展在很大程度上改变了医疗模式，同时改变了医疗体系。数字技术与传统医疗相融合产生了数字医疗，如心电图、脑电图等的数字化，简化了医疗诊断流程；在数字化基础上的信息化技术又将医学数字信息的“孤岛”状态打破，形成彼此联系，如医院信息系统（hospital information system，HIS）。而智慧医疗是在新信息技术的推动下形成的新医疗模式，旨在在彼此联系的庞大医疗信息中有效利用信息，使医疗智慧服务于健康。互联网与医疗产业的结合产生了互联网在线诊疗、医药电商、互联网+健康管理等全新的业态，医疗从被动医疗迈向主动健康。

传统医疗都是在医院里，医院把医生和患者连接起来，而智慧医疗将实现健康诊疗一体化、线上线下一体化、院外院内一体化、机器医生一体化等整合式一体化业务场景。医疗生态环境、医疗业务模式以及支付方式的改变，都将使得智能诊疗、大数据分析、机器人等发挥更大作用。

1. 提供更高效、便捷的医疗服务 就患者角度而言，智慧医疗贯穿诊疗全过程的就诊服务，从前期的在线咨询、预约挂号到治疗时的诊间付费、实时诊疗查询再到之后的诊后保健、健康指导等，减少了不必要的就诊和等候时间，改善就医环境，使患者得到更好的就诊体验。从医务人员角度来看，通过在线诊答、电子病历、远程医疗、住院患者实时动态监护等手段，做到病情早知道、早诊断，提高突发情况的应急处理能力，通过人工智能、深度学习、机器学习等技术、方法，协助疾病诊断与治疗，减轻医护人员劳动强度，有效提高工作效率，提升医院的管理水平和效益。

2. 更公平、开放的医疗资源供给 医疗资源的有限性和医疗服务需求的无限性是长期客观存在的问题，而有限医疗资源的合理化配置一直是医疗改革的重点，医疗资源的严重偏向性在一定程度上加剧了其供给的不公平性，造成了看病难、看病贵等问题。智慧医疗的新服务模式，强调患者、医务工作者和医疗机构之间的互联互通，使得更多基层患者能就近跨地域享受更优质服务，医务人员能够在分级诊疗的基础上进一步加强区域医疗联系与互动，加强和患者之间的交流，通过远程医疗、在线问诊等形式扩大优质医疗资源的辐射范围，促进医疗资源、服务均等化。

3. 更高效、低失误的医疗保障 医疗以治病救人为基础，患者就医的目的为改善健康，医者治病为救助患者，智慧医疗能提供更高效、低失误的医疗保障。基于电子健康档案、射频识别技术等实现对患者的个性化管理，点对点了解患者既往史、过敏史、忌用药等事项；基于物联网、信息系统等技术，实现对部门、医疗器械等的信息化管理，提高部门协作效率，精准管理手术包、尖锐器械、医疗垃圾等，最大限度地降低医疗事故发生的可能性，实现安全、可靠就医。智慧医疗带来了更高效的就诊体验、更便捷的医疗服务，更公平、开放的医疗资源供给，并满足了更高效、更低失误的发展需求，符合医疗改革的发展需要。

4. 更方便、统一、安全的数据存取与共享 健全、规范的安全与隐私保护政策可有效维护医疗用户的合法权利，医疗机构方便快捷的信息查询服务以及提供规范、实用、实时的医疗咨询，可降低就医成本，营造高效、透明的就医环境。

二、临床诊疗

临床诊疗是智慧医学最大的应用场景，以高质量临床大数据驱动的智慧应用包括临床决策支持、临床精准医疗、医疗服务管理等。场景包括以优化医疗流程、提高医疗质量为宗旨的医院基础信息系统建设，以数据整合、抽取、清洗、标准化为基础的患者信息互联互通信息集成平台、大数据中心建设，以及临床辅助决策支持、临床案例教学、基于真实病例的临床科研、病案质控等医疗大数据挖掘及应用系统建设。

1. 临床决策支持 基于大数据分析挖掘与人工智能应用，临床医疗大数据在临床决策支持方面的应用主要体现在建立临床决策支持系统。医学人工智能可以协助医生增强分析数据的能力，实现更少错漏和更大获益的临床效果。在疾病诊疗过程中为医务人员提供早期筛查、疾病预测、智能诊断、预后预测、分型分级、治疗方案评分，以及致病因素、发病机制、流行规律与趋势、并发症、治疗效果、不良反应和差错的分析与预测等临床辅助决策，最终为患者提供精准诊疗与个性化治疗服务。

（1）精准诊断：基于临床诊疗过程中收集的大量生物样本库数据及电子病历临床数据，利用大数据分析技术对所有信息进行整合、分析、对比，得到患者的精准诊断结果。

（2）精准治疗：在对患者精准诊断的前提下，基于大数据分析挖掘找到病因和治疗靶点，为临床决策提供精确的支持和依据，包括精确的最佳药物及用药效率、无效药物及副作用等信息。

（3）精准用药：目前精准用药在肿瘤治疗领域最为常见，采用高通量基因测序、全外显子组基因等技术获取生物信息大数据，并结合临床诊疗大数据，利用大数据分析挖掘技术破解疾病的基因启动密码，并针对这种特定基因密码，研制细胞靶向药物，成为一种精准抗癌的新方法。

2. 临床诊疗数据智能采集 包括对血糖、血压、心率、体温等生命体征实时采集，对在线医疗、医药电商、健康数据、问诊数据及数字健康管理、慢性病/肿瘤等患者管理反馈的信息等的收集。

3. 慢性病随访与个人健康管理 智慧医疗可借助可穿戴设备等实现个人健康的实时监控与提示，针对性地对饮食、作息、运动等给出健康提示，指导用户自发了解、自主管理个人健康状况，实现保健、治未病等疾病预防功能。

4. 机器人辅助医疗 包括临床医疗用机器人、护理机器人、医用教学机器人和为残疾人服务的机器人等。

智能配送机器人在院区内主要承担送药、送餐进隔离区以及回收被服和医疗垃圾的工作；移动患者机器人可帮助护士移动或运送瘫痪和行动不便的患者；外科手术机器人和诊断机器人可以进行精确的外科手术或诊断，如“达芬奇系统”；康复机器人可以帮助残疾人恢复独立生活的能力，如PrabCommand系统；护理机器人可帮助医护人员确认患者的身份、分发药品、检查患者体温、清理病房，甚至通过视频传输帮助医生及时了解患者病情；医用教学机器人可以模拟临床教学多种场景，如“诺埃尔”教学机器人可模拟真实接生并提升医护人员在手术中的配合能力和临场反应能力。

5. 人工智能辅助药物研发 人工智能（如蒙特卡洛方法）与基于药物临床试验计算机模拟技术的结合可筛选出安全性较高的化合物，筛选出副作用较低的药物进入动物实验和人体试验，模拟药物进入体内后的吸收、分布、代谢和排泄，智能分析剂量、浓度、效应之间的关系等，可极大地提高新药研发效率，降低企业成本。

6. 智能疾病筛查与预测 基因检测结合人工智能技术以更高测序通量、更准检测精度、更平民化费用推动疾病筛查与预测在基层医疗机构的普及。主要应用包括遗传病诊断、产前筛查与诊断、植入前胚胎遗传学诊断、肿瘤诊断等。

三、医学研究

临床医学研究的发展经历了传统临床研究、循证医学研究和转化医学研究等不同阶段，大数据和人工智能的技术不断推动医学研究的持续创新。信息技术将社会活动和医疗活动的过程数字化，依托庞大的患者数量和临床数据资源以及海量生命组学数据开展医学研究，可建立百万自然人群队列、重大疾病专病队列、出生队列等庞大的、可互相操作的纵向队列研究。其对应的生物样本库、数据资源库和知识库，成为疾病的个体化预防、分类、诊断和治疗的基础研究资源。

临床医学大数据的发展，为真实世界研究（real world study，RWS）提供了可利用的多源数据，保证了真实世界研究数据的多元性、重要性和时效性，在大样本患者的真实医疗环境下，观察具体治疗干预措施在真实医疗过程中的外部有效性和安全性，真实世界研究将成为临床干预的重要证据来源。

利用大数据、人工智能技术提升病历搜集、数据管理效率，对科研方案确定以及科研数据筛选、分析、管理等进行有效支撑，助力临床科研一体化。

1. 科研项目管理 科研数据协同管理、多课题数据共享等。

2. 海量样本管理 科研医疗数据采集、脱敏处理及整合。

3. 图像标记与数据标注 支持对医学图像兴趣点的高效、准确地标记以及电子病历、检验检查报告文本术语标注、映射和归一化处理。

4. 疾病诊疗模型训练 从具体课题需求出发选择不同的预处理及训练模型，通过大量高品质的医技数据和诊断数据训练、优化模型，不断迭代最终产生理想的智能决策模型，更高效更精准地服务于医学科研。

四、智慧管理

智慧管理包括智慧管理相关的信息系统、网络安全建设和区域信息平台配套完善，支持精细化管理的医疗大数据治理、分析和挖掘，以及患者信息隐私保护、信息安全的管理制度、实施细则制定等。智慧医院的建设能更合理地配置人、财、物三类资源，优化空间、降低能耗、减少过度医疗，优化医疗资源配置、弥补医院管理漏洞，提高医疗质量。

1. 病房智慧管理 构建病房数字孪生模型，借助智能手环、智能呼叫等可穿戴设备实现床位利用、患者定位、生命体征监测、输液管理等床旁智慧管理。

2. 空间管理 将医院各业务单元空间占用与业务系统数据集成构建数字化模型，展示各业务单元基本属性、面积信息、人员容纳、就诊人数、排队人数、床位使用等状态信息，分析各业务单元的空间使用率，以优化空间配置。

3. 能耗管理 结合空间管理、大数据分析，对电力、水力、暖通的日、月、年能耗数据进行管理，能实现对电力、热力、功能分区负荷、天气状况等各类数据的多维分析，还能实现按照能耗管理规则自动调节或通过远程单控、群控手段控制区域（如公共区域）开关、空调等开启数量。

4. 智慧安防 基于空间管理结合安防系统，实现安防末端设备状态信息监测、监控画面实时查看，以及设备联动、远程控制、应急预案联动等。

5. 智慧资产管理 实现设备、药品等资产分布、定位、库存、预约、统计、轨迹以及资产非法移动预警、追溯管理等。

6. 智慧医保 包括疾病诊断相关分组（diagnosis related group，DRG）按病种分值付费（diagnosis-intervention packet，DIP）控费、产品设计、智能核保、智能理赔、用户精准画像等。

五、智慧服务与区域医疗服务

围绕诊前、诊中、诊后患者就医全流程，包括精准预约、移动支付、自助服务、智慧门诊、智慧病区等关系患者就医体验、惠民便民的重点环节，以及针对家庭的家庭健康智慧服务的互联网问诊、健康管理（尤其是慢性病管理）、医用级智能可穿戴设备应用等，推进预防—治疗—康复全生命周期管理的实现。

区域医疗服务可实现医联体医共体业务协同、区域医疗水平同质化发展。如跨院区/跨区域患者信息集成、互联互通及共享，包括远程会诊、区域信息、区域检验检测、区域影像辅助诊断、远程手术指导云平台等区域信息集成平台服务。

六、数字疗法

数字疗法（digital therapeutics，DTx）是面向患者提供的由软件程序驱动、以循证医学为基础的干预方案，用于治疗、管理或预防疾病。数字疗法可以单独使用，也可以与药物、医疗器械或其他疗法配合使用。其通过信息（手机 APP）上的文字、图片、视频、物理因子（如声音、光线、电流、磁场及其组合）、药物等对患者施加影响，以优化患者护理和健康结果。

从产品形态上来说，数字疗法的核心是计算机软件，它可以搭配硬件使用，但核心功能是由软件来驱动的。数字疗法产品中的软件具有信息的记录、分析、可视化或者控制医疗器械等功能，属于应用软件的范畴。

数字疗法的产品是基于循证医学研究结果的，其效果是基于包括系统性综述、荟萃分析（meta-analysis）、随机对照试验（randomized controlled trial，RCT）、队列研究结果等的证据支持的。

数字疗法融合了多个领域的学科，除了软件技术，还涉及无线网络、传感器、微处理器和集成电路、人工智能、云计算及大数据、虚拟现实（virtual reality，VR）、增强现实（augmented reality，AR）、混合现实（mixed reality，MR）技术等。

数字疗法产品按照功能可分为预防、管理、治疗三大类；按照使用方式可以分为软件单独使用、软件搭配药品或器械使用、软件搭配药品及器械使用三类。

【思考题】

请通过相关网站查询目前的数字疗法产品，分析数字疗法的应用现状。

七、智慧医学教育

数字经济和数字社会的发展，推动了教育培养目标和内容的发展与变革，我国数字技术与教育经历了起步、应用、融合、创新四个阶段，目前正处于融合与创新并存的时期。医学教育领域也不例外，我国卫生信息化已经发展了 30 年，医学教育信息化、数字人、模拟医院、智能传感模具、虚拟现实、增强现实、医教研协同等都在同步发展。医学教育领域持续进行“数字化转型”，运用信息技术推动学校减负增效提质，实现传统的教育供给与基于互联网的教育供给之间的相互补充，构筑了新型的教育生态，包括智慧校园、智慧课堂、学习画像、精准教学、数字校园、智联校园等方面。其旨在实现实体空间与虚拟空间、线上空间与线下空间的互融联通，教学主体、教学方式、组织结构等要素充分融合，并实现应用的云平台化，助力师生一站式实现信息发布与获取、学习交互、资源管理与共享、教/学内容获取等功能的应用。

依托互联网技术以及视频传输、语音识别、影像识别、语义分析、机器学习等多项智能技术，让医生之间以传递疑点病例的形式，通过“四个精准”的智能匹配技术来实现医生间的师生教育，即精准寻医，为上传的疑点病例自动匹配适合的首诊医生；精准对接，帮助首诊医生智能化匹配教育导师；精准施治，首诊医生在教育导师的帮助下出具科学的治疗方案，在实践中提高医技水平；精准支付，通过智能系统的数据分析和应用，减少重复就医和过度治疗。

（赵文龙）

第二章　智慧医院

【内容提要】

本章简要介绍了智慧医院的发展历程、体系架构以及医院信息平台的相关概念。

第一节　发展历程

一、智慧医院的起源与发展

医院信息化的起步与发展源于美国。20 世纪 60 年代中期，美国逐渐在医疗行业开展计算机的规模化应用。我国在 20 世纪 70 年代也开始了计算机在医院业务中的探索与应用。历经 40 余年，随着计算机、互联网、物联网、大数据等技术的高速发展，我国医院信息化建设，在应用范围上，逐步从独立单机应用、部门级应用、全院级应用、区域化应用扩展至线上线下一体化应用；在应用内涵上，逐步从数字化医院深化至智慧医院。

我国于 2019 年 3 月正式提出“智慧医院”概念，并赋予其三个领域范围：一是面向医务人员的“智慧医疗”，以电子病历为核心的信息化的建设；二是面向患者的“智慧服务”，让患者感受更加方便和快捷的服务；三是面向医院管理的“智慧管理”，用于医院的精细化、信息化管理。

扩展阅读：智慧地球、智慧医院概念的由来

智慧医院最早源自于 2008 年 11 月 IBM 提出的“智慧地球”概念。2009 年 8 月，IBM 又发布了《智慧地球赢在中国》计划书，正式揭开 IBM“智慧地球”中国战略的序幕。智慧地球分成三个要素，即“3I”：物联化（instrumentation）、互联化（interconnectedness）、智能化（intelligence），是指把新一代的 IT、互联网技术充分运用到各行各业，把感应器嵌入、装备到全球的医院、电网、铁路、桥梁、隧道、公路、建筑、供水系统、大坝、油气管道，通过互联网形成“物联网”；而后通过超级计算机和云计算，使得人类以更加精细、动态的方式工作和生活，从而在世界范围内提升“智慧水平”，最终就是“互联网＋物联网＝智慧地球”。

二、智慧医院建设的推动因素

（一）政策因素

《中华人民共和国国民经济和社会发展第十四个五年规划和 2035 年远景目标纲要》明确提出：聚焦教育、医疗、养老、抚幼、就业、文体、助残等重点领域，推动数字化服务普惠应用，持续提升群众获得感。国家从 2018 年至今相继出台了有关智慧医疗、智慧服务、智慧管理的分级评估标准。2019 年起实施的公立医院绩效考核不仅把电子病历评级结果纳入考核指标，还对医院的运营效率、持续发展、患者满意度等进行了考核，间接促使医院利用智慧化手段提升相应指标。2021 年发布的《关于推动公立医院高质量发展的意见》和

《公立医院高质量发展促进行动（2021—2025 年）》，突出强调信息化支撑作用，建设“三位一体”智慧医院。国家的顶层设计和宏观政策要求，让各级医疗机构开展智慧医院建设有动力、有标准、有要求，智慧医院建设成为一项迫在眉睫的工作任务。

（二）技术的发展与创新

随着云计算、大数据、物联网、移动医疗、人工智能和 5G 等新一代信息技术在医疗领域应用的创新和落地，医疗业务应用场景变得更加丰富，海量的医疗数据得以有效并高效的利用，为提高医院的业务工作效率、实现精细化管理和保障患者安全、提升患者满意度发挥了巨大作用。技术的发展与创新深刻改变了医疗服务模式，极大加强了医院与患者之间的关联度，坚实有效地推进了智慧医院建设。

【思考题】

云计算、大数据、物联网、移动医疗、人工智能和 5G 等新一代技术在医疗业务中的应用场景有哪些？智慧医院建设会给医院带来什么样的变化和发展？

（三）患者需求

随着社会进步发展，以及我国疾病谱的不断变化，人民群众诊疗就医的需求和模式发生了显著性变化。就医的及时性和便捷性、诊疗模式的多样性、医疗知识获取的广泛性和普及性、诊疗服务的准确性和智能性，全面取代传统简单的就医问药诉求，成为患者选择医院、评价诊疗满意度的多维度因素。这些需求的满足，不仅需要医疗资源的提供，同样需要信息技术手段的支撑。

三、智慧医院的发展与未来

（一）患者诊疗全流程的重塑和优化

智慧医院建设和新技术应用，得以让患者服务突破医院的物理边界，实现患者从诊前的预约、咨询和预检，到诊中的分时段就诊、预约检查、移动支付，再到诊后的随访复诊、远程会诊、物流配送等全环节闭环管理，真正让医院践行“以患者为中心”的服务理念，打造高效、便捷、个性化的患者体验，有效提升患者满意度。

（二）大数据驱动的智能诊疗和精细化管理

大数据、人工智能技术的深入应用，能使医院积累的海量各类结构化和非结构数据得以有效利用。医护人员可以利用大数据分析提升诊疗效率，更早识别风险并及时干预、优化，从而提高诊疗质量；管理人员可以依托数据报表、趋势分析和人工智能等技术，合理精准调配医疗资源，实现人、财、物的最优化配置，从而实现医院的精细化、高效化管理。

扩展阅读：结构化数据和非结构化数据的概念

结构化数据和非结构化数据是指数字信息在计算机中的两种不同表示方式。

结构化数据是指具有固定格式和组织结构的数据。这些数据被存储在关系型数据库中，并且可以通过表格、字段和键值等常见结构来表示。例如，患者的基本信息可以按照姓名、性别、年龄等字段进行结构化存储。由于结构化数据的形式固定，因此它们容易被计算机处理和分析。

非结构化数据是指没有固定格式和组织结构的数据。这些数据包括诸如医学影像检查过程中产生的图像、音频和视频等各种类型的内容。非结构化数据通常以原始格式进行存储。由于非结构化数据缺乏规则化形式，因此它们无法轻易地被计算机解析和存储。

（三）跨行业跨机构的互联互通和数据共享

医疗服务体系除了医疗机构本身，还包括监管方、支付方和药企、物流配送、保险、第三方实验室等相关医疗服务提供机构。公共卫生事件带来的社会变革，更要求医疗机构实现与其他行业，诸如公安、交通、通信等的信息整合共享。智慧医院建设，突破医院的物理边界，实现跨行业跨机构的系统互联互通和数据共享，是必然的。

（胡　磊）

第二节　体系架构

基于业务应用领域和功能作用，可以将智慧医院的体系架构分为三个板块，即智慧医疗、智慧服务、智慧管理。

一、智慧医疗

智慧医疗主要指面向医务人员，以电子病历为核心的信息化系统。根据业务类型和服务对象，结合《全国医院信息化建设标准与规范（试行）》，智慧医疗主要包括但不限于：

1. 医疗业务系统　以门急诊电子病历系统、住院电子病历系统、临床路径系统等为代表。

2. 护理业务系统　以护士工作站、护理病历系统等为代表。

3. 医技业务系统　以实验室信息系统（laboratory information system，LIS）、放射信息系统、图像存储与传输信息系统等为代表。

4. 治疗业务系统　以血液透析信息系统、康复信息系统、重症监护系统等为代表。

5. 医疗保障业务系统　以输血信息系统、药房药库信息系统等为代表。

6. 区域协同业务系统　以远程会诊系统、双向转诊系统等为代表。

7. 电子病历基础　以病历数据存储、电子签名、安全管控和系统灾难恢复体系等为代表。

根据系统所具备的功能、系统有效应用的范围、系统应用的技术基础环境和系统数据质量，国家卫生健康委员会2018年发布《电子病历系统应用水平分级评价标准（试行）》，以此作为智慧医疗领域信息系统建设考评依据，将各医疗机构的智慧医疗信息系统建设分为0～8级共9个等级（表2-1）。

表2-1　电子病历系统应用水平分级表

等级	内容
0级	未形成电子病历系统
1级	独立医疗信息系统建立
2级	医疗信息部门内部交换
3级	部门间数据交换
4级	全院信息共享，初级医疗决策支持

续表

等级	内容
5 级	统一数据管理，中级医疗决策支持
6 级	全流程医疗数据闭环管理，高级医疗决策支持
7 级	医疗安全质量管控，区域医疗信息共享
8 级	健康信息整合，医疗安全质量持续提升

二、智慧服务

智慧服务是指面向患者的交互服务类信息系统，提升患者就医体验，感受方便和快捷。2019 年国家卫生健康委员会印发《医院智慧服务分级评估标准体系（试行）》，按照患者诊前、诊中、诊后各环节应涵盖的基本服务内容，结合医院信息化建设和互联网环境，确定五大类别的建设及评估项目，具体为：

1. 诊前服务类业务系统　以预约服务系统、转诊系统、院前急救系统等为代表。

2. 诊中服务类业务系统　以信息推送、院内导航系统、自助服务系统等为代表。

3. 诊后服务类业务系统　以随访系统、药品配送、家庭医生服务、满意度评价系统、投诉与建议系统等为代表。

4. 全程服务类业务系统　以移动支付、智能分诊系统、健康宣教系统、远程系统等为代表。

5. 基础与安全类信息系统　以电子签名、信用管理、信息公开系统等为代表。

根据系统所具备的功能、系统有效应用的范围，将各医疗机构的智慧服务信息系统建设分为 0～5 级共 6 个等级（表 2-2）。

表 2-2　医院智慧服务分级评估表

等级	内容
0 级	医院没有或极少应用信息化手段为患者提供服务
1 级	医院应用信息化手段为门急诊或住院患者提供部分服务
2 级	医院内部的智慧服务初步建立
3 级	联通医院内外的智慧服务初步建立
4 级	医院智慧服务基本建立
5 级	基于医院的智慧医疗健康服务基本建立

【思考题】

在平时的就医过程中，您是否感受过医院提供的上述服务？是否增加了您就医的便捷性呢？医院还可以在哪些方面提供更多的便民服务？

三、智慧管理

智慧管理是指面向医院管理的信息系统，用于医院的精细化管理。2021 年国家卫生健康委员会印发《医院智慧管理分级评估标准体系（试行）》，针对医院管理的核心业务，分为 10 个类别的建设内容，具体为：

1. 医疗护理管理业务系统 以医疗质控管理系统、不良事件管理、医院感染管理系统等为代表。

2. 人力资源管理业务系统 以人力资源管理系统、薪酬管理系统等为代表。

3. 财务资产管理业务系统 以财务管理系统、预算管理系统、资产账务管理系统等为代表。

4. 设备设施管理业务系统 以设备招采系统、物资管理系统、供应链管理系统、设备运维保障系统等为代表。

5. 药品耗材管理业务系统 以药库管理系统、供应室追溯管理系统等为代表。

6. 运营管理业务系统 以成本管理系统、绩效管理系统等为代表。

7. 运行保障管理业务系统 以后勤管理系统、安防管理系统、消防管理系统、医疗废弃物管理系统等为代表。

8. 教学科研管理业务系统 以教学管理系统、科研管理系统等为代表。

9. 办公管理业务系统 以协同办公管理系统、档案管理系统等为代表。

10. 基础与安全信息系统 以基础设施、安全管理、安全监测为代表。

根据系统所具备的功能和效果，将各医疗机构的智慧管理信息系统建设分为0～5级共6个等级（表2-3）。

表2-3 医院智慧管理分级评估表

等级	内容
0级	无医院管理信息系统
1级	开始运用信息化手段开展医院管理
2级	初步建立具备数据共享功能的医院管理信息系统
3级	依托医院管理信息系统实现初级业务联动
4级	依托医院管理信息系统实现中级业务联动
5级	初步建立医院智慧管理信息系统，实现高级业务联动与管理决策支持功能

（胡 磊）

第三节 医院信息平台

一、医院信息平台的定义

医院信息平台是以患者电子病历的信息采集、存储和集中管理为基础，连接临床信息系统（clinical information system，CIS）和管理信息系统的医疗信息共享和业务协作平台，是医院内不同业务系统之间实现统一集成、资源整合和高效运转的基础和载体。医院信息平台也是在区域范围内支持实现以患者为中心的跨机构医疗信息共享和业务协同服务的重要一环。

二、医院信息平台的推动与发展

2009年3月17日，中共中央、国务院按照党的十七大精神，为建立中国特色医药卫生体制，逐步实现人人享有基本医疗卫生服务的目标，提高全民健康水平，发布了《中共中央 国务院关于深化医药卫生体制改革的意见》，明确提出：建立实用共享的医药卫生信息系统。大力推进医药卫生信息化建设。以推进公共卫生、医疗、医保、药品、财务监管信息化建设为着力点，整合资源，加强信息标准化和公共服务信息平台建设，逐步实现统一高效、互联互通。2011 年 1 月卫生部印发《2010 年公立医院改革国家联系试点城市医院管理信息系统建设项目技术方案》，在建设任务中明确要求：建立和完善基于医院信息平台的、以电子病历为核心的医院信息系统。完善医院现有信息系统的架构和功能，夯实公立医院信息化基础，进一步优化就医流程，改善就医环境。以电子病历为核心加快医院临床信息系统建设，并基于医院信息平台逐步形成覆盖医院所有业务和管理的完整一体化医院信息系统，提高公立医院的医疗质量和管理水平。2011 年 3 月，卫生部印发《基于电子病历的医院信息平台建设技术解决方案（1.0）版》，2014 年 5 月国家卫生和计划生育委员会发布《基于电子病历的医院信息平台技术规范》，2016 年 10 月国家卫生和计划生育委员会发布《医院信息平台应用功能指引》，2020 年 7 月国家卫生健康委员会统计信息中心印发《医院信息互联互通标准化成熟度测评方案（2020 年版）》。上述政策要求的发布，为我国医院信息平台的建设和测评提供了技术规范和参照依据，具有重要的指导意义。

三、医院信息平台的业务需求

医院信息平台是我国医院信息化发展到一定阶段的必然产物，其主要解决两个方面的需求，即实现医院信息系统应用整合和基础设施整合的需求。

（一）医院信息系统应用整合需求

1. 全院级应用系统互联互通的需求 通过平台化手段，解决医院各信息系统异构集成、数据共享和数据交换传输标准等重要问题，使得各信息系统能通过平台实现互联互通，达到数据层面与应用层面的整合。

2. 形成全院级患者主索引的需求 基于医院信息平台，建立全院级统一的患者主索引，将患者身份在各个信息系统中进行统一和对应，从而实现诊疗环节全流程的闭环和诊疗数据的全面整合。

3. 建立全院级电子病历的需求 通过医院信息平台，将分散在医院信息系统、实验室信息系统、影像存储与传输系统（picture archiving and communication system，PACS）等不同业务系统中的信息整合汇总，建立全院级电子病历，实现信息的高度互通，从而提高医护工作者的工作效率，降低患者安全风险。

4. 医院信息资源二次利用的需求 利用医院信息平台，实现临床诊疗数据与医院管理数据的整合利用，从而构建全院级数据中心，并在全院级数据中心之上，形成临床数据中心、运营数据中心和科研数据中心，实现医院信息的二次利用，诸如临床辅助决策、医院绩效管理、教科研管理等。

5. 为患者提供公众服务的需求 通过医院信息平台的统一患者门户，基于后台的系统整合和数据共享，为患者提供预约、报告查询、随访复诊等相关公众服务，以提高患者满意度。

6. 与外部系统互联的需求 随着医疗服务模式的改变，医院的业务范围已大大超过原有的物理区域，实现与监管方，支付方，药企、保险、物流配送等第三方医疗服务提供方，以及与通信、交通、公安等其他行业的互联互通是必要的。医院信息平台通过统一的接口和统一的交换标准，能够很好地发挥对外交互的作用。

（二）基础设施整合需求

基础设施包括软件基础设施与硬件基础设施。基础设施为医院信息平台和各应用系统提供服务和支撑，应具有良好的稳定性和扩展性，用平台的方式为所有系统提供统一服务，以满足医院不断变化的业务需求。

四、医院信息平台的体系架构

《基于电子病历的医院信息平台技术规范》中明确了医院信息平台的总体框架主要包括基础设施、信息资源中心、医院信息平台服务、基于医院信息平台的应用、标准规范和信息安全6个部分（图2-1）。

《基于电子病历的医院信息平台建设技术解决方案（1.0）版》对医院信息平台总体架构做了详细划分（图2-2）。

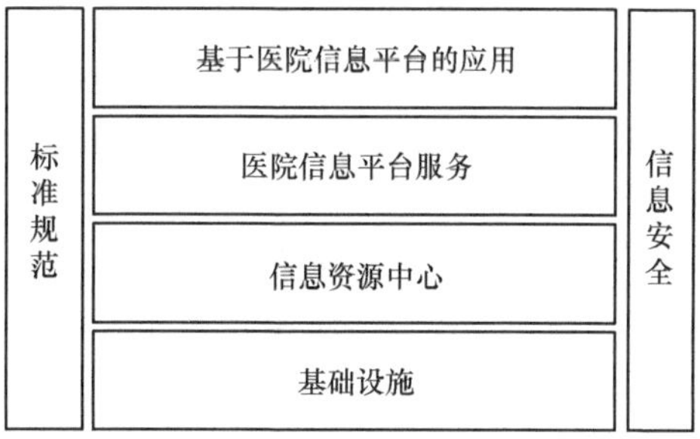

图2-1　医院信息平台总体框架

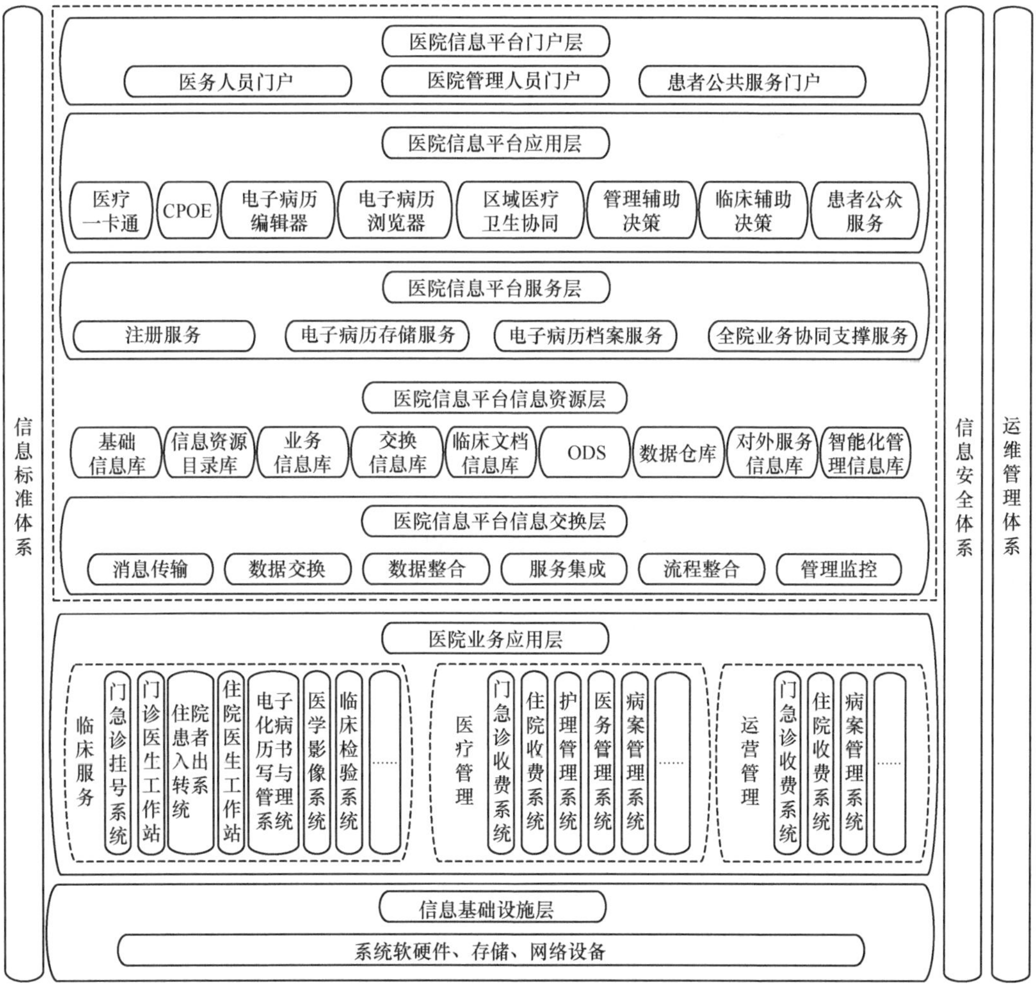

图2-2　医院信息平台总体架构

CPOE：计算机化医生医嘱录入系统

如图 2-2 所示，医院信息平台总体架构设计分为 9 个部分。

1. 医院信息平台门户层 为医院对内和对外使用和展示提供界面服务。

2. 医院信息平台应用层 通过基础业务数据的交换、共享和整合，结合实际的医疗业务和管理需要，建立扩展应用。

3. 医院信息平台服务层 为平台提供注册服务、患者主索引、电子病历存储服务、电子病历档案服务、全院业务协同支撑服务等各种服务。

4. 医院信息平台信息资源层（数据中心） 用于整个平台各类数据的存储、处理和管理，主要包括信息资源目录库、基础信息库、业务信息库、交换信息库、临床文档信息库、操作数据存储（operational data store，ODS）、数据仓库、对外服务信息库、智能化管理信息库。

5. 医院信息平台信息交换层 以满足临床信息、医疗服务信息和医院管理信息的共享和协同应用为目标，采集相关业务数据，并对外部系统提供数据交换服务，包括与区域平台的数据交换。

6. 医院业务应用层 是医院信息平台的基础。包括三大类业务系统：临床服务、医疗管理以及运营管理。业务应用层要接入到医院信息平台，向平台提供诊疗数据，同时，也要从平台获得业务协同支持。

7. 信息基础设施层 是支撑整个医院信息平台运行的基础设施资源，主要包括各类系统软件、系统硬件、数据存储、网络设备、安全设备等。

8. 信息安全体系与运维管理体系 为平台提供安全保障和系统运维。

9. 标准规范 提供数据标准、业务规范的标准化服务。

五、数据中心

数据中心是以电子病历为核心，整合医院临床服务、医疗管理、运营管理等数据，形成全院级的数据存储、管理和共享的数据资源中心，为医院业务应用系统以及医院管理辅助决策、临床辅助决策和临床教学、科研提供信息服务。它除了要支持对内的数据共享，还要支持对外的信息交换。

数据中心主要由以下 9 个部分组成（图 2-3）。

1. 基础信息库 集中整个医院业务的基础信息和共享数据，为各个子系统提供基础信息服务。具体包括了患者的人口学信息、医疗卫生人员的注册信息以及各种医疗卫生、公共卫生术语字典数据及流程模板数据等。

2. 信息资源目录库 提供每条医疗信息记录的真实存放地址。

3. 业务信息库 是整个医院的数据基础，主要存储原始业务产生的数据，以未经过进一步加工的数据为主。包括诊疗业务流程产生的结果数据、医疗服务管理数据以及医院运营管理流程产生的结果数据。并提供对原有业务数据的整合利用服务，为机构之间以及业务系统之间的联动提供支持。

4. 交换信息库 是数据转换枢纽，包括中心交换库和对外交换库。中心交换库的作用主要是对医疗机构内部信息系统业务数据的采集、整合以及医疗机构内部信息系统之间的业务联动。对外交换库的作用主要是实现医院信息平台与区域信息平台的数据交互。

5. 临床文档信息库 是医院为支持医、教、研活动，整合多个业务系统的临床数据集，

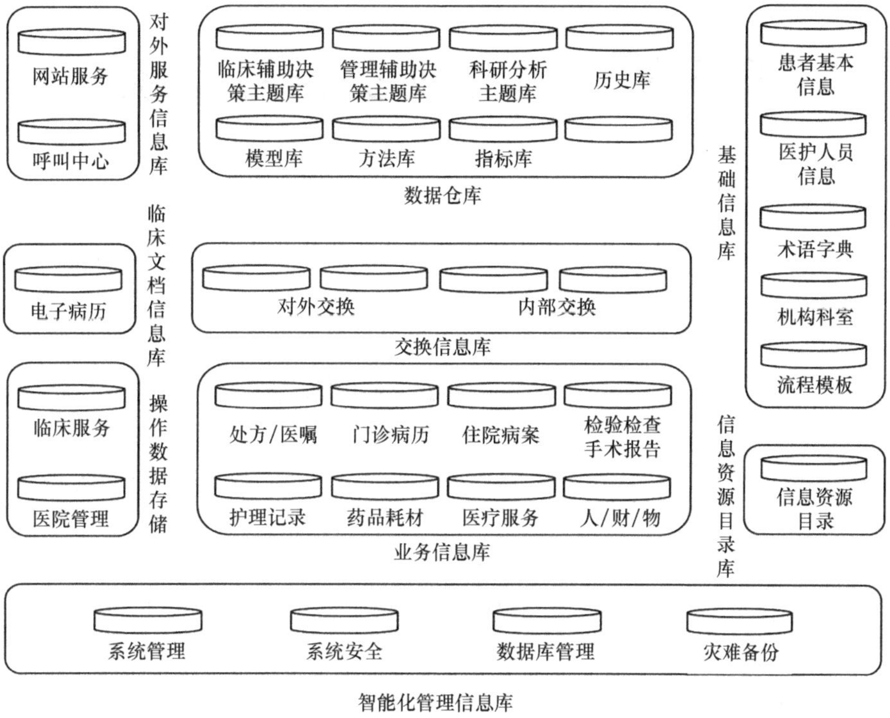

图 2-3 数据中心架构

建立起的以患者为中心的统一视图的数据库。

6. 操作数据存储 主要是作为临床文档信息库外的业务需求的补充。它主要涵盖临床和管理数据，对数据即时查询、数据仓库、面向患者的公众信息服务以及区域卫生提供数据层支持。同时，操作数据存储库支持整个医院范围内各业务系统的协同，可以与临床文档信息库结合作为院内临床及其他业务驱动的数据，为医院内平台级别的应用（非 POS 应用），如统一调阅等提供信息支撑。

7. 数据仓库 是在临床数据、医院管理类数据以及财务类数据采集的基础上对各类数据进行归类整合并加以利用。按其数据的性质大致可分为三类：卫生资源信息、临床诊疗信息、卫生业务信息。

8. 对外服务信息库 用于医院对外提供各类形式的信息服务所建立的相对独立的数据库。

9. 智能化管理信息库 存在四个相对独立的数据库，包括系统管理数据库、系统安全数据库、数据库管理数据库和灾难备份数据库。其中前三个数据库是出于软件自身的功能需求，记录一些有关系统资源、数据库性能、监控等方面的系统信息、历史数据和日志；而灾难备份数据库则是从数据保护及最终应用切换的角度出发，提供对核心业务数据库、网站数据库、数据库等的异地备份。

【思考题】

医院信息平台和数据中心各自承担的作用区别在哪里？又有什么联系呢？

（胡 磊）

第三章 基础业务信息系统

【内容提要】

本章从患者服务、临床诊疗、医院管理等维度介绍了信息系统的业务流程、功能应用及展望。

第一节 智慧服务

医院智慧服务是指结合医院实际诊疗业务需要，主要面向患者以改善就医体验为目的，利用互联网技术不断优化医疗服务流程，围绕患者就诊的诊前、诊中、诊后环节，提供基于信息技术的预约诊疗、移动支付、床旁结算、就诊提醒、结果查询、信息推送等便捷服务；应用可穿戴设备为签约服务患者和重点随访患者提供远程监测和远程指导，实现线上、线下医疗服务有效衔接；应用智能导医分诊、智能医学影像识别、患者生命体征集中监测等新手段，提高诊疗效率等，实现让信息多跑路，让患者少跑路。

一、智慧服务信息系统

按照医疗智慧服务的实际应用场景，智慧服务信息系统具有以下功能，具体包括：

1. 自助式患者信息服务 围绕诊前、诊中、诊后环节，通过自助机、智能手机、个人计算机（personal computer，PC）等载体，为患者提供自助预约导诊、导航、预约挂号、缴费等渠道，让患者独立就能完成就诊环节的部分事务。

2. 主动式健康信息管理 促使患者参与自我健康管理，患者可在移动端录入症状、病史，日常也可以进行健康监测和自我健康记录，还可使用系统进行自我疾病风险评估，评估结果和病史记录可以传送给医生，提高自我健康管理的深度。

3. 互动式医患信息交流 一方面加强医患之间的联系，提供医生参与的健康管理和医患沟通，提升患者的服务获得感；另一方面加强医院和患者之间互动，支持自助设备、移动端的满意度调查和投诉处理，支持对投诉意见的分类处理，并通过后续改进措施提升患者满意度。

（一）智慧就诊服务信息平台

围绕患者在诊前、诊中、诊后各环节所进行的预约挂号、科室导航、排队、缴费、检查检验、报告查询、取药等一系列活动，通过自助服务设备、移动端设备，向患者提供健康信息获取、健康咨询、满意度评价等自助式服务以及自助式、在线、智能的服务，来提升就医效率，改善就医体验（图 3-1）。

具体功能包括：

1. 医疗信息查询系统 以微信公众号、小程序、手机 APP、自助设备以及计算机浏览器为载体，为患者提供医院、医生、医技报告等信息自助查询服务，包括医院宣传、专家介绍、门诊排班信息查询、医疗费用查询、候诊队列查询、医技报告查询等。

2. 统一预约系统　将医院门诊诊疗、医技检查、住院床位等医疗资源统一管理，患者通过个人手机、自助设备、个人计算机即可自助完成门诊挂号、住院床位、医技检查等预约，不需要到医院窗口办理预约业务，患者只需要按照约定时间，到医院相应地点就诊、办理住院或完成医技检查即可。

3. 人工智能导诊系统　基于人工智能、自然语言处理、语音识别等技术，通过对医学文献、病历、问答等医疗大数据的深度学习，进行症状推理；患者通过文字、语音与人工智能聊天机器人进行交互，人工智能导诊系统自动推荐就诊科室、就诊医生，帮助患者选择正确的就诊科室，引导患者顺利就医，缓解医院导诊咨询的压力。

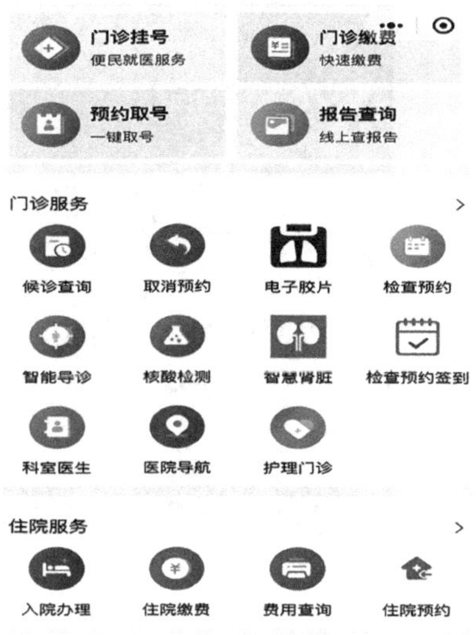

图 3-1　智慧就诊掌上医院

4. 移动支付系统　支付宝、微信等移动支付方式的广泛应用，给医疗费用支付带来了重大变革。门诊患者就诊结束后，可以通过医院微信服务号、手机 APP 在线完成门诊费用缴纳，或者直接用微信、支付宝应用程序扫描门诊处方上的缴费二维码即可完成缴费；住院患者可以通过手机微信服务号、手机 APP 在线完成住院预交金缴纳、出院结算，大大减少缴费排队时间，提升就医体验。

5. 院内导航系统　通过在院内部署定位信标和电子地图，帮助患者在手机端或线下导航大屏精确了解自己当前所在位置和目标位置并规划出最佳行进路径，手机端可以实时导航到达目标地点，导航过程中支持语音提示、路线显示、距离等提示。院内导航系统包括院内地图、实时定位、路径规划、实时导航等（图 3-2）。

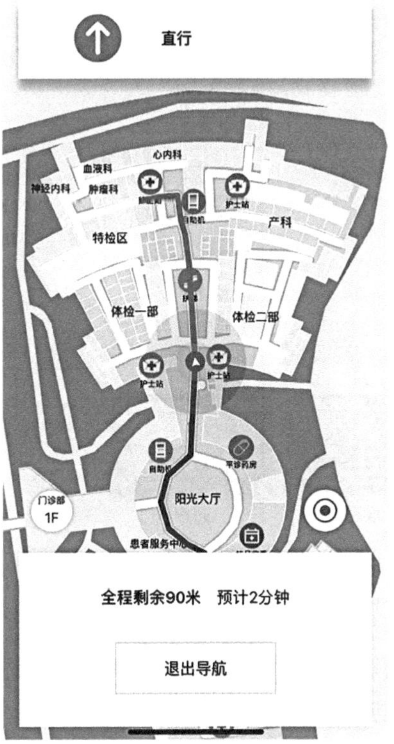

图 3-2　院内导航系统

6. 院内自助服务系统　作为人工服务窗口的重要补充，旨在为患者提供可以由患者自助完成挂号、缴费、查询等操作的服务平台，减轻人工窗口服务压力、减少患者排队等候时间（图 3-3）。主要功能有：

（1）信息查询：患者可通过自助设备完成医院、科室、医生、物价、门诊费用、住院费用、医技报告等信息查询。

（2）业务办理：患者可通过自助设备，以身份证、实体医保卡、电子医保卡、电子健康卡等作为人机交互介质，自助完成门诊挂号、门诊缴费、就诊签到、检查预约、报告打印、影像胶片打印、门诊病历打印、住院预交金缴纳、住院一日清单打印、电子发票打印等业务。

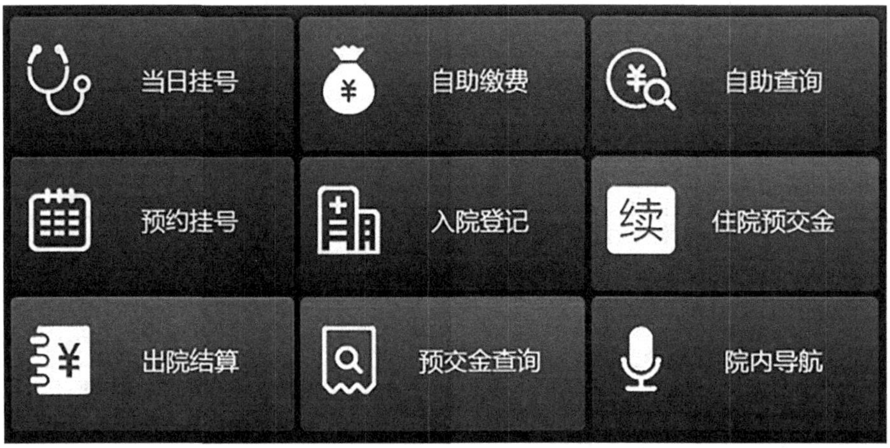

图 3-3 院内自助服务系统

7. 门诊分诊叫号系统 在结合医院环境、就诊流程的基础上，对门诊相关流程进行优化的系统。它可很好地解决患者就诊、取药、检查时排队的无序、环境的嘈杂等问题，将医院物理集中的就诊环境与先进的设备及计算机网络技术、医院业务软件相结合，营造融洽、有序的就诊氛围，提升患者就医体验（图 3-4）。

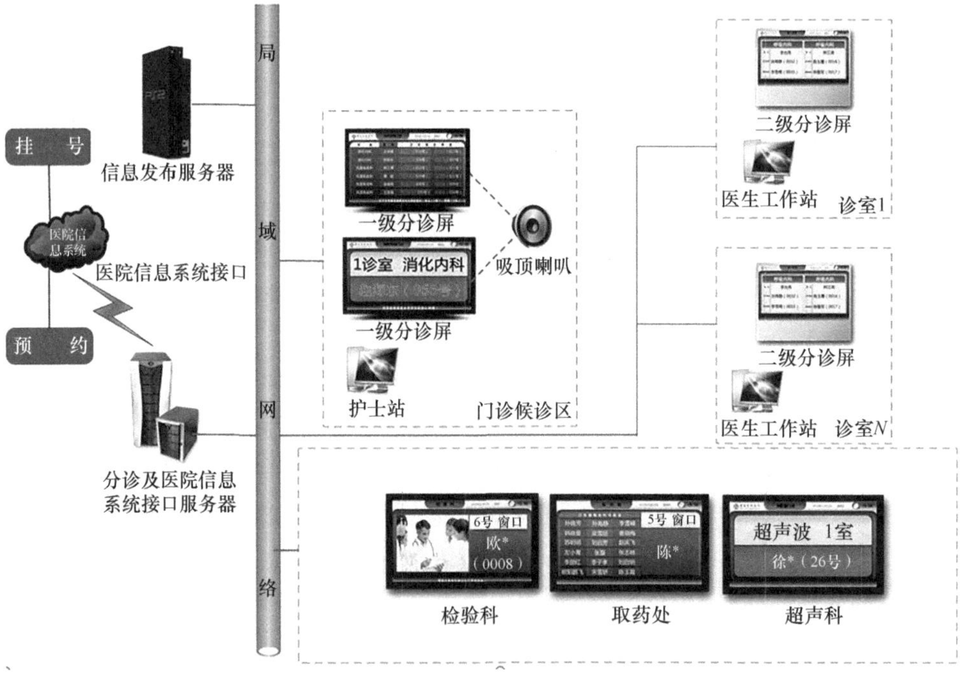

图 3-4 门诊分诊叫号系统（拓扑图）

8. 病案复印预约配送系统 住院患者出院后需要再次返回医院进行病案复印以满足医保、商保报销等需要，额外增加了患者的时间和经济负担。病案复印预约配送系统基于手机微信服务号、小程序，患者可在线提交病案复印、邮寄申请，经医院病案科工作人员审核后，患者完成复印费、快递费在线支付，医院病案科会将复印好的病历快递给患者（图 3-5）。

病案文件作为患者的个人健康数据，是患者重要的隐私。为保证患者隐私不泄露，病案复印预约配送系统在进行病案复印申请、审核时，采用人脸识别技术验证申请人身份的真实性，保障患者数据安全。

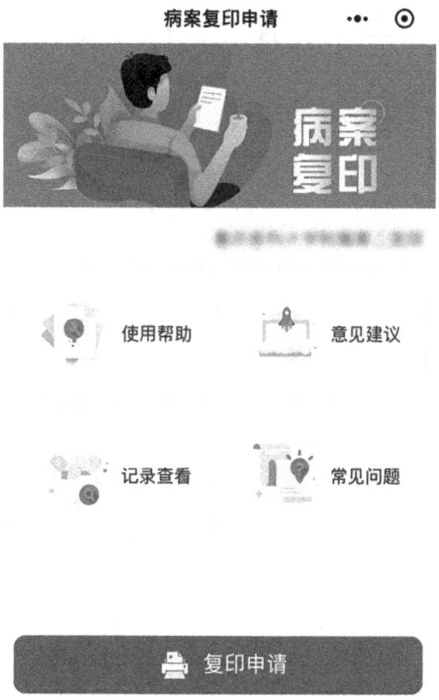

图 3-5　病案复印预约配送系统

9. 电子胶片系统　以智能手机、云存储、互联网为基础，将医院影像检查原始医学影像数据、报告实时上传至互联网云端存储，患者通过个人手机关注各家医院的“电子胶片”微信服务号，输入影像检查信息即可获取 CT、MRI、数字 X 线摄影（digital radiography，DR）等影像检查的全部原始医学影像数据以及检查报告，方便患者进行查看、保存。电子胶片患者端程序提供专业的医学影像浏览器工具，患者可以像影像诊断医生一样对图像进行三维重建、翻转、缩放、放大等操作，浏览效果更加真实，这是实物胶片无法达到的效果（图 3-6）。

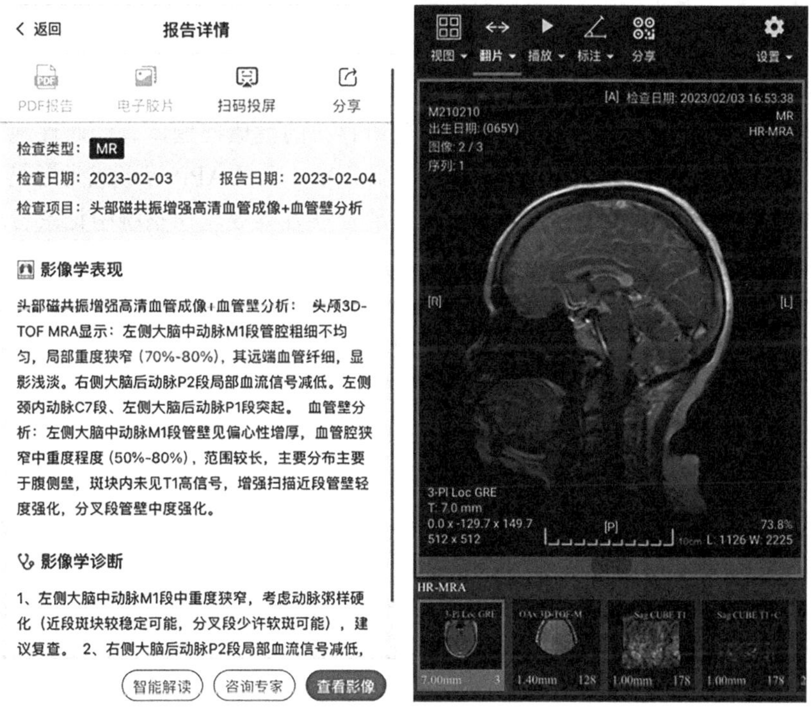

图 3-6　电子胶片系统

> **【思考题】**
> 假如你是患者，在就诊过程中希望通过“掌上医院”获得其他什么服务？

（二）智慧诊后服务信息平台

诊后服务指医院为患者在院外提供的健康管理、随访、用药指导等服务，作为院内就诊的延续，为患者生命健康提供连续性的保障。智慧诊后服务信息平台强调依托物联网、可穿戴设备、互联网等智慧化的技术手段协助医院、医务人员为患者提供诊后服务。

1. 智慧健康管理信息系统　随着人们对健康管理意识的提高及老龄化社会的到来，医院仅仅为患者提供疾病治疗的服务已不能满足大众对健康的需求，这就要求医院将健康管理融入到医疗卫生服务体系中，对居民身体健康状况进行长时间监护管理，并通过相关的健康信息进行疾病的预分析诊断，为居民提供更深层次的健康管理服务。

健康管理系统就是医院为居民提供健康管理服务的信息化支撑平台，主要以个人计算机、手机 APP、微信服务号的形式呈现，具体功能有：

（1）健康档案：通过对接电子病历系统、实验室信息系统、体检等信息系统等，采集居民院内门诊、住院、体检就医信息，并结合居民通过手机、个人计算机填写的生活方式调查问卷、中医体质辨识问卷、90 项症状自评量表（symptom check-list-90，SCL-90）心理评估问卷、个人用药、日常自测数据等信息，形成居民健康档案。

（2）健康报告：针对个人，根据健康档案生成个人健康报告，包含个人健康信息汇总、疾病风险评估、生活方式分析、心理评估与中医体质辨识、异常解释及健康指导。针对团体，根据健康档案生成团体健康报告，包括团体健康信息汇总、重要指标分布、心理测评分析、人员的异常统计、体检异常 TOP 统计等。

（3）健康干预：根据个人、团体健康报告所存在的健康问题，有针对性地为居民制订健康干预计划、干预措施，并采用短信、微信服务号、手机 APP 等形式为居民定时、定期推送相关的健康科普知识、膳食管理方案、运动管理方案等。在系统中记录管理已经执行的健康干预过程，实现健康管理过程可追溯。

2. 智慧随访管理系统　以诊后患者管理为切入点，基于人工智能、物联网、大数据等核心技术手段，搭建全院级智能随访平台，提供满意度调查、院后随访、科室专病随访、科研随访等连贯的诊后管理，实现患者从离院到家庭到再入院复诊的闭环管理。

（1）随访患者筛选：可以通过系统内置的条件对患者进行筛选，如病区、科室、疾病、就诊时间段等，也可以按比例和固定数量抽样筛选随访患者。

（2）随访计划管理：提供门诊随访、出院随访、在院随访等随访计划，用户可以对随访计划进行编辑；提供随访计划启用和停用功能；可以对当前存在的随访计划按计划名称、随访科室、创建日期等不同条件进行检索，便于用户快速便捷地找到相匹配的随访计划。根据不同筛选人群制定随访路径（支持制定随访日期，如门诊后 X 天、住院后 X 天、出院后 X 天等，支持制定随访内容，支持制定随访具体执行时间）。

（3）随访计划执行：支持自动化随访，可按照计划时间自动发送随访表单到患者手机端（APP、微信），患者可填写问卷、表单信息，完成自动随访，无需医院介入。

（4）随访类型：支持门诊、住院患者常规随访，专病随访、科研随访等，根据不同患者制订不同的随访计划进行主动随访。

（5）随访方式：提供多种途径随访，支持短信、微信、手机 APP、电话等随访方式。

（三）智慧健康宣教服务系统

健康宣教指医院对门诊、住院患者进行诊后、诊中、术前、术后等环节的针对性的康复性宣教、诊疗注意事项指导、复诊和用药提醒等。智慧健康宣教系统结合医院信息系统、电子病历系统、实验室信息系统等院内信息系统诊疗信息，以互联网、智能手机等为载体，辅助医院开展健康宣教工作（图 3-7），具体功能如下：

1. 患者筛选　按照时间、科室、疾病、手术等信息筛选门诊、住院特定患者进行宣教或提醒，也支持按比例和固定数量抽样筛选宣教患者。

2. 宣教计划管理　针对不同的宣教人群制订特定的宣教计划，如宣教内容、宣教时间点、宣教方式等；用户可以对宣教计划进行编辑；提供宣教计划启用和停用功能；可以对当前存在的宣教计划按计划名称、科室、创建日期等不同条件进行检索，便于用户快速便捷地找到相匹配的宣教计划。

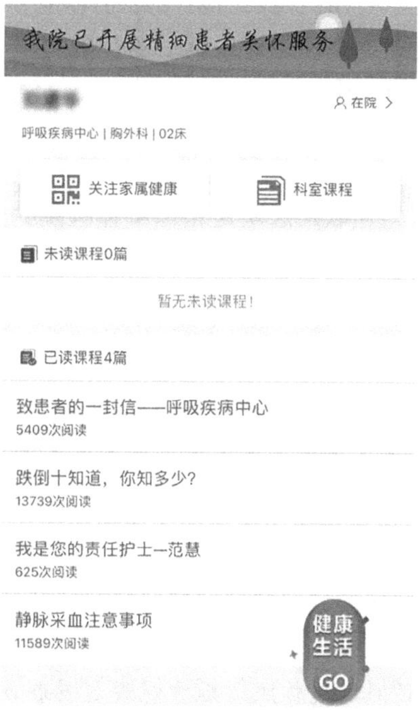

图 3-7　智慧健康宣教服务系统

3. 自动宣教　可以按照筛选的患者和计划路径自动拆解宣教任务；可以进行多种途径进行宣教；支持可以进行自动化调查，按照计划时间自动发送宣教到患者手机端（APP、微信），无需其他人员介入；可以查看宣教任务状态，可直观查看患者是否查看宣教。

4. 智能提醒　通过对接患者用药、就诊、手术等信息，自动发送用药、复诊、术前注意事项等重要提醒给患者。

（四）智慧用药指导系统

用药安全是医疗安全中非常重要的一个环节。智慧用药指导系统辅助医疗机构为患者提供完善的个性化用药指导及用药服务，减轻药事工作压力，提升患者用药依从性，协助医疗机构采集患者用药随访及监测不良反应数据（图 3-8）。主要功能如下：

1. 用药指导　患者通过扫描处方上用药指导二维码，查看用药指导信息，包括合理用药时间和给药方式、服药间隔、展示常见不良反应及应对策略等，辅助医生指导患者正确用药，减少医生重复性工作。

2. 用药教育　常见用药问题解答、个体化疾病护理指导，同时提供在线咨询药师服务，有效解决患者用药困惑。

3. 用药管理　科学安排用药时间、闹钟提醒和记录用药，用药情况全掌握，提高患者用药依从性，避免漏服、错服、多服。

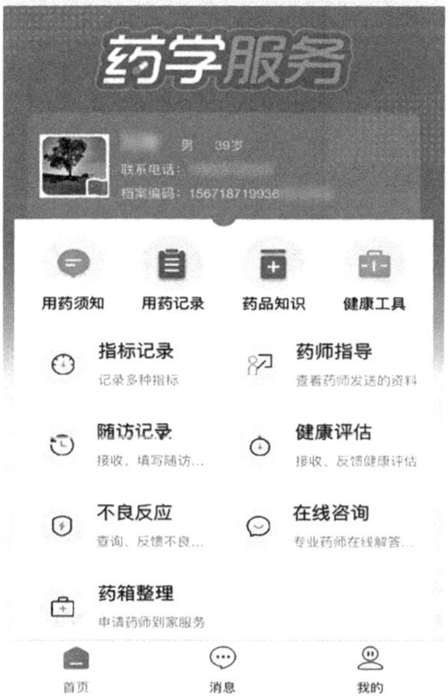

图 3-8　智慧用药指导系统

4. 用药随访　对用药效果和用药不良反应进行跟踪监测。基于自然语言对话，机器人会定期询问患者用药后的疗效和不良反应，系统记录患者用药数据，并将患者用药信息反馈至医生，方便医生及时进行干预。

（五）互联网医院信息平台

互联网医院是指以实体医院为依托，以在线复诊和常规咨询为主，集问诊、处方、支付及药物配送于一体的一站式信息服务平台。它将传统医院与“互联网+”技术融合起来，连通了医疗服务的需求方、服务方、支付方和药品提供方，为患者提供分层、协同、联合、全程、连续的医疗保健服务。

扩展阅读：互联网医院与智慧就诊服务平台的服务差异

互联网医院和智慧就诊服务信息平台都强调依托“互联网+”为患者开展服务，但是二者设立条件、服务范围有本质的不同，具体表现为：智慧就诊服务信息平台由医院按需自行建设，不需要经过主管部门审批、监管，可以开展预约挂号、轻问诊、缴费、查询等非医疗核心环节服务，不能开展在线诊断、在线处方等医疗核心服务内容。互联网医院信息平台建设完成后，须经过卫生行政主管部门的审核、验收、批准并颁发“互联网医院牌照”后才能设置互联网医院并上线运营；互网医院所开展的线上医疗活动数据需实时接入卫生行政主管部门“互联网医院监管平台”，所有医疗活动需要全程接受监管；互联网医院可以在线进行复诊诊断、病历书写、开具电子处方、开具检查检验申请单等医疗核心服务。

1. 互联网医院建设方式　对于实体医院来说，互联网医院的建设方式有两种：医院自建；医院+第三方机构合作建设。

（1）医院自建：医院本身就是实体医疗机构，可以独自向主管部门申请互联网医院牌照，并自建互联网医院信息平台、独立为患者提供线上医疗服务和药品配送服务等。

（2）医院+第三方机构合作建设：医院与第三方机构合作，由医院提供医疗服务资源、第三方机构提供互联网医院信息技术平台，双方共同申请互联网医院牌照，合作运营互联网医院。

2. 互联网医院信息平台架构　互联网医院信息平台整体架构可分为三个层面（图 3-9）。

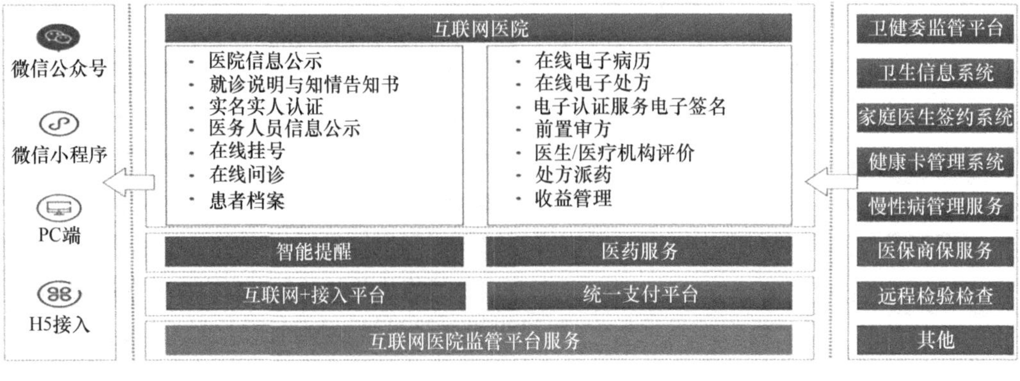

图 3-9　互联网医院信息平台架构

（1）服务端：以微信公众号、小程序、计算机服务为载体，满足患者、医生、医院不同的使用需求。

（2）应用层：应用层服务包含了医疗机构信息公示、就诊说明与知情告知书、实名实人认证、医务人员信息公示、在线挂号、在线问诊、患者档案、在线电子病历、在线电子处方、电子认证服务电子签名、前置审方、医生/医疗机构评价、处方派药、收益管理、智能提醒、医药服务、互联网+接入平台、统一支付平台和互联网医院监管平台服务。同时满足与卫生行政部门互联网医院监管平台完成对接。

（3）外部接入层：可实现与医院内部外部多服务系统之间的对接，如卫健委监管平台、卫生信息系统平台、电子健康卡管理平台、家庭医生签约系统、慢性病管理服务、医保商保服务和远程检验检查等系统，以完善互联网医院服务体系的建设，避免医院资源的重复投入和浪费，降低医院内部业务系统的维护复杂度，提高医院工作效率、节约系统资源及人力管理资源。

3. 互联网医院信息平台主要功能　包括机构及从业人员信息公示、实名实人认证、预约挂号、线上咨询、患者档案、电子病历、在线电子处方、药师审方、处方支付、药品配送、满意度评价等（图 3-10）。

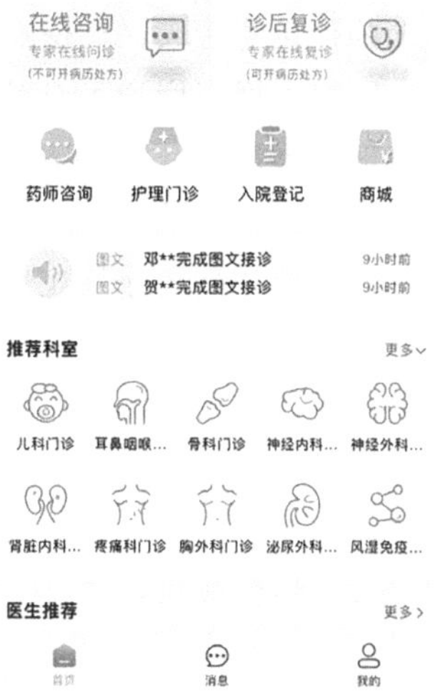

图 3-10　互联网医院患者端

二、智慧服务未来发展

智慧服务必须以患者为中心，优化患者就医诊前、诊中、诊后各个环节流程，以便民惠民利民建设为重点。利用信息化技术手段，实现基于“全流程”的移动化服务，让医院与患者建立紧密的联系，转变传统的被动式服务为主动的服务推送，改善患者就诊体验，提升群众就医获得感。

（一）服务线上化

伴随技术的发展、政策的调整，除诊断、治疗、手术等医疗核心服务以外的非医疗核心服务环节均应实现“线上化”，例如，电子医保卡支撑下的医保在线结算，避免窗口排队刷卡结算；智能检查预约系统支持下的检查自动预约，让检查患者“少跑一趟”。

（二）服务智能化

结合人工智能、语音识别、生物识别等技术，让服务更加智能、便捷，例如，让患者通过智能终端（手机、交互式网络电视等）的语音、视频人机对话，自动精准匹配看诊医生、就诊时间、在线问诊，协助快速挂号、问诊；通过院内生物识别设备、物联网感应设备在患者来院后自动完成到诊签到。

（刘　锋）

第二节　智慧医疗

广义的智慧医疗是一门交叉学科，涵盖医学、人工智能、计算机及通信等技术，研究领域广泛，包括电子病历、医疗健康大数据分析与挖掘、医疗自然语言处理、智能医学影像分析、智能问答、智能辅助诊断、远程医疗、个人隐私保护等方向。

医生作为医疗行为主体之一，其日常运用的信息系统繁多，如电子病历系统、医生工作站系统、临床路径管理系统、合理用药系统、叫号系统、医技报告调阅系统、临床决策支持系统等。专科医生可能还会运用到手术麻醉信息系统、血液透析管理系统、康复治疗管理信息系统、重症监护系统等。下面通过医生常用的几个信息系统开启对智慧医疗的探索。

一、电子病历系统

电子病历系统是由医疗机构以电子化方式创建、保存和使用的，重点针对门诊、住院患者（或保健对象）临床诊疗和指导干预信息的数据集成系统，是居民个人在医疗机构历次就诊过程中产生和被记录的完整、详细的临床信息资源，是记录医疗诊治对象医疗服务活动的信息资源库，该信息资源库以计算机可处理的形式存在，并且能够安全地存储和传输，医院内授权用户可对其进行访问。其发展经历了从电子文本病历存储打印到结构化病历管理，再到非结构化病历后处理的过程。

电子病历系统分为门诊电子病历系统和住院电子病历系统。

门诊电子病历系统主要记录患者主诉、现病史、既往史、过敏史、体格检查、辅助检查、诊断、处理意见等，对于个别专科化的电子病历还会记录精神疾病家族史、精神检查、不良孕史、不良接触史、烟酒史、月经史、妊娠风险评估等。

住院电子病历系统需要管理患者从第一天入院到出院所有过程的医疗文书，主要记录患者病案首页、入院记录（包括患者基本信息、主诉、现病史、既往史、个人史、婚姻史、家族史、体格检查、专科检查、辅助检查、入院诊断等）、病程记录（包括具体病程、查房记录、死亡病历讨论记录、住院超过30天的病历讨论记录等）、知情告知（包括手术同意书、输血治疗同意书、麻醉同意书、病危通知书等）、手术相关（包括术前小结、手术记录、手术风险评估等）、出院记录（包括出院小结、出院诊断书等）等（图3-11）。

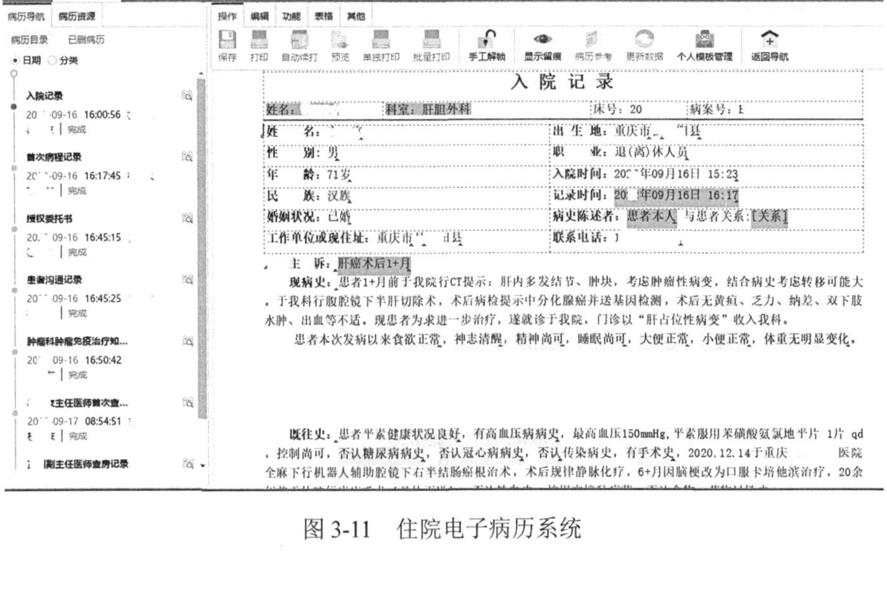

图3-11　住院电子病历系统

在电子病历系统的不断发展中，将从电子病历系统更多的功能点转向病历书写的简洁、易用、专科化、融合化、病历质控管理上。

（一）电子病历系统业务流程

门诊患者对实时性要求较高，为了将门诊医生有限的时间多留给患者，通常门诊电子病历的书写流程相对简单，医生主要完成主诉、现病史、既往史、诊断及其他信息录入，具体处理意见可从门诊医生工作站同步到门诊电子病历中。本节业务流程主要以住院电子病历系统为例。

从住院患者办理入院登记以后进入病房开始，便可使用电子病历系统记录患者的诊疗过程，它贯穿于整个患者住院期间（图3-12）。

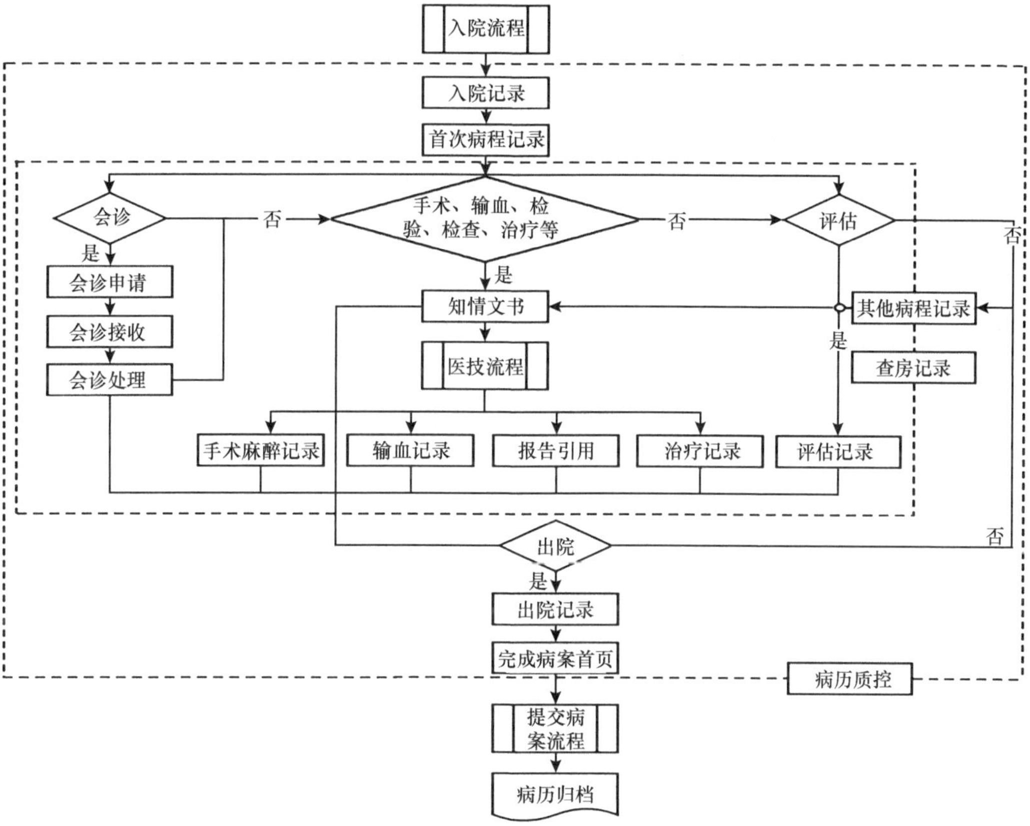

图3-12　住院电子病历系统流程图

（二）电子病历系统功能

电子病历系统是患者所有医疗信息的有机集合，它除了包括纸质病历的全部信息外，还有各种功能扩展和相关服务。通用的电子病历系统功能主要有病历书写、病历模板管理器、数据引用、会诊管理、病历质控、病历查询。

1. 病历书写　病历的内容往往来源于不同的诊疗环节，医生在患者就诊的相应环节记录相应的病历文书，保证病历书写的及时性、完整性、规范性。

门诊病历书写功能主要包括门诊病历编辑、门诊病历模板、配置管理、门诊病历权限管理、病历签名、自助打印、病历补打等。

住院病历书写功能主要包括专科知识库、病历书写工具、配置管理、病历签名、病历智能提示、病历审核等。

2. 病历模板管理器 病历的书写会占用医生大量的时间，特别是在大型综合医院，就诊患者数量越来越多，时常出现医生写病历的时间超过与患者交流的时间。因此，建立病历模板提高医生病历书写效率就尤为重要。

所有需要书写的病历文书均可制作不同的模板，模板也包括个人模板、科室模板、全院模板。模板越来越多，就需要模板管理器进行管理，包括模板分类管理、模板编辑管理、病历模板审核管理、模板知识库管理、专科病历模板等，通常还会需要病历模板配置工具进行辅助模板管理。

3. 数据引用 病历的内容丰富，数据种类繁多，为了减少数据的重复录入和数据录入差错，电子病历系统通常有数据引用功能，包括患者基本信息直接自动引用、诊断数据引用、检验数据引用、检查数据引用、病理数据引用、治疗数据引用、生命体征数据引用、会诊数据引用、知识库引用、医嘱引用等。

4. 会诊管理 患者在就诊期间，特别是疑难重症患者，通常需要多个学科进行综合诊治，电子病历系统也需要及时、快速、个性化地处理医院内各种会诊需求。会诊管理分为医生会诊和护士会诊两大模块，其中医生会诊更加常见。通过会诊管理，有效快速为患者服务，针对患者的疑难病症尽早尽快得出最准确的会诊结论，为患者确定下一步治疗方案。会诊管理主要有四大功能，即会诊申请、会诊接收、会诊处理、会诊查询。

（1）会诊申请：医院会诊业务有门诊会诊、急诊会诊、住院科间会诊、全院大会诊。其中急诊会诊和住院科间会诊最常见。会诊申请阶段主要功能有：会诊申请、会诊删除、会诊取消、会诊审核、会诊通知、申请单列表等。

（2）会诊接收：各业务单元都需要处理各类会诊请求，有的业务单元有专人处理会诊业务，有的业务单元是通过轮转排班来轮流处理会诊业务。会诊接收阶段主要功能有会诊提醒、会诊签到、会诊排班、会诊接收、取消接收、拒绝接收、会诊权限等。

（3）会诊处理：会诊的医生或者护士在进行现场会诊以后，根据患者实际情况填写会诊处理意见，处理过程中的功能有会诊确认、医嘱录入、查看病历、会诊记录、会诊完成、取消完成、会诊打印、会诊评价等。

（4）会诊查询：会诊完成以后，可以通过电子病历系统进行会诊情况的查看。主要功能有查询条件设置、历次会诊记录查询、会诊日志查询、会诊统计等。

5. 病历质控 患者病历一方面是诊疗过程的完整记录，另一方面也是医学知识的沉淀。它反映疾病的发展过程，表明疾病发生的可能原因。因此，病历的质量是评价医疗行为的重要指标。

电子病历系统利用数字化、自动化、智能化技术手段助力医疗质量控制。常用的质量控制方式有提示性质控（如病历文书时效性提醒）、限制性质控（如门诊病历必须先录入诊断再录入医嘱）。质量控制的内容可根据不同医院管理要求进行不同的设置。常用的质量控制指标有：

（1）医疗文书时效性：首次病程是否在患者入院 8 小时内完成，入院记录是否在 24 小时内完成，上级医师首次查房记录是否在入院48小时内完成等。

（2）病历内容规范性：是否及时完成相关检验、检查、治疗等。

（3）病历环节完整性：病历各部分内容字数限制，必填项控制，填写不完整的病历会提醒医生继续填写等。

（4）病历文书关联性：手术医嘱与围手术期相关医疗文书关联质控，治疗医嘱与治疗相关文书关联质控等。

（5）病历权限控制：医生不能修改其他同级医生书写的病历，下级医生书写的病历需要经过上级医生的审核。

（6）病历痕迹记录：自动记录、保存病历记录所有修改的痕迹，并记录修改内容、修改人、修改时间等。

6. 病历查询 是一种对历史电子病历的直接利用方式。医生可按不同病历格式、病历中各数据元（data element）来定义不同的查询条件，将符合查询条件的病历检索出来，供医疗使用。

二、医生工作站系统

医生工作站系统是医院信息系统的重要组成部分，是医疗行为的重要载体，它立足于医生的日常工作，服务于医生的临床活动。医生工作站是一个集患者诊断书写、医嘱处理、医技申请与结果查询、患者基本情况查询于一体的医疗应用信息系统。其直接服务对象是临床医生，主要由临床医生操作，间接服务对象是临床护士、医院管理者及就医患者。

医生工作站主要分为门诊医生工作站、住院医生工作站、移动医生工作站。

门诊医生工作站是门诊医生借助计算机网络，实现患者信息采集、处理、存储、传输和服务，实现对门诊患者信息管理的计算机软件系统。通过门诊医生工作站系统，医生为患者录入诊断，开具处方、检验、检查、治疗、手术等医嘱，提供患者预约检查，开立电子住院证，预约住院服务，为患者整个诊疗过程提供支撑。同时医生可以方便地获取患者既往的就诊记录、诊断记录、用药记录、检验检查报告、当前病情发展情况等历史数据，满足门诊医生日常诊疗工作需求，提高门诊医生诊疗效率。

住院医生工作站的主要用户是住院医生，它融合电子医嘱、检验、检查、治疗等业务（图3-13）。它与住院护士工作站、住院药房、医技科室、手术室相连接，共同组成庞大的医院信息系统。其主要工作任务是对已经确认办理住院的患者，提供后续住院期间的医嘱、医技、手术等诊疗服务。为了提高住院医生的工作效率，提供了多种快捷录入方式，如医嘱模板、医嘱套、协定方、目录树等，同时提高医疗服务质量。

移动医生工作站是住院医生工作站计算机客户端在患者床边的扩展和延伸，实现与医院信息系统、电子病历系统、实验室管理系统、移动护理系统等系统数据的及时交换、同步与查询，它改变了原有临床信息系统的工作模式，以无线局域网为传输交换基础，以移动设备为终端载体，实现并完成对患者诊疗数据查阅、医嘱开立等功能，替代传统的病历夹。移动医生工作站的诞生，给临床医生的查房工作带来了极大的便利，既减轻了医生的工作量又减少了医疗失误。

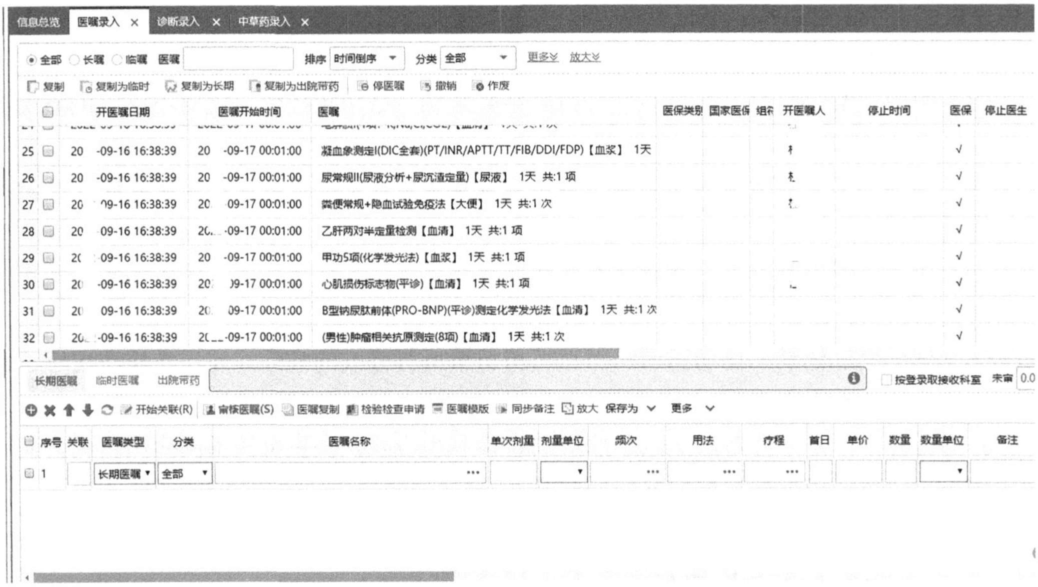

图 3-13　住院医生工作站系统

【思考题】

在智慧医院的建设过程中，各个信息系统数据互联互通是提升临床业务效率的重要手段，请你结合实际，说说住院医生工作站的哪些信息可以在电子病历系统中进行引用？

（一）医生工作站系统业务流程

门诊患者经过挂号流程和分诊流程后，医生通过叫号正式开始医生工作站流程（图 3-14）。

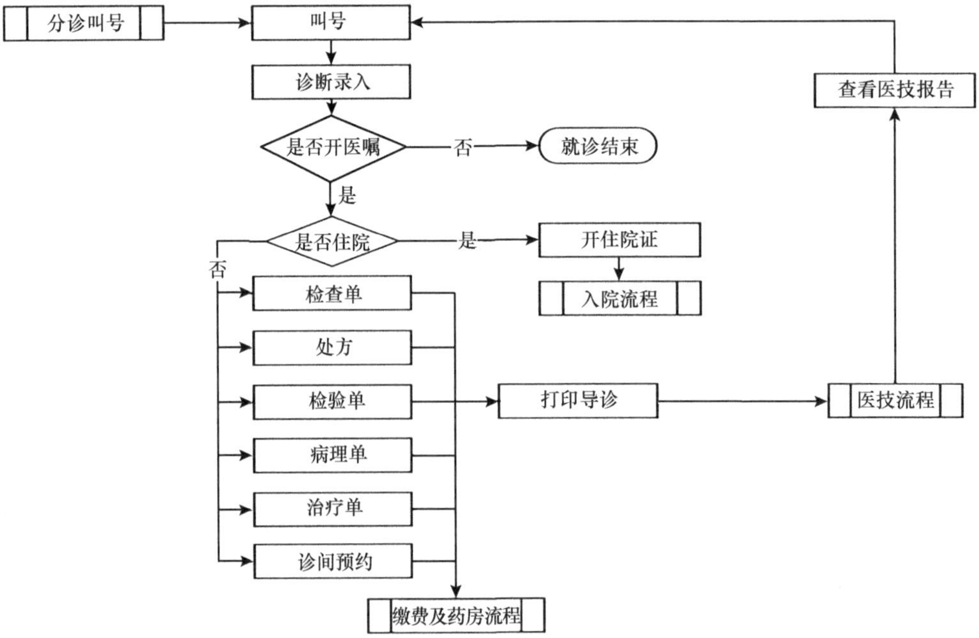

图 3-14　门诊医生工作站系统流程图

住院患者经过入院入区流程后进入住院医生站流程（图 3-15）。

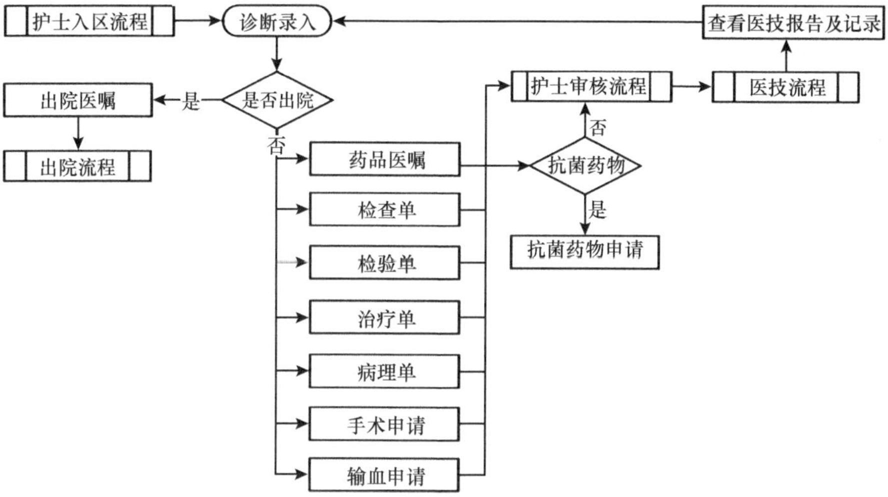

图 3-15　住院医生工作站系统流程图

（二）医生工作站系统功能

医生工作站是为医院提升管理水平，为患者提供更加高效快捷的医疗服务而提供的一套稳定、完善的数字化医院解决方案。通过将患者医疗信息数字化，实现诊疗活动的规范化、智能化，它不仅有利于医疗行为的规范化管理，方便患者信息的采集、保存、处理及传输，同时也能够更方便地实现医院内患者信息的共享。医生工作站的主要功能有电子住院证、诊断书写、电子申请单、电子医嘱、预约等。有的医生工作站还会融合合理用药管理、抗菌药物管理等。

1. 电子住院证　电子住院证是门诊业务和住院业务之间的重要纽带，通过电子住院证将患者门诊业务与住院业务进行关联，形成患者完整的就诊记录。电子住院证包含患者基本信息、诊断信息、住院证信息等。开立电子住院证时，需要实时查看住院床位的使用情况。

2. 诊断书写　临床诊断是临床医疗行为的重要依据，诊断一般会经过待诊诊断、诊断验证、修改诊断的过程。在大多数医疗机构中为了便于后期的统计工作，通常会采用 ICD10 等国际疾病分类诊断库，为了使临床诊断更加准确，通常会增加诊断备注的功能，以便能准确描述患者诊断。在诊断书写过程中也有待诊诊断、确诊诊断等。门诊诊断分类包含西医诊断、中医诊断（含中医证型），住院诊断类型有入院诊断、修正诊断、出院诊断、补充诊断等。为了便于医生更快地录入诊断，一般也会提供诊断模板功能。

3. 电子申请单　主要运用在需要到各个医技科室进行诊疗活动的发起，是病房医护与其他医技部门的沟通桥梁。系统需要根据不同申请单的特点，设计不同的申请单样式。常用的申请单有检验申请单、检查申请单、病理申请单、治疗申请单、输血申请单、手术申请单等。

（1）检验申请单：通常检验申请单比较简单，怎么做到更加清晰明了地显示所有检验项目，使医生更加快捷准确地完成开单，也是需要考虑的事情。一般还会有开单注意事项及说明的功能。

（2）检查申请单：检查申请单通常需要填写主诉、检查目的、现病史、体格检查、诊断等信息。

（3）病理申请单：病理申请一般分为活体申请、冰冻活体申请、细胞申请等。需要在病理申请时填写取材信息、手术所见情况、临床病历、既往病理诊断、标本类型等。

（4）治疗申请单：治疗项目的范围很广，如手术治疗、物理治疗、一般治疗等。一般只有需要到专门治疗科室进行治疗的项目需要开治疗申请单，在开具治疗申请单时，通常需要有治疗疗程、治疗方案等。

（5）输血申请单：临床用血均需要开立输血申请单，在开立输血申请单前需要做输血前检查。输血申请单包含患者基本信息、临床诊断、输血目的、预订输血成分等信息，并需要经过严格的审批流程。

（6）手术申请单：主要包含患者基本信息、手术基本信息、麻醉信息、手术要求、传染病检验信息等。手术室根据手术申请单的内容进行手术排班。

4. 电子医嘱 是医生工作站的核心功能之一，是医生在诊疗活动中下达的医学指令，为患者制定各种诊疗的具体措施。电子医嘱的类型分长期医嘱、临时医嘱和出院带药。电子医嘱的分类主要有药品医嘱、申请单生成医嘱、材料医嘱、处置治疗医嘱等。

（1）医嘱录入：一般医嘱录入的方式有多种，如医嘱名称首个拼音字母搜索医嘱、医嘱编码搜索医嘱、电子申请单生成医嘱、医嘱模板等。药品医嘱需要录入药品单次剂量、频次、用法等，中草药医嘱能够区分煎剂、颗粒剂、膏方等。支持输液类医嘱关联。

（2）医嘱模板：是医生快速完成医嘱录入的有效方法之一，各个临床科室根据科室常见疾病的医嘱项进行提前维护，在医嘱录入时只需针对不同患者做少量修改，大大提高医生工作效率。模板维护支持个人模板、科室模板、全院模板、中草药模板等。同时，支持将多种类型的医嘱进行套餐维护。

（3）医嘱单：是患者病历档案的重要组成部分。主要分为长期医嘱单和临时医嘱单。在医嘱单上一般会展示医嘱的开立时间、医嘱名称、开立医生、执行人、执行时间等。

5. 预约 在医生工作站中，往往会融合一些患者服务的功能，医生根据患者的实际情况，可实现患者床位预约、检查预约、治疗预约等，医生预约功能一般在门诊医生工作站比较常见，而住院的预约相关功能一般放在护士工作站。

6. 合理用药管理 对于医生工作站来说，合理用药是早期决策支持的体现，通过合理用药知识库，为临床医生提供用药的提醒、配伍禁忌提醒、药品说明书等知识库。功能主要体现在两个方面：一是在医生开处方或医嘱过程中用药安全提醒；二是医生可主动通过合理用药查询药品的说明书、配伍禁忌等内容。

7. 抗菌药物管理 医嘱录入抗菌药物时，系统会自动弹出抗菌药物申请界面，填写药敏记录、手术记录、使用目的、病原学相关信息等，完成抗菌药物使用审批申请。管理部门通过申请内容进行相应审批工作，审批通过后，临床方可开立相应医嘱，否则不能开立。同时，抗菌药物需要分级授权，不同级别的医生可以开具抗菌药物的级别不同，系统通过权限管理实现抗菌药物的分级授权。

8. 医疗保险管理 目前医疗保险（简称医保）主要指国家或地方的社会医疗保险，其分类主要包括职工医保、居民医保、生育医保、工伤医保、异地医保等内容。在门诊医生工作站中涉及的医保的功能主要有医保患者信息获取、慢性病和特殊疾病（简称慢特病）

患者医嘱开立、医保控费等，住院医生工作站中涉及的主要功能有医保限制性药品控制、医保属性显示、医保政策性管控、医保报销标识、医保控费等。

9. 辅助查询　医疗诊疗活动是多纬度的综合体现，医生也需要对各类信息进行查询，以辅助医疗行为。主要有检验、检查、病理报告查询，治疗排班记录、治疗记录单查询，危急值查询及处理，手术排程、麻醉记录单查询，护理记录查询，等等。

【思考题】

在建设信息系统时，更多考虑正流程，而对逆流程往往关注较少，请你想一想，智慧医疗信息系统中应考虑哪些逆流程？

三、临床路径管理系统

临床路径管理系统是针对特殊的病种，通过计算机软件系统设立并制定针对某个可预测治疗结果患者群体或某项临床症状的特殊的文件、教育方案、患者调查、焦点问题探讨、独立观察、标准化规范等。旨在通过建立一套标准化治疗模式与治疗程序，让患者由住院到出院都依此模式来接受治疗，并依据治疗结果来分析评估及总结每个患者的差异，以避免下一个患者住院时发生同样的失误，体现的是医疗流程表格化，医嘱信息菜单化，医疗治疗监控实时化。

临床路径管理系统不同于医院信息系统中的其他子系统，它不是一个独立的子系统（图 3-16）。临床路径贯穿于整个医疗过程，是由医疗团队中的不同岗位的人员分步骤、有序地完成的，因此，临床路径管理系统是由嵌入医院信息系统的多个功能构成的系统，具有三大特征：一是时效性，明确规定了各项处置及活动介入时间。二是有效性，临床路径更多关注实践性，使医疗护理标准化，即患者一旦进入医疗程序，医务人员该怎样做，均有明确规定，让患者在进入临床路径后的时间段都依此模式接受照顾。三是合作性，它是由提供医疗照护的所有成员共同研拟治疗内容及执行时间，临床实践中以患者为中心，整合多个部门的工作，包括专业部门及行政部门，强调部门间的横向联系与沟通。

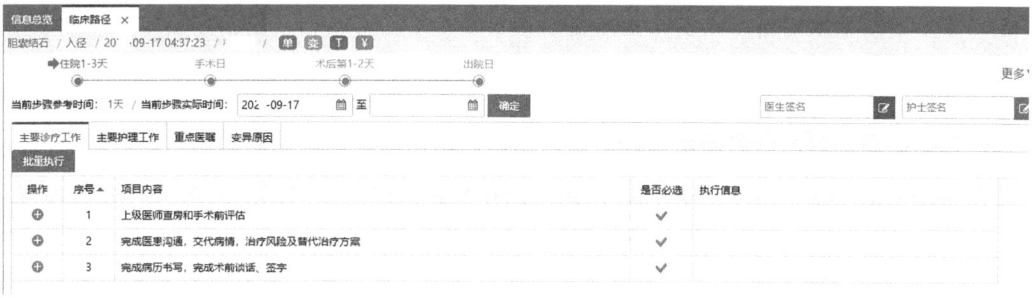

图 3-16　临床路径管理系统

临床路径管理系统的应用，通过控制患者的住院天数、住院费用、用药标准等，有利于对医疗质量的实际控制，促进医疗质量的持续改进。临床路径规范了医生的行为，医务人员依据预先制定的最佳方式开展诊疗活动，减少不必要的医疗行为，控制患者就医成本；减少医务人员时间与劳动的浪费，提高工作效率；高质量的医疗质量同时降低了并发症发生率和患者的再住院率，从而缩短平均住院天数，降低费用和成本；通过临床路径的实施以及系统信息的反馈，发现患者就医诊疗过程的“瓶颈”，及时改进医疗服务流程，控制医疗成本；临床路径还为医疗成本效率核算提供了客观依据。最终为患者提供连续的、各学科协作的全面服务。

（一）临床路径管理系统业务流程

临床路径患者进入临床路径管理流程的起点一般不固定，有的在入院以后便可确认为路径患者，有的则需要经过相关检验检查后再确认为路径患者。通常会在确认患者诊断以后，开始进入临床路径管理流程（图 3-17）。

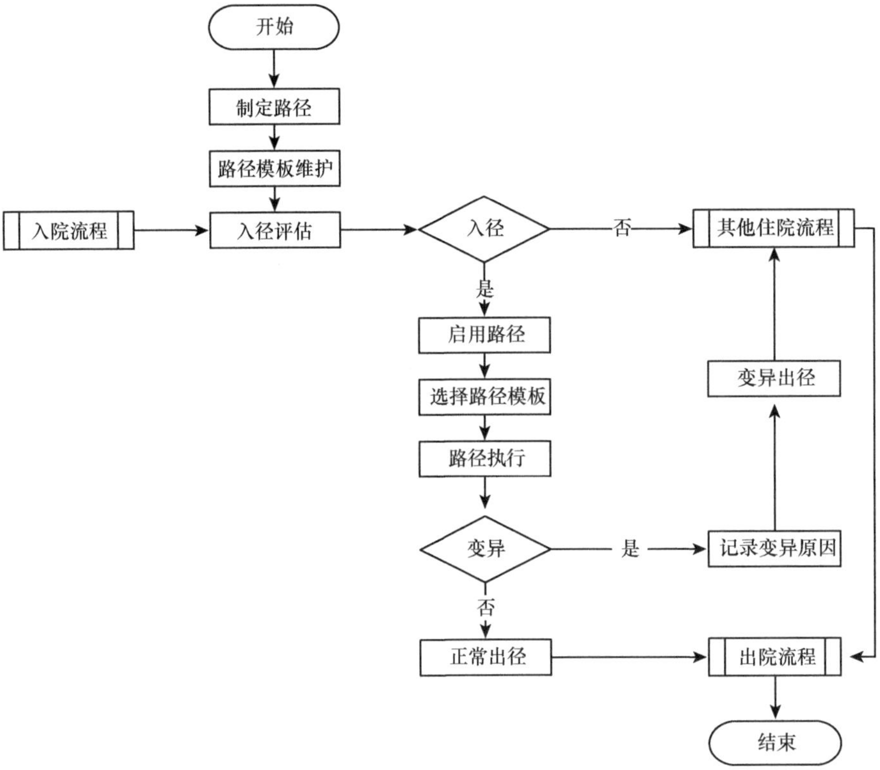

图 3-17　临床路径管理系统流程图

（二）临床路径管理系统功能

临床路径管理系统作为一种诊疗过程标准化管理的质控工具，为住院诊疗实时控制提供了监控与管理较为理想的条件。首先，通过临床路径标准化以及变异信息的记录与分析，实现对临床诊疗过程的前馈、反馈和现场控制；其次，通过临床路径计算机管理系统，可以实现对诊疗过程信息的实时提取、汇总与分析，使实时控制得到基础数据信息源，从而控制医疗成本，减少浪费。临床路径管理系统的主要功能有路径维护、出入径管理、路径执行等。

1. 路径维护　基于临床路径的特性，需要提前在系统做好各类配置，以达到管理路径的目的。路径模板的管理是临床路径在临床使用的关键，主要有模板创建、模板编辑、模板审核、医嘱项目维护、路径校验、变异分析、模板复用等。同样，表单使用过程中也需要对表单进行维护。

2. 出入径管理 判断患者是否符合入径条件是患者入径的标准。系统一般支持多种入径方式，常用的有提醒入径和选择入径。

患者的出径通常也有两种方式。一是患者按照路径模板，完成路径相应的诊疗过程，出院即自动出径。二是当患者在路径执行过程中出现重大变异，不适合继续执行路径，医生可手动选择出径原因后出径。

3. 路径执行 临床路径实施的主体内容就是路径的执行，信息系统的功能设计也会更加精细化。

（1）过程管理：患者入径以后，每天的诊疗过程根据路径模板依次执行。主要功能有查看阶段执行情况、未完成工作提示、自动或提前进入下一阶段、延长或缩短治疗阶段、自动对照长期医嘱执行天数、医嘱闭环、一键开立当日路径医嘱等。

（2）路径变异标准：根据变异标准自动判断是否完成变异，也可通过医生录入来完成变异。

（3）患者费用预估：根据患者现阶段情况预估将要花费的整体费用，以免费用超标。

（4）关联医嘱：路径过程中，医生在路径外开立医嘱能自动匹配路径内医嘱，实现路径内外医嘱关联。

（5）分支及变更路径：根据患者病情选择分支阶段路径，根据变异变更路径。

（6）路径评估：每个阶段需要有阶段评估，出径时也会有准出评估，如果不符合出径标准，则记录不符合项目。

（7）监控提醒：实时对患者路径内情况进行监控，发生异常时进行提醒。包括费用超标提醒、执行天数超标提醒、必选项未执行提醒、危急值提醒等。

四、智慧医疗展望

智慧医疗正处于高速发展期，随着国家医疗卫生体系改革的不断推进和深入，信息技术正在支撑着医疗业务不断突破。未来智慧医疗应用将信息技术与医疗深度融合，实现更加精准和科学的诊断和治疗。

1. 整体框架扁平化 越来越多的优质系统进行深度融合，实现业务工作一体化。如医生一体化工作站融合电子病历系统、医生工作站、临床路径系统、医保控费系统、静脉血栓栓塞（VTE）智能防治系统、治疗工作站、传染病上报系统、临床药理实验系统、临床辅助决策支持系统等。医生在使用过程中再也不用多个系统切换，实现了真正的业务融合，提高医生的工作效率。

2. 业务深入个性化 随着智慧医疗的快速发展，医疗系统的涵盖范围和规模也在持续扩大，常用医院信息系统产品已经相对成熟，市场趋势也在逐步走向个性化、专科化。根据各个专科的特点，定制出更加个性化的医疗信息系统，如生殖医学业务、血液透析业务、康复治疗业务、临床营养业务等，同时，各个专病数据库的需求也更加明显。

3. 新技术更智能化 目前手术机器人、影像智能诊断、可穿戴设备、决策支持等应用已经在医疗业务中崭露头角，各大型综合三甲医院已经在不同领域进行新技术探索。人工智能、区块链、大数据、物联网等新技术将在未来的医疗行业中得到更加深入的应用，同时，也对医疗机构、医务人员、医信人员都提出了全新的挑战。

（陈池梅）

第三节 智慧护理

智慧护理是在护理数字化（护理信息化）业务流程全覆盖的基础上实现的。护理数字化的产物即护理信息系统。智慧护理能够在护理信息化的基础上进一步实现护理信息的自动采集（感知）、便捷的事务管理、及时准确的消息预警、智能的业务处理、全面的决策支持。智慧护理的最终目的是让护理服务更优质，让护理临床更安全，让护理管理更精细。

智慧护理是智慧医院建设的一部分，基于现代护理学，以患者为中心，围绕临床护理、护理管理、智慧病房、延续护理、护工管理等业务场景，利用云计算、大数据、物联网、移动互联网、人工智能等新一代信息技术，构建标准化、系统化、智能化、平台化的新一代护理信息系统。在“互联网+医疗健康”的新时代，护理事业发展面临着新机遇与新挑战，护理信息化已成为护理事业未来发展方向。

智慧护理由智慧护理信息系统以及区域、家庭健康护理系统构成。目标是为患者及其他群众提供多层次、多样化的健康管理服务，优化护理服务流程，提高护理服务效率，改善护理服务体验，实现方便、快捷的科学护理管理。

扩展阅读：护理信息系统

护理信息系统是利用计算机和数字通信网络等信息技术，实现护理管理和服务过程中语音、图像、文字、数据、图表等信息的数字化采集、存储、阅读、复制、处理、检索和传输的系统。运用互联网、物联网、云计算及人工智能等信息化技术，护理信息进一步实现了全面感知、智能处理、医护协同以及服务个性化，护理服务与护理管理则实现了无纸化、无线化、移动化、智能化、无错化及个性化，最终达成了改进护理流程、重塑护理模式、提高服务效率、提升护理精细化管理水平的目标。

一、智慧护理的内涵

智慧护理的应用涵盖了目前护理工作的全过程，除了传统的患者费用管理、医嘱处理、护理文书记录等，信息技术的应用与迭代让智慧护理应用的深度和广度得到了进一步的拓展，与信息技术的融合也愈加深入。主要体现在以下方面：

1. 护理日常业务操作流程处理 简化护士日常的操作流程，并确保可以轻松地检索或记录、修改患者护理数据，帮助护士为患者提供高质量的护理服务，通过日常工作内容管理、业务处理、护理数据存储，提供一种安全环境下的业务协作，解决内部工作流程中的问题。

2. 护理文书电子化记录 减轻护士工作量，利用个人数字助理（personal digital assistant，PDA）、语音识别输入等技术手段，提高护士工作效能。

3. 护理临床路径管理 护理临床路径是由临床路径发展小组（clinical pathway development team，CPDT）内的一组成员，根据某种诊断、疾病或手术而制定的一种治疗护理模式，按照临床路径表的标准化治疗护理流程，让患者从住院到出院都按照此模式来接受治疗护理。护理临床路径将护理顺序理念与护理过程的管理相结合，建立由护理单组成的闭环管理模型，促进护理工作规范化管理。

4. 智慧白板　智慧白板被用作医院和患者之间的交流工具，作为患者主动参与护理工作的一种机制，患者可以使用这种媒介和护士、医生进行互动，促进交流和信息共享，提升患者的体验，提高护士、医生的工作交流效率。

5. 移动护理　移动护理基于移动终端设备，在设计系统时结合小屏幕界面设计的原理和用户指定的要求，引入“图标功能隐喻”（iconic function metaphor）设计，具有人机交互界面友好、可操作性较强的特点。移动护理与日常护理工作紧密结合，提高了护理工作的效率。

6. 患者健康数据实时监测　利用物联网与各类生物传感器，实现患者生命体征的实时联网测量，也为老年人提供一种家庭健康监测服务，监测获得的数据可与数据平台进行集成，同时将实时数据同步至家庭护士的移动终端和通信功能，以支持移动护士组织，使移动护理的效率和有效性更高。

7. 智能输液管理　通过智能物联网络，使用压电传感器、光电传感器等传感器，建立智能输液管控系统，结合智能监控终端，获取输液速度、剩余液体等输液过程中的重要参数信息，同时与医院信息系统、电子病历系统等实现信息集成，解决输液治疗全过程数据采集，实现输液数据实时可视化呈现，提升医院护理管理质量。

8. 护理人力资源管理　包括护士的招聘、选拔、培训和发展、绩效评估、奖励、排班、请假等管理功能。利用数据驱动实现对护士个人能力的发展、工作积极性、工作满意度、绩效评价和人员配备的高效管理。

9. 护理不良事件报告　不良事件报告系统与医院信息系统集成，可以提高护理不良事件报告的效率和及时性，改变护士报告、分析和应对不良事件的工作方式。

10. 临床决策支持　通过医院信息系统获取到的各种数据，结合各种风险预测模型，开发护理临床决策支持系统（clinical decision support system，CDSS）原型，实现风险发生的提前预警，并利用模型结果为临床工作提供建议，帮助护士设计出预防相关风险的护理计划，对护理工作流程和患者的护理结果产生积极的影响。

二、护理主要业务及流程

护理工作是临床医疗服务非常重要的环节，其业务涉及患者管理、费用处理、药品管理、治疗实施等多个环节和类型（图 3-18），因此，护理信息系统（nursing information system，NIS）涉及多个系统、多个功能模块，不同的业务需求其业务流程各有不同。

护理业务主要流程包括医嘱处理、风险评估等（图 3-19）。

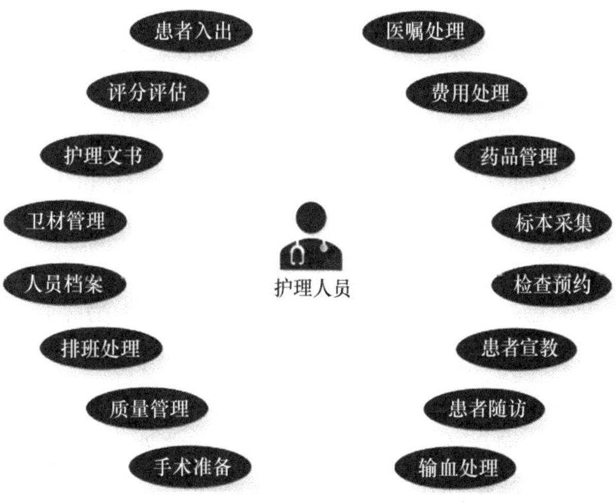

图 3-18　护理人员主要的业务类型

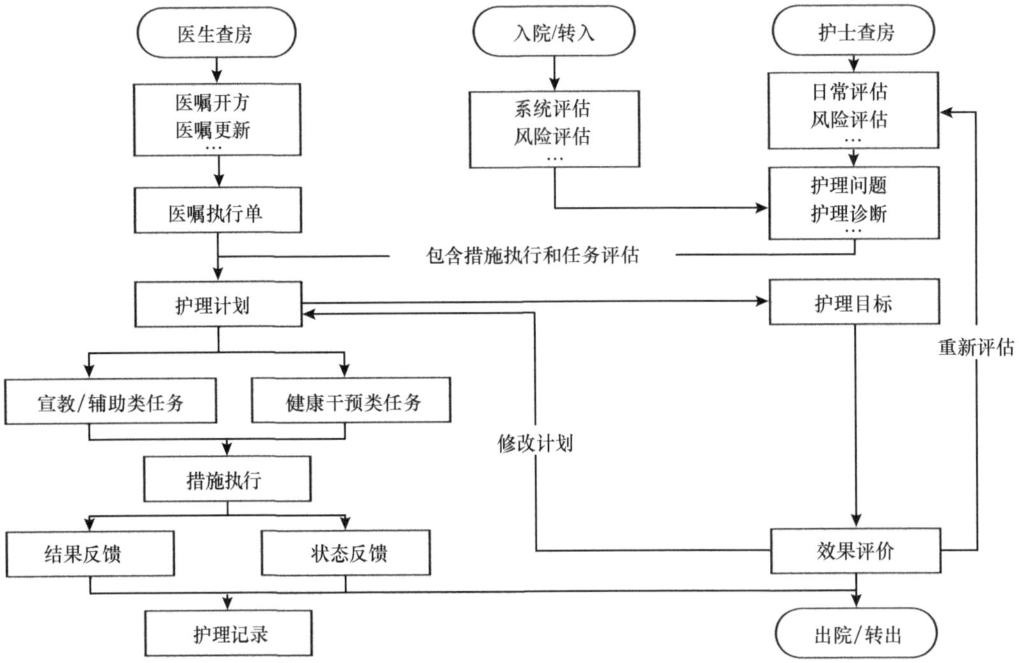

图 3-19　护理业务主要流程

三、护理信息系统

护理信息系统是利用信息技术、计算机技术和网络通信技术等技术对护理的管理和业务技术信息进行采集、存储、处理、传输、查询的信息系统，其目的在于提升护理业务的效率，并提高护理管理的质量。护理信息系统是医院信息系统的一个重要子系统。护理信息系统一般包括临床护理系统和护理管理系统。

（一）临床护理系统

临床护理系统一般也称为护士工作站，主要完成护士工作的业务处理。由于各科室的护理业务工作的特殊性，临床护理子系统由通用的护士工作站和增加部分特殊功能的临床专科护士工作站组成，如急诊科护理信息系统等。主要包括患者管理、医嘱处理、输液管理、护理病历等主要功能模块。

1. 患者管理　患者管理是临床护理业务的基础，患者管理界面既可以看到本病区的床位情况，也可以查看各床位患者的各类信息（图 3-20），包括但不限于性别、年龄、入院时间、住院号（患者在医院信息系统内的识别号码，具有唯一性）、医保类别、护理等级、病危病重、是否手术患者、是否传染病、各种风险等级（压疮、跌倒、营养等）等。患者管理界面显示的信息是护士在临床护理系统中最先看到的信息。

2. 医嘱处理　医嘱处理界面是护士审核查对医嘱的地方，护士既可以选择某一患者进行医嘱审核查对（图 3-21），也可以直接审核查对整个病区的医嘱（图 3-22）。医嘱可按照输液、药嘱、治疗、护理等类别进行筛选，也可以按照长期医嘱、临时医嘱进行筛选，还可以按照医嘱的执行情况进行筛选。

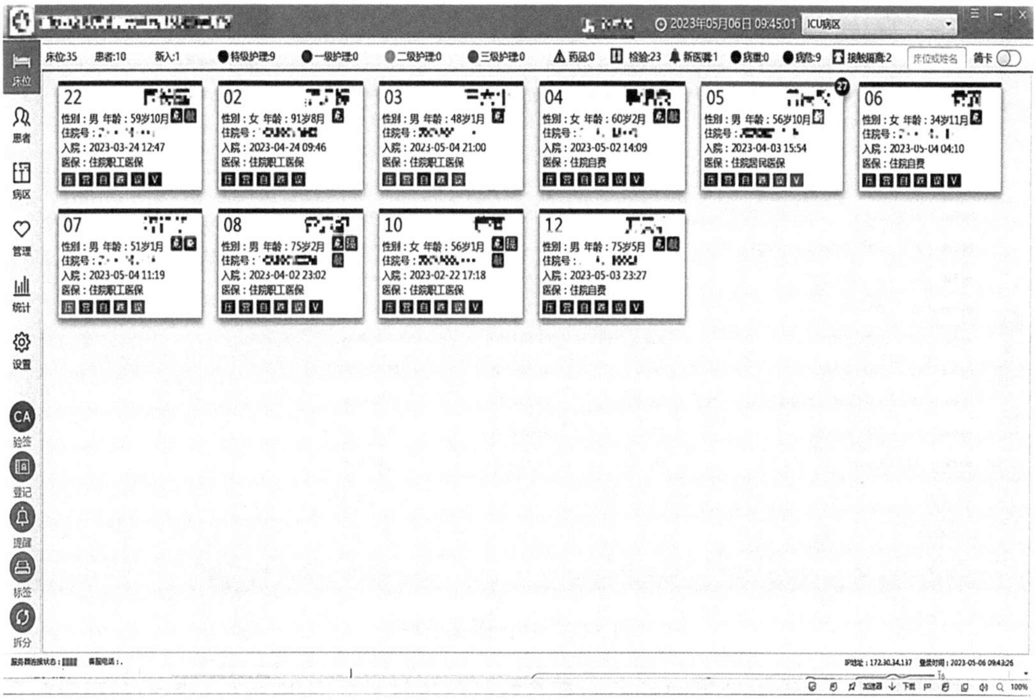

图 3-20　患者信息

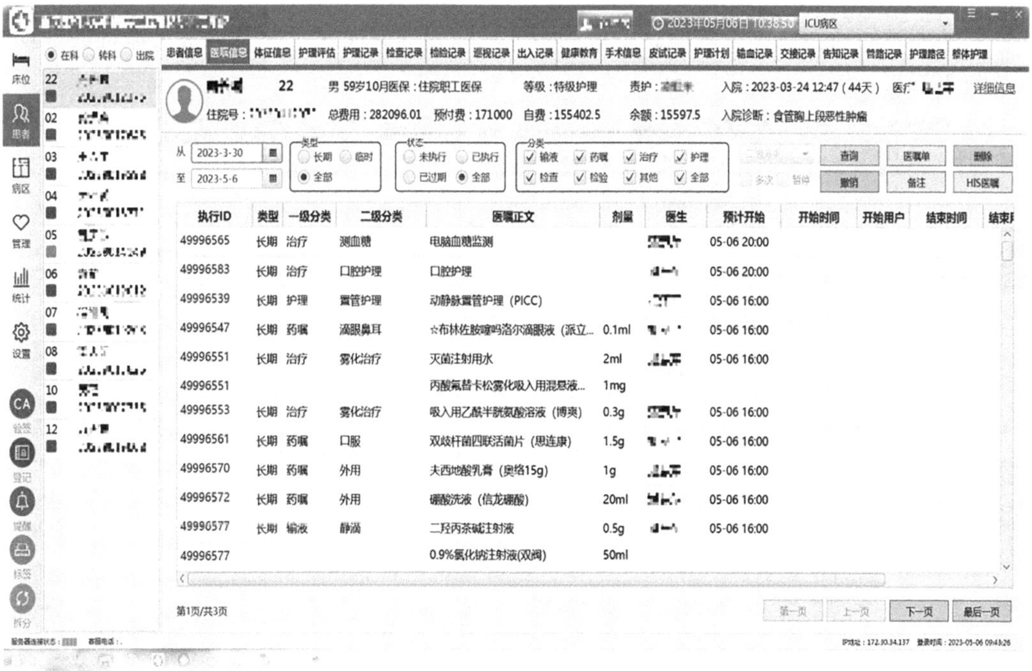

图 3-21　患者医嘱处理

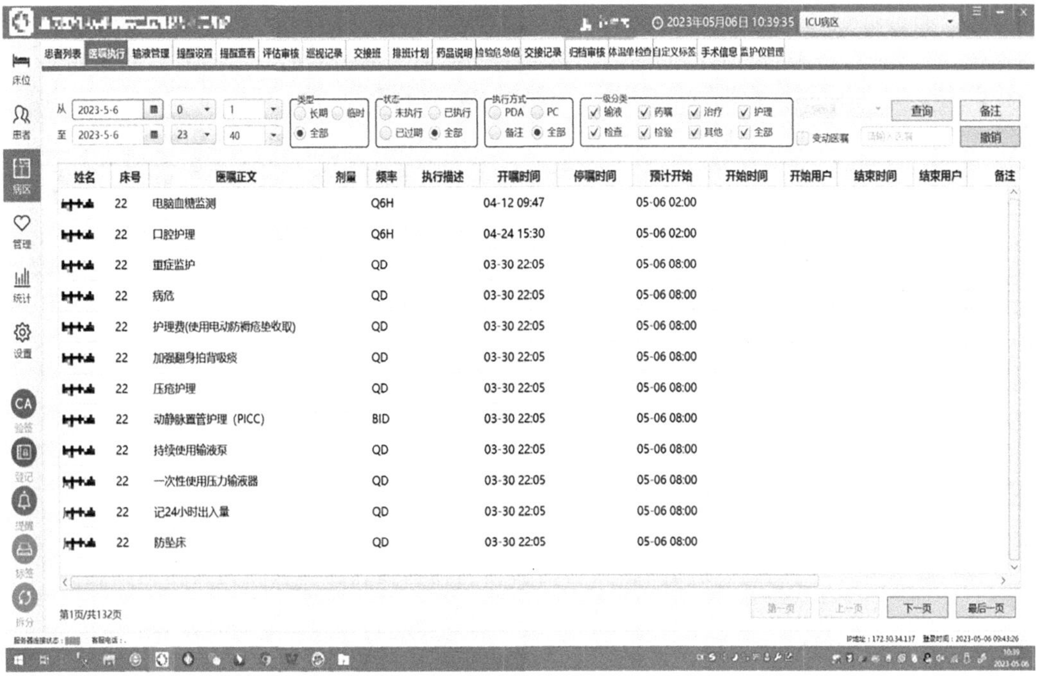

图 3-22　病区医嘱处理

3. 输液管理　输液管理界面是护士查看病区患者输液状态的地方。护士在完成配药、在病房使用PDA完成信息核对、患者开始输液后，护士使用PDA录入该次输液的开始时间，输液开始时间通过医院信息系统同步到输液管理界面，在输液结束时，护士在PDA上录入的输液结束时间也会通过医院信息系统同步。输液管理界面显示的是输液全流程的各项数据（图3-23）。

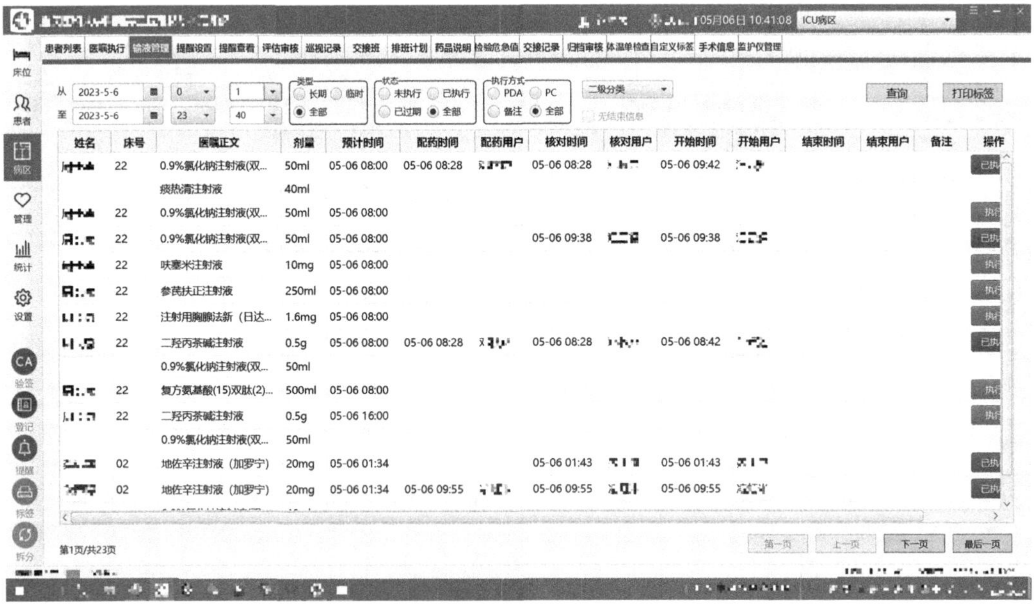

图 3-23　输液管理

4. 护理病历 包括体征信息记录和护理评估两大部分。

（1）体征信息：包括体温、脉搏、心率、呼吸、血压、身高、体重、体重指数（body mass index，BMI）等数据。体征数据记录后，会在体温单上进行显示，脉搏、心率、体温等数据会以折线图的形式进行显示，表现出其随时间变化的趋势。记录体征数据是护理日常工作的重要组成部分。

（2）护理评估：是有计划、有目的、系统性地收集患者资料的过程，是整个护理程序的基础。其为做出正确的护理诊断提供了依据，为制订护理计划提供了基础数据。常见的护理评估包括入院首次评估、跌倒/坠床风险评估、营养风险筛查、压疮风险评估、生活自理能力评估等。

护理评估包含的信息有患者的基本信息，如患者的年龄、职业、单位、职务、民族、文化程度、宗教信仰、住址、家庭成员、患者在家庭中的地位和作用、体征信息（体温、脉搏、心率、呼吸、血压、身高、体重、体重指数等）等，这些基本信息若在评估前已经在医院信息系统内录入，则在护士进行当次评估时可以应用这些已存在的数据；由于部分评估需要周期性地进行直到评估结果达到一定标准，护士每次进行评估时可以引用上一次评估的历史数据并在此基础上根据患者的实际情况进行修改，提高了护理评估的效率。

（二）护理管理系统

主要面向护理管理者（护理部、各科室护士长等），一般包含了人员管理、风险管理、不良事件、质控检查、压疮管理、统计报表等功能。护理管理系统是根据管理者的需求建立的系统，用于提高护理管理效率。

1. 护理质量管理 指按照护理质量形成过程和规律，对构成护理质量的各个要素进行计划、组织、协调和控制，以保证护理服务达到规定的标准和满足服务对象需要的活动过程。目前主流的护理质量管理方式是 PDCA 管理循环式管理。PDCA 管理循环，即按照计划（plan）、执行（do）、检查（check）、处理（action）4 个阶段来进行质量管理，并循环不止进行下去的一种管理工作程序。

在计划阶段，护理质量的管理者（通常是医院内负责护理工作的管理部门或科室的护理管理负责人）负责制定质量方针、目标、措施和管理项目等（图 3-24）。在计划阶段，管理者需要调查分析质量现状，找出存在的问题，分析调查产生质量问题的原因，找出影响质量的主要因素，针对主要原因，拟定对策、计划和措施。

在执行阶段，需要管理者按照拟定的质量目标、计划、措施具体组织实施和执行。在检查阶段，执行结果会被与预先设定的目标进行对比，同时检查计划的执行情况。每一项阶段性实施结果都应当被全面检查，管理者需要注意发现新问题。

最后是处理阶段，管理者在此阶段根据检查阶段发现的问题总结经验教训，并将成功的经验进行总结形成标准流程，将失败的教训进行总结和整理，记录在案，并研究讨论出预防措施并加入下一个循环中去，以防再次发生类似事件。

护理质量管理系统按照以上需求，将护理管理流程的各个步骤进行电子化、智能化，实现动态人力资源调配、质量控制闭环管理，提升管理者的管理能力，提高护理管理的时效性、准确性、智能性。

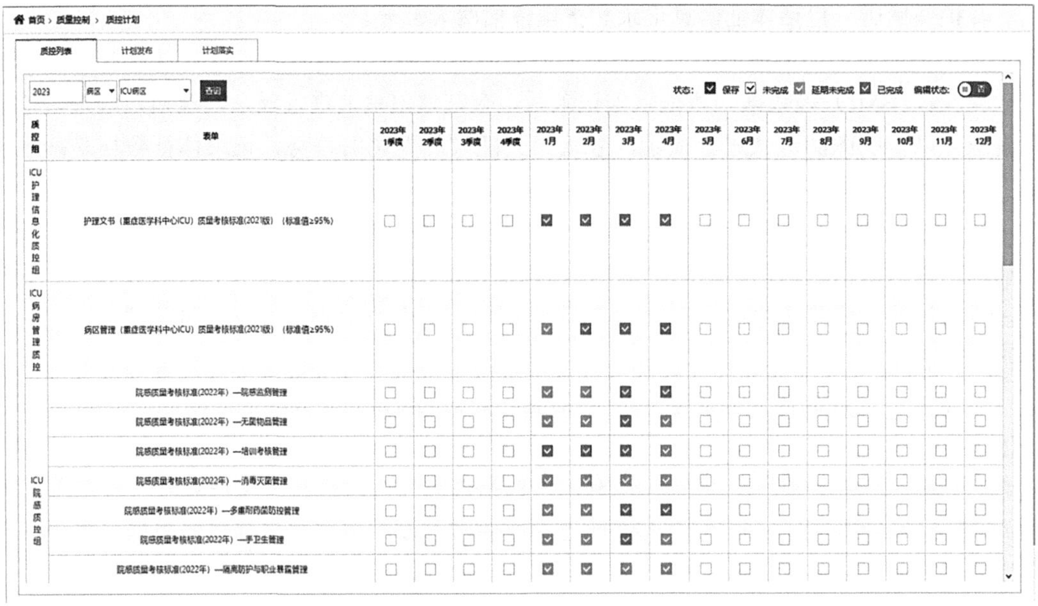

图 3-24　质控计划

2. 护理人员排班　大多数医院的护士采用 APN 快速轮班的方式排班，即 A 班（am，上午班）、P 班（pm，下午班）和 N 班（night，晚班）。排班管理系统能够清晰明了地帮助科室管理者管理本科室的排班情况，护士也可利用排班管理系统或者护理业务系统进行调班申请，休假情况也会在排班管理系统内进行显示（图 3-25）。

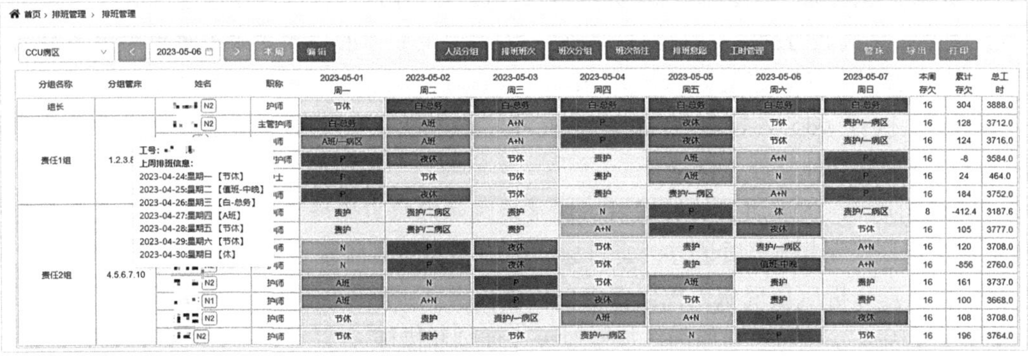

图 3-25　排班管理

3. 护理会诊　护理会诊，即当科室在护理工作中遇到疑难、危重病例或者护理操作及护理新技术推广等问题时，科室邀请其他相关科室的会诊。护理会诊起到了保障临床疑难重症患者及实施新手术、新疗法患者的护理质量的效果。护理会诊分为科内会诊、科间会诊、院内会诊等种类，会诊发起科室需要填写会诊单描述具体情况（图 3-26），会诊单经过科室及上级部门审核完成后进行接下来的会诊工作，会诊完成后的相关处置措施也会录入会诊单中。

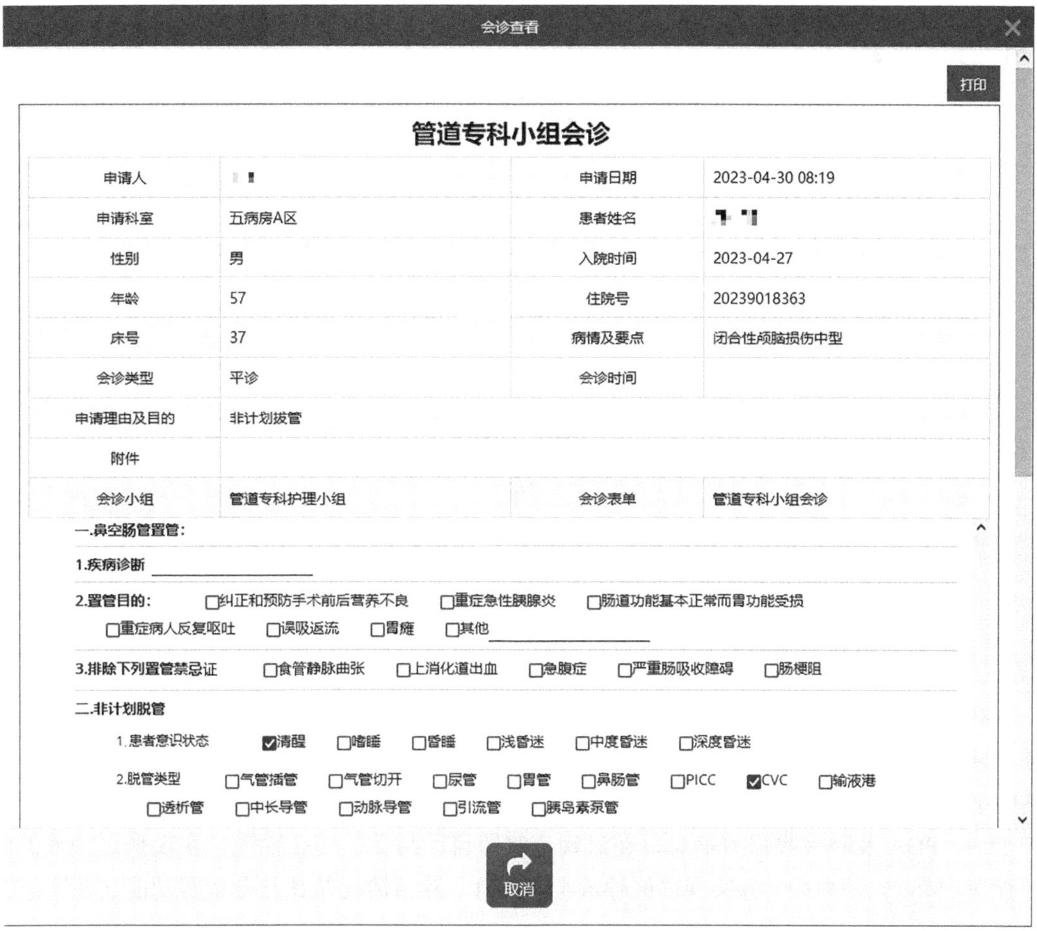

图 3-26　护理会诊

四、智慧病房管理

智慧病房管理是智慧护理应用的主要场景，通过院内物联网平台，患者与医务人员、智能医疗设备紧密连接，通过对临床数据采集筛选，整合形成医疗大数据，对临床诊疗、护理提供智能辅助决策，提高医疗资源的利用率，减少医疗纠纷，更好地保障医疗安全，提高医护工作效率，降低医院的人力成本和运营成本，提高服务质量和患者就医体验。

（一）智慧护理交互白板

医护综合信息管理系统通过链接医院信息系统的数据库，同屏实现护理电子看板的功能，从而实现病区信息一屏化，如输液实时监控、患者信息一览、病区工作动态展示、医护排班、电子看板、输液数据报表等功能，实时掌控患者动态信息，预警提醒。智能拆分患者医嘱，集中展示并实时更新数据；智能推送重要消息，实时掌控病区检验、检查、手术进度，以及危急值管控等；电子床位图、电子交班、电子排班、日常护理电子化（图 3-27）。

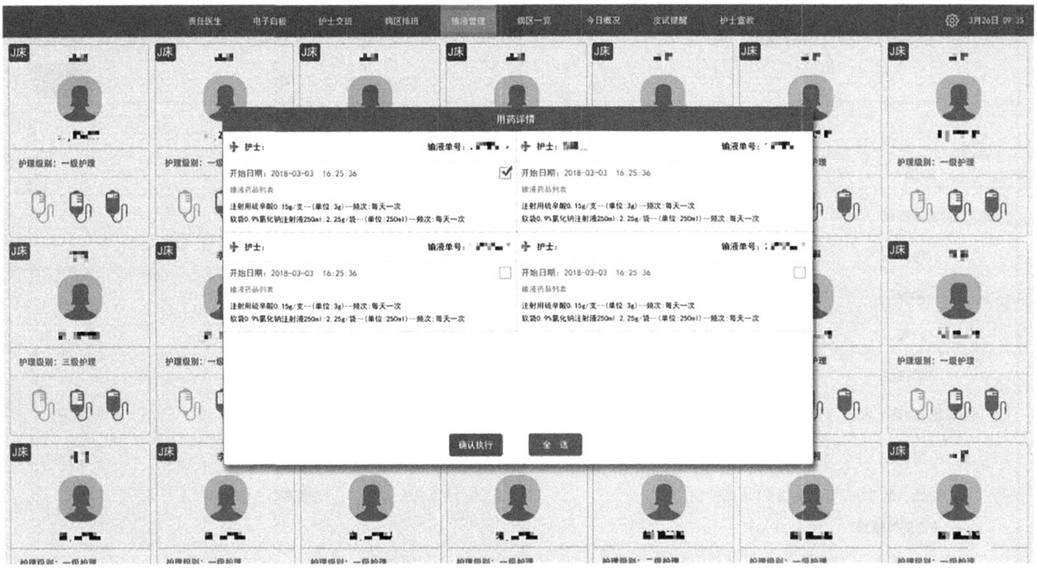

图 3-27　智慧护理交互白板

（二）智能输液管理

智能输液管理，是在现有系统的输液管理基础上，通过物联网，利用流量传感器、称重传感器等传感器获取数据，实现输液过程的自动监测，如监测病区各床位输液剂量，预估剩余时间，监测输液速度、异常情况，自动判别流速、堵针、漏管、剩余剂量等异常情况，护士站、PDA 及时接收报警信息，超过阈值时即自动封管，停止输液，实现病区输液的闭环管理，降低输液风险，并实现病区输液汇总统计、异常情况统计与分析等功能（图 3-28）。

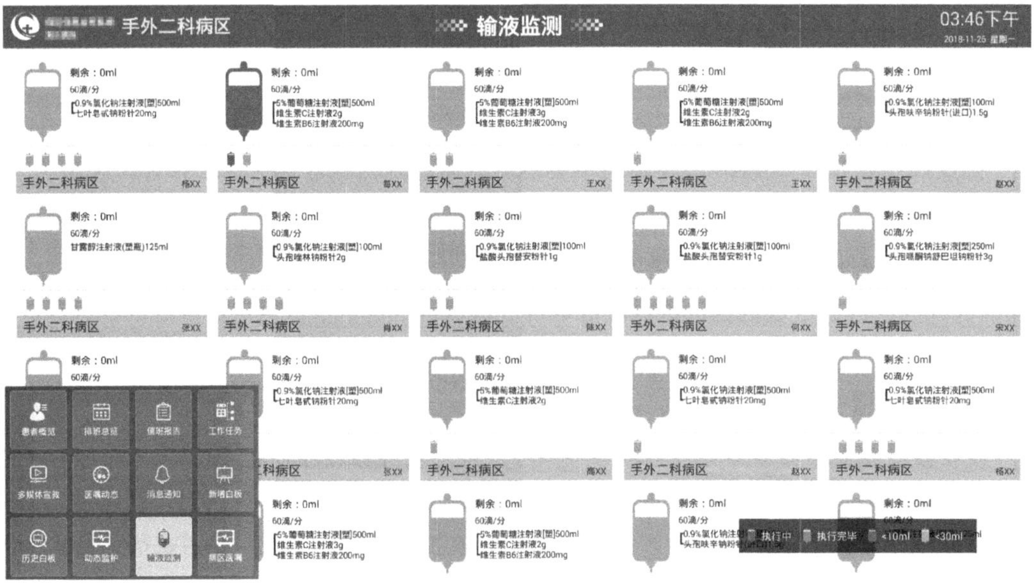

图 3-28　智能输液管理

（三）床旁智能交互

患者可在床旁进行诊疗信息、检查检验报告、用药、账单欠费信息查询，实现用药指南、疾病信息等健康宣教，支持视频点播、休闲娱乐、点餐配餐、护工预约、充值缴费等生活服务，整体提升患者住院满意度；实现医生查房、护理巡视、智能消息推送、语音视频呼叫等医、护、患信息实时交互，辅助有权限的医护人员在病床旁进行各种医疗数据的存取，包括电子病历、医疗信息、医嘱提醒和医疗图像文件等，实现远程数据管理。

（四）生命体征智能采集

传统的体征采集需要护士读出体征采集仪器上的数据后再将数据录入系统中。生命体征智能采集利用了物联网等技术，通过医疗级可穿戴设备，实时监测和自动采集患者的体温、血氧、心电、脉搏、血压等体征数据。数据通过蓝牙、ZigBee、WiFi 等方式传到医院的信息系统服务器中，护士不用手工重复录入。持续的体征信息采集，为大数据的分析打下了基础。

（五）婴儿防盗（电子围栏）

婴儿防盗系统利用互联网技术，依托射频识别，通过给婴儿和母亲佩戴有源或无源电子标签，在病区内以及边界布置射频识别阅读器，实现婴儿的定位、防盗功能。若医院内的一般患者佩戴的腕带集成了射频识别电子表器的功能，则利用合理的射频识别阅读器设计可以实现患者的位置定位、是否在院的确定。

（六）移动护理

移动护理信息系统基于移动终端设备的便携性和腕带标签的智能识别，实现患者身份识别无差错、用药无差错、护理工作可量化，帮助病区护士在护理业务中实时获取患者临床信息、准确地确认执行医嘱，有效实现闭环医嘱，做到正确的患者在正确的时间得到正确的治疗。同时通过先进的物联网技术，提高智能护理的安全和效率。

一般来说，移动护理信息系统与护理信息系统紧密结合，实现记录护理文书、医嘱执行、医嘱查对等工作，而患者的出入院管理、费用管理、医嘱审核等，仍然需要使用护理信息系统操作。

移动护理信息系统应用场景通常包括患者信息核对、医嘱执行、配药核对、床旁信息查询、床旁录入各类护理文书（体征采集、风险评估等）。

1. 患者信息核对　患者信息核对的实现方式通常分为二维码扫描与射频识别等方式，通过扫描患者腕带或床头卡上的二维码，PDA 便能够获取到患者的相关信息，护士便能够核对患者信息，从而完成日常巡视工作或为进一步的操作完成核对信息的准备工作。

2. 医嘱执行　护士在需要执行相关医嘱（服药、输液、皮试、检验、治疗等类型）时会来到患者床旁，核对患者信息与医嘱信息无误后，使用 PDA 执行医嘱，医嘱执行的相关信息见图 3-29。

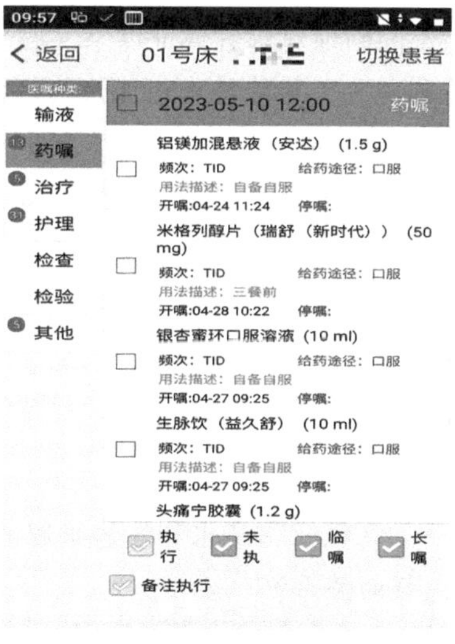

图 3-29　医嘱执行

3. 床旁体征采集与风险评估　床旁体征采集与风险评估的内容和计算机端是相同的，但其界面和操作逻辑更加人性化，更加适用于 PDA 这类小型移动终端，与计算机端录入相同，在进行新的录入时可以引用历史录入的数据，护士可以通过点选的方式单手完成评估操作或体温录入（图 3-30）。

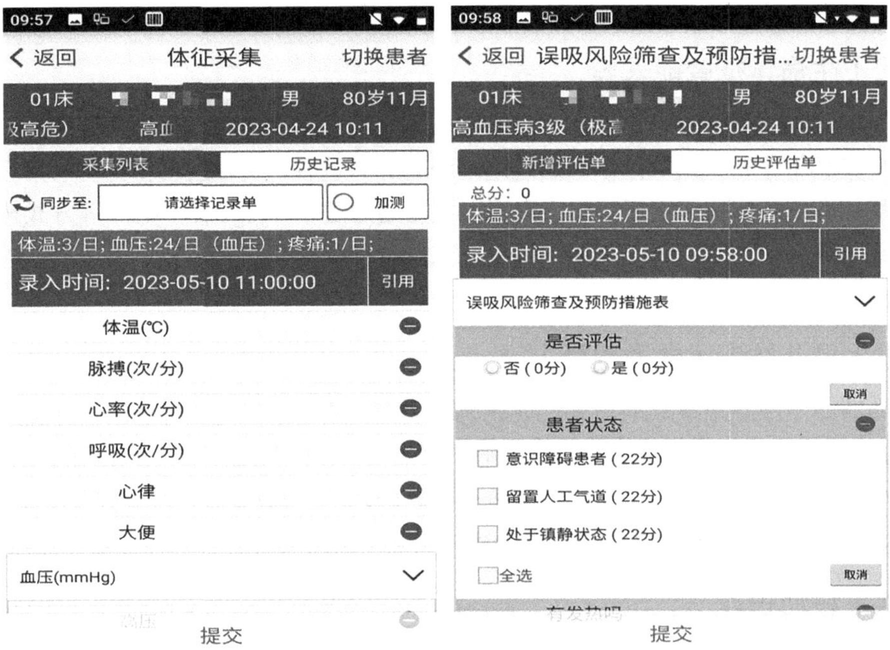

图 3-30　体征采集与风险评估

五、智慧护理的发展趋势

随着物联网、可穿戴设备、人工智能等技术的不断发展，智慧护理在未来的应用也存在着广阔的前景。应用物联网技术，本来仅能够在床旁单机显示的心电监护数据可以实时显示在护士站的护理白板上；而随着各型传感器的迭代，传感器的精度逐步提高、体积逐渐减小、能耗逐渐降低，嵌入式系统的算力也在不断提高，使得物联网结合可穿戴设备全天不间断地对患者体征体态（心率、血压、血氧饱和度、步态等）进行实时监测成为可能；若利用人工智能技术对通过物联网收集到的可穿戴设备收集的患者各项数据进行分析、学习，结合临床数据与专业人员的分析和人工干预，则能训练出具有提前预警能力的人工智能，从而可以实现提前的预警预防。

智慧护理的另一个发展方向是智慧养老。我国正处在老龄化快速发展的进程中，亟待构建推动老龄事业可持续健康发展、满足家庭社会需要的养老服务体系。护理服务是养老服务中必不可少的一部分，对于老年人和慢性病而言，护理工作的作用日益突出，护理地位将不断提高。因此，养老智慧化必须伴行护理的智慧化。

【思考题】

在护理信息化和智慧护理的发展过程中，软件的升级迭代和硬件的升级之间存在着怎样的关系？

（赵浚植）

第四节　智慧医技

医技科室是指运用专门的诊疗技术和设备，协同临床科室诊断和治疗疾病的医疗技术科室，包括手术室、核医学科检查室、放射科、超声科、检验科、康复科、病理科、药学部、设备科、内镜室、消毒供应室、营养科等。按工作任务，可分为以诊断为主、以治疗为主和以供应为主三种类型；按其工作性质也可分为检查、检验、供应与治疗等类型，业内对此分类并无明确的标准，可参见图 3-31。各类不同医技科室根据其工作性质采用不同的信息化系统，智慧医技就是在此基础上，将云计算、大数据、人工智能、物联网等技术应用于医技服务领域，围绕医技活动全流程，全方位提升医技科室服务效率和质量。

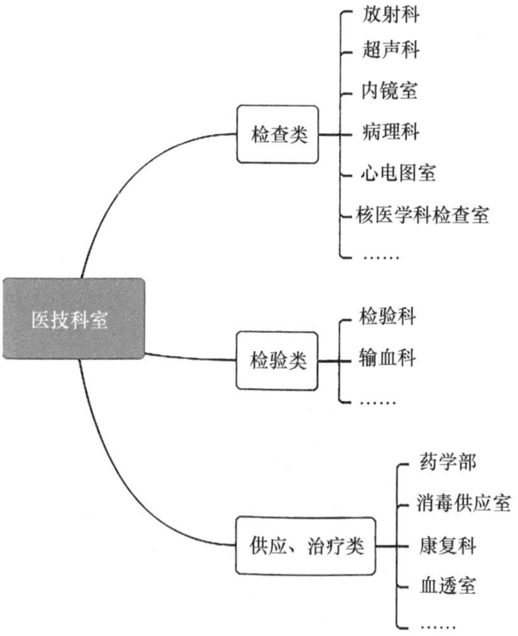

图 3-31　医技科室分类

一、影像诊断科室信息系统

影像诊断科室主要指检查设备产生影像资料，诊断医师通过对影像资料的分析得出诊断结论，以辅助临床诊疗的科室，包括放射、超声、内镜、电生理（含心电图、脑电图、肌电图等）、核医学检查、病理等检查业务。

（一）放射信息管理

以放射科、超声科为代表的影像科室，主要使用的信息系统包括影像归档与通信系统（picture archiving and communication system，PACS）和放射科信息系统（radiology information system，RIS）。PACS（图 3-32）主要任务是解决各种医学影像及数据的采集、显示、存储、传输和管理。以影像科室的技师、诊断医师为使用者，向医院临床部门、影像部门以及患者提供服务，实现患者服务、医师诊断、科室管理等功能。RIS 是放射科的登记、分诊、影像诊断报告以及放射科的各项信息查询、统计等工作的管理系统，RIS 与 PACS 紧密相连，构成医院数字医疗设备、影像及报告管理的解决方案。其与医院信息系统、临床信息系统等完全融合，可实现患者从登记、检查到报告的全流程管理。

扩展阅读：PACS 的发展简史

PACS 的概念最早提出于 20 世纪 80 年代初。伴随着科技的发展，医疗水平不断提高，各种新的医疗影像设备不断涌现，20 世纪 50 年代超声技术运用于医学领域，70 年代 CT 和 80 年代 MRI 先后应用于临床，使医疗影像资料的获取成为现实；另一方面，计算机技术的发展，使数据的通信、存储和显示成为可能。因此到80年代初，欧洲、美国、日本等发达国家和地区开始将大型计算机及信息管理系统应用于医疗行业，相继建立研究PACS的实验室，到90年代已陆续建立起实际应用的PACS。

国内PACS开发相对较晚，关于PACS最早文献报道于1998年，关注度自2000年开始急升，2011年有学者统计，国内76%的三甲医院已建立院级PACS，2009～2011年市场增长较快，年均增速25%以上。近年来我国医院信息系统发展迅猛，国内PACS逐步缩小与国外在影像后处理技术上的差距，同时发展影像认知计算和人工智能技术。

目前随着移动互联技术的发展，PACS从最初设备单独运作发展到几台设备互操作再到整个科室设备共享，实现了整个系统的互联互通。互联网技术与智能移动终端（智能手机、平板电脑、医疗推车等）相结合，运用到PACS实现远程阅片、远程诊断。

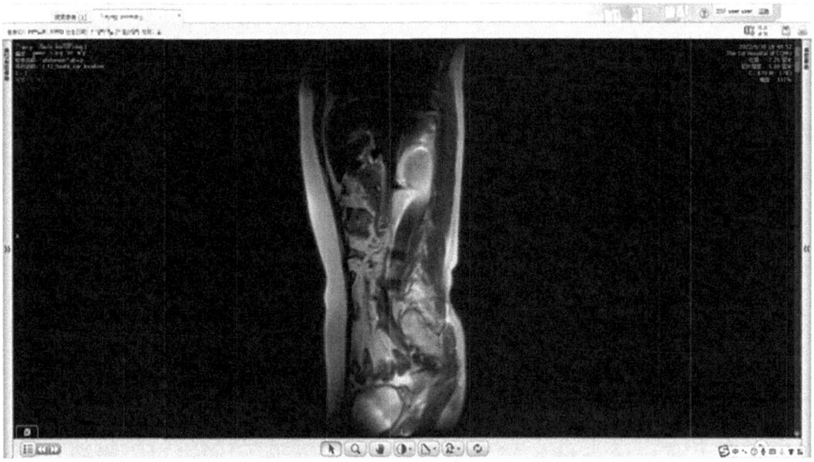

图 3-32　PACS

以放射科为例，其业务流程如图3-33所示，临床医生开立放射申请单后，放射科登记员进行检查登记，技师为患者完成摄片，诊断医师书写报告并通过信息系统发布，临床医生可查看已发布的影像与报告。

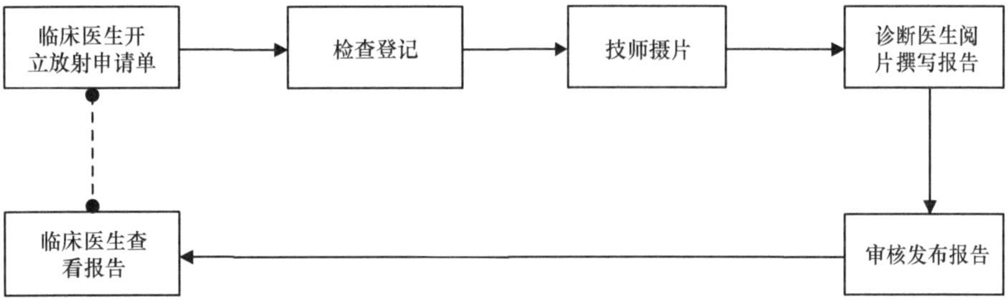

图 3-33　放射信息管理流程图

PACS与RIS的应用，可帮助影像科室实现从登记到报告，从图像采集到发布的全流程信息化。

1. 预约与登记　完成申请单获取、患者检查预约、检查登记等工作。

2. 影像存储、传输与调阅　完成患者影像数据的采集、存储、传输与调阅，以实现技师摄片、诊断医生看片、临床医生阅片的全流程管理。

3. 医学影像诊断报告书写与发布　诊断医生可利用系统完成影像诊断报告的书写与发布，以便临床医生线上调阅，同时可实现患者的报告自助打印与移动端调阅。

4. 查询统计　可进行患者检查部位、阳性率、设备使用情况、财务报表等各类数据统计。

（二）病理信息系统

病理信息系统（pathology information system，PIS）是应用在医院病理科的系统（图 3-34），主要是为了解决病理业务流程各环节的信息化，系统可全面管理病理检查工作流程，实现病理检查申请接收、病理标本封装、标本转运、病理标本登记、取材信息管理、切片信息登记、病理诊断、特检信息管理、归档管理等功能。同时，配合相机或扫描仪等硬件设备，还可完成病理影像采集，实现影像数据存储及图文报告发布等功能。

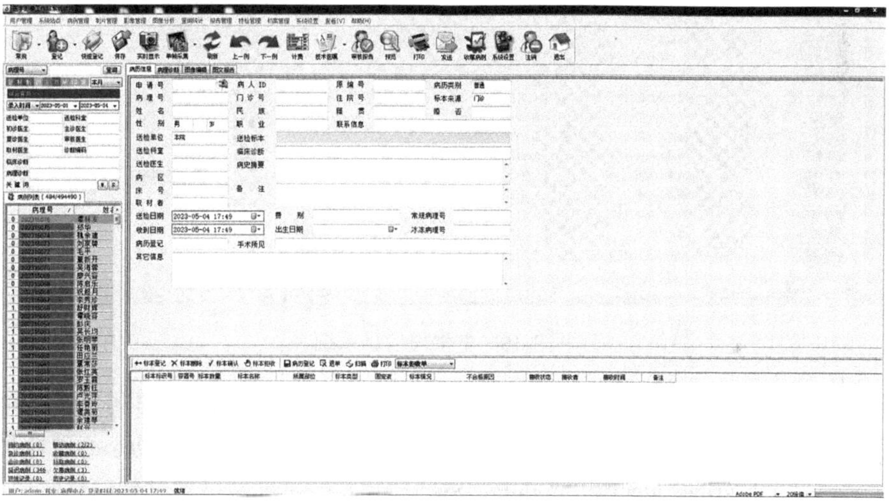

图 3-34　病理信息系统

病理信息管理流程见图 3-35，临床医生取标本并开立病理申请单，病理科完成取材、制片、报告，通过信息系统发布，临床医生可查看已发布的影像与报告。同时，利用病理系统的条码管理、标本转运管理，可减少可能的标本和玻片差错。

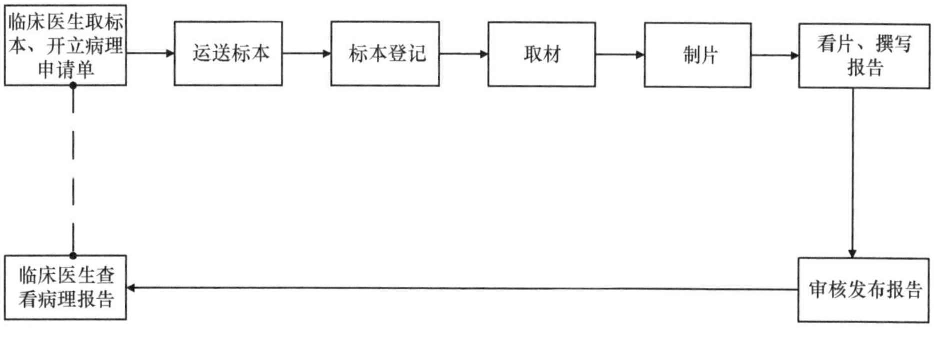

图 3-35　病理信息管理流程

病理信息系统的广泛应用，除实现工作流程的电子化，达到标本、切片、报告的集中管理外，更是规范了病理科工作流程，去除因人员差异产生的不规范内容，达到报告同质化管理效果；提高工作效率和质量，由于信息传递由系统自动运行，减少了人工操作环节，提高工作效率及准确性。

（三）电生理信息系统

电生理信息系统是应用在医院心电图室、脑电图室、肌电图室等采集人体电生理数据的系统，系统可全面管理上述科室检查工作流程，提供电生理检查设备数据的采集，并通过电子化的存储与调阅，实现电生理信息资料的调阅（图 3-36）。

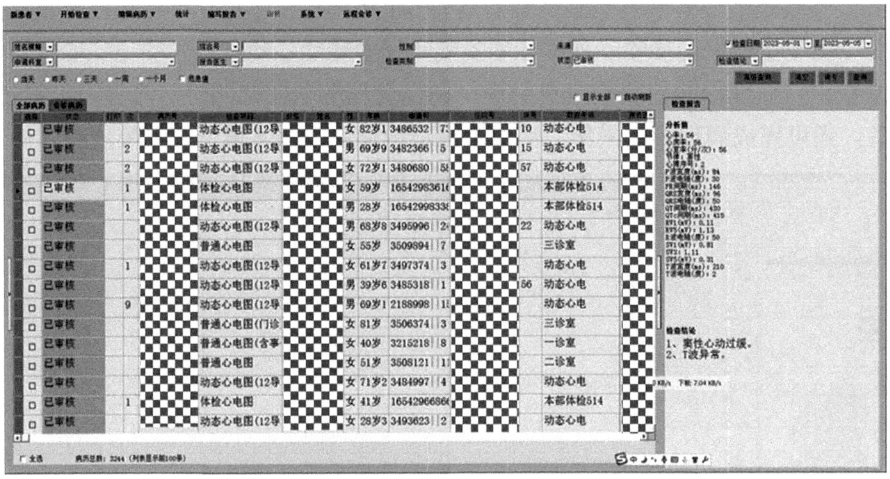

图 3-36　电生理信息系统

电生理信息系统具备设备数据采集、数字图像分析、诊断报告管理等功能，随着技术的发展，目前各系统也初步具备智能判断智能提醒等功能，例如，若动态心电图机内安装用户标志模块（subscriber identify module，SIM）卡，可通过网络实时传输患者心脏数据，在发生紧急情况时系统可自动报警，此功能对患者及时就医有着积极作用。其业务流程见图 3-37，与放射检查类似，操作人员为患者完成检查并通过信息系统记录检查数据，诊断医生完成报告并通过信息系统发布。

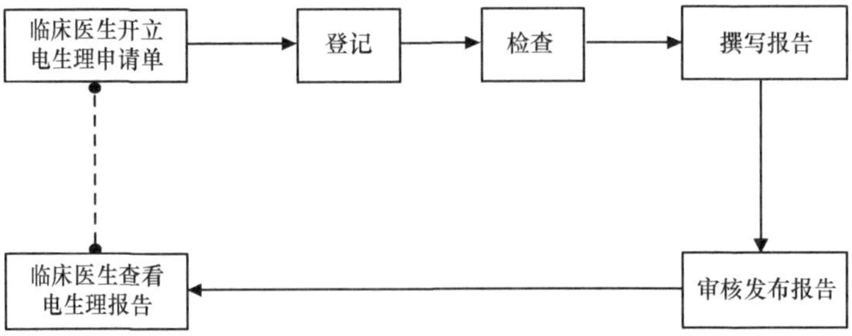

图 3-37　电生理信息管理流程

电生理信息系统的主要功能包括存储、管理和传输，即存储心电图、脑电图等数据；管理存储的电生理数据，以数字化或图形的方式进行医疗科研、教学或保健活动；传输数据，使电生理数据可在院内各信息系统间流转，方便各人员调阅。

二、实验室与输血信息系统

医院内的实验室主要指检验科，有些教学医院因科研教学的实验需要还会设置临床研究中心，也有些医院根据工作内容将实验室细分为免疫实验室、生化实验室、临检实验室、细菌实验室、分子检测实验室等，该分类无统一标准，各大医院根据自身管理及分工有不同分类。输血科则是负责提供临床医疗用血、血细胞分离与冻存，以及其他与输血工作紧密相关的医技科室。上述科室均根据各自工作性质使用不同的信息系统，以提高科室的整体管理水平，减少漏洞，提高工作质量。

（一）实验室信息系统

实验室信息系统是专为医院检验科设计的一套实验室信息管理系统，能将实验仪器与计算机组成网络，完成对临床实验室业务信息和管理信息的采集、存储、处理、传输、查询，达到标本全流程信息管理的效果，可实现对实验数据统计分析等繁杂的操作过程的智能化、自动化和规范化管理（图 3-38）。

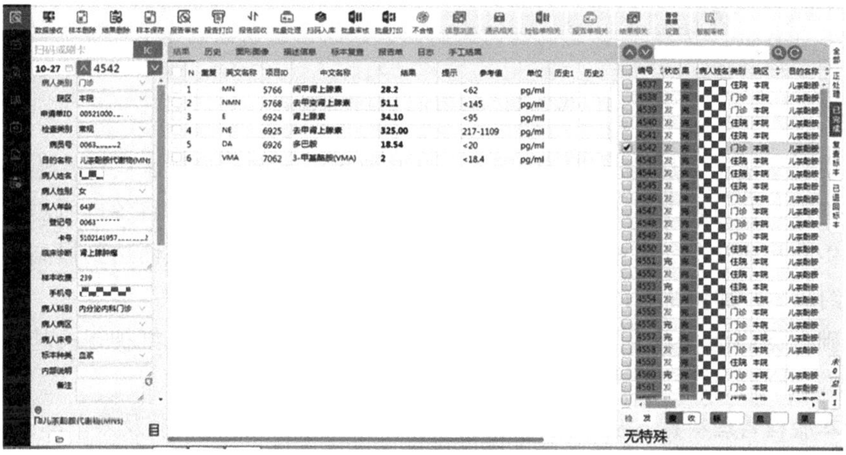

图 3-38　实验室信息系统

实验室信息系统的基本功能包括标本全流程管理、仪器设备数据采集、检验诊断报告管理、质量控制管理、耗材物资管理、标准操作规程（standard operating procedure，SOP）文档管理等。

扩展阅读：实验室信息系统的发展简史

从整体来看，实验室信息系统发展现状基本分为四个阶段：手写阶段、单机阶段、实验室内部网络阶段、区域网络阶段。

手写阶段：没有计算机，仪器直接利用热敏纸打印检验结果。此方式存在以下问题：①热敏纸张打印数据，易丢失；②各种纸张大小不一，难以规整；③报告内容不直观，难以阅读。

单机阶段：1 台仪器+1 台计算机+1 台打印机。此方式存在以下问题：①打印机重复购置，浪费设备；②计算机性能未充分发挥，浪费资源；③多台仪器之间患者信息不能共享，需重复录入。

实验室内部网络阶段：检验科内部实现联网，未与门诊、住院和体检实现互联。此方式存在以下问题：①无法共享患者信息，依靠申请单传递，重复录入；②无法共享项目信息，依靠申请单传递，无法确认费用；③无法共享检验结果信息，必须在检验科打印报告后分发。

区域网络阶段：检验科与门诊、住院和体检实现互联，标本实现条码管理。

实验室信息管理流程见图3-39，临床医生开立检验申请单，护士采集标本后运送至实验室，检验科进行标本登记、标本上机及报告并通过信息系统发布，临床医生可查看已发布的检验报告。

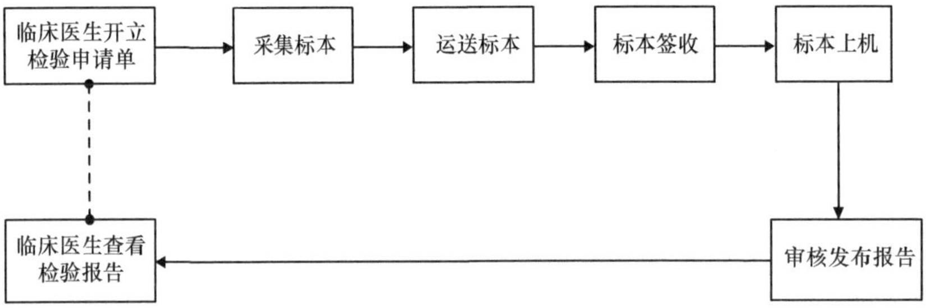

图3-39　实验室信息管理流程

对于实验室信息管理的深化应用而言，就是要用先进的信息技术实现检验业务全流程的计算机管理。针对每个环节上的相关人员设置相应的功能模块，将各自所需信息准确传递给流程中的相应人员，并合理安排工作流程规范各自的工作，从而达到提高效率，降低风险，节约成本，加快生产的目的。

1. 基础数据规范　无论医院大小，上线实验室信息系统，都会维护相关基础数据，将医嘱、标本、检验项目、收费项目等信息进行准确对照。

2. 标本流程管理　标本从采集到封装、转运、签收的全过程，涉及多个部门多类人员，利用信息系统，实现标本的全流程管理，做到标本溯源，形成流程闭环。结合移动通信和物联网技术，还可实现标本位置及状态的实时查询。

3. 数据采集　当代各类自动化检验仪器层出不穷，从功能上可分为生化类、免疫类、体液类等；从自动化程度上可分为手工、半自动、全自动；从对外通信上可分为无通信接口、单向通信接口和双向通信接口。但各类仪器都需要通过实验室信息系统，实现报告数据的收集，完成患者检验报告的完整发布。

4. 检验诊断报告发布与调阅　实现检验报告的及时发布与临床调阅，同时实现患者的报告自助打印与移动端调阅。

5. 系统互联互通　与所有其他业务系统一样，医院各系统间的数据互通、一致，才能实现医院各部门间的信息共享，达到提高工作效率、方便临床工作的目的。

6. 检验质控　支持自动接收仪器质控结果、靶值、标准差修订以及失控处理、失控原因分析和失控报表等功能。

（二）输血信息化管理系统

输血信息化管理是指对输血相关信息活动的各种相关因素（主要是人、信息、技术和机构）

进行科学的计划、组织、控制和协调，以实现信息资源的合理开发与有效利用的过程（图 3-40）。

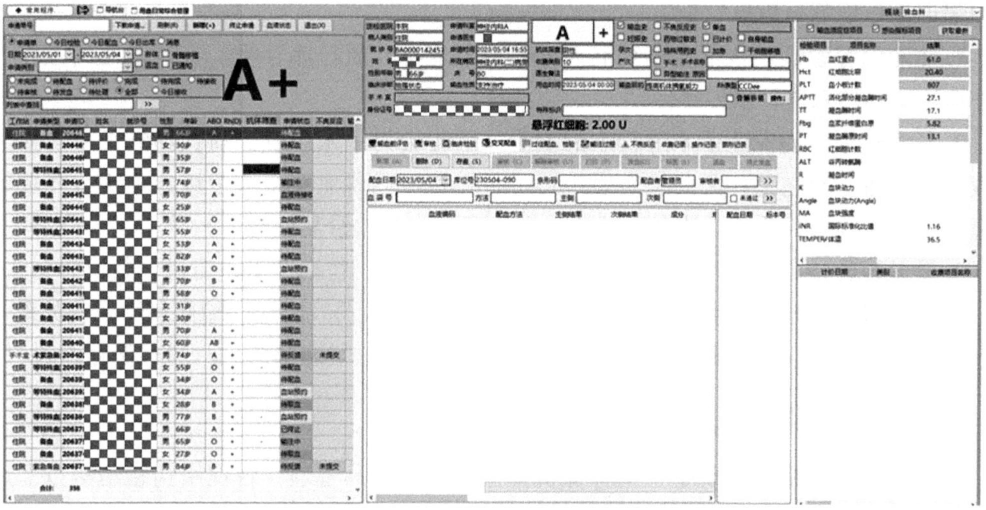

图 3-40　输血信息化管理系统

系统以血液信息为核心，以为患者匹配合理血液制品的业务过程为主线，同时考虑医院库存，联合血液中心，结合患者血型鉴定、交叉配血、备血、发血及血袋回收等工作进展，达到有效开发和利用供血活动信息资源，保障供血活动安全的目的。此外，为满足患者自体输血等治疗手段，输血管理系统同时具备采血相关功能。其业务流程见图 3-41，临床科室在输血前先开立输血前检查申请，若医院输血科交叉配血结论为配血相合，临床再开立输血申请完成输血；若患者为稀有血型或医院输血科无配血相合，则需联系血液中心完成相关配血、发血工作。

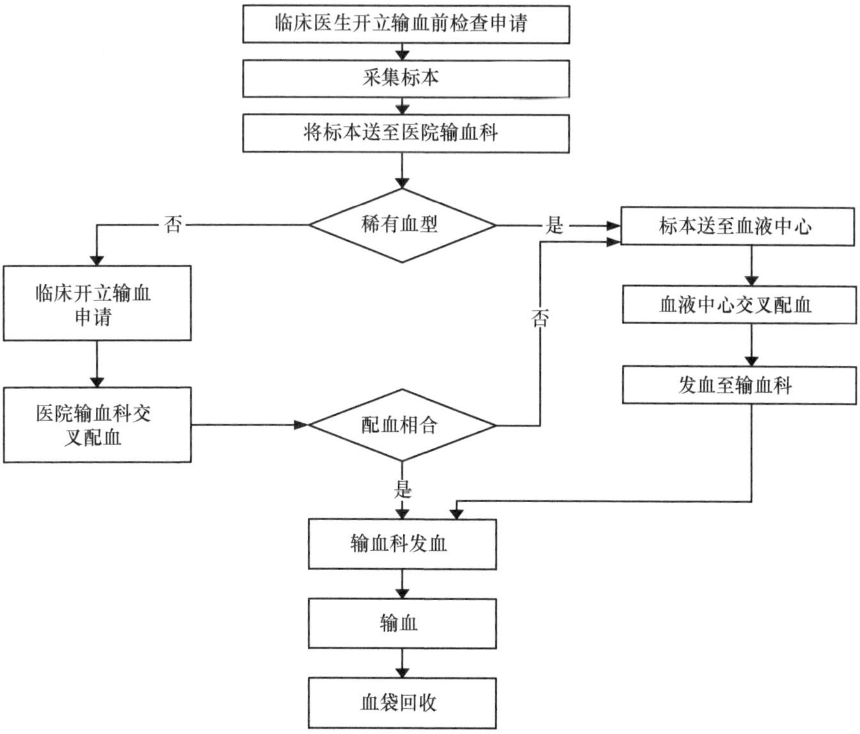

图 3-41　临床输血信息管理流程

输血信息管理系统侧重于对血液的全流程管理，因输血工作本身的重要性，输血活动更加强调操作规范与用血安全。

1. 血液库存管理　包括血液制品入库、成分库存、质控库存等，方便输血科工作人员管理血液制品的入库、出库等活动。

2. 备血管理　为保证手术过程中的安全，医生会为手术患者提前预约红细胞与血浆等血液制品以备不时之需。因此输血系统可进行设置，已备血在系统中锁定，不得发放给其他患者；若用血需求解除，该血液释放锁定仍可再次发放给其他患者。

3. 发血管理　主要对血液供应过程的信息进行管理，包括发出、交付、登记等。

4. 血袋回收　血液输注完成后，其血袋必须由医务人员及时送回输血科做回收处理，输血系统可对血袋回收进行管理，记录归还人及归还时间、状态等信息，同时保存销毁记录。

三、药事管理信息系统

医院药事管理信息系统是利用计算机技术对医院药品管理、合理用药管理等方面进行规范化管理的系统集合。药事管理信息系统是医院信息系统的重要组成部分，包括合理用药监控、处方审核、药品管理等功能，电子处方与发药机自动对接，形成药事的全过程闭环管理。

（一）药库管理

药库管理系统是为医院药库管理部门进行药品管理而设计的管理软件，主要任务是对医院药品入库、出库、编码、限量等进行管理，并提供一系列查询和统计功能，包括药品字典管理、药品价格管理以及库存管理等部分。

药库管理工作流程见图 3-42，药房工作人员在系统中录入药品信息（包括药品的品种、规格、剂型、含量、别名、包装单位、价格等），再进行入库登记、入库清点工作，最终完成药品入库。药品出库则是由临床发起，住院以各病区领药申请、门诊以患者处方为领药依据，药房审核后完成药品出库。

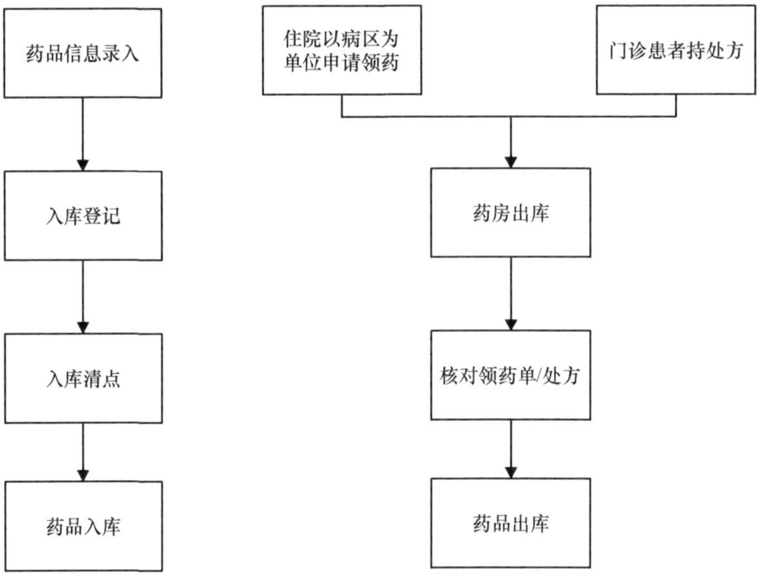

图 3-42　药库管理工作流程

（二）配药发药管理

药品的配药发药管理一般是指门诊药房、住院药房等二级库房利用相应的系统对其库存药品进行出库的管理。通常门诊药房配药发药的服务对象是门诊就诊的患者，住院药房配药发药的服务对象是院内各病区。

配药发药管理流程见图3-43，大型医院一般有独立的配药人员和发药人员，所以通常采用配药发药分开的流程。门诊患者处方在患者缴费后即自动发送至配药发药系统，目前各大医院已配备自动发药机还可实现自动配药，若无此设备则进行人工配药，配药完成后，可向患者发药，系统同时进行发药人、发药时间等信息记录。

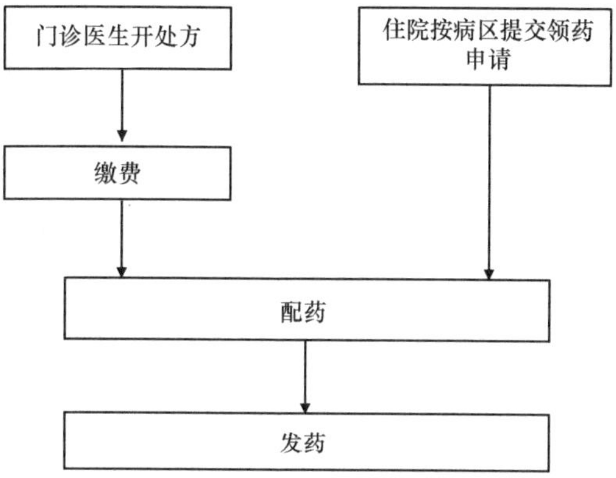

图3-43　配药发药管理流程

住院配药发药通常包括住院药房配药发药及静脉药物配制中心配药发药两种。住院药房配药发药主要是针对住院患者用药申请单进行配药发药，包括针对医嘱的发药、预发药、退药及医嘱用药的基本审查功能。静配中心的工作主要是在符合国际标准、依据药物特性设计的操作环境下，经过药师审核的处方由受过专门培训的药技人员严格按照标准操作程序进行全静脉营养、细胞毒性药物和抗生素等静脉药物的配制，配制好的药品发放与住院药房流程一致。

（三）合理用药与智能审方管理

智能化合理用药系统可在处方输入后立即对药物医嘱中可能存在的药物相互作用、用法用量、禁忌证、不良反应、重复用药和特殊人群用药等潜在不合理用药问题进行自动、实时的审查和监测，并将监测结果信息提示给医生或药师，使其更好地考虑用药方案、防范用药风险，达到合理用药的目的。智能审方系统，与药库发药功能联动，实现各药房、自动包药机、自动发药机的发、退药流程管理，确保用药安全，达到药品发放闭环管理效果。合理用药与智能审方两功能多采用插件形式，嵌入医生或药师日常使用的医院信息系统，具备处方信息获取、合理用药或处方审核规则知识库、药物自动识别管理、反馈记录等功能。

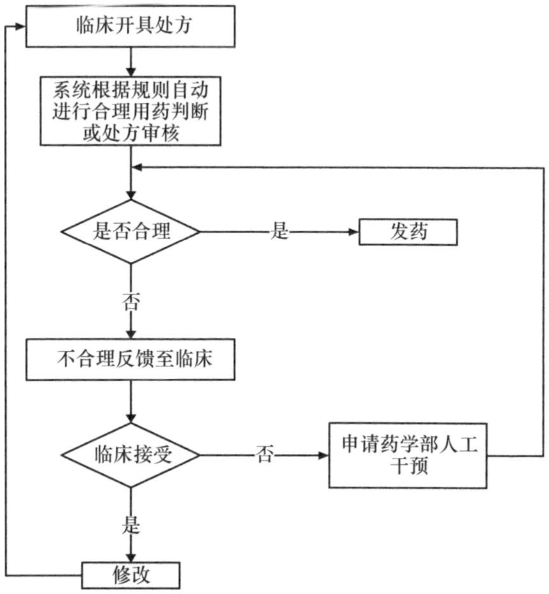

图3-44　合理用药与智能审方管理工作流程

合理用药与智能审方管理流程见图3-44，该功能自动进行，临床开立医嘱的同时，合理用药或智能审方插件实现自动审查，若医嘱不合理自动反馈至临床医生，修改合理后执行处方。

（四）处方点评管理

处方点评是指对门诊处方、住院用药医嘱的用药合理性进行评价，同时将评价结果以一定的方式反馈给处方者，并对不合理用药进行干预的系列工作。医院处方点评与合理用药监测系统依据国家卫生部《处方管理办法》《医院处方点评规范》等文件要求设计，旨在为各级医院药学部门提供便捷、高效、规范的处方点评信息化管理工具。合理用药强调事前智能提醒可及时提醒医生修改不合理用药，而处方点评为事后评价，强调对已完成的处方进行审核和点评，以事后审查方式降低用药风险。其业务流程见图 3-45，由药师主动抽查处方进行点评，临床收到反馈意见若有异议则进行用药会诊，最终形成点评处理记录。

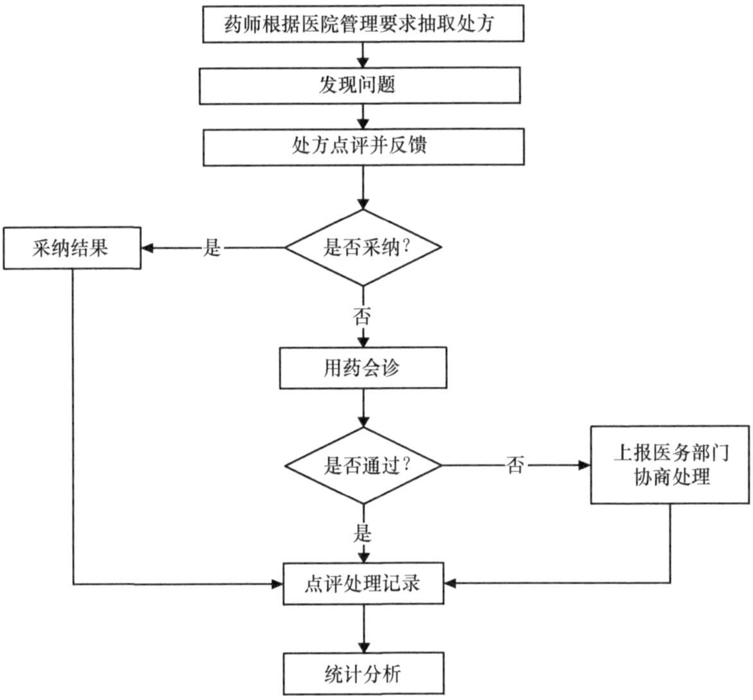

图 3-45　处方点评管理流程

（五）抗菌药物管理系统

抗菌药物管理系统主要为规范抗菌药物临床应用、限制不合理使用、制止滥用，达到对抗菌药物的监管要求。通过信息化手段，对抗菌药物使用权限、抗菌药物使用频率以及使用规则进行整体控制。主要包括医生开方过程中的抗菌药物使用控制以及事后对抗菌药物使用情况的监控。其业务流程见图 3-46，临床医生开具抗菌药物处方后须由上级医生审批，同时接受医务部门监督。

药事管理系统从临床、药学及管理部门几个方面，实现对药品的全方位管理。

1. 药品基础数据规范　药事管理系统，可以规范医院药品的编码、品名等信息，统一院内药品规范，便于药品的全流程管理。

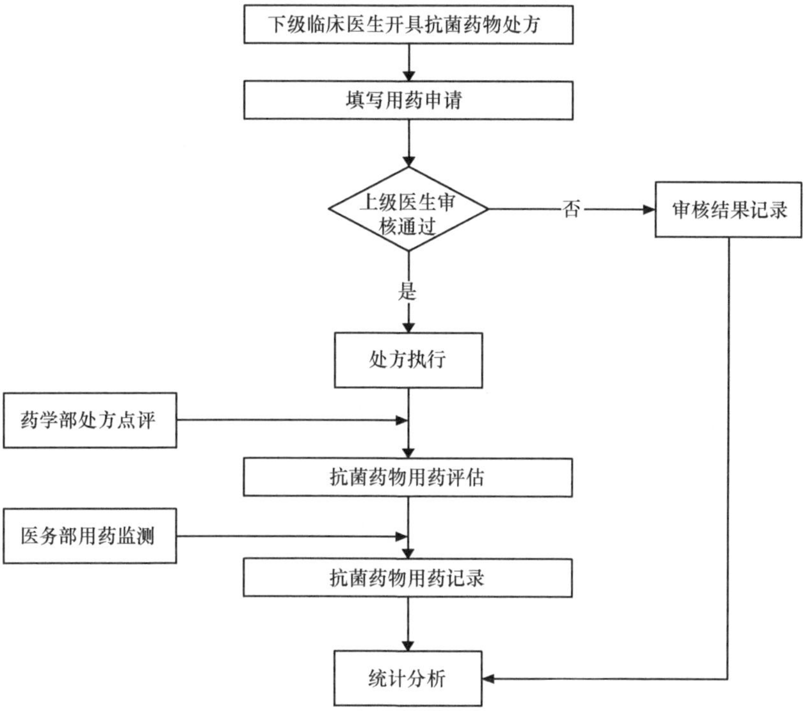

图 3-46　抗菌药物管理流程

2. 用药质控管理　通过对医嘱、处方用药进行合理性的审查警告，监测其中不合理的用药情况，使医生、药师能根据临床需要对用药方案进行及时的调整，达到安全、合理用药的目的。

3. 提高医务人员业务水平　医师通过药师对其处方的监管可提高自身用药水平；在监督医师用药的同时，药学人员也能不断地更新业务知识，从而提高医院医务人员的整体素质。

4. 提高合理用药决策水平　提供科学、权威、全面、深入的药物相互作用和不良反应信息，帮助医疗人员做出合理的选药决策，达到医嘱、处方用药合理的目的，提高医院合理用药水平，减少药源性疾病的发生。

5. 增强用药服务质量　面向广大患者开展药学咨询，指导患者合理用药，提供有关药物的适应证、用法、用量、副作用、注意事项以及可能发生的不良反应等方面的咨询服务，提高药学服务质量和社会效益。

四、手术与麻醉信息管理系统

手术与麻醉信息管理系统针对麻醉科、手术室和外科病房开发系统，用于管理与手术室相关的信息，实现手术室的人流、物流管理，以及患者手术有关数据的自动采集、报告的自动生成以及病历的电子化，是医院信息系统的一个重要组成部分。旨在通过信息记录、流程管理、手术及麻醉全流程的安全管理辅助、安全监控、手术及麻醉物资流的管理，实现临床手术与麻醉过程的信息化与智能化，包括手术信息管理、麻醉信息管理、手术麻醉的物资管理等过程，为手术与麻醉相关的医生、护士及患者提供临床支持。

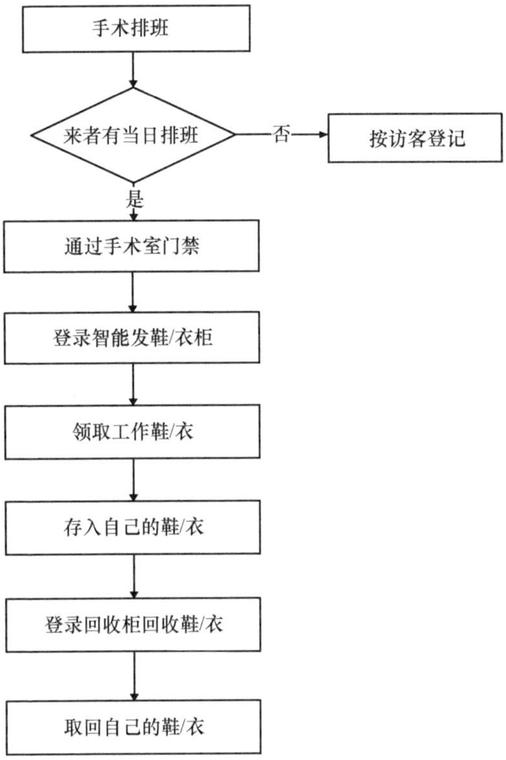

图 3-47 手术行为管理流程

（一）手术行为管理

手术行为管理系统结合手术室管理流程设计，从手术室门口人员准入开始，到鞋、衣的取、换、还等物品管理，实现一整套人流、物流的闭环管理。医疗手术室行为管理系统，实现了医护人员手术安全准入管理，手术衣及手术鞋智能发放、回收及回溯，建立人员行为的智能化管理体系，最大限度地确保了手术室安全及高效运营。

手术行为管理流程见图 3-47，根据手术室排班情况可确定准入人员，准入人员利用刷卡、刷脸、指纹等方式可通过门禁，再利用智能发鞋/衣柜实现手术鞋/衣的发放与回收管理，同时利用该柜保管个人物品。

（二）手术麻醉信息管理

通过手术麻醉信息管理系统，可精确记录和追踪患者在手术过程中的生命体征数据，实时采集和记录手术室内监护仪、呼吸机等医疗设备输出的数据，并为围手术期全过程提供手术麻醉管理信息支持，包括麻醉术前评估、术中麻醉记录、麻醉总结与术后随访、麻醉质控等。

手术麻醉信息管理流程见图 3-48，临床发起手术申请，麻醉科对患者进行术前评估，确定麻醉方案，并向患者说明术中风险，请患者签署知情同意书，术中进行患者各种生命体征数据采集，术后进行麻醉总结完成手术记录单。

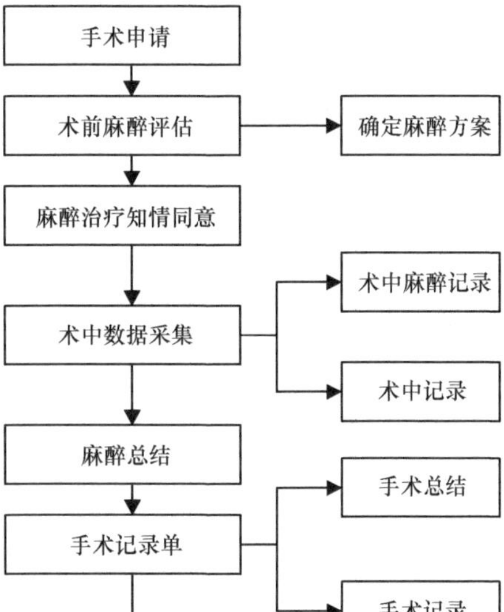

图 3-48 手术麻醉信息管理流程

手术麻醉信息系统能够将麻醉科的日常工作标准化、流程化和自动化，降低医护人员工作负担和手工书写医疗文书压力，提高工作效率。

1. 全方位患者服务 手术麻醉信息系统以患者为中心，为手术与麻醉提供全方位的临床与支持性服务。包括术前的患者信息核对、生理和心理状况评估、手术相关知识宣教及必要的心理支持；术前准备包括备皮、备血、皮试、胃肠道准备、佩戴腕带等；术后支持性服务包括术毕接待准备、术后交接、医嘱处理、术后护理、康复指导等。

2. 手术麻醉过程管理 手术和麻醉是一项细致严谨的临床业务。手术的患者管理、术前准备（包括麻醉术前访视、麻醉方案、麻醉知情同意）、术中管理（包括术中麻醉记录）、术后处理（包括麻醉总结、术后随访等）以及相应的护理工作等都关系到手术的质量与成败。应用信息技术辅助整个手术和麻醉临床过程，可保障手术过程有条不紊地开展。

3. 设备和耗材管理 手术的安全顺利完成，需要针对不同类型的手术及麻醉相关设备、消耗品进行分类的物资管理，并建立专门的管理制度。具体包括手术设备运行登记管理、手术高值耗材管理、器械和敷料管理、手术室药品管理（毒麻药品管理）。

4. 信息共享与业务协同 手术与麻醉过程涉及广泛的跨专业业务协作与信息共享。除外科、内科、妇产科、儿科、重症监护室（intensive care unit，ICU）等临床专业外，还涉及药剂、心电、检验、影像、病理等医技专业，物资、设备、安保等后勤保障部门，以及医务、护理、科教、质控等管理部门。需要共享的信息包括患者的病历信息、在本院的所有临床信息、围手术期的所有诊疗和护理信息等，信息系统可有效地整合上述资源实现信息共享。

五、未来展望

（一）人工智能与大数据分析技术的广泛应用

1. 医学影像智能诊断辅助 医学影像智能诊断辅助主要利用人工智能、大数据分析等技术，根据已知结论的数据训练得到训练模型，当患者影像被上传至影像平台时，可利用人工智能引擎将该影像列入训练模型中进行计算，得出人工智能诊断。通过 PACS 影像诊断工作站提供的检测交互工具，医生可以查看并完善人工智能检测结果，从而使人工智能引擎通过自学习不断迭代提高模型精度。目前，肺结节、乳腺疾病、肝脏肿瘤智能分割等技术，已经在临床应用，未来将有更多疾病被应用于临床，辅助医生诊断，提高放射诊断医生的工作效率。

2. 医学检验智能分析 通过实验室信息系统中记录的患者历史数据，利用大数据分析的相关原理和算法，研究各类疾病检验数据时序模式的匹配与挖掘算法，发现规律找寻方法，为患者疾病预测、科学研究等提供数据参考。

3. 智能化精准输血 输血系统通过用血大数据，分析可能影响红细胞输注量的多项参数，构建单病种围手术期红细胞需求量评估的数学模型，使输血系统可以对来自不同申请科室的数据进行基准分析，实现个体化精准输血。

4. 智能药事管理 利用大数据分析、人工智能技术，结合区域级多维度医疗知识库体系，可使药事服务更加精准，为临床诊疗全过程提供高级决策支持，提高临床医疗工作效率。

5. 智能化手术室与手术直播 通过智能化手术室整合各种医疗信息系统和医疗设备资源，为临床提供集成化智能化的服务。例如，目前德国联邦教研部和莱比锡外科电脑助手研究中心研制的智能手术室，可自动识别外科医生已经进行的和下一步手术步骤，并预测分析可能结果，为临床医生随时调整手术方案提供技术支持。同时，随着网络技术的逐步发展，对于临床医生迫切需要的手术影像采集以及网络直播，也将得到更广泛的应用。

（二）服务模式与管理模式创新

1. 便民服务创新　完善患者健康档案，以患者为中心，利用信息化方式实现各级医疗机构间报告、病历的互看互认，减少患者重复检查，减轻患者就医负担。随着科技的发展，信息化趋势必然成为药事服务转型的有力助手，运用互联网技术为患者提供在线常见病、慢性病复诊与在线处方等，再配合在线药品配送、智能药柜等方式和设施，在保障患者安全的前提下极大地方便患者就医取药。

2. 管理模式创新　我国医疗资源整体呈现发展不平衡的状态，下级医院缺乏具备医技诊断、合理用药、处方点评等方面的专家人才，通过信息系统的发展，可利用网络实现线上报告撰写、处方流转、处方点评，不仅可提高下级医院的诊疗准确率，也可最大限度地利用上级医院的优秀资源，通过医疗信息系统的不断发展，改变现有管理模式。

3. 教学模式创新　传统教学，采用老师讲学生听的方式，只能跟随老师的节奏，尤其对于医技类教学，无论是放射调整图片清晰度还是超声检查手法及力度，学生均无法直观量化，影响教学质量。通过信息化虚拟仿真等技术手段，可模拟现实场景及学生做出动作后的效果，通过学生真实操作，提高学生自主学习能力，确保教学内容的丰富性与实用性。目前该模式在工科类院校已有应用，未来将有更多医学场景可被运用到教学实践中。

【思考题】

各类不同的医技科室会使用不同的信息系统以满足自身工作需要。医院还有哪些医技科室？这些医技科室使用的系统是怎样的流程呢？

（王　琦）

第五节　移动医疗

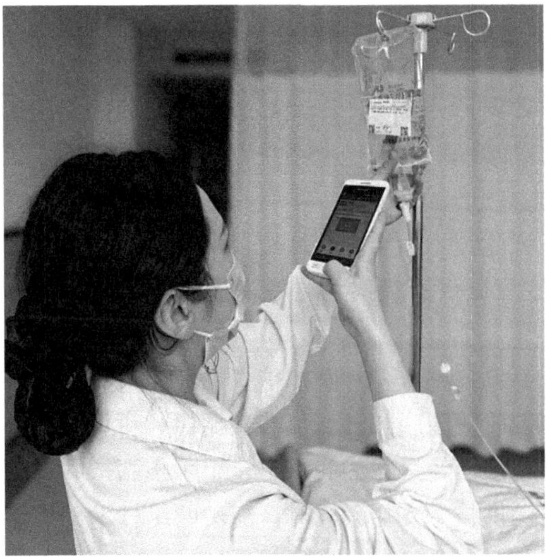

图 3-49　移动护理

移动医疗是为了满足医生和护士服务患者而推出的，遵循“以患者为中心”的医疗理念，以网络为传播媒介，以医院信息系统为平台，以移动计算和条码识别为核心，实现电子病历移动化，使医护人员能够随时随地全面系统地获取医疗数据。移动医疗技术包括云计算、移动互联网、物联网、大数据等，随着近年来科技的发展，基于上述技术的产品和解决方案也大规模出现，大范围地渗透到社会生活的各个方面。移动医疗主要包括软件和硬件两部分：软件是指各类医疗信息系统、APP 应用；硬件是指移动医疗设备，包括可穿戴健康设备和其他可移动的医疗设备（图 3-49）。

扩展阅读：移动医疗的定义

国际上一般采用美国医疗保健信息和管理系统协会（healthcare information and management systems society，HIMSS）对移动医疗的定义，即通过使用移动通信技术，如掌上电脑、移动电话和卫星通信来提供医疗服务和信息，具体到移动互联网领域，则以基于安卓（Android）和 iOS 等移动终端系统的医疗健康类 APP 应用为主。

一、移动医疗发展史

早在 20 世纪 70 年代，美国国家航空航天局（National Aeronautics and Space Administration，NASA）就运用远程监护技术实现对太空中宇航员生理参数的监视。随后，人体状态监护仪（personnel status monitor，PSM）被应用于作战士兵，用于实时监控携带者的体温、血压、心率等各项生理参数。1998 年，希腊开展对移动医疗特别是急救方面的应用研究，设计了一种用于救护车的运送、设计和评估的系统。在亚洲，韩国是较早进行移动医疗应用研究的国家。韩国的技术人员开发了 StrokeNet 项目，使用实时音频视频技术为卒中患者实现远程诊断。他们采用医院内部局域网和医院外部移动电话网络设计了一款便携式移动医疗系统，实现音频视频的同步传输，完成医疗专家在院内对卒中患者的远程诊断建议，提高卫生服务的及时性和便捷性。

我国移动医疗起步较晚，1998 年解放军总医院利用卫星通信技术与德国一家医院进行神经外科远程病例讨论，被学界认为是我国最早的远程医疗活动。2003 年在抗击“非典”的关键时期，解放军 253 医院专家组，首先使用卫星通信邀请专科医院专家远程会诊。2011 年，好大夫发布其 iPhone 版 APP、春雨掌上医生上线、丁香园健康互联频道开始发布专题文章，该年成为业内认可的中国移动医疗发展元年。2013 年移动医疗进入媒体视野，一大批创业公司涌现并成为投资热点，紧接着不断有跨国公司涌入中国移动医疗市场。2015 年 7 月与 9 月，国务院接连发布《关于积极推进“互联网+”行动的指导意见》和《关于推进分级诊疗制度建设的指导意见》，同年 12 月乌镇互联网医院成立，成为全国首家互联网医院。

二、移动医疗的内容

移动医疗已经贯穿患者诊前、诊中、诊后全过程，覆盖院内临床工作的多环节。

面向患者的移动医疗包括诊前预约挂号、诊中自助查询检查检验报告、诊后接受医务人员随访、主动上传个人健康信息、健康咨询等活动，通过互联网医院、医疗可穿戴设备的帮助，患者还可减少到院次数，实现远程的问诊、健康咨询以及复诊开药等活动。面向医务人员的移动医疗内容更丰富，可基本概括为：无线查房、移动护理、药品管理和分发、条形码患者标识带的应用、无线语音、网络呼叫、视频会议和视频监控（隔离病房）。从住院登记、发放药品、输液、配液/配药中心、标本采集及处理、急救室/手术室到出院结账，都可以用移动技术予以优化。移动应用能够高度共享医院原有的信息系统，并使系统更具移动性和灵活性，从而达到简化工作流程，提高整体工作效率的目的。

三、移动医疗的特点

1. 移动性　结合网络、医疗信息系统与可移动设备，医护人员可实现无线查房、移动护理、床旁检查及报告等医疗活动。患者可通过佩戴可穿戴智能设备，进行身体检查或监测的同时正常工作、生活。

2. 个性化 用户可按照自身喜好和实际需求选择适合自己的医疗 APP 或可穿戴健康设备，并可以进行个性化的设置和定制服务，如订阅健康信息推送、设定就诊时间提醒、设定定时健康数据采集等。还能通过可穿戴设备结合 APP，建立个人健康档案，全面评估健康状况和预测疾病风险。

3. 便捷化 通过用户个人健康档案的形成与完善，结合各类医疗 APP 产品强大的知识库及数据运算，一方面可针对用户个例提出健康预警与建议；另一方面利用网络将医疗信息实时上传，有利于医生快速全面了解患者情况，提高医生工作效率以及准确获取病情，实现线上健康咨询、线上就诊、线上处方、药品配送等一体化服务。

4. 多样化 对于普通患者，通过各种 APP 或小程序可实现线上健康咨询、线上预约挂号等方便就医功能。对于慢性病患者，针对不同疾病也有各类不同的健康医疗 APP，以及可穿戴设备、医疗植入设备，实现患者生命体征数据监测及健康预警等功能。

5. 准确性 从患者安全角度而言，移动医疗在减少医疗差错方面也发挥着不可替代的作用。以护理工作为例，传统操作模式下，有可能出现护理人员交接环节，以及在输血、发药、药品有效期管理、标本采集等执行环节的失误，移动医疗可将患者识别、药品识别、信息匹配等工作在床旁完成，使护理人员“三查七对”工作变得更容易操作，从而确保在正确的时间，对正确的患者，进行正确的治疗。

6. 社交性 包括医患、医护、医生与管理部门等不同角色的社交。医患之间可以利用移动医疗介质增加交流频次，更好地监测病情；医护间在特定场合如隔离病房，也可以利用移动医疗设备沟通；同样医生与医务部、医院感染管理科等管理部门在特定时间或场合均可利用该方式进行线上交流。

扩展阅读：“三查七对”

“三查七对”是临床和护理上的一个名词，三查指的是操作前查、操作中查、操作后查，七对指的是查对床号、查对姓名、查对药名、查对剂量、查对时间、查对浓度、查对用法。

“三查七对”就是要提醒医务人员在工作中认真核对。该词是 20 世纪 50 年代由黎秀芳经过临床实践总结出的制度和程序，在全国推广沿用，一直是护理工作的主要制度。这一制度的实行，很大程度上减少了护理差错的发生，保证了护理质量。

四、移动医疗应用与发展

（一）移动医疗的应用场景

1. 信息通信 向患者提供移动导诊、预约挂号、病情查询、健康档案查询、院内导航等医疗信息查询与通信服务，同时可提供移动支付、医保查询等与医疗行为强相关的移动式便捷服务，如目前各大医院均已实现并推广的医院 APP、公众号等服务。

2. 健康状况监测 通过医疗设备的实时连接实现患者生命体征的监测，如血压监测仪、心电监测仪、血糖监测仪等便携式或可穿戴设备，结合广泛覆盖的移动通信网络，患者生命体征可实时上传，达到监测疾病并及时预警的效果。

3. 疾病监控 利用医疗信息系统或 APP 等应用程序，通过医务人员或患者对病情的持续记录，如糖尿病患者使用的专业慢性病管理软件，记录每日饮食情况、药品使用情况、血糖测量情况等，系统可根据预先设置的知识库或人工智能算法自动计算患者当前整体状态并给出建议饮食清单，医务人员也可通过该软件的详细记录快速准确了解患者真实情况。再如，各类药品管理软件，患者和医生均可使用用药助手类软件实现药品说明书的快速查询。

4. 线上医疗 通过互联网，利用移动端为患者提供远程医疗咨询或专属医生的个性化服务，如各种布置在移动端的互联网医院、远程会诊、远程阅片等线上就医活动。

5. 专业辅助 用于帮助医护人员进行医疗信息查询、决策，提高一线医疗人员工作效率的设备或信息系统，如医生的无线查房，利用院内无线网络实现电子病历在移动设备上实时展示，让医生摆脱携带大量纸质病历材料往返各病房的工作模式，快速准确地获取信息并下达医嘱；护士的移动护理，通过扫码方式高效完成患者、药品等信息的三查七对，利用信息系统简化工作流程、提高工作效率。

（二）移动医疗存在的问题

1. 患者健康数据存储压力逐渐增大 患者健康信息的存储方式目前多为由医院或APP供应商提供的服务器及存储资源，该资源有限且维护成本随着患者数量增多逐渐增高。据不完全统计，目前中国地区有17款APP表示仅在使用目的所需期限内保留患者信息，只有2款给出了具体的信息保留期限，会分别在交易完成3年后和用户注销账户1个月后删除信息。随着移动医疗的普及，使用人数不断增多，存储量也将不断加大。同时，同一患者在不同医院就诊、不同APP问诊时，个人信息多次重复录入也是对存储资源的浪费。

2. 患者隐私存在泄露的风险 依托网络进行数据交换和共享的过程中，患者个人信息以及电子病历和检查化验单等多种医疗信息均存在被泄露盗用的风险。我国对于移动医疗的法律数量少，规章制度不完善，这将制约移动医疗大数据的共享。

3. 对特殊人群的医疗服务不完善 可穿戴智能医疗产品中，由于受众基数的不同，大多数是面向普通人群。妇婴需求的产品在特殊人群产品中占大部分，但是用于老年人、残障人士康复训练的可穿戴医疗产品在目前的移动医疗市场上仍相对缺乏。在线医疗APP数量虽多但缺乏针对性，慢性病管理软件虽多但集中在几大类疾病，并未能涵盖所有类型慢性病，尤其是居家人员的慢性病管理，更是目前所欠缺的。

（三）移动医疗的发展

随着移动互联网技术的不断发展，医疗健康领域也有越来越多的落地应用，加之可穿戴智能设备和人工智能、大数据技术的进步，移动医疗进入了一个爆发式发展的阶段。

1. 法律法规更加健全，区域医疗资源共享范围扩大，云端数据集中存储 未来移动医疗的发展必将是基于政府相关政策和激励措施，在保证隐私安全性以及服务质量和广度的前提下，通过云端数据集中存储、跨区域健康管理平台，实现患者跨医院、跨地区甚至跨国界的数字医疗信息共享与整合，从而减少患者重复检查、缓解医疗资源和人力资源分配不均的问题。

2. 线上健康档案完善个人医学资料 免费为居民建立健康档案是国家基本公共卫生服务项目内容之一，居民健康档案是医疗卫生机构为城乡居民提供医疗卫生服务过程中的规范记录，包括个人基本信息和主要卫生服务记录等。居民健康档案是自我保健不可缺少的医学资料，居民可以通过自己的健康档案，系统、完整地了解自己不同生命阶段的健康状况和利用卫生服务资源的情况，发现自身健康状况的变化及疾病发展趋势等，提高自我预防保健意识和识别健康危险因素的能力，主动接受医疗卫生机构的健康咨询和指导，提高自我保健能力。利用移动医疗，通过信息整合，可实现居民健康档案的云端存储和查询，方便居民对个人病历资料的管理以及医生的查阅。

3. 健康管理人工智能实现每人都有个人专属医生 将科技和医疗结合在一起的“移动医疗+人工智能”将会成为移动医疗的发展趋势，特别是健康管理人工智能，相当于为每个家庭提供一名家庭医生、为每个个体提供一份个性化的健康管理计划。通过可穿戴设备的实时监测，佩戴者的身体异常将被及时发现并预警，此举也将减少居民在院体检时间，解决健康管理的“痛点”。在人工智能的助力下，移动医疗还将进一步改善用户健康意识薄弱、“小病不就医，大病就医难”的健康困境，改善健康管理模式，提升生命质量，为医患双方带来更多如健康管理人工智能这样兼具个性化、便捷化和多样化的服务。

4. 覆盖范围更加广泛，特殊人群需求得到响应 用于老年人、残障人士等特殊人群的康复训练可穿戴医疗产品逐渐丰富，服务于越来越多的有需求人员，在线医疗APP种类增加，各类疾病，尤其慢性疾病均有覆盖，使人们可真正享受到足不出户的便捷医疗服务。

【思考题】

生活中你遇到过哪些移动医疗的方式，达到了什么效果？你希望以后的移动医疗还有哪些发展和应用？

（王　琦）

第六节　智慧管理

医院管理是一个高度协同的系统，由若干专业管理构成，包括人财物、医教研、护药技等管理活动过程。但目前医院管理存在诸多问题，如业务财务流程分离、资源配置不合理、医院决策缺乏数据支撑、信息孤岛突出等，这些挑战将促使医院管理向信息化、智能化管理发展。医院智慧管理是“三位一体”智慧医院建设的重要组成部分，通过整合医疗、教学、科研等业务系统和人、财、物等资源系统，实现数据资源共享，构建“物流、资金流、业务流、信息流、控制流”一体化管理模式。从而全面支撑医院精细化管理，让医院在管理上心中有“数”、决策有“据”、执行有“效”、发展有“力”，助推医院高质量发展、高效率管理。

一、财务资产管理系统

（一）业务流程

医院财务资产管理系统主要包括预算管理、成本核算管理和财务管理等功能，实现财务系统与各业务系统间的数据整合，提高医院工作效率。

1. 预算管理 医院预算管理流程包括预算编制、预算执行与控制、预算调整、预算分析等过程（图3-50）。

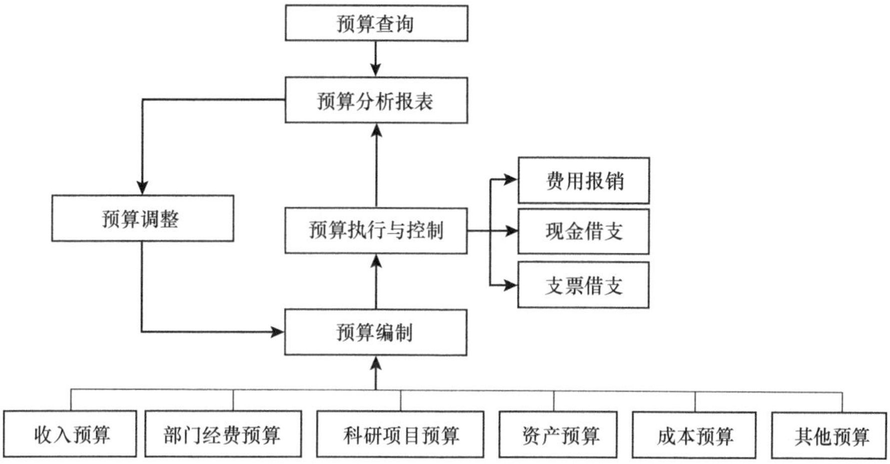

图 3-50　医院预算管理流程图

2. 成本核算管理　医院成本核算一般应以科室为核算对象，三级医院及其他有条件的医院还应以医疗服务项目、病种等为核算对象进行成本核算，包括数据采集、成本归集、成本分摊、成本计算、成本分析等流程（图 3-51）。

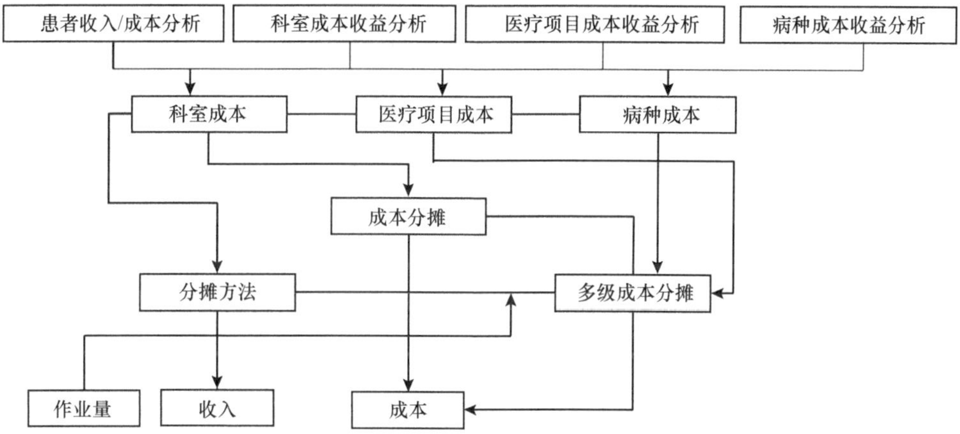

图 3-51　医院成本核算管理流程图

3. 财务管理　实现对医院经济运行过程的记录、跟踪、监督和分析，包含总账、现金管理、应收、应付、报销管理、固定资产、预算管理、财务分析等流程（图 3-52）。

（二）系统功能

1. 预算管理　医院预算包括收入预算、部门经费预算和科研项目预算。支持与现金管理、应收应付、报销管理、总账等与预算子系统的关联，并根据医院实际业务情况，支持预算管理委员会直接调整、归口管理部门申请调整、科目间调整以及医院自主项目间调整等多种方式。提供预算执行进度分析、多维预算分析，支持多层次、多角度的分析模型。从而优化医院的资源配置，全面提高医院精细化管理水平和经营效率，实现医院价值的最大化。

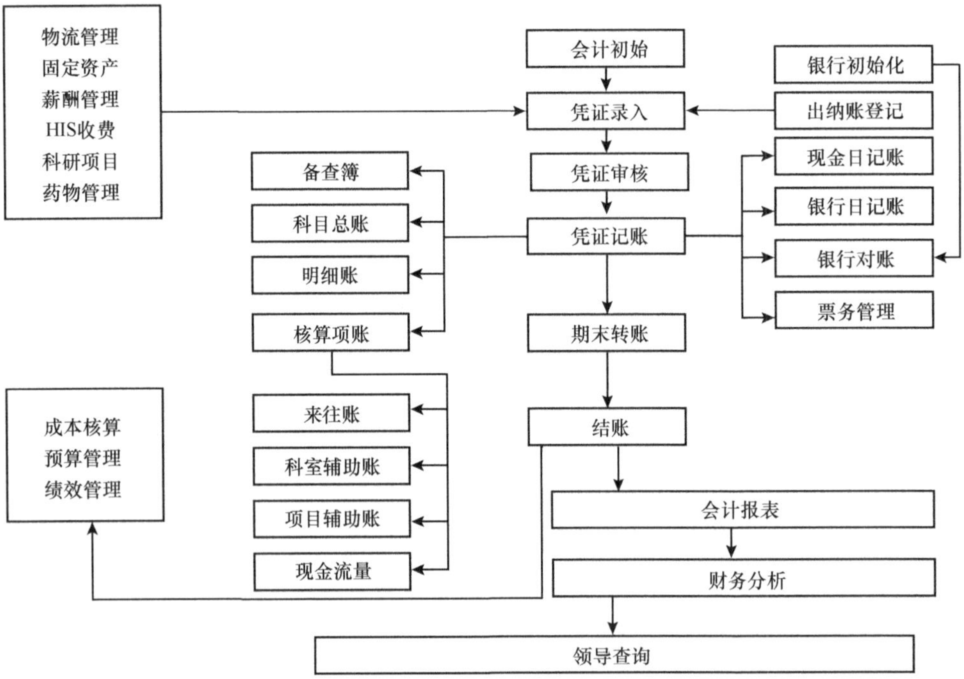

图 3-52　医院财务管理流程图

2. 成本核算管理　医院成本核算按照成本对象分为科室成本核算、项目成本核算、病种成本核算和直接成本归集。科室成本核算是项目成本核算和病种成本核算的基础。科室成本核算包括成本归集、成本分摊、成本计算的规则和方法等功能。项目成本核算比科室成本核算更加精确地指导医院优化医疗资源配置，包括资源成本分配、作业成本分配、查询及分析等功能。病种成本核算是以病种为核算对象，按一定流程和方法归集相关费用计算病种成本的过程，包括病种相关基础数据采集、病种模型、病种实际成本和目标成本计算以及病种成本分析等功能。直接成本归集一般采用先分摊入账，再做科室成本的直接归集的方式来完成。

3. 财务管理　是医院运营管理的核心，医院所有的经济活动都需要通过财务管理系统及时、准确地反映出来。遵循《医院会计制度》《政府会计制度》《政府会计准则》要求，在满足财务日常的凭证记账、审核、结账、现金管理、报销、资产、存货核算、薪酬管理、票据管理等业务管理的前提下，与医院业务系统（物资、设备、药品、收费、医保等系统）实现整合，自动生成会计凭证，实时反映医院真实的经营活动，并提供财务管理需要的各种报表和统计数据。

二、人力资源管理系统

（一）业务流程

人力资源管理系统将医院人力资源相关的信息进行整合，这些信息包括人力资源规划、招聘管理、人事在职离职档案、员工履历、劳动合同、奖惩管理、医院保险、调动管理、培训管理、绩效管理、考勤管理等流程（图 3-53），实现医院全员、全面的绩效管理。

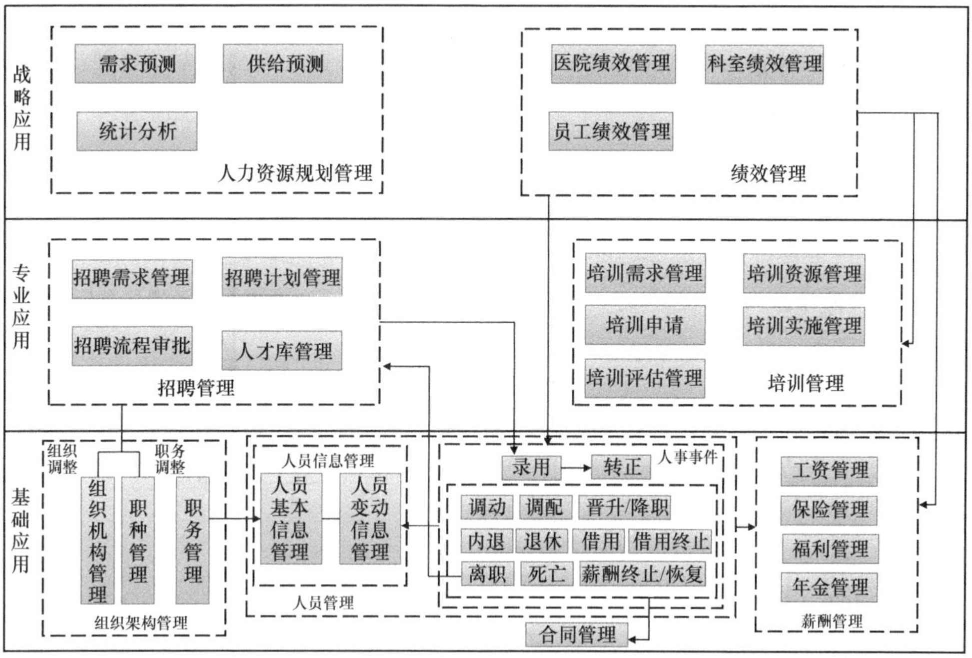

图 3-53　医院人力资源管理流程图

（二）系统功能

1. 人力资源规划　根据医院需求，支持医院各部门的人力预测和人力增补。实现各部门人才需求征集、招聘计划申请和审批，以及招聘初选、人员录用和人才储备等功能。

2. 招聘管理　具有招聘初选、人员录用、人才储备等功能，提供招聘需求的申请、审批、发布流程，支持医院内部招聘和社会招聘。应聘人员在线投递简历，支持简历筛选，能进行人岗自动匹配。具有招聘效果分析、简历分析等功能。

3. 培训管理　包括培训计划、培训考勤、培训机构、培训讲师、培训课件、培训协议、培训绩效等功能的设置与管理。

4. 人员管理　人事档案管理是人员管理的基础，包括人事管理、职称评定、人事调动、合同管理、人事报表统计分析等功能。其中，人事调动包括科室调动、员工离职、员工复职等功能。合同管理包括合同信息管理、合同变更、合同续签、合同信息报表、合同统计分析等功能。证照管理包括证照资料、证照类型分析、证照状态分析、到期日期分析等功能。

5. 薪酬管理　主要包括薪资账套、工资调整、税率维护、社保计算工资维护、工资计算、工资封存、薪资报表等功能。

6. 绩效管理　具有目标卡管理、关键绩效指标（key performance indicator，KPI）管理、平衡计分卡（balanced score card，BSC）指标分解管理等多种考核指标管理工具。具有制定考核标准、考核计划、考核结果分析和统计功能。

三、设备设施管理系统

（一）业务流程

医院所需的物资品种很多，有办公用品、医用消耗物资、能源物资、清洁物资和科研物资等，设备设施管理系统主要是供应链管理子系统和资产设备管理子系统。

1. 供应链管理 将供应商的选择、物料供应、在库物品管理等物流活动紧密联系起来，构建完善的供应链体系。其供应链活动环节包括合同、计划、采购、库存管理、分发与供应等物流的全过程（图 3-54）。

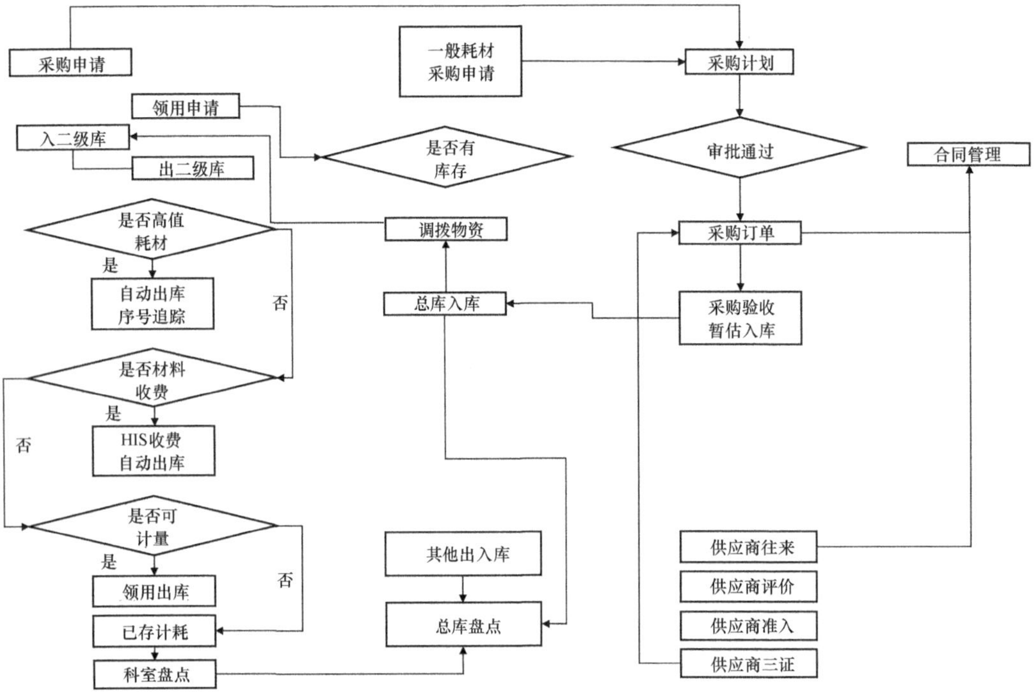

图 3-54 医院供应链管理流程图

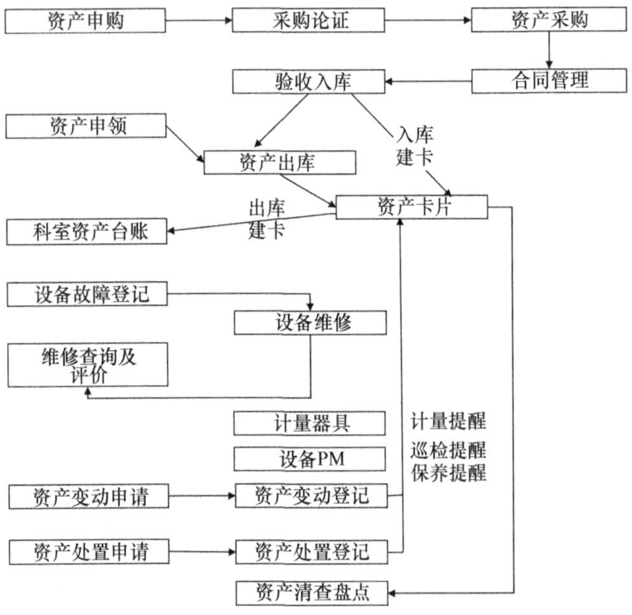

图 3-55 医院资产设备管理流程图

2. 资产设备管理 资产管理解决方案遵循全生命周期管理模式，即包括资产采购、入库、领用、调剂、盘点、保养、设备维修、计量检验等流程（图 3-55）。

（二）系统功能

1. 供应链管理 包含供应商管理、合同管理、采购计划管理、采购价格管理、采购（过程）管理、库存管理、补货管理、医用耗材接口管理等模块，为医院提供全面的购销存管理。其中，条码管理支持自定义条形码，提供自定义条形码的生成和打印功能，还可以根据条形码查询物资的流转过程。基于国际物品编码组织（GS1）条形码的医疗器械唯一标识（unique device identification，UDI）自动识别，支持国家高值耗材统一编码等。

2. 资产设备管理　包括资产采购、合同管理、资产库存、卡片管理、设备管理、设备效益分析等业务应用，从流程管理、运行状态、价值核算三个方面强化资产设备管理，实现资产设备从采购论证、采购计划与订单、采购合同、资产验收、入出库、资产使用、保养维修、巡检计量、清查盘点到价值核算的全生命周期管理，全面理清医院资产、实时掌握设备运行动态，准确归集核算设备运行成本效益等信息。

扩展阅读：GS1 识别系统

GS1 是一个中立的、非营利性国际组织，制订、管理和维护应用最为广泛的全球统一标识系统（GS1 系统）。截至 2022 年初，全球 150 多个国家和地区的 116 个编码组织加入了 GS1，200 多万家企业注册使用 GS1 的厂商识别代码。GS1 系统在快消、零售、制造、物流、电子商务、食品安全追溯、医疗卫生、建材等 30 多个行业和领域得到广泛应用，已成为全球通用的商务语言。

UDI 识别系统依循国际认同的编码标准，由一连串的数字及字母来描述医疗器材信息，用以追溯医疗器材的来源，避免未知或是不明的医疗器材流通在市面上。

四、运营管理系统

（一）业务流程

以公立医院绩效考核管理等政策法规为依据，结合医院管理实践，以经济管理指标为核心，运营管理系统利用医院信息系统、财务、DRG、人力、物资、设备等多种数据，形成医院管理的知识资源库，并对医院人、财、物、技等核心资源进行评价和差异分析，找出经营和管理中的薄弱环节，优化资源配置，为医院高质量发展提供有力支撑（图 3-56）。

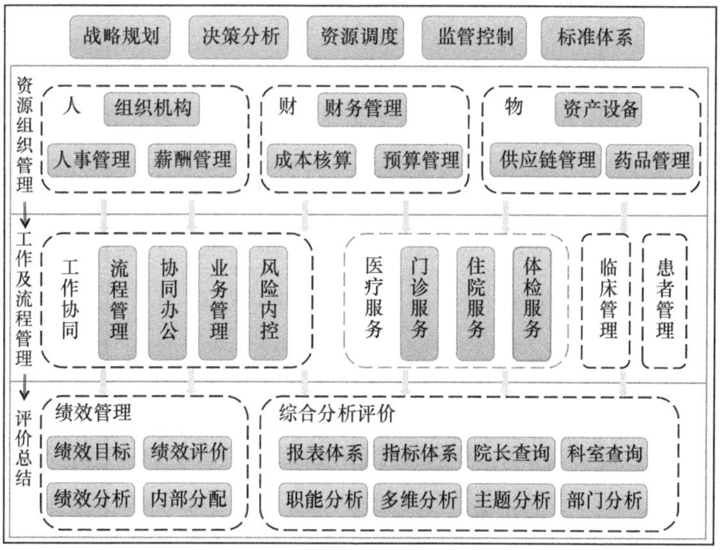

图 3-56　医院运营管理系统架构图

【思考题】

绩效管理有助于提升医院整体竞争力，促使医院实施精细化管理，而数据集成与整合是绩效管理的关键。医院绩效管理需要集成哪些信息系统的数据呢？

（二）系统功能

1. 绩效核算管理　包括医院战略目标规划、目标指标体系、绩效评估体系、绩效规则库、全院绩效工资管理、绩效分析报表等功能。

2. 成本控制管理　实现医院成本、科室成本、医疗服务项目成本、病种成本四维成本管理体系，支持医院成本核算、成本分析、成本控制、成本预测、成本决策、成本计划、成本考核全过程管理，提供多种成本核算模式以及根据各种模式自动产生报表。

3. 医疗服务分析评价　支持建立医疗服务综合评价指标体系，实现指标体系的建立、数据采集、数据分析等功能。

五、运行保障管理系统

随着医院的规模和体量不断增加，以及公立医院高质量发展要求，医院运营压力持续增加，而医院运行保障的人力资源却会持续控制甚至缩编；另一方面，社会化服务会向专业化方向不断拓展，更多细分领域的社会化服务不断涌现，医院运行保障部门工作重点会从日常运行逐步转向专业化管理。医院运行保障管理系统是医院整体运行的一个子系统，是医院进行医疗、教育、科研活动的基本条件，包括后勤服务管理、安全保卫管理、医疗废弃物管理、信息系统保障管理及办公管理五个子系统。通过对医院的能源供应、物流运输、房屋设施、维护保养、安防等工作进行规划、组织、协调和控制，构建一体化的运行保障管理体系，实现医院运行管理的标准化、智能化和精细化，并利用互联网技术使得管理移动化。

（一）后勤服务管理系统

1. 业务流程　以互联网+信息化手段规范医院后勤的服务流程，整合资源，形成“服务–管理–保障”一体化的智慧医院后勤体系（图 3-57）。

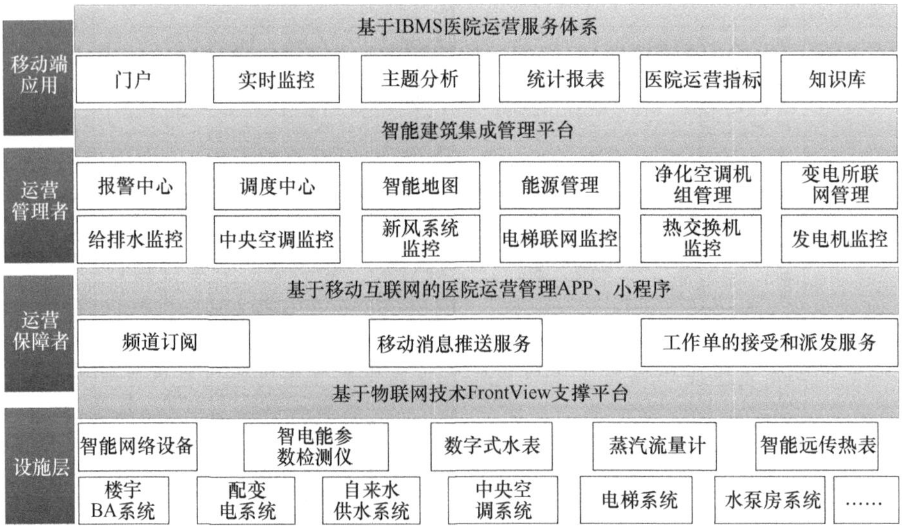

图 3-57　医院后勤服务管理系统架构图

2. 系统功能　后勤服务管理系统建设内容包括电能计量管理、给水管网监测、智能照明管理、变电所参数监测、中央空调管理、电梯与电梯机房管理、水泵房监测、锅炉房监控、综合能效分析、后勤报修管理等模块。并通过建筑信息模型（building information model，BIM）可视化设备管理进行医院后勤统一综合运行监控，整合多子系统数据，包括变配电、供水、污水处理、暖通空调、锅炉专业、电梯等分散子系统，打通多子系统壁垒实现对各机电子系统的监控分析，发生故障的平台立即报警并联动推送工单及时处理，保障医院设备运行安全。

扩展阅读：BIM

2017 年 7 月实施的国标《建筑信息模型应用统一标准》这样定义：BIM 是指在建设工程及设施全生命期内，对其物理和功能特性进行数字化表达，并应用于设计、施工、运营管理等全过程。将 BIM 可视化技术与数字孪生、智能分析等技术相结合，建立医院全方位的后勤综合管理体系，是当前医院后勤综合管理的创新管理模式。整合综合运维的设备运行与安全、能耗、环境监控、设备设施与管网全生周期管理、后勤运维质控信息、作业与工单信息等全院综合运维管理 KPI 信息于一张图中，为医院管理者实时掌控医院运行状况提供了数据大脑。

（二）安全保卫管理系统

安全保卫管理系统基于 BIM 可视化应用平台，建立视频监控、消防、门禁报警、电子巡更、停车管理、应急报警的一体化联动安防管理系统。将医院各自独立的安保管理子系统集成到以 BIM 可视化平台为核心的综合安全管理平台中，实现各系统的联动与快速应急处置，提升医院安全秩序管理法治化、专业化和智能化水平。

1. 视频监控管理 通过对医院区域内就诊人员、车辆、探视人员和重要物资的实时监控、准确定位、轨迹跟踪和信息记录等，防止医闹纠纷、财物偷盗、医托泛滥、新生儿被盗等重大恶性事件的发生。系统实现对重点出入口（部位）的图像记录、报警图像记录和网络传输，各监控区域的网络摄像机图像可传输到总控中心，实现集中监控与管理。通过计算机网络与门禁控制系统、周界报警、电子巡更系统互联，实现联动控制，以形成一个完整的安全防范体系。

2. 消防管理 利用图像模式识别、温度感应、压力感应等技术，对医院各建筑内部的火灾自动报警、消防水喷淋、用电安全管理、视频监控、各类消防设施和其他消防危险源等自动采集消防数据并进行分析，对火灾隐患进行智能化报警。支持移动端动态监控和立体呈现物联网单位消防安全状态，进行全面的、远程的、集中的实时监测管理。

3. 电子巡更管理 将设定好的巡更点位利用巡查识别信息点进行标识，安保人员通过手持的智能出警终端对标签进行识别，生成巡更记录，自动上传到物联协同综合安全管理。安保人员通过随身携带智能巡查工卡在物联协同综合安全管理平台上进行实景轨迹展示，巡更路线的视频可与路线规划绑定。通过视频、采集现场问题照片、巡查工卡轨迹、巡查识别信息点实现全程可视化。

4. 停车管理 医院出入口采取图片识别技术，实现车牌快速识别、快速通行。地下车库通过超声波探测器检测车位空余情况，通过控制器显示统计的车位数据，引导车主快速停车。院内则根据医院实际情况制定最优的行车路线，避免会车、倒车占道，最大化利用院内停车位。支持移动端收费、中央收费和自助缴费功能。

（三）医疗废弃物管理系统

1. 业务流程　医疗废弃物管理系统是集物联网、大数据、二维码、智能终端、智能采集、电子联单、事件追溯等技术于一体的可视化医疗废弃物管理平台（图 3-58）。

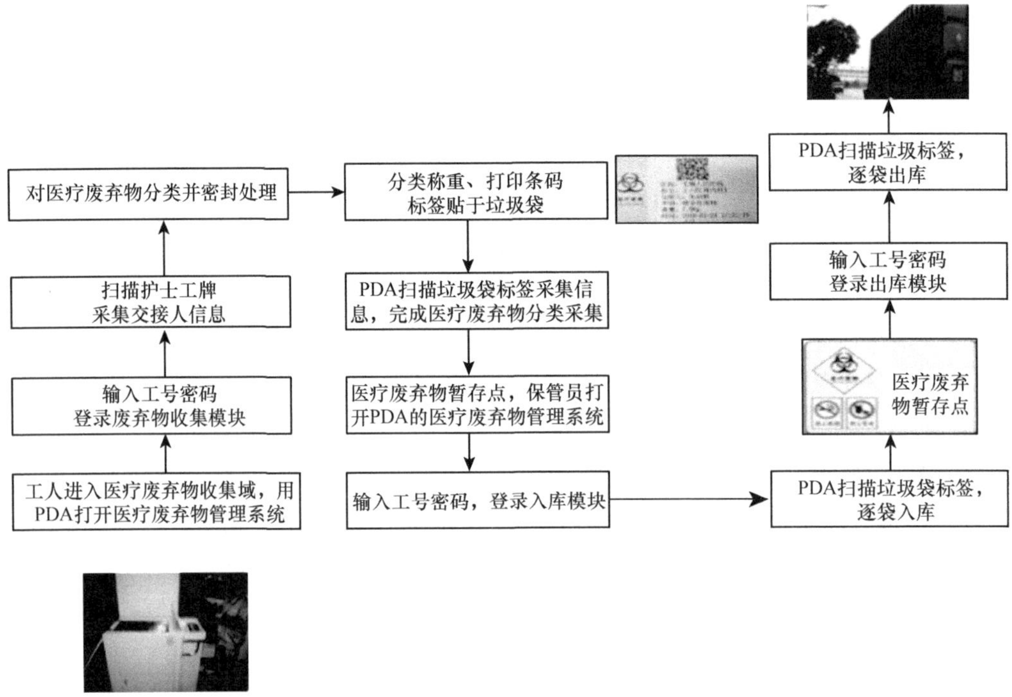

图 3-58　医疗废弃物处理流程图

2. 系统功能　提供标签化管理医疗废弃物，可以记录时间、地点、责任人、废弃物种类、数量、重量等信息。基于物联网技术，实时监控垃圾车的位置及运输轨迹，可以对医疗废弃物的收集、入库暂存、出库交接进行全程记录和监控。并具备重量校验、信息校验、异常报警等功能，防止医疗废弃物丢失、非法处置等风险。

（四）信息系统保障管理系统

信息系统保障是指医院信息系统的运行和维护，包括硬件资源和软件资源维护。硬件资源维护主要是对主机、存储、网络、信息机房基础环境等进行及时监控、定期巡检和报警，并解决各种硬件设备的运行和性能问题。软件资源维护对象由数据库、中间件、操作系统、业务运行系统等组成，对软件资源进行实时监控、定期巡检和安全漏洞扫描，解决各种软件故障和运行问题，并根据医院业务发展需求，进行升级、更新软件，保障软件系统的正常、稳定、高效运行。

1. 值班管理　支持医院信息系统管理人员的排班、发布、值班信息记录。汇总当前值班的所有工作，包括当日值班情况、当前值班人、交接班、接单以及来电记录等。

2. 工单管理　工单可根据渠道来源、导航菜单、忙闲状态智能分派到对应的人或工作组。支持根据自定义工单级别、工单类型进行通知，可详细记录工单处理全过程，便于追踪。支持不同维度的评价。

3. 巡检管理　可以设置巡检模板，根据不同类型的设备，设置不同的巡检内容，也可以设定巡检是否需要上传照片，以便确认工程师是否在现场巡检。支持自定义按日、按月、按周、按季度进行巡检，设置巡检计划后可进行巡检提醒。

4. 资产管理　提供资产信息台账、入库、出库、报废、借用等功能。支持资产二维码的生成与自动打印，可以按科室、按类型、按巡检单元进行分类设置。

5. 信息项目管理　提供信息项目申请、项目分解、项目进度管理、项目会议、项目过程管理及项目查询等功能。

6. 采购与合同管理　实现合同基本信息的维护和提醒，支持供应商管理、发票管理和合同执行情况分析。

7. 知识库　实现信息系统运维知识库的添加、更新、修改、发布等功能。支持知识库的模糊匹配、智能查询、点击统计等功能。

六、科研教学管理系统

（一）教学管理

教学管理系统以教学质量控制为核心，以人才培养为目标，涵盖教学计划、实施执行、督导考核等教学管理业务范围，达到维持教学秩序，简化教学管理工作量、提高教学质量的目的，并根据医院实际情况和其他如人力资源管理系统、财务管理系统进行深度融合。

1. 学生、教师档案管理　提供带教老师、进修生、实习生、规培生的花名册，在线完成学生和师资信息维护及教学活动数据跟踪。

2. 教学计划管理　支持教学计划编制、教学过程记录、教师工作量统计、教学辅导管理等。

3. 教学质量管理　提供师生互评，支持自定义教学评价模板，自动汇总教学过程评价，实现数据量化管理，提供多角度统计分析。

4. 在线考试　支持在线课程学习和在线考试管理。

5. 轮转、轮科管理　实现对实习生、进修生、新进人员的科室轮转，理论考核、技能考核全面管理。

（二）科研管理

科研管理系统以科研课题为主线，以经费管理为抓手，宏观层面管控科研全生命周期，微观层面注重科研过程管控，其目的是实现科研活动的制度化、科学化管理，保证科研计划圆满完成，确保科研项目“出成果、出人才、出效益”，全面提升科研创新管理业务质量和服务水平。并可根据医院实际情况和办公自动化（office automation，OA）系统、财务管理系统、设备管理系统、实验室管理系统等无缝衔接。

1. 科研门户　支持新闻、通知、文件等信息的在线发布及科研情况查询。

2. 科研项目管理　包括项目申报信息发布、项目申报、项目立项、项目中验、项目结项管理。

3. 科研成果管理　支持科研成果库建立，成果获奖、成果鉴定流程化管理。

4. 专家库管理　支持建立专家库，能在机构库和人员库的基础上根据学科、头衔、职称等自定义各种专家库。

七、办公管理系统

（一）协同办公管理

医院协同办公管理系统是办公自动化和无纸化的基础。

1. 信息发布　通知公告和公共信息的发布、审核、提醒。支持内部邮件功能。

2. 公文管理　公文的收发、督办、签报和呈文管理功能。

3. 审批管理　支持医院各行政流程的申请、审批、监控和审批督办等。

4. 会议管理　提供会议室管理、会议申请、会议查询及会议纪要功能。

5. 档案管理　实现档案数据、档案借阅、档案查询及统计功能。

6. 公车管理　支持公车使用申请、审批、维修、费用登记及司机管理。

7. 考勤管理　支持考勤模板设置，可根据不同部门实现考勤打卡、上报和统计功能。支持出差申请、请假申请、加班申请。

8. 个人办公　提供个人日程、部门日程、待办事项、关注事项、工作安排等服务。

（二）电子档案管理

电子档案管理是指将医院的各类档案以数据库的形式进行收集、保存、管理、利用、销毁等工作环节。

1. 档案收集　支持通过接口的方式从办公自动化（OA）等异构系统自动收集档案数据，也支持通过扫描、手工录入等方式采集纸质档案。

2. 档案整理　提供档案权限管理、申请审批与查阅日志处理等功能。

3. 档案保存　支持档案的在线和离线存储。

4. 档案利用　提供档案查阅、借阅、查询、统计等功能。

5. 档案处置　根据档案保管期，进行档案的鉴定、销毁、移交等。

扩展阅读：医院移动办公

利用互联网技术，实现医院办公信息协同联动，PC 端和移动端医院办公管理系统无缝衔接，实现任何时间、地点、空间都可以处理所有工作事务。在手机端能进行公文管理、值班管理、沟通协作、会议管理、移动查房等功能。医院移动办公的方式主要有企业微信、钉钉办公、微信小程序、APP 等方式。

八、医疗质量管理系统

医疗质量管理是医疗管理的核心，主要有基础质量管理、环节质量管理和终末质量管理三部分。具体包括医院对国家卫生行政部门管理要求和医疗行业规范的执行考核、病案质量考核、院感管理考核、医患关系考核等，同时要对医疗质量控制的结果进行分析、反馈，实现医疗质量监测、预警、分析、考核、评估工作系统化与专业化，从而规范医疗服务行为，保障医疗安全。

医疗质量管理信息系统是以患者为中心，贯穿诊前、诊中和诊后，并与临床业务系统深度整合，通过场景化工作界面服务于病历、护理、医技、院感、核心制度、传染病上报等全诊疗周期的质量管理。

（一）医疗质控管理系统

医疗、护理质控管理涵盖了患者诊疗的各个环节，一方面以医疗环节质量信息化为核心，对重点和关键医疗环节进行质控，构建闭环管理，如危急值闭环、输血闭环、静脉滴注药品闭环、手术闭环等，保障患者诊疗质量及安全。另一方面以医务管理信息化为抓手，对医疗行为进行监管和规范，如手术分级管理、传染病上报管理、临床用血用药管理等（图 3-59）。

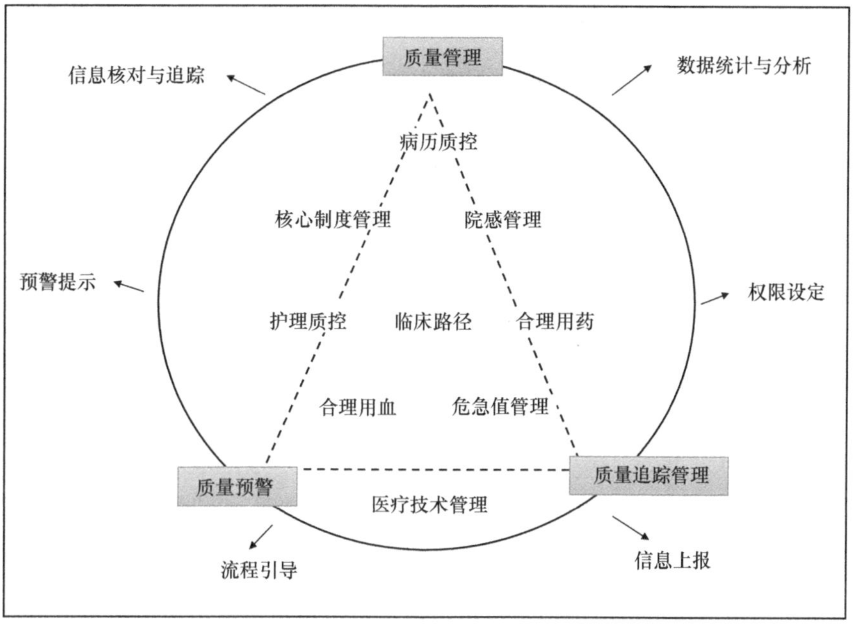

图 3-59　医疗质控管理系统功能图

1. 数字化病案管理　采用自然语言处理技术智能解析所有病历内容信息与患者全病程数据，对医院门诊、住院环节的运行病历、病案首页填写进行事中监测与实时干预，如文书的缺漏、书写矛盾错误、复制粘贴、编码错误情况等缺陷问题进行实时提醒并采取阻断措施。不仅满足书写及时性、完整性等形式质控要求，也对病案首页主诊断选择、术语编码、病历逻辑缺陷等内涵问题进行智能校验，提升终末病案质量，为医院实施 DRG 支付模式、绩效考核等提供客观数据支撑。基于 CA 认证和条形码技术实现病案归档转换服务的无纸化，主要包括病案格式转换、归档审核、病案复印、归档统计、病案借阅等功能（图 3-60）。

2. 医疗闭环管理　医疗闭环管理实际上是通过信息化手段对医疗“过程”的实时监控和反馈，使得医护业务过程中的每个节点变得准确、方便、易于追溯。通过 PDA、射频识别、条形码等技术对医嘱从下达、核对、执行的整个流程进行记录和监管，并以图表形式展示各环节执行者、执行时间、执行内容等详细信息。主要的医疗闭环管理有：静脉滴注药品闭环、口服用药闭环管理、危急值闭环、临床用血闭环、手术闭环、检验标本闭环、医学会诊闭环、消毒供应闭环、手术器械包全流程闭环、手术麻醉闭环、营养膳食闭环、生物样本闭环等。

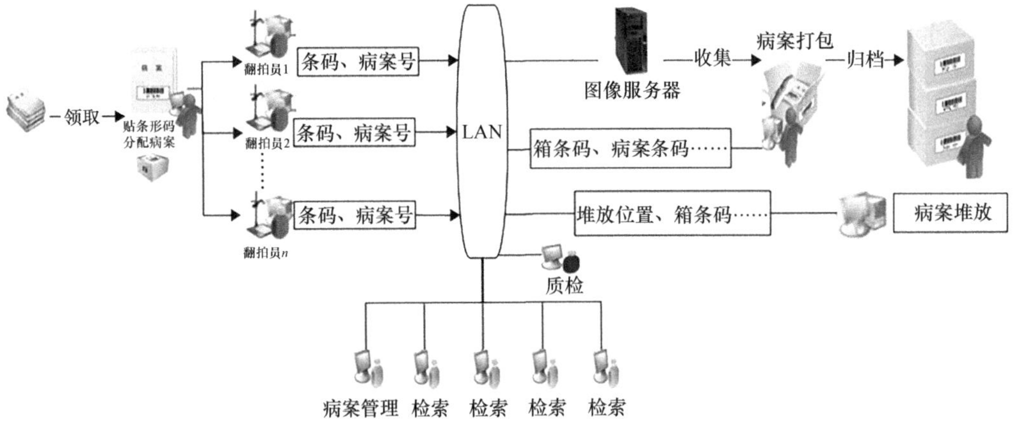

图 3-60　数字化病案管理流程图

3. 传染病上报管理　支持从医院各业务系统自动采集患者感染相关临床数据，预生成传染病报告卡。实现医院感染病例自动筛查、实时预警、确认排除及干预反馈、传染病上报审核等功能（图 3-61）。

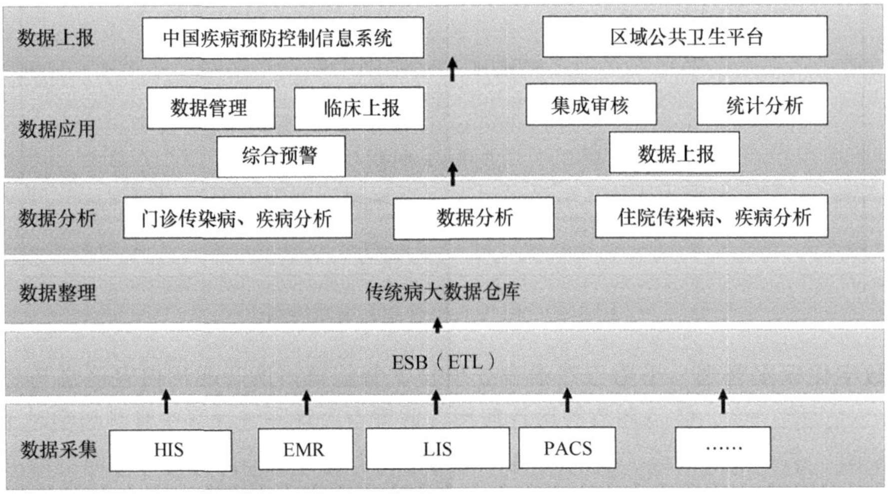

图 3-61　传染病上报流程图

> **【思考题】**
>
> 危急值及时处理能为患者赢得抢救时间，保障患者安全。如何通过信息化手段实现危急值闭环流程？

（二）医院感染监控管理系统

医院感染监控管理系统涵盖医院感染监测全部业务，可对高危人群、高危科室、高危因素等提供目标监测和跟踪干预等功能。患者从入院到出院整个过程完全处于系统的监测之下，实时抓取并向医师反馈治疗性抗菌药物使用及微生物标本送检情况，从而有效地提升全院治疗性抗菌药物使用和微生物标本的送检率。

1. 院感数据集成　院感数据采集采取 Web Service 服务、接入医院集成平台、视图等方式主动或被动地获取医院所有患者院感相关的临床数，数据经过筛选，清洗，作为疑似病例筛选和监测的重要依据。

2. 感染上报与审核　系统自动筛选生成的疑似预警信息，用户可以上报、排除，但是不能删除。医生可以针对疑似预警显示的数据，对患者感染进行判读并上报操作，对于未自动筛选的感染也可主动上报。医生上报后，感染科需要可审核医生上报感染。感染系统会将这些用于统计分析。

3. 院内感染监测　系统基于群体性的危险因素预警，包括了发热、使用呼吸机、使用中心静脉插管、使用导尿管插管、重点菌和多重耐药菌检出、各种微生物检出等群体性预警。

4. 预警与提醒　院感科可通过细菌耐药功能监测全院及各科室的细菌耐药情况，监测全院及各科室送检样本的阳性情况。并支持发病率、患病率、抗菌药物相关指标、手术相关指标监测。

5. 院内感染指标分析　采用符合国家院内感染指标作为临床院内感染控制的决策依据，包括感染相关指标、抗菌药物相关指标、手术相关指标、多重耐药相关指标等。

（三）不良事件上报系统

1. 业务流程　医院不良事件上报系统采用无责的、自愿的填报方式，实现以事件为主要对象，可以自动、及时、实际地反映医院的安全、不良、近似事件的情况，为及时采取适当的管理措施和流程、制度改进提供了良好的量化依据（图 3-62）。

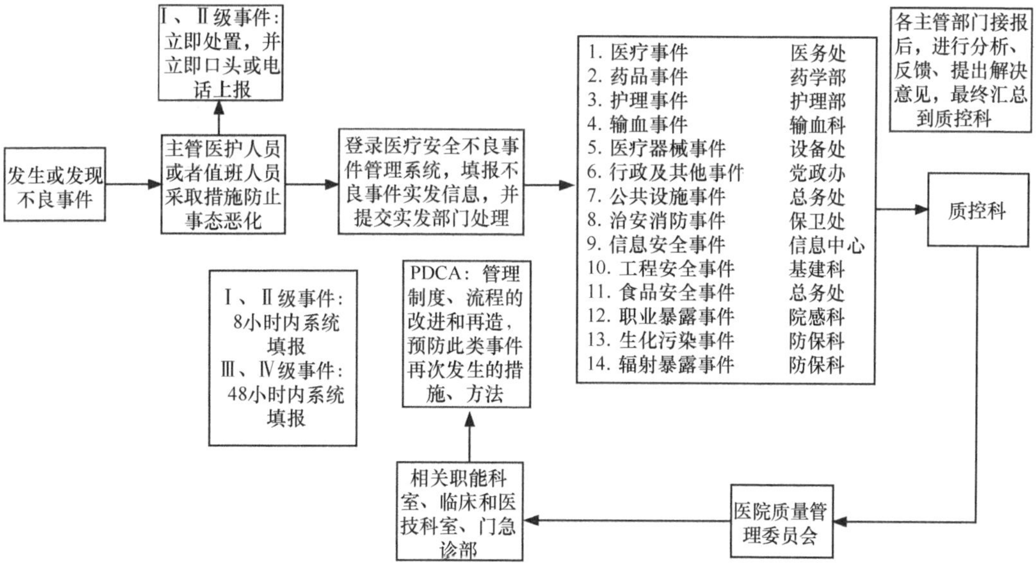

图 3-62　常见的不良事件上报流程图

2. 系统功能　系统满足医院各科室不良事件上报需求，覆盖 14 种不良事件类型，包括药品不良事件、护理不良事件、输血不良事件、院感不良事件、医疗器械不良事件、公共设施不良事件、治安消防不良事件、信息系统安全不良事件等。

（1）数据集成：系统可自动采集医院信息系统、电子病历、实验室信息系统、PACS、护理系统等临床业务系统的数据，生成不良事件上报表单。

（2）不良事件上报：支持自定义设置上报项目和内容，包括不良事件基本信息、事件经过、事件详细信息、事件等级、原因分析及整改措施等内容。支持不良事件处理时间轴展示，时间轴可显示上报事件、上报人、审核人等操作记录。

（3）不良事件审核：支持不良事件分级别审核，记录不良事件审核部门、审核人、流程处理时间和事件描述等信息。

（4）不良事件风险分析：提供不良事件风险评估表单管理、评估等级、风险评估、预防措施等功能。

（5）统计查询：支持自定义设置不良事件的管理指标，能够从报告、处理记录中自动产生指标结果，并能生成直观的分析图表供医院管理部门使用。

九、总结展望

随着国家“十四五”规划和“三位一体”智慧医院建设的全面铺开，以健全现代医院管理制度，推动公立医院“三个转变、三个提高”，实现高质量发展为目标，推动公立医院管理科学化、规范化、信息化，精细化，医院运营管理进入新时代。

云计算、大数据、人工智能、物联网、元宇宙、数字孪生等新一代信息技术的发展，为医院管理提供了有力的技术支撑和保障，这必将转变传统医院管理模式，为创建专业化、集约化、产业化的医院管理服务体制奠定信息基础。以智赋能，以智增效，以数字革命驱动医院管理发展，发挥医疗数据要素价值，实现数据驱动医院经营，数据赋能医院管理决策。

通过建立医院智慧管理信息系统，强化人、财、物、药、护、技、科、教、研等业务的协同管理，实现从基础设施、医院物理空间甚至不可见的数据空间的多维度管理，使医院在数字世界形成一套可视化统一管理载体。应用商业智能大数据工具，全面汇总医院管理相关指标，对关键业务、关键环节等多项内容实施不同角度和不同角色的监管控制，做到事前提醒、事中监督和事后考核。不断完善现代医院智慧管理体系，全面建设多态智联的医疗生态模式，实现“数字化医院”转型，全面提升公立医院高质量发展的核心竞争力。

（秦涵书）

第四章　区域卫生信息系统

【内容提要】

本章介绍了公共卫生信息系统、社区卫生管理信息系统、远程医疗服务系统的基本概念、功能和流程等。

区域卫生信息系统是利用信息技术，将区域内的医疗卫生机构、行政管理等部门的业务信息系统进行整合，实现信息互联互通、数据共享，以支撑医疗卫生机构为人民群众提供便捷化的服务，提升人民群众就医获得感，为行政管理部门提供高效的决策和管理服务。区域卫生信息系统主要包括公共卫生信息系统、医院信息系统、基层医疗机构卫生信息管理系统、远程医疗服务系统等。

第一节　公共卫生信息系统

公共卫生服务是一种有组织的社会行动，是国家上下级多部门联合对多种疾病的预防、检测和控制。

2003 年“非典”发生后，国家从政策上和资金上，加大对公共卫生服务体系建设的力度，建立健全突发公共卫生事件应急机制、疾病预防控制体系、基本医疗就诊体系、卫生执法监督体系等。公共卫生信息系统作为国家公共卫生建设的重要组成部分，为公共卫生体制和机制的有效实施提供了重要支撑作用。

2020 年 12 月，为贯彻落实党中央、国务院关于完善疾病预防控制体系，建立平战结合的重大疫情防控救治体系，提升应对突发重大公共卫生事件的能力和水平，国家卫生健康委员会联合国家中医药管理局制定了《全国公共卫生信息化建设标准与规范（试行）》，从传染病、寄生虫病、免疫规划、慢性病、地方病、精神卫生、癫痫防治、老年人健康、妇幼健康、健康教育、伤害防控、突发公共卫生事件、环境卫生、监督执法、食品安全、职业病等领域，全面详细地规范了公共卫生信息化建设内容和建设要求。

一、公共卫生信息系统功能模块

国家公共卫生疾病预防控制体系由国家、省级、市级、县级疾病预防控制机构和各级医疗卫生机构预防保健部门组成，推进疫情监控、居民死亡原因统计、疾病预防监测、突发公共卫生事件应急、环境卫生、食品卫生、学校卫生、职业卫生状况等公共卫生疾病预防控制工作。公共卫生信息系统作为国家突发公共卫生事件上报、预警、监测工具，在突发公共卫生事件处理过程中起到了重要支撑作用。

公共卫生信息系统包括 17 个功能模块：传染病防控上报管理、寄生虫病防控管理、免疫规划管理、慢性病防控管理、地方病防控上报管理、精神卫生防治管理、癫痫防治管理、老年人健康服务管理、妇幼健康服务管理、健康教育管理、营养健康服务管理、健康档案管理服务管理、伤害防控管理、突发公共卫生事件管理、环境卫生管理、食品安全风险监测、职业病防控管理。详细功能如下：

1. 传染病防控上报管理

（1）传染病防控管理：实现对突发急性、疑似传染病患者流行病学调查、病历、检测结果、报告质量的管理。

（2）艾滋病防控管理：实现对艾滋病的监测和管理，提供中西医艾滋病抗病毒治疗、随访、检测服务。

（3）丙型肝炎防控管理：实现对血液透析患者、无偿献血者、单位体检对象、医院侵入性诊疗对象等 4 类人群丙型肝炎的监测。

（4）性病防控管理：实现对符合诊断标准的梅毒、淋病、生殖道沙眼衣原体感染、尖锐湿疣、生殖器疱疹等 5 种重点防治性病的监测、筛查、患病率调查、抗菌药物耐药监测等。

（5）结核病管理：为结核病患者提供就诊、筛查、治疗等服务。

（6）麻风病防控管理：为麻风病患者提供就诊、筛查、治疗等服务。

2. 寄生虫病防控管理

（1）血吸虫病管理：为血吸虫病患者提供治疗和随访服务，实现对血吸虫病流行区家畜、钉螺、野粪的调查和管理。

（2）疟疾管理：实现对疟疾疾病的监测、诊断、治疗、药物敏感性等全流程管理。

（3）包虫病管理：实现对犬只、家畜、啮齿动物、野外犬科动物、驱虫、棘球绦虫的监测和管理。

（4）黑热病管理：实现对人源型黑热病、野生动物源型黑热病、犬源型黑热病的防控，并进行黑热病病例治疗和随访。

（5）土源性寄生虫病管理：实现对土壤环境土源性寄生虫虫卵及幼虫污染情况、药物治疗的管理。

（6）食源性寄生虫病管理：实现对食源性寄生虫病流行区中间宿主和保虫宿主现状、食源性寄生虫感染者药物治疗的管理。

（7）罕见和输入病例管理：实现对巴贝虫病、美洲锥虫病、曼氏血吸虫病等其他罕见和输入寄生虫病流行病学个案调查的管理。

3. 免疫规划管理

（1）预防接种服务：实现预防接种服务的信息管理。

（2）免疫规划管理：实现对接种单位、人员、储运疫苗冷链、预防接种人使用疫苗、预防接种档案、疑似预防接种异常反应的管理。

4. 慢性病防控管理

（1）2 型糖尿病服务和管理：实现对 2 型糖尿病防控人员考核、糖尿病高危人群健康管理。

（2）高血压服务和管理：实现对高血压防控人员培训考核、高血压易患人群健康管理。

（3）慢性阻塞性肺疾病服务和管理：实现对稳定期慢性阻塞性肺疾病患者随访干预、慢性阻塞性肺疾病高危人群社区干预。

（4）心脑血管疾病服务和管理：实现对辖区内心血管疾病、脑卒中高危人群的筛查和干预。

（5）癌症服务和管理：实现对高发癌种癌症高危人群的筛查、随访等健康管理。

（6）其他慢性病服务和管理：实现对其他慢性病高危人群的健康管理。

（7）死因监测：按照《人口死亡信息登记管理规范（试行）》相关要求，实现人群死亡情况的管理。

（8）慢性病监测：实现对慢性病及危险因素监测。

5. 地方病防控上报管理

（1）碘缺乏病服务和管理：实现对Ⅱ度甲状腺肿大和克汀病患者预防、就诊、筛查、确诊、随访的全流程管理。

（2）高碘危害服务和管理：实现对高碘甲状腺病患者的预防、就诊、筛查、确诊、治疗、随访的全流程管理。

（3）地方性氟中毒服务和管理：实现对地方性氟骨症患者的预防、就诊、检查、诊断、治疗、随访的全流程管理。

（4）地方性砷中毒服务和管理：实现对地方性砷中毒患者的预防、就诊、检查、诊断、治疗、随访的全流程管理。

（5）大骨节病服务和管理：实现对大骨节病患者的预防、就诊、筛查、诊断、治疗、随访的全流程管理。

（6）克山病服务和管理：实现对克山病患者的预防、就诊、诊断、治疗、随访的全流程管理。

6. 精神卫生防治管理

（1）严重精神障碍患者服务：为严重精神障碍患者提供档案信息管理、随访等全程服务。

（2）常见精神障碍患者服务：为常见精神障碍患者提供个人抑郁状态评估、老年认知功能筛查、动态监测等服务。

（3）心理健康服务：实现对居民心理健康素养水平评估、精神卫生科普知识的管理。

（4）大众心理健康服务：实现对大众心理健康素养动态监测的管理。

7. 癫痫防治管理　实现对癫痫患者建档、病例信息、随访、教育的管理。

8. 老年人健康服务管理

（1）老年人健康教育：向老年人提供包括营养膳食、心理健康、伤害预防、疾病预防、康复护理、中医养生保健等健康教育管理服务。

（2）老年人预防保健：向老年人提供包括个人基本信息管理、健康状况评估、健康指导、疫苗接种，以及其他医疗卫生服务。

（3）失能老年人健康服务和管理：向失能老年人提供登记、健康评估、健康照护、健康指导的服务。

（4）老年人医养结合服务和管理：向 65 岁及以上老年人提供血压测量、血糖监测（末梢血）、康复指导、护理技能指导、保健咨询、营养改善指导等医养结合服务。

（5）老年人健康管理：向老年人提供健康体检与健康指导服务。

（6）老年人中医药健康管理：向老年人提供中医体质辨识、中医药保健指导的服务。

9. 妇幼健康服务管理

（1）孕产保健：向孕产妇提供孕前、孕期、产妇及胎儿产时、产妇产后保健服务，并向孕产妇及其所生婴儿提供艾滋病、梅毒和乙肝母婴传播预防与综合干预服务。

（2）儿童保健：为新生儿、婴幼儿、学龄前儿童、高危儿童提供保健服务。

（3）0～36 个月儿童中医药健康管理：为 0～36 个月儿童提供中医药健康服务。

（4）妇女保健：为女性提供保健服务。

（5）生殖保健：实现对人类精子库捐精信息的动态监测，并为育龄人群提供避孕药具和避孕节育手术服务。

10. 健康教育管理　为居民提供健康教育、中医药健康教育、健康促进服务。

11. 营养健康服务管理

（1）营养健康服务：向人民群众提供营养健康、营养性疾病高危人群管理的服务。

（2）营养与健康状况监测：实现对居民营养与健康状况、学生营养与健康状况的监测和管理。

（3）食物成分监测：实现对食物成分的监测和管理。

12. 健康档案管理　为居民提供包括个人基本信息、健康体检、重点人群健康管理记录和其他医疗卫生服务记录的档案管理服务。

13. 伤害防控管理

（1）伤害防控服务：实现为居民提供伤害防控信息查询服务。

（2）伤害防控管理：实现对伤害患者个人档案信息的管理。

14. 突发公共卫生事件管理

（1）能力建设：实现对应急资源、应急队伍、应急预案、应急演练、应急人员考核评价、应急资料的管理。

（2）监测预警：实现对各类突发公共卫生事件的动态风险评估、专题风险评估、动态监测。

（3）防控与应急处置：实现对突发公共卫生事件接报、联防联控、指挥调度的管理。

15. 环境卫生管理

（1）饮用水水质卫生监测：实现对供水单位、水样信息、生活饮用水等基本情况的管理。

（2）空气污染与健康监测：实现对暴露因素、健康因素、健康风险评估、健康防护的管理。

（3）室内环境危害因素与健康监测：实现室内环境危害因素监测和人群健康调查的管理。

（4）人体生物监测管理：对县区监测点及社区（村）调查单元的一般人群环境污染物暴露风险、内暴露水平及其可能的暴露来源和健康风险进行周期性监测和评估。

（5）农村环境卫生监测：实现对农村环境卫生、农村家庭卫生状况监测和管理。

（6）学校卫生监测管理：实现对学生常见病、学生行为影响因素、学生因病缺课、教学生活环境卫生、学校卫生工作情况的监测和管理。

16. 食品安全风险监测

（1）污染物监测：实现对样本、采样、监测机构的管理。

（2）微生物监测：实现对样本、采样、监测机构的管理。

（3）食源性疾病病例监测：实现对病例信息、病例暴露信息、标本信息、标本检测信息、菌株信息的管理。

（4）食源性疾病暴发事件监测：实现对可疑食品信息、生物标本检测信息、环境标本检测信息的管理。

17. 职业病防控管理

（1）职业病管理：提供职业病诊断、鉴定、健康检查、随访服务。

（2）职业病危害防控：实现对职业病危害治理、职业病危害项目申报的管理。

（3）职业病及危害因素监测：实现对重点职业病、职业性放射性疾病、职业病危害因素监测。

（4）职业病防护设施“三同时”管理：实现对职业病危害预评价、职业病防护设施设计、职业病防护设施验收的管理。

二、主要业务系统流程

公共卫生疾病预防控制模块作为公共卫生信息系统的重要组成部分，为我国疾病预防和控制起到了重要的支撑作用。公共卫生疾病预防控制模块包括传染病报告信息管理系统、突发公共卫生事件管理信息系统、重点慢性病监测信息系统、甲胎蛋白（AFP）监测信息报告管理系统、人感染 H7N9 禽流感信息管理等 21 个子系统。

本小节对传染病上报、突发公共卫生事件两个常见业务管理子系统进行详细的介绍。

（一）传染病报告信息管理系统

传染病报告信息管理系统（图 4-1）作为传染病疫情预防与控制的重要支撑平台，有效地提高了传染病上报的及时性、完整性，全面提升了传染病防控的管理效率，为传染病的精准防控奠定了基础。

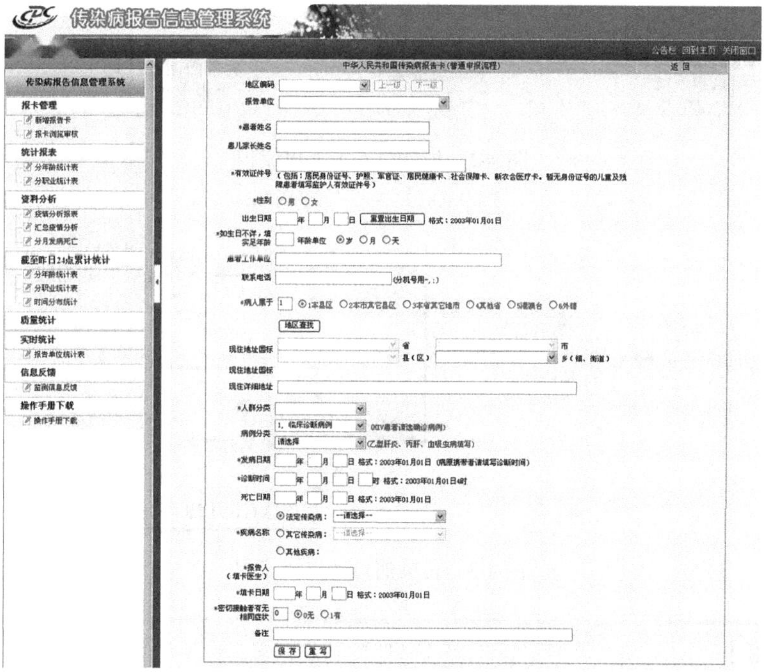

图 4-1　传染病报告信息管理系统

1. 功能介绍　传染病报告信息管理系统主要包括报卡管理、统计报表、资料分析、截至昨日 24 点累计统计、质量统计、实时统计、信息反馈 7 部分。

2. 数据上报方式和流程　①人工上报模式，当首诊医生通过诊断、检查检验结果发现疑似或确诊某种传染病，医生人工填报纸质上报卡片，预防保健部门收取医生填报完成的卡片，并进行审核，如果信息完整、无误，则进入系统录入、审核、上报。如果医生填报的卡片信息不完整或有误，则返回医生进行修改。该模式传染病报告信息管理系统不与医疗机构业务系统对接，系统相互独立、未形成联动作用。上报人员进行手动上报，存在漏报、误报等情况，上报工作量大、协同效率低、及时性差，图 4-2 为传染病人工上报流程。②自动上报模式，该模式通过系统对接方式实现，系统对接主要包括点对点对接和集成平台两种方式。当首诊医生通过诊断、检查检验结果发现患者疑似或确诊某种传染病，医疗业务系统自动弹出上报卡，医生填报电子上报卡。该模式传染病报告信息管理系统与医疗业务系统对接，在医护诊疗过程中，医疗机构业务系统根据公共卫生上报规则，自动提醒医护人员上报信息，管理部门审核后，将最终的信息上报到监管部门，形成高效的联动机制，协同高效，及时性高，可大幅降低医护人员的上报工作量，图 4-3 为传染病自动上报流程。

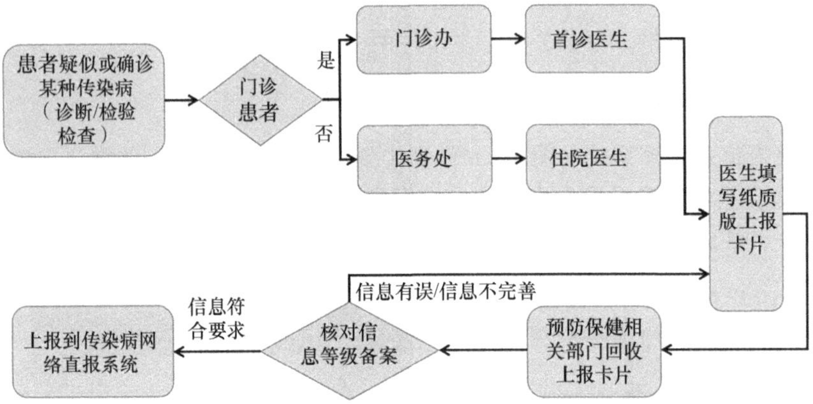

图 4-2　传染病人工上报流程

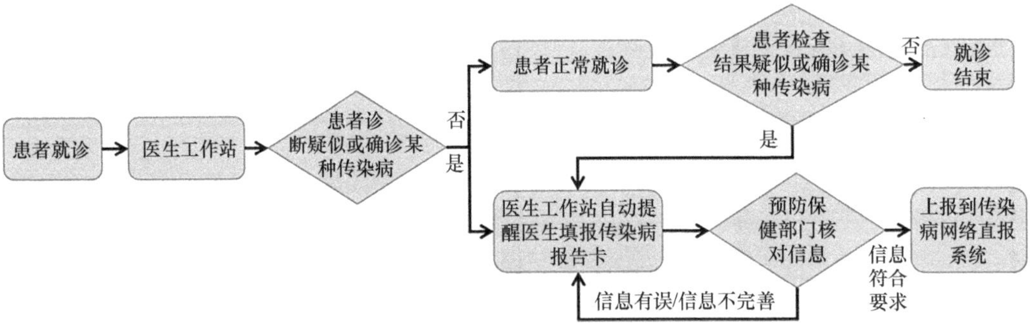

图 4-3　传染病自动上报流程

【思考题】

传染病报告信息管理系统建设包括哪些过程？

（二）突发公共卫生事件管理信息系统

突发公共卫生事件是指突然发生，并造成或可能造成严重损害社会公众健康的事件。根据突发公共卫生事件性质、危害程度、涉及范围，突发公共卫生事件划分为特别重大（Ⅰ级）、重大（Ⅱ级）、较大（Ⅲ级）和一般（Ⅳ级）四级。2014 年国家上线突发公共卫生事件信息网络报告系统，实现突发公共卫生事件上报的信息化，图 4-4 为突发公共卫生事件管理信息系统。

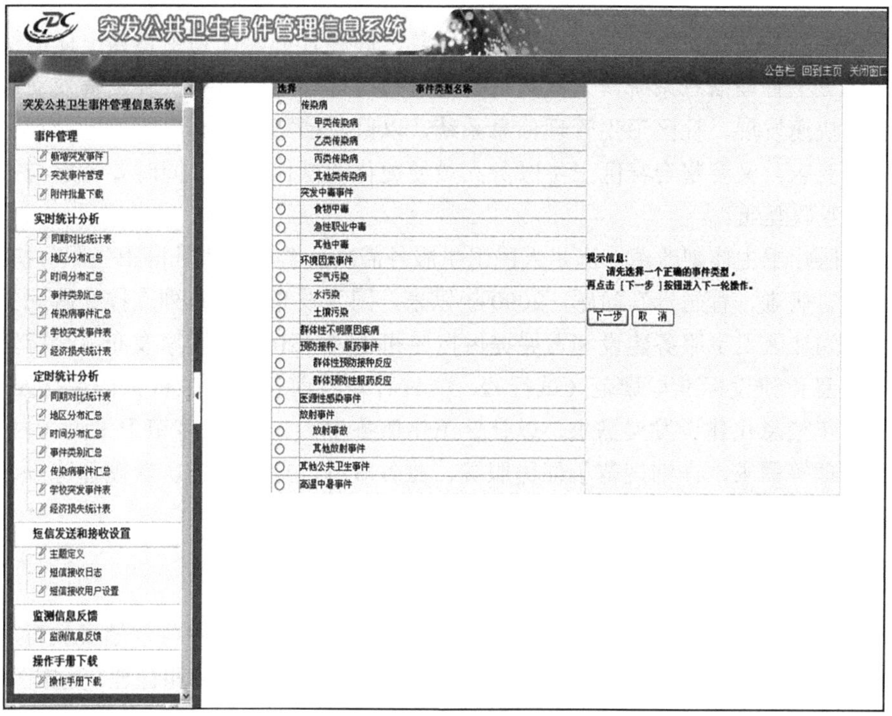

图 4-4　突发公共卫生事件管理信息系统

（1）功能介绍：突发公共卫生事件管理信息系统主要包括事件管理、实时统计分析、定时统计分析、短信发送和接收设置、监测信息反馈 5 部分。

（2）数据上报方式和流程：突发公共卫生事件管理信息系统采取网络直报方式，具体流程如下。①当发生突发公共卫生事件时，责任报告单位或责任报告人，须在 2 小时内以电话或传真等方式向属地专业机构上报；②拥有网络直报系统权限的单位，同时进行网络直报；③不具备网络直报条件的责任报告单位，须在指定时间内填报纸质突发公共卫生事件相关信息报告卡，报送到指定的专业机构；④专业机构收到报告卡后，对报告卡内容进行审核，确认事件真实性、数据完整性，并在 2 小时内进行网络直报，同时以电话或传真等方式上报同级卫生行政机构；⑤卫生行政机构接收到报告后，须尽快组织专家现场调查；⑥如确认为突发公共卫生事件，则对公共卫生事件定级、采取相应措施，启动突发公共卫生事件应急预案，并在 2 小时内向本级人民政府和上一级卫生行政机构报告；⑦如确认未达到突发公共卫生事件标准，则由专业部门密切跟踪，并随时上报最新消息。

【思考题】

自动上报模式中系统对接有点对点对接和集成平台两种方式，请思考两种方式各有什么优缺点？

（王　浩）

第二节 社区卫生管理信息系统

社区卫生服务是集预防、医疗、保健、康复、健康教育、计划生育为一体的综合卫生服务。社区卫生管理信息系统作为我国卫生信息系统建设中的重要一环，有效支撑了社区卫生服务的快速发展。社区卫生管理信息系统，以健康档案为核心，既要融合社区卫生机构管理者的要求，又要整合社区卫生医务人员便捷化的操作流程，同时要考虑与第三方系统的对接和互联互通。

为深化医疗卫生体制改革，满足人民卫生服务需求，全面推进社区卫生服务快速发展，解决群众“看病难、看病贵”问题，2000 年以来，国家发布了一系列支撑社区卫生服务发展的文件，为社区卫生服务建设和发展提供指导和建议，2019 年国家发布《全国基层医疗卫生机构信息化建设标准与规范（试行）》，文件针对目前基层卫生机构信息化发展现状，着眼未来几年信息化建设发展需求，以社区卫生服务中心（站）、乡镇卫生院（村卫生室）的服务、管理等需求，详细规范了便民服务、业务服务、业务管理、软硬件建设、安全保障等方面建设内容和要求。

一、社区卫生管理信息系统功能模块

社区卫生机构信息化系统包括多个业务和管理子模块：便民服务、健康教育、预防接种服务和管理、儿童保健、妇女保健、孕产期保健、老年人健康服务和管理、基本医疗服务、慢性病患者服务和管理、康复服务、中医药服务和管理、家庭医生签约服务和管理、计划生育技术服务、健康档案管理服务、医学证明服务和管理、突发公共卫生事件管理、妇幼健康管理、传染病管理、精神卫生管理、医疗管理、药事管理、健康扶贫管理、医疗协同管理、帮扶指导管理、非法行医和非法采供血巡查、食源性疾病巡查、饮用水卫生安全协管巡查、学校卫生服务巡查、人力资源管理、财务管理、运营管理等。

1. 便民服务 为居民提供预约挂号、自助缴费、报告查询、处方查询、药品和医疗服务价格查询等自助服务。

2. 健康教育 健康教育和健康促进服务。

3. 预防接种服务和管理 提供预防接种电子档案建立、接种信息查询、预约信息记录、接种前告知记录、接种信息记录、疑似预防接种异常反应记录、留观提醒、未接种提醒等服务，满足疫苗冷链管理要求。

4. 儿童保健 提供新生儿保健、儿童保健、青少年保健服务。

5. 妇女保健 定期为适龄妇女提供宫颈癌、乳腺癌等疾病专项筛查、检查，提供早期发现与干预等服务。

6. 孕产期保健 增补叶酸预防神经管缺陷、孕前保健、孕期保健、预防艾梅乙母婴传播管理、分娩期保健、产后访视、产后 42 天检查、高危孕产妇管理与服务。

7. 老年人健康服务和管理 为 65 岁及以上老年人提供生活方式和健康状况评估、体格检查、辅助检查和健康指导、生活自理能力评估等服务。

8. 基本医疗服务 具有门急诊住院电子病历、合理用药、护理记录、医嘱执行、输液管理、临床检验信息管理、医学影像信息管理、电生理信息管理、远程会诊等功能。

9. 慢性病患者服务和管理 提供肺结核患者、高血压患者、2 型糖尿病患者、严重精神障碍患者、地方病患者、血吸虫病患者的就诊、筛查及确诊服务。

10. 康复服务 提供康复治疗、生理监测、主动关怀、康复档案管理服务。

11. 中医药服务和管理 具有中医门诊病历、门诊中药饮片处方、门诊中医非药物疗法、中医康复、中医养生保健、中药煎药、老年人中医药健康、儿童中医药健康、中医药健康教育服务和管理功能。

12. 家庭医生签约服务和管理 具有签约、履约功能，满足家庭医生服务的业务流程和管理要求。

13. 计划生育技术服务 具有计划生育服务对象信息记录、计划生育手术服务功能。

14. 健康档案管理服务 具有居民健康、家庭健康档案管理功能。

15. 医学证明服务和管理 提供出生医学证明签发、居民死亡医学证明服务。

16. 突发公共卫生事件管理 具有突发公共卫生事件应急准备、突发公共卫生事件应急上报、突发公共卫生事件应急处置功能，满足突发公共卫生事件的管理规范和要求。

17. 妇幼健康管理 提供出生缺陷监测、5 岁以下儿童死亡监测、孕产妇死亡监测功能，实现对病历的登记、报告、审核、上报等管理。

18. 传染病管理 提供法定传染病信息上报、肺结核患者管理、艾滋病感染者随访管理功能，实现对符合诊断标准的患者信息管理与实时上报。

19. 精神卫生管理 实现对确诊的严重精神障碍患者的管理。

20. 医疗管理 具有电子病历质量管理、临床路径与单病种管理、护理质量、手术分级管理、危急值管理功能，满足医疗机构的医疗业务和管理要求。

21. 药事管理 具有处方点评、发药管理、药事信息管理、抗菌药物管理、基本药物、静脉药物配置、药房管理、药库管理功能。

22. 健康扶贫管理 具有因病致贫返贫户管理、贫困患者救治管理、基本医疗服务保障能力、贫困地区健康促进管理服务。

23. 医疗协同管理 具有双向转诊、区域影像、区域检验服务，满足上下级机构之间业务要求和管理流程。

24. 帮扶指导管理 具有帮扶人员管理、帮扶技术管理、帮扶对象管理服务，满足上下级医院帮扶政策、管理的要求和流程。

25. 非法行医和非法采供血巡查 提供非法行医监督协管巡查、非法行医巡查异常信息报告、非法采供血监督协管巡查、非法采供血巡查异常信息报告服务，支持非法行医和非法采供血巡查业务流程和管理规范。

26. 食源性疾病巡查 提供食源性疾病监督协管巡查、食源性疾病巡查异常信息报告服务，支持监督协管员开展相关工作。

27. 饮用水卫生安全协管巡查 提供饮用水卫生安全被监督单位信息核查、饮用水卫生安全监督协管巡查、饮用水卫生安全巡查异常信息报告服务，支持监督协管员在巡查过程中开展的相关工作。

28. 学校卫生服务巡查 提供学校卫生被监督单位信息核查、学校卫生监督协管巡查、学校卫生巡查异常信息报告服务，支持监督协管员在巡查过程中开展的相关工作。

29. 人力资源管理　对医师、药师、护士、医技和后勤人员档案、绩效、薪酬、培训、考勤管理。

30. 财务管理　提供门急诊、住院患者费用处理功能，支持会计核算分析、监督、预测等日常经济活动业务和审计管理要求。

31. 运营管理　提供全面预算管理、临床试剂管理、高值耗材管理、低值耗材及办公用品管理、医疗设备管理、资产信息管理服务。

二、业务系统流程

目前社区卫生管理信息系统一般统一由区域卫生健康委统一部署和管理，社区卫生机构通过专网远程登录系统。社区卫生管理信息系统常用功能是综合管理、医疗管理。综合管理包括挂号、收费、药品、财务核算等模块，医疗管理包括医生工作站、护士工作站、家庭病床、检验检查等模块，图 4-5、图 4-6 和图 4-7 分别为社区卫生管理信息系统业务流程、门诊就诊流程和住院就诊流程。

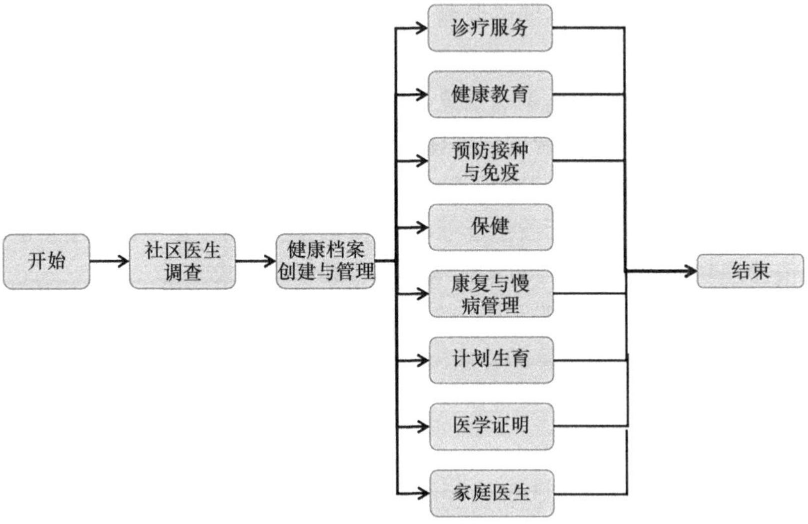

图 4-5　社区卫生管理信息系统业务流程

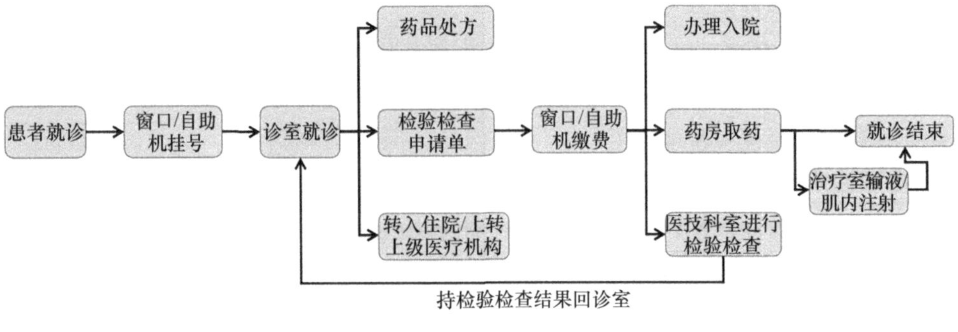

图 4-6　社区卫生管理信息系统门诊就诊流程

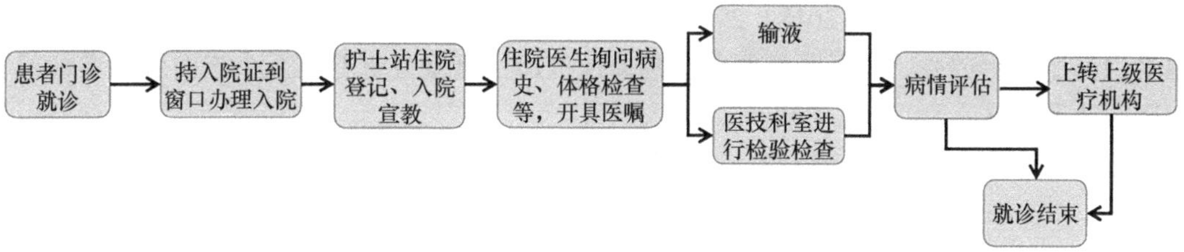

图 4-7　社区卫生管理信息系统住院就诊流程

【思考题】

社区卫生管理信息系统生命周期包括哪些阶段？各阶段主要内容是什么？

（王　浩）

第三节　远程医疗服务系统

随着信息技术的高速发展，相继涌现出多种新型信息化技术如互联网、大数据、物联网等，这些技术经过多年的发展与实践，逐步趋于成熟。新兴技术的快速发展，已成为各行各业发展新的助推器，医疗健康行业也不例外，医疗健康行业借助互联网、大数据、物联网等新兴技术，进行医疗服务模式改革与创新，大力发展远程医疗，以实现医疗服务模式多样化，为居民提供更多方便快捷的就医选择。

一、远程医疗发展

2014 年 8 月，国家卫生计生委制定《关于推进医疗机构远程医疗服务的意见》（国卫医发〔2014〕51 号）。文件中的第一条明确提出两点：一是加强统筹协调，积极推动远程医疗服务发展，将发展远程医疗服务作为优化医疗资源配置、实现优质医疗资源下沉、建立分级诊疗制度和解决群众看病就医问题的重要手段；二是积极协调同级财政部门为远程医疗服务的发展提供相应的资金支持和经费保障，协调发展改革、物价、人力资源和社会保障等相关部门，为远程医疗服务的发展营造适宜的政策环境。

2015 年 7 月 1 日，国务院制定《关于积极推进“互联网+”行动的指导意见》（国发〔2015〕40 号）。主要围绕“互联网+”，讲述如何把互联网的创新成果与经济社会各领域深度融合，其中“互联网+”益民服务中明确说明加快发展基于互联网的医疗、健康养老。推广在线医疗卫生新模式，引导医疗机构面向中小城市和农村地区开展基层检查、上级诊断等远程医疗服务。

2018年4月25日，国务院办公厅发布《关于促进“互联网+医疗健康”发展的意见》（国办发〔2018〕26 号）。发展“互联网+”医疗服务，鼓励医疗机构应用互联网等信息技术拓展医疗服务空间和内容，构建覆盖诊前、诊中、诊后的线上线下一体化医疗服务模式。允许依托医疗机构发展互联网医院。在实体医院基础上，运用互联网技术提供安全适宜的医疗服务，允许在线开展部分常见病、慢性病复诊。医师掌握患者病历资料后，允许在线开具部分常见病、慢性病处方。

2018 年 7 月 10 日，国家卫健委发布《关于深入开展“互联网+医疗健康”便民惠民活动的通知》（国卫规划发〔2018〕22 号）。从就医诊疗服务更省心、结算支付服务更便利、患者用药服务更放心、远程医疗服务全覆盖、健康信息服务更普及五个方面进行详细部署互联网建设思路。

远程医疗服务主要包括两部分：互联网医院的远程医疗服务和医联体单位内的远程医疗服务。

二、互联网医院的远程医疗服务

互联网医院的发展基本分为三个阶段：探索期、高速发展期、成熟期。早期的探索期模式主要包括两类：一类是大型医院的门户网站，它主要提供在线咨询服务；另外一类是"春雨医生"等互联网网站，该类平台能为患者和医生提供互动交流服务。近几年随着国家发布一系列远程医疗服务政策，"互联网+"医疗得到了快速发展和深度融合，相继有很多医院和互联网公司启动实施了互联网医院的建设，提供远程诊疗服务。

目前互联网医院发展主要有两种模式：一种模式是依托医疗机构开展的互联网医院，依托实体医院，利用实体医院拥有的医疗资源，提供网络诊疗、预约挂号、报告查询、出院随访等功能；另外一种模式是依托企业平台开展的互联网医院，为患者提供分诊、预约、咨询等服务，帮助患者和线下医院实现更高效的匹配。

依托医疗机构开展的互联网医院，以线下实体医疗机构为基础，利用医疗机构自有的优质医疗资源，提供网络诊疗、预约挂号、报告查询、出院随访等一体化服务。通过实现线上线下结合模式，患者首诊到线下医院按照正常流程就诊，对于常见病和慢性病等患者，患者复诊可通过实体医院的互联网医院在线问诊，线上问诊时，医生可根据患者病情选择线下实体医院检查或者住院。这种模式本质是对实体医院的服务的延伸。

依托企业平台开展的互联网医院，借助企业自身平台，利用全国范围内的医生资源为全国范围内的患者提供诊疗服务。此种模式的互联网医院，医疗服务辐射范围广，但由于企业平台不掌握优质医疗资源，所以这种模式的互联网医院只能为患者提供咨询等基本服务。

三、医联体单位内的远程医疗服务

医联体单位内的远程医疗发展基本分为三个阶段：探索期、高速发展期、成熟期。探索期的远程医疗服务模式主要通过上下级医院在固定位置安装配置设备和软件，医生在固定时间固定地点进行会诊，通过附件上传、桌面共享、系统对接、区域电子健康档案平台等方式进行信息共享。随着国家发布一系列远程医疗服务政策，"互联网+"医疗得到了快速发展和深度融合，医联体单位内的远程医疗服务进入高速发展期，医院相继开始进行远程医疗服务的升级，借助"互联网+"信息技术，采用个人计算机、平板电脑、手机（iOS、Android）、可移动一体化终端等多种终端设备，开展远程会诊、双向转诊、远程联合门诊，信息以桌面共享、数据上传、接口方式进行共享。

1. 远程联合门诊　远程联合门诊主要有预约和实时两种模式。下级医疗机构医生根据患者病情帮助患者预约上级医疗机构的专家，上级医疗机构专家和下级医疗机构医生利用互联网远程视频的方式，联合对基层医院患者进行诊疗。

2. 远程联合会诊　上级医疗机构专家利用碎片化时间通过个人计算机、平板电脑、手机（iOS、Android）等可移动一体化终端设备进行视频远程联合门诊。

3. 双向转诊　在医联体内建立双向转诊机制和业务规范，上下级医疗机构医生可通过移动端和计算机端设备进行转诊互动交流和业务协同，实现转诊患者来院直接就诊或者入院，为转诊患者提供便捷化服务，促进分级诊疗体系的建立，提高整个医联体的服务效率。

【思考题】

医疗机构间实现远程医疗服务，实现信息共享的主要方式有附件上传、桌面共享、医疗机构间系统对接、统一调用区域电子健康档案平台，分析每种方式各有哪些利弊？

四、远程医疗发展建议

“互联网+”远程医疗服务得到了快速的发展，但是远程医疗的发展也受多方面因素的限制，为了保证远程医疗服务能像线下医疗服务一样稳定、健康快速发展，在进行远程医疗服务建设时，建议重点关注以下几个方面：①政策，远程医疗医保报销政策、远程医疗诊疗行为规范、医生准入制度、监管政策等；②法律，远程医疗在线诊疗纠纷，明确法律规范；③运行机制，制定医生工作机制、激励机制等。

（王　浩）

第五章　智慧健康教育

【内容提要】

本章提供智慧医疗背景下健康教育的相关知识，包括健康教育的内涵、形式与载体；信息化健康教育平台的基本架构，以及国内外经典的健康信息服务平台展示。

健康教育（health education），是以传播、教育、干预为手段；以促进人们自觉地采纳有益于健康的行为和生活方式，消除或减轻影响健康的危险因素为目的；有组织、有计划、有系统的信息传播和行为干预活动。在提高全民健康素养、预防疾病、促进健康方面发挥着不可替代的作用。广义的健康教育以公共卫生教育为主，其核心在于健康信息的传播，带有社会教育的性质；狭义的健康教育主要指患者教育，是健康教育中的一个重要部分。接下来，本章将以患者教育为引入，探讨智慧医学背景下的健康教育。

第一节　患者教育

患者教育（patient education），是指医生在诊疗过程中对患者进行的有针对性的教育。目的是使患者知晓并理解与其健康问题相关的预防、治疗和康复措施，帮助患者建立健康信念，增加对治疗措施的依从性，促进康复。

患者教育在临床工作中具有重要意义，是一种辅助治疗手段。教育者一般是医护人员，对象是患者及其家属。早期的患者教育多由临床医生或护士在繁忙的诊疗和护理工作中“见缝插针”地开展，但随着医学模式的转变和人们健康意识的觉醒，“顺带”进行的健康教育已经无法满足人们的健康需求。因此，在临床需求的驱动下，一些持有相关资质证书的专职教育者开始在门诊、病房以及院外开展患者教育工作。

一、实施场所及内容

（一）门诊患者教育

门诊患者教育是指在门诊治疗过程中对患者进行的健康教育。

1. 教育门诊　教育门诊在大型医疗机构中较常见，如糖尿病教育门诊、慢性病管理门诊、助产门诊等。该类门诊一般由具备资质的医师或教育护士坐诊，以患者管理和患者教育为主要目的。门诊可依据患者的咨询需求，提供咨询教育，为患者答疑解惑；也可通过评估患者的具体情况为其开具健康教育处方，以医嘱的形式对患者的行为和生活方式给予指导。

2. 护理门诊　除专职的教育门诊外，大型医疗机构往往还设有专科护理门诊。如伤口造口护理门诊、血管通路护理门诊、肺功能康复门诊等。该类门诊一般由持专科护士资格证书的护理人员坐诊，除实施护理操作外，也肩负着重要的健康教育职责。以外周中心静脉导管（PICC）血管通路护理门诊为例，患者在门诊接受 PICC 置管护理的同时也能获取相关的一些健康信息，例如：①什么是 PICC 置管？它的优缺点有哪些？②如何进行 PICC

的日常维护？③ PICC 置管后的并发症有哪些？④如何预防？⑤出现哪些情况应该及时到医院复诊？等等。

扩展阅读：

1. 健康教育处方（health education prescription） 是指在医学临床处方以外的医学健康行为指导，医务人员将有关健康的知识以医嘱的方式提出，为患者制定关于饮食、运动、用药、护理等方面的指导性意见，旨在促进患者健康和病后康复。

以糖尿病健康教育处方为例，健康信息包含但不仅限于以下内容：

（1）患者的基本信息、患病就诊情况。

（2）饮食管理方案。

（3）药物的名称、剂量、用法、时间、副作用的观察和预防。

（4）监测血糖的方法和时机。

（5）糖尿病并发症的预防。

（6）复诊安排等。

2. PICC 置管术　又称经外周血静脉穿刺的中心静脉导管置管术，是一种有效保护上肢静脉，减少患者反复静脉穿刺痛苦的静脉输液术。患者在非住院期间长期置管时，需要定期到 PICC 门诊进行管道护理，接受健康指导。

（二）住院患者教育

相较于门诊患者，住院患者接受健康教育的时间更宽裕，内容更丰富，具有一定的时效性，一般与患者入院后接受的诊疗护理流程有关。患者教育的时机大致可以分为入院阶段、住院阶段、出院阶段。内容大致包括：医院的流程、制度、配合诊疗的相关知识、与疾病有关的健康知识等（表 5-1）。

表 5-1　住院患者教育时机与内容对照表

教育时机	教育内容			
	流程	制度	诊疗配合	健康知识
入院阶段（1～2 天）	入院流程	病区安全管理制度、陪护管理制度等	病区基本情况（工作人员、环境、物品介绍）入院后的诊疗流程、大致的治疗费用等	疾病的基本知识（定义、诱因、危害、临床表现、主要治疗方法等）
住院阶段（3～N 天）	检查预约流程	作息制度、患者外出请假制度、探视制度、双向查对制度等	诊疗方案、护理计划、辅助检查的注意事项（如空腹 B 超、CT 检查等）、特殊治疗或有创操作的配合（手术、麻醉、放疗、化疗）等	疾病的自我管理（饮食、运动、药物相关知识）、心理护理
出院阶段（1～2 天）	出院流程	随访制度	复诊时间、内容、随访	疾病的康复知识、健康保健

（三）院外患者教育

随着人们健康需求的增加和医疗模式的转变，医疗护理服务更多地延伸到了医疗机构以外。患者教育作为院外医疗护理服务的代表形式之一，是对院内患者教育的补充和延续，适用于慢性病管理、癌症患者护理、术后康复等。以人工全髋关节置换（total hip arthroplasty，THA）为例，THA 过程创伤大、恢复慢，其术前训练和术后康复锻炼是恢复髋关节功能和肌力的关键。在短暂的住院期间，患者不可能把与术后康复有关的健康知识全部掌握，这就需要医护人员通过发放健康教育手册、电话随访、患者管理平台信息推送等将术后的饮食、药物、伤口护理、康复锻炼等知识进行延续性的健康教育。慢性病管理也是如此，院外患者教育是促进患者提高自我管理能力的有效方式。

【思考题】
患者教育的核心是什么？未来可以借助哪些平台或技术实现智慧患者教育？

二、发展与变化

患者教育的发展，从信息化到数字化再到智能化，经历了几大发展阶段。未来，患者教育还将继续向智慧化发展。

（一）信息化的患者教育

随着通信技术、计算机技术和网络技术的发展和应用，患者教育迎来了第一次发展——信息化。此时，单纯以文字、图片为形式载体，以健康知识手册、书籍报刊、宣传栏等平面媒体等为媒介的患者教育已经逐渐成为过去。早期的信息化患者教育中医护人员利用通信设备开设健康管理热线，通过电话、短信随访患者；利用计算机存储患者的健康信息，建立电子档案；应用网络技术构建健康教育网站、通过网络连接实现医护患三方的交流等。健康教育不再局限于线下，传播方式也不再局限于传统媒体，移动医疗的兴起提供了更多的线上服务，新媒体成为健康教育的重要媒介形态。

（二）数字化的患者教育

数字化是信息化的进一步发展，数字化健康教育就是将数字化的技术手段应用于健康传播与健康教育活动的过程，其核心内涵是健康传播技术和过程的信息化。健康教育网站、健康管理软件、小程序、自媒体平台等数字化健康教育平台也逐渐成为实施患者教育的重要平台。

1. 基于医院信息系统的健康教育平台 该平台是基于医院的信息系统，采用 Client/Server 架构，结合成熟的开发技术、数据库技术、网络技术、手持移动终端技术，并依托护士工作站及电子病历系统研发的健康教育系统。这种集数据采集、统计分析、质量反馈、决策预警和管理干预于一体的健康教育平台，与医院信息系统、检验信息系统、PACS、临床医疗信息系统存在着密切的基础数据交互，能有效实现医护人员在病房、医生办公室或护士站等工作区域内，实时查看、录入、修改患者的健康信息，实施患者教育评估、健康知识传播、效果评价等。多应用于住院患者的健康教育。

2. 基于移动操作系统的健康教育软件 在 Android/iOS/HarmonyOS 等移动操作系统上进一步研发的健康教育系统。例如，应用 Dart、Flutter、SpringBoot、VS Code、Android Studio、APP 模拟器等开发工具，使用 MySQL 数据库，运用 Dart 编程语言，就可以搭建一个适用于 Android 平台下的健康教育软件。通过设置客户管理端模块、后台管理端模块、客服管理端模块，实现健康信息采集、知识传播、效果反馈等。多应用于患者管理、院外患者的延续性教育等。

3. 基于社交软件的健康教育程序 该程序是基于微信、QQ 等开发的健康教育应用程序，这种健康教育平台可为患者提供健康信息登记、在线咨询、膳食以及运动方案推荐等，方便了人们对自身健康情况的监测和管理。同时也为医护人员实施线上健康教育提供了数据收集、信息传达、效果评估等功能。但是应用程序的数据承载量相对低一些，此类健康教育平台的功能较为有限，多应用于患者咨询教育，提供医护患三方的沟通平台。

4. 多样化的教育方式 信息技术的发展使患者教育不再局限于文字和图片信息，教育者使用的健康教育资料不仅可以是宣传图册、健康书籍等文本资料，也可以是音频、视频资料。教育者可以利用网站、IPTV 终端、社区终端等实施健康教育。患者可以通过视频、语音、传真、短信等信息服务获取健康指导，通过观看科普短视频、参与健康教育直播互动实现远程的患者教育。

（三）智能化的患者教育

1. 虚拟现实与增强现实技术 近年来，依托于虚拟现实技术和增强现实技术在医疗领域的应用为患者教育提供了更多的可能。例如，患者通过移动设备扫描增强现实立体书中的指定内容，就可以获得相应的 3D 模型、视频、音频等资料，使平面书籍中所描述的内容被立体展现；借助虚拟现实眼镜就可以进入特定的模拟情景中感受和体验患者教育。

2. 智能穿戴设备 可穿戴设备在医疗领域的应用也越来越广泛，普适性可穿戴医疗设备有智能手表、智能手环等，能监测患者的心率、血压、指脉氧情况，评估患者的呼吸、睡眠、压力等；专业性可穿戴医疗设备有胰岛素泵、动态血糖监测仪、止痛仪等，不仅可以提供相应的诊疗服务，还可以实时记录和反馈患者的健康状况，并在用户允许的情况下与第三方医疗服务机构进行数据分享。这些数据分析可以为教育者提供患者的健康信息，帮助其制定个性化的健康教育方案，同时这些可穿戴设备还可以追踪患者健康行为的实施和改变情况，为患者教育效果提供客观评价指标。

（四）优势与弊端

1. 便捷性、灵活性 传统的患者教育多由医护人员在医院门诊、住院病区或健康保健机构内进行。信息化的健康教育打破了时间、空间的界限，患者可以随时通过手机 APP、健康教育网站、小程序等进行一对一或一对多的健康咨询。

2. 双向性和交互性 数字化健康教育平台中，患者不再是被动的接收信息，而是健康信息的主动探索者。患者可以通过观看科普短视频、参与健康教育直播互动、听取虚拟现实仿真讲座、参加增强现实健康教育游戏等方式接受患者教育，甚至通过信息设备实现虚实结合、实时交互与三维配准。

3. 效益性 传统的患者教育内容多来源于以图文表述为主的健康手册和教育者自身的知识积累，通过患者自学或教育者口头讲解进行。教育效果受患者的文化程度、教育者的专科知识和沟通能力等方面的影响，加之医学内容具有抽象性，情境代入感微弱导致这种健康教育效益不高。医护人员通过智能便利的信息系统，可以实现健康教育内容无纸化、教育形式智能化、教育活动高效化。互联网传播可以使相对落后的地区也能享受优质的健康教育资源，部分缓解了医疗资源的不均衡，提高了健康信息资源的利用率。信息化设备的应用也减少了医护人员的重复宣教，减轻了工作量，多媒体的应用可以把健康信息更全面而生动地展示给患者，便于患者理解，提高了健康信息的接受度。通过智能 APP 进行健康信息提取和跟踪管理，可以更好地督查患者落实健康教育内容，教育成效高。

4. 个性化及对隐私的保护性　患者可选择性定制自己需要的信息，提高健康信息获取的准确性。大数据测算可以更精准地投送健康信息，对一些敏感疾病的健康信息的需求提供了很好的隐私保护。

5. 弊端　信息时代，健康知识的传播主体和渠道异常丰富，为患者教育带来好处的同时，也有不少弊端和隐患。

（1）目前尚缺乏健全的信息监管措施：患者接收的健康信息种类繁多、来源不明，部分健康信息的权威性、科学性、正确性存疑。

（2）新兴信息技术的受众具有局限性：一部分受经济和信息化发展水平制约的地区，和受年龄及文化程度限制的患者无法利用信息技术带来的优势接受到良好的患者教育。一些没有智能手机或者不会使用手机 APP 的患者就很难接收到更多的健康信息。

（彭　薇）

第二节　公众健康教育

广义的健康教育以公众健康教育为主，其核心在于健康信息的传播，是健康促进的一种重要方式。它既面向患者也面向普通大众，以普及健康知识、提高广大人民群众的健康素养、促进人们养成有益于健康的行为习惯和生活方式。公众健康教育的辐射范围广、内容丰富、形式多样。

随着信息技术的发展，公众健康教育也在不断发展和变换。新的信息传播媒介在一定程度上扩大了健康教育的实施群体和受众。例如，自媒体的兴起使得健康教育的实施者不再局限于医护人员，具有相关健康知识的人也成为健康信息的重要传播者。信息传播媒介的多样性和可及性，也使更多的人可以接收到健康信息。网络和智能手机的普及，使人们随时随地都可以接收到各种健康信息。同时，随着终端显示技术、信息传输技术、信息处理技术和媒介营销等技术发展，健康教育的形式也在发生改变。

一、公众健康教育平台的变迁

在印刷技术为主的时代，面向公众的健康教育往往以健康手册、报纸、杂志、图书等形式进行传播。随着数字、网络、移动通信等技术的发展，利用互联网、无线通信等渠道，通过计算机、手机等终端向用户提供健康信息成为健康教育的主流方式，线上健康教育平台几经变迁，各具特点。

（一）传统媒体平台

电话、电视的普及，使其成为最早的线上健康教育平台。这些健康热线或科普类的电视节目大多由官方主导。例如，“12320 卫生热线”主要面向公众传播卫生法律、法规和政策信息，普及健康知识与技能，是传播卫生政策信息和健康防病知识的一个重要窗口。现在，健康热线虽已不再是人们获取健康信息的主流方式，但仍在一些关乎个人隐私的健康咨询领域具有重要作用，如心理健康咨询热线、性健康等。电视台播放的健康科普节目，如北京电视台的《养生堂》、CCTV1 的《健康之路》等，仍是大部分老年人重要的健康知识来源。这一类健康信息的传播者主要是具有医学专业知识的人员，健康信息的权威性、可信度相对较高；信息接收者广泛，对传播媒介的要求比较低，有传输信号、有电话或电视设备即可，可及性较强，但健康教育的内容有限，知识的系统性和连续性较差。

（二）新媒体平台

1. 门户网站和网页　网络和浏览器的出现使人们获得健康信息的途径大大增加。在互联网时代，作为健康信息的提供者，各大医疗或健康管理机构以集体的名义开发了属于自己的官方网页，面对公众提供线上的医疗护理服务，其中就包括健康教育和咨询服务。作为健康信息接收者的普通大众，在遇到健康问题的时候可以使用“百度”“谷歌”等浏览器搜索相关的健康信息。还可以直接通过这些门户网站的健康频道进行健康咨询，一些健康信息提供个体则通过网页论坛发表健康观点，输出健康信息。如“某健康论坛”“某健康网”等。

2. 社交软件　微博、腾讯 QQ、微信等社交软件的兴起，使其逐渐成为人们相互交流信息的重要平台，健康信息也是其中的重要组成部分。借助这些网络社交平台，越来越多的政府单位或医疗机构、医疗从业人员等通过官方微博或微信公众号等，开设健康传播版块为网民们解答健康疑问。深圳市卫生健康委员会开设的“深圳卫健委”官方微信账号，因其诙谐幽默的风格和专业的健康知识讲解，一度成为医学科普界的“网红”。除此之外，由企业主导的科普微信公众号，也迅速成为健康资讯的重要交流平台。在这些社交平台上，众多的健康知识通过网页或小程序，在聊天区或朋友圈传播开来，为促进患者康复、提升大众的健康素养发挥了重要作用。

3. 移动客户端　不管是门户网站、微博还是微信公众号，这些平台上的健康传播更多的是依附于其原有的社交平台功能，而客户端的出现使得健康传播的功能范围更加广泛。随着人们的健康需求增加和智能手机的普及，健康管理软件如雨后春笋一般出现。例如，由政府主导的，涵盖全面的健康科普、疾病防控知识、健康管理服务等的“健康中国”APP；由国家卫生健康委妇幼健康中心研发的关注女性健康、传播孕产知识的“母子健康手册”APP；还有一些由企业主导的健康管理 APP。这些客户端不仅具有健康宣教的功能，有的还集合了专业的医疗护理资源，将健康科普、在线咨询、医疗物资购买和配送融为一体，为广大群众提供全面的健康保障。未来，移动客户端将在健康教育领域发挥不可替代的作用。

4. 移动短视频和直播平台　现在，微博和微信等平台的健康传播开始步入稳定发展的阶段，而大众对健康信息需求的增加势必会带来媒介技术平台的进一步演变。短视频由于制作简便、动态感强、产生效果佳逐渐成为当下知识传播的热潮。视频独特的表现能力以及平台自身的流量属性，使健康类账号的传播主体角色更加多元化，例如，国家政府类健康账号如“健康中国”；医疗机构官方账号“中南大学湘雅医院”“四川大学华西医院”等；具有医学背景的自媒体账号；以及一些素人账号、公共健康媒体等。短视频平台上的健康传播具有速度快、范围广、互动性强的优势，且具有情感性的沉浸式传播形式使枯燥的医学健康知识也具有了很强的感染力和说服力。

依托于新媒体的健康教育平台，健康信息的传播更加便利、内容更加丰富、形式更加多样。网络直播平台补足了线上健康教育的实时互动性，但获取健康信息的渠道越多，健康信息就越需要监管和审核，否则鱼龙混杂，其权威性和可信度就会存疑；大数据和算法推荐使得人们更容易获得自己想看的内容却不一定是自己需要的内容，健康知识容易被局限，有囚化认知的风险。同时，新媒体平台的应用要求接受健康教育的大众具有一定的信息化应用设备和能力，在经济文化欠发达的地区可及性较差。

二、信息化健康教育平台的搭建

（一）数据库技术

数据库是信息系统的核心和基础，数字化的健康宣教系统或平台的搭建也是如此。数据库的设计是系统开发过程中最关键的过程，是实现数据的组织、存储维护和检索等功能的关键。目前大多数健康宣教平台使用的是 Client/Server 数据库结构和 Browser/Server 数据库结构。

（二）信息化健康教育系统的架构

信息化的健康教育系统非单个部门或系统能搭建完成的，需要多部门的配合。一个相对完整的信息化健康系统（图 5-1），需要具备基本的基础设施如计算机、移动终端、显示屏、网络通信支持；拥有足够的健康教育信息资源和数据库如健康教育材料、用户的健康

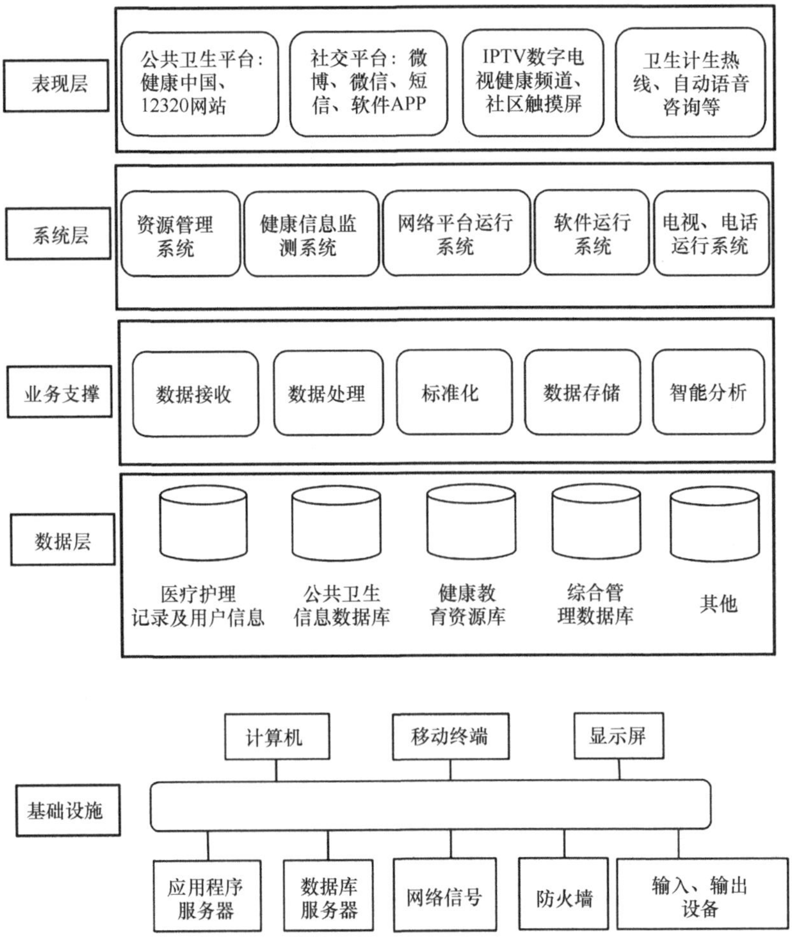

图 5-1　信息化健康教育系统架构示意图

信息等；具备将数据层和系统层的信息化处理的设备及应用能力如程序服务器、云平台存储、大数据分析，以及支持对应数据形态运行的软件系统如网络运行平台、电视电话运行系统等。最后再通过向大众开放的传播平台和传播渠道向外传播健康信息。

第三节　国内外经典的健康教育平台

在全球信息化的大背景下，健康教育的信息化建设是卫生信息化的重要组成部分，是公共卫生服务能力的重要体现，受到各个国家的重视。随着数据库技术的发展，各种基于信息化的健康教育平台如雨后春笋一般涌现，其中有政府主导建设的，也有医疗机构自身建设的，随着资本的介入也出现了以企业为主导建设的健康教育平台。这些健康教育平台不断推陈出新，各具特色。

一、国内主要的健康教育平台

（一）以政府为主导的健康教育平台

“健康中国”科普知识宣传共享平台。“健康中国”是国家卫生和计划生育委员会指导的健康科普知识宣传共享平台，主要针对普通大众进行健康教育。内容以疾病健康百科和趣味漫画科普为主。平台联合了医疗领域的权威专家、整合优质医疗资源，致力于打造中国最具权威性的医学健康知识科普平台。

1. 服务对象　有健康需求的普通大众。

2. 平台优势　作为专门的健康科普平台，健康教育资源丰富。由政府主导建设和推广，服务范围广，内容丰富，实用性强。

3. 平台特色　健康教育形式丰富，平台不仅有科普文章、科普视频，还有专家在线直播等。注重医患关系的维护，设有医患友好单元，宣传和谐医患的正能量。版块新颖，平台不仅可以查看健康资讯还可以查看医护人员的资质，同时平台链接了各大医院的官方平台，用户可以一并查看其内容。

（二）以医院为主导的健康教育平台

智慧医疗的发展，缩小了患者在就医时间和空间上的限制，简化了大众的就医流程、降低了医疗费用。丰富的健康信息储存、便捷的信息传输，为大众提供了优质的健康资讯。然而医疗机构自建信息化的智慧医院，成本是巨大的，在健康教育领域开发专门的输出设备和软件更是耗时耗力，因此专业医疗机构（特指医院）的健康教育平台一般都会搭建在医院原有的官方网站、官方微信公众号和网络医院之上。

1. 服务对象　侧重于患者及家属，部分有健康需求的普通群众。

2. 平台优势　具有权威性、专业性，健康服务范围广，线下实体医疗机构具有强大的号召力。

3. 健康教育版块的优势　健康教育内容的权威性、专业性有保障。平台中健康教育内容供给主要靠院内具备专业资质的医护人员提供，科普文章的参考文献多为医疗领域的专业书籍、期刊或论文，由专业部门审核，其内容的学术性、权威性毋庸置疑。医护人员免费提供的健康资讯降低了内容供给和教育成本。患者信息需要认证、平台内部可以连接相应的诊疗记录，实现数据共享可以为患者提供真实可靠的诊疗和健康咨询服务。

4. 健康教育版块的不足之处 平台侧重于提供诊疗护理服务，健康科普内容更新相对缓慢。健康教育内容来源于不同科室，健康科普的系统性和连续性欠佳。

（三）其他类型的健康教育平台

“医疗”和“互联网+”联动的概念推动了企业进军医疗领域，出现了一批像丁香医生、春雨医生、平安好医生、微医、企鹅杏仁等互联网医疗平台，在线为普通大众或患者提供问诊咨询、用药指导、在线买药、健康管理等服务获取收益。

1. 服务对象 侧重于有健康需求的普通大众、部分患者及家属。

2. 平台优势 具备一定的专业性。一些平台具有互联网医院执业资格执照，平台仅允许三甲医院主治及以上的医生注册，新医生须通过专业技能测评及服务培训方可入驻，可提供的诊疗服务几乎覆盖全部科室。功能齐全，健康应用场景一体化。平台可以提供从健康咨询到疾病问诊，再到线上线下诊疗护理、健康教育，以及处方药品购买配送和健康保健等一体化的健康管理。

3. 健康教育版块的优势 健康教育资源丰富，科普讯息更新频率快、内容通俗易懂、阅读量高。用户对健康咨询有自主选择权、大数据验算可以推送用户更感兴趣的内容。

4. 健康教育版块的不足之处 一些平台中的文章，有的有作者署名，有的却没有。其中，有作者署名的文章部分来自集团签约医生，剩余则由运营团队撰写发布。科普文章和视频无明显分类，内容寻找需要一定的时间。结合健康产品电商的形式，虽然方便了用户的线上购物，但由此可能产生具有广告性质的健康科普。

二、国外主要的健康教育平台

（一）默沙东诊疗手册

《默沙东诊疗手册》（简称《MSD 诊疗手册》）最早出版于 1899 年，是当时医师和药剂师的小型参考书。时至今日,《MSD 诊疗手册》已分成“专业”“大众”两个版本（图 5-2、图 5-3）。

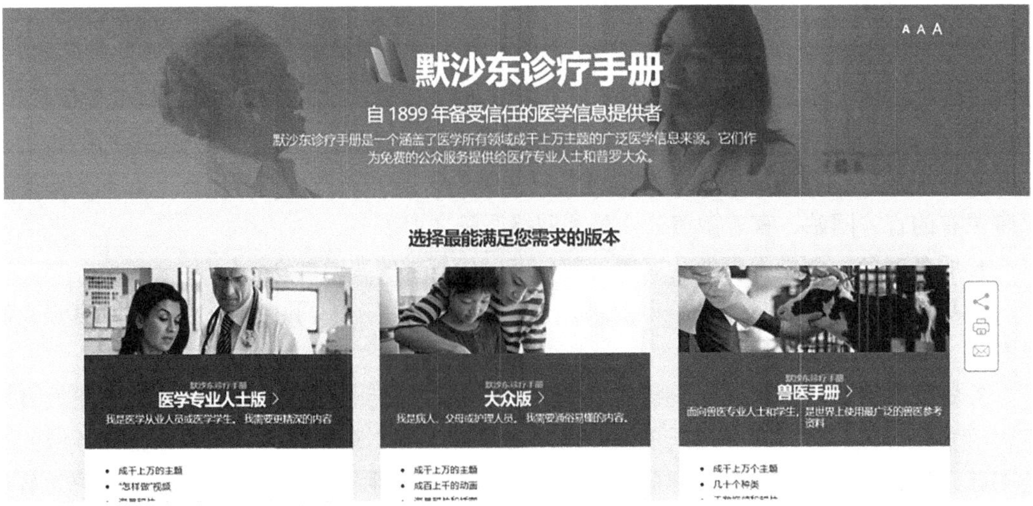

图 5-2 《默沙东诊疗手册》网页首页

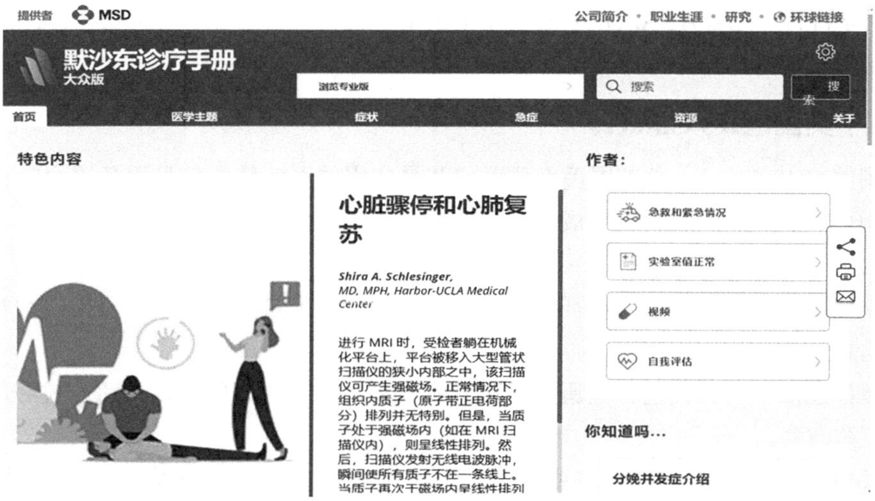

图 5-3 《默沙东诊疗手册》大众版网页

“专业版”为医学专业人士提供医学主题、临床计算器、视频资源、各种诊疗护理资料等版块，对于医学专业人士来说是不可多得的学习和参考资料。“大众版”则锁定非医学专业人士，语言更通俗，内容编排上更为实用，根据普通读者的需求划分为医学专题、症状查询、急症处理、动画和视频资料版块。普通大众在知晓疾病分类时，可以点击医学专题，获得相应专题的健康知识，也可以通过症状查询获得相应的健康支持。例如，患者出现“呃逆”症状，但不知道属于何种疾病分类时，点击症状查询，找到“呃逆”，点击进去就可以获得关于呃逆反应的原因、评估、治疗相关的信息。同时，页面还会有警示标志，提醒患者出现某些情况时应及时就医。对于普通大众来说是便利而又实用的健康资讯平台。《MSD 诊疗手册》的电子版是免费软件，通过浏览器或手机 APP，无须注册即可直接访问，阅览所有信息（包括专业版）。针对无法上网、不使用智能手机的读者，《MSD 诊疗手册》仍然保留了传统的纸质版本。

（二）MedlinePlus

MedlinePlus 是美国国立卫生研究院创建的一个公众健康网站。它同时面向医学专业和非医学专业人士提供最新的、可靠的、免费的健康信息。医务人员可以通过它了解疾病的最新诊疗方法，最近的临床试验进展，查找药物或药物补充制剂相关的信息，了解医学名词的含义，或查看医学视频或插图。普通的大众可以通过它以通俗的语言了解相关疾病的病因、症状以及其他健康问题。该网站在世界各地均可免费访问。

网站主要的服务内容包括：

1. 健康话题 收录了医学界研究较多的疾病和健康热点话题，共分为五大类，目前已有 970 多个健康主题，是 MedlinePlus 的核心服务模块。

2. 药物和补充剂 共收录 1 万多种处方药和非处方药的相关信息，主要来自美国医院处方集（American Hospital Formulary Service，AHFS）和美国医院药师学会（American Society of Hospital Pharmacists，ASHP）。

3. 遗传学 查找有关基因变异对人类健康影响的信息。

4. 医学测试 查询各种检验项目的用途、临床意义、结果解读等信息。

5. 医学百科　包含ADAM医学百科全书中4000多篇有关疾病检查、症状、手术的文献，含有大量的医学照片和插图。

（三）英国 NHS Choices

英国的NHS Choices是英国民众寻医问药最常用的医疗健康信息服务平台。该平台于2007年开始建立运行，目前已经成为英国健康领域浏览量最大的网站。

平台主要的服务内容包括以下5个方面：

1. 疾病查询　通过症状、体征、药品、治疗等关键词进行查询，可以搜索到相关疾病的详细信息。

2. 美好生活　对公民进行健康促进和健康教育，针对健康问题、生活方式等提供一些健康知识和教育。

3. 保健和支持　服务内容主要是由地方政府提供、以社区为基础的家庭保健服务。NHS Choices提供的居民健康保险卡服务与国家政策相配套，注册者的信息可记录在数据库中，通过医疗信息数字化为社区医疗服务提供便利。

4. 妊娠　有关备孕、怀孕、分娩的相关信息。

5. NHS 服务　通过地址检索，为公众提供健康服务机构相关信息，包括全科医生及预约服务，附近的药店、医院、心理健康服务、处方服务等相关信息。

【思考题】

国内外健康教育或健康信息服务平台有什么区别？未来我国的健康信息服务平台该如何建设？

（彭　薇）

第六章　医疗机器人应用

【内容提要】

本章简要介绍了医疗机器人的概念、基本特点、临床应用以及其未来发展。

第一节　医疗机器人概述

一、机器人

机器人是一种由计算机程序或可编程的人机界面控制，具有自身动力和控制能力，从而可以自动执行工作的机器。大多数机器人都具有三个基本的构成要素——传感器、驱动器和程序，这些要素组合在一起，使得机器人不同于一般的电子设备，如计算机、洗衣机和烤面包机。首先，机器人有传感器，可以感知世界。机器人有光传感器和摄像头，这样它们可以“看到”，有麦克风可以“听到”，有压力传感器可以“感觉”周围的事物。机器人所需要的传感器种类取决于机器人的用途。其次，机器人具有允许其四处移动的驱动器。机器人可以使用电机和轮子等驱动器来移动到想要去的地方，用手指状的抓手来抓取物体并操纵它们。最后，机器人需要一个程序，让它根据感知到的东西自主行动。这种自主行动的能力被称为自主权。因此，机器人可以执行一些复杂和重复的任务，从而提高工作效率并解放人类。

随着机器人技术的不断发展和应用，未来的机器人将变得更加先进和智能化。近年来，深度学习和人工智能等技术的快速发展，为机器人带来了更多的智能化功能，如语音识别、自然语言处理、视觉识别等。这些技术的应用使得机器人可以更加自然地与人类进行交互和沟通，并能够更加灵活地适应不同的工作场景和任务需求。除了工业领域，机器人技术还在医疗、教育、农业、服务业等领域发挥越来越大的作用。例如，在医疗领域，机器人可以帮助医生进行手术，提高手术精度和成功率，同时减少患者的恢复时间和疼痛感；在教育领域，机器人可以作为一种新的教学工具，帮助孩子们更好地理解和掌握知识；在农业领域，机器人可以进行自动化种植、收割和管理，提高农业生产效率和质量。

多年来，机器人技术广泛应用于医疗领域，帮助医生更有效地进行一系列医疗诊断和辅助治疗，并且人工智能支持的计算机视觉和数据分析已经改进了医疗机器人，将其能力扩展到医疗保健的许多其他领域。20 世纪 80 年代，第一批机器人出现在医疗领域，医疗机器人通过机械臂技术提供手术协助。现在，机器人不仅用于手术室，还用于临床环境，以支持医护人员并加强患者护理。例如，医院和诊所部署机器人来执行更广泛的任务，以帮助减少接触病原体的可能。机器人技术和自动化技术的应用也延伸到研究实验室，在那里机器人被用来自动化执行手动、重复和大批量的任务，以便技术人员和科学家可以将注意力集中在更具战略性的任务上。医疗机器人可以简化工作流程和降低风险，在许多领域都具有价值。机器人可以独立清洁和准备病房，帮助限制传染病病房中的人与人之间的接触。配备人工智能药物识别软件的机器人减少了识别、匹配和向医院患者分发药物所需的时间。因此，医生、护士和其他医护人员将有更多的时间为患者提供直接护理。

二、医疗机器人

医疗机器人是指根据医疗卫生流程和特定环境要求，将机器人技术应用于医院、诊所、社区医疗、各级卫生医疗机构和医疗相关科研机构等医疗领域，通过设定程序或编程自动执行医疗卫生活动中的工作任务，从而实现辅助诊疗和康复目的的设备装置或软件。简而言之，医疗机器人就是用于健康科学的机器人。

目前，世界各地的医院和诊所安装了数千个机器人手术系统，进行了数百万次手术。医疗机器人被用于执行越来越多的医疗卫生任务，它们在广泛的健康问题上显示出了良好的未来应用潜力，在医院、诊所、社区医疗中心以及其他各种规模的医疗机构中，医疗机器人都可以发挥重要的作用。

医疗机器人通常具有辅助功能，能够半自主或完全自主地执行某些任务，如提供医疗服务。通过医疗机器人，可以减少错误、提高安全性、模拟手术、提供全面护理，并减少人力资源。与医疗保健中的手动机器相比，医疗机器人系统具有广泛的优势，它们是灵活的，可以通过编程来执行许多任务，并且更通用、成本更低。与人相比，机器人能够执行简单和重复的任务，在肮脏和危险的环境中工作，并具有高劳动强度；同时，机器人也拓展了人类的能力，机器人不仅能完成人类难以完成的高精度、超高速操作，还能采集人类难以感知的健康信号。与医生相比，医疗机器人能够以更少的侵入性和更精确的方式进行手术，在手术中替代医生时具有许多优势，包括高精度、出色的视野、小创口、稳定性和手术后快速恢复。

医疗机器人不仅能识别人体器官的周围状况，还能利用自身的力和触觉感知、视觉表象感知等感知功能执行辅助医疗等工作。医疗机器人比人类医务工作者更加耐心、细心和有耐力，可通过程序设定重复工作，可独立编制作业计划，它们以实际情况为出发点，确定行动方案，然后通过实施操作机制来执行行动方案。除了这些能力之外，医疗机器人还具有自我生成的一些特征，如精确的手术定位、精细的运动和预防感染等能力。

医疗机器人是一个融合了机器人、计算机视觉、数学分析、医学、生物力学、机械学、材料科学、计算机图形学等学科于一体的跨学科新领域。智能机器人是最常见的医疗机器人，它融合了人工智能、机器人技术和医疗保健等多个领域，是尖端技术的典型代表，也是国内外机器人领域的研究热点。毫无疑问，人类的想象力承载着未来医疗机器人的发展，医疗机器人代表着科学技术的进步，已经成为科学研究和资本市场最热门的领域之一。

【思考题】

医疗机器人在哪些方面对医疗行业产生了重要影响?

三、医疗机器人的发展历程

随着科技的不断进步和创新，医疗机器人技术也在不断地发展和演进，逐步成为现代医疗领域的重要组成部分。从最初简单机械地执行手术任务，到现在的多样化、智能化应用，医疗机器人已经成为医生和患者的重要助手。医疗机器人的发展历程可以概括为以下几个阶段（图 6-1）。

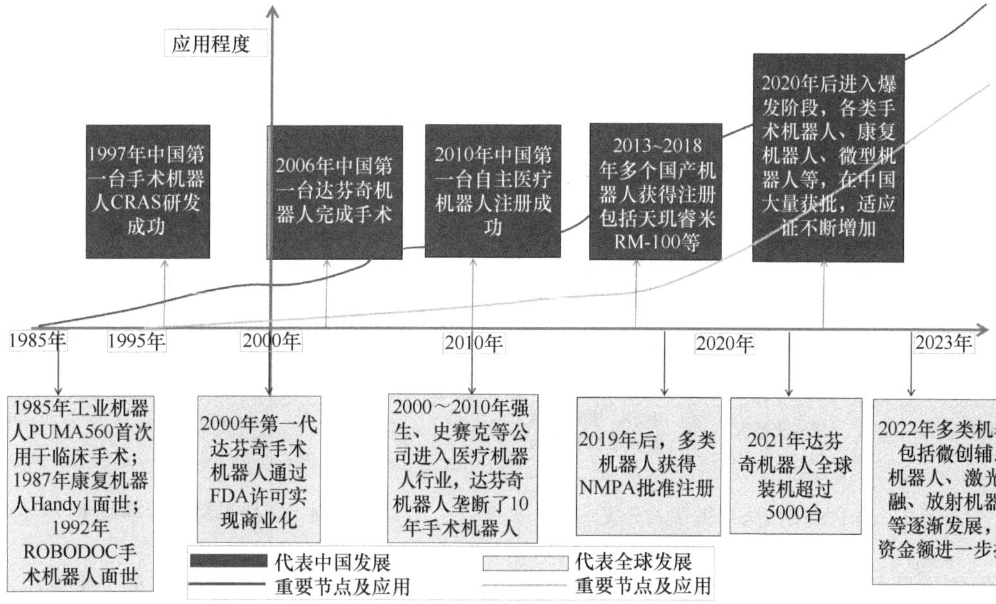

图 6-1　国内外医疗机器人发展节点

20 世纪 60～80 年代：医疗机器人的起步阶段。当时，工业机器人开始被引入到手术室中，协助医生进行手术操作。最早的医疗机器人是由美国空军资助的一项研究项目，旨在研发可以在远程执行手术的机器人系统。

20 世纪 90 年代至 21 世纪第一个十年：医疗机器人的商用化阶段。20 世纪 90 年代初，达芬奇手术机器人问世，它是第一台商用手术机器人，被广泛用于泌尿科手术和胃肠外科手术等领域。此后，医疗机器人的技术不断发展，新的商用手术机器人问世，如美国直觉外科（Intuitive Surgical）的 Da Vinci S 和 Si 手术机器人。

21 世纪第二个十年至今：医疗机器人的多样化和智能化阶段。随着机器学习、计算机视觉、感知技术等人工智能技术的不断发展，医疗机器人的应用领域不断扩展，功能不断增强。新型的医疗机器人问世，如康复机器人、监测机器人、药物管理机器人等。

四、医疗机器人的分类

医疗机器人可以使用各种分类法进行分类和研究，医疗机器人的分类角度包括应用、目标解剖结构或技术、机器人规模、机器人角色、结构或机械设计、驱动策略、自主程度、控制策略等。

医疗机器人根据其应用可以分为两大类：帮助医生的机器人和帮助患者的机器人（图 6-2）。第一类包括用于手术、探索、诊断和治疗的机器人。第二类包含所有辅助技术，包括通过提高个人独立性来改善残疾人和老年人生活质量的机器人，以及由中风或脊髓疾病引起的运动障碍患者临时使用的机器人辅助治疗工具。辅助技术包括假体装置和假肢、矫正装置和外骨骼、功能性电刺激系统、智能房屋、机器人辅助设备和机器人个人助理（图 6-3）。

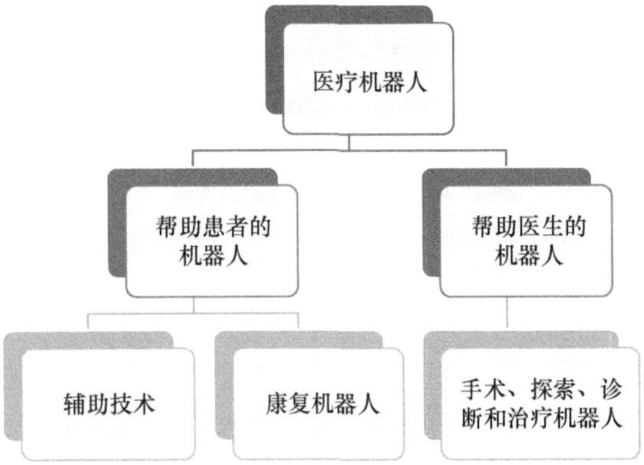

图 6-2 基于应用的医疗机器人分类

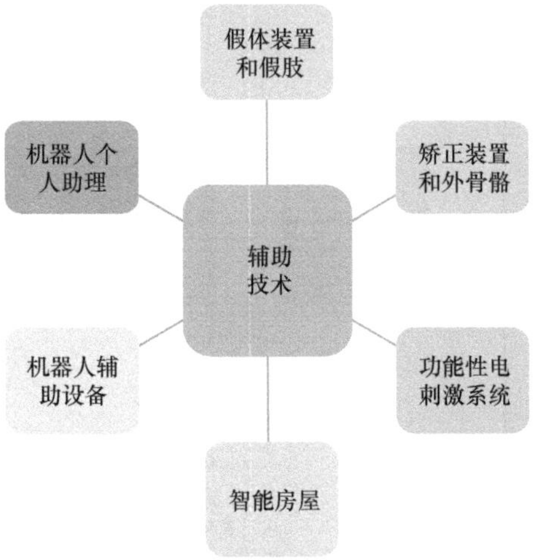

图 6-3 医疗机器人辅助技术

根据国际机器人联合会的分类，医疗机器人可以分为四大类：手术机器人、康复机器人、医疗服务机器人和医疗辅助机器人。手术机器人主要由外科医生操作，可以在手术过程中引导医学图像和执行微创操作。目前普遍使用的手术机器人有很多，如腹腔镜手术机器人、骨科手术机器人、口腔手术机器人等。康复机器人是机器人技术和医工技术相互结合产生的一种智能机器装置，可用于功能治疗或生活辅助，例如，辅助人体完成肢体动作，用于损伤后康复、失能人员运动能力提升及康复。根据功能的不同，康复机器人可大致分为功能治疗和生活辅助两大类。医疗服务机器人常用于医院、诊所、社区和养老院等医疗相关场所，提供非治疗辅助服务，减轻医护人员重复性劳动、扩展医护能力和提高医疗质量，常见的医疗服务机器人包括照护机器人、医用物流机器人、消毒杀菌机器人、移动患者机器人和远程医疗机器人等。医疗辅助机器人是医疗过程中起到辅助作用的机器人，常见的包括诊断机器人、胶囊机器人、配药机器人、培训机器人等，以及医疗机器人流程自动化等软件机器人。

五、医疗机器人的优势

尽管医疗机器人成本高，在复杂情况下的触觉感知和判断能力存在局限性，但与人类相比，医疗机器人可以提供可测量和互补的能力，因此才能被接受并广泛用于医疗保健领域。由于其准确性、可重复性和不疲劳性，机器人技术通过在诊断、术前规划、手术、术后评估、急性康复和慢性辅助设备方面的进步，正在越来越多地影响整个医疗保健领域。在医疗保健领域使用机器人技术可实现高质量的患者护理、简化的临床工作流程、安全的工作环境、更高的准确性和可重复性以及更好的手术技能和培训。

1. 高质量的患者护理 医疗机器人可应用于包括中风患者的康复、脊髓损伤的康复以及神经损伤的康复等，也可以协助康复治疗心脑血管、肿瘤、肢体骨折等患者。由于医疗机器人减轻了人的工作量，护士和其他护理人员可以为患者提供更多的同理心和人际互动，这可以促进长期福祉。医疗机器人支持微创手术，为慢性病患者提供定制和频繁的监测，为老年患者提供智能治疗和社交参与。

2. 简化的临床工作流程 医疗机器人简化了日常工作，减少了对人类的体力需求，并确保了更一致的流程。这些机器人可以通过跟踪库存和及时下订单来帮助确保物资、设备和药物在需要的地方有库存，从而解决人员短缺和挑战。清洁和消毒医疗机器人可进行医院病房消毒，并快速为新患者做好准备，使工作人员能够专注于以患者为中心、以价值为导向的工作。

【思考题】

医疗机器人在诊断和治疗方面有哪些优势？与传统医疗方法相比，它如何提高患者的治疗效果？

3. 安全的工作环境　为了确保医护人员的安全，医疗机器人可用于有可能接触病原体的医院运输物资。清洁和消毒医疗机器人可限制病原体接触，同时帮助减少医院获得性感染，数百家医疗机构已经在使用它们。医疗机器人也有助于搬运重物，如移动病床，从而减轻医护人员的负担。

4. 更高的准确性和可重复性　医疗机器人具有更高的准确性和可重复性，这使得它们成为一种有用的工具，可以在手术、放射治疗和其他医疗过程中提高治疗质量。机器人可以精确地定位和操纵手术器械，从而降低手术的风险和副作用。此外，机器人可以进行连续操作，而无须休息，这使得它们比人类更适合在需要高度可重复性的任务中使用。医疗机器人还可以给慢性病患者提供持续监测，以便更好地了解病情的发展。

5. 更好的手术技能和培训　医疗机器人可以为医疗机构提供更好的手术技能和培训。由于机器人可以通过模拟手术场景来提供训练，医生和护士可以在实践之前练习手术技能。这使得手术更安全，同时减少了患者的风险。此外，机器人还可以在实际手术中提供实时反馈，从而提高医生和护士的技能和效率。

总之，医疗机器人技术的优势在于其高质量的患者护理、简化的临床工作流程、安全的工作环境、更高的准确性和可重复性以及更好的手术技能和培训。这些优势有助于改善医疗保健的效率和效果，提高患者的治疗质量和满意度。

（刘　峰）

第二节　医疗机器人的应用场景

医疗机器人技术已经应用于多个医疗场景，包括外科手术、康复治疗、影像诊断和药物输送等。随着技术的不断进步和应用领域的不断扩大，医疗机器人的未来应用前景十分广阔。

一、外科手术

外科手术是医疗机器人最早也最成功的应用领域之一。手术机器人是指由外科医生操控的机器人系统，可以协助外科手术并提供更高的精准度和更少的创伤。手术机器人在神经外科、骨科、心胸外科和普外科等领域的应用已经得到广泛的研究和获得显著的成果。

手术机器人在神经外科的应用包括脑部手术和神经介入手术等。手术机器人可以通过患者的头部进入到脑内，从而减少患者的创伤和疼痛，可以用于脑瘤切除、癫痫手术和深部脑刺激等手术；可以用于神经介入手术，包括脑血管手术和神经介入治疗等。手术机器人在骨科的应用包括关节置换手术、骨折手术和脊柱手术等。用于关节置换手术，包括膝关节和髋关节置换手术等，可以帮助医生更准确地定位关节，从而提高手术成功率；用于骨折手术，包括骨折复位和内固定手术等，可以帮助医生更准确地定位骨折位置和骨折角度；用于脊柱手术，包括椎间盘切除和椎体成形术等。手术机器人在心胸外科的应用包括冠状动脉搭桥手术、心脏手术和肺部手术等。用于心脏手术，包括心脏瓣膜修复和心脏移植等；用于肺部手术，包括肺叶切除和肺癌手术等。手术机器人用于腹腔镜手术，包括胆囊切除和肝脏手术等；可用于肛肠手术，包括直肠手术和结肠手术等。

达芬奇机器人是一种手术机器人，于 2000 年首次获得美国食品药品监督管理局（Food and Drug Administration，FDA）的批准并开始商业化运营。它由控制台、机械臂、外科手术器械和 3D 高清摄像头等部分组成（图 6-4）。达芬奇机器人系统旨在协助外科医生完成多种手术，如前列腺切除术、心脏手术、胃肠手术等。控制台是达芬奇机器人系统的核心，外科医生可以通过控制台操纵机械臂和手术器械进行手术。控制台由触摸屏、手柄和脚踏板等部分组成，它们可以通过电缆和机械臂连接。机械臂是达芬奇机器人的主体部分（图 6-5），它们由 3～4 个灵活的铰链式关节组成，可以在外科医生的指令下进行移动和旋转，将手术器械精确地引导到患者体内进行手术。外科手术器械是机械臂的一部分，它们可以进行各种手术操作，如切割、缝合、减压等。这些器械都是可重复使用的，并且经过高温蒸汽灭菌处理，以确保手术的安全性。3D 高清摄像头是达芬奇机器人系统的重要组成部分，它可以提供高清的 3D 图像，使外科医生能够更清楚地观察手术部位，准确地定位手术器械。

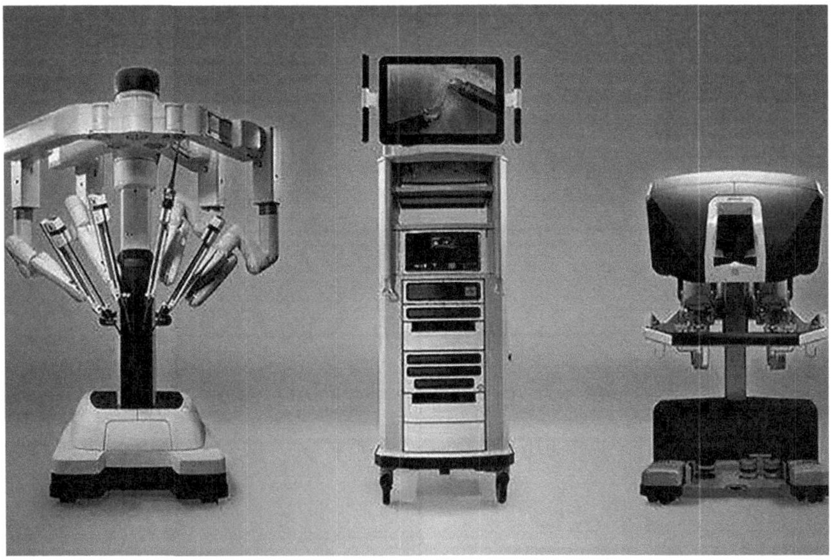

图 6-4　达芬奇机器人的组成

达芬奇机器人可以进行微创手术，减少手术创口，降低手术风险，缩短恢复时间；可以提供更高的精准度和稳定性，减少手术失误和并发症；可以提供高清晰度的三维视野，帮助医生更清晰地观察手术区域；可以提供简便的手术控制台操作，帮助医生轻松掌握机器人手术技术。达芬奇机器人的应用范围非常广泛，已经应用于许多不同类型的手术，包括胆囊切除、肝切除、胃肠手术、妇科手术、心脏手术和头颈部手术等。

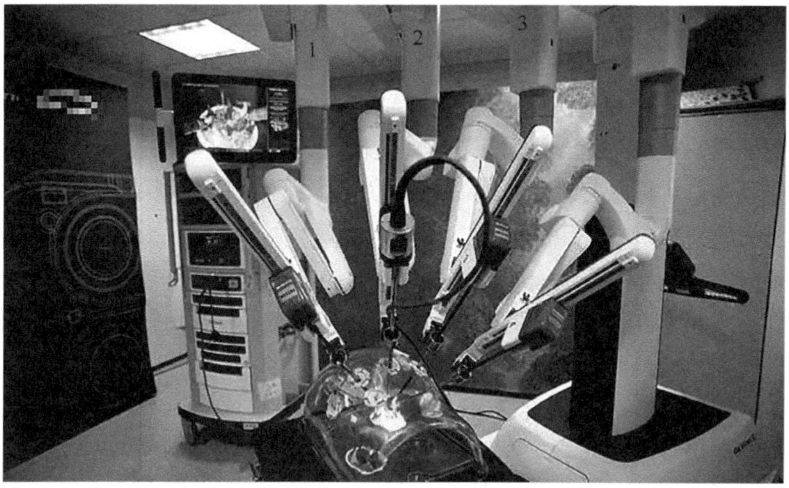

图 6-5　达芬奇机器人的机械臂

在现代外科手术中，手术机器人作为一种越来越普遍的工具得到了广泛应用。除了知名的达芬奇机器人，还有许多其他的手术机器人，如 Mazor X 机器人和 Mako 机器人等。这些机器人系统利用高科技的感应器和计算机技术，可以为外科医生提供更加精准、稳定和安全的手术操作。相较于传统手术，机器人手术可以减少手术时间、降低手术和并发症的风险，提高手术成功率和患者的治疗效果。此外，手术机器人还可以应对复杂的手术，如颅脑手术和神经外科手术等，这些手术通常需要高超的技术和经验。手术机器人的出现为外科医生带来了更多的工具和选择，同时也为患者提供了更好的治疗和更大的生存机会。

二、康复治疗

康复机器人可以用于帮助患者进行物理治疗和康复训练。这些机器人可以根据患者的康复需求进行个性化训练，提高康复效果和速度。例如，对于患有肌肉萎缩或关节僵硬的患者，康复机器人可以提供针对性的肌肉力量训练和关节活动度恢复训练，帮助患者恢复肌肉和关节的功能。对于患有神经系统疾病或受伤的患者，康复机器人可以通过神经功能恢复训练，帮助患者恢复神经系统的功能。康复机器人主要包括以下类型：

1. 肢体康复机器人　这类机器人的作用是协助患者进行肢体康复训练。它们采用运动控制和力传感器等技术，帮助患者进行肢体运动训练，以促进肌肉恢复和关节活动。例如，Lokomat 是一种高度自动化的肢体康复机器人，通过将患者的下肢放置在机器人的运动架构中，运用专业的传感器测量患者的肌肉力量、肌肉电位和关节角度等信息，并根据这些数据实时调整机器人的运动轨迹和力量输出。这种高度个性化的康复训练为患者提供了安全和有效的步态训练，使患者恢复了下肢肌肉的控制能力和平衡感。

2. 步态训练机器人　步态训练机器人的功能是帮助患者恢复行走能力。这类机器人可以通过运动控制和视觉反馈等技术模拟自然步态，帮助患者进行步态训练，促进神经功能和肌肉恢复。例如，ReoGo 是一种步态训练机器人，通过定制化的训练计划提供逼真的步态训练环境，实时调整步态参数，帮助患者恢复行走能力和步态平衡。这种机器人提供多种训练模式，包括双腿模式、单腿模式等，并可以根据患者的康复情况进行个性化调整。

三、医疗服务

医疗服务机器人可以提供医疗服务和支持，包括自助挂号机、智能导诊机、智能药柜、智能陪护机器人等。这些机器人可以提供快速便捷的服务，如为患者提供饮水、送药等，通过自动化的服务，可以减轻医护人员的工作负担，让他们有更多的时间关注患者的状况，提高医疗服务的效率和质量。

Sanbot Elf 智能陪护机器人：Sanbot Elf 是一款由中国创新科技公司开发的智能陪护机器人。它可以提供日常护理和情感支持，如为老年人和残障人士提供协助和陪伴，定时提醒服药和饮水等。

Care-O-bot 4 智能服务机器人：Care-O-bot 4 是由一家德国机器人公司开发的智能服务机器人，它可以提供各种医疗服务和支持，如帮助医院搬运物品、为患者提供药物等。

Pepper 智能陪护机器人：Pepper 是一款新型的智能陪护机器人。它可以为老年人和残障人士提供情感支持和日常护理，如播放音乐、讲故事、提醒服药等。

Buoy Health 智能导诊机器人：Buoy Health 是一款由美国机器人公司开发的智能导诊机器人。该机器人利用人工智能技术和医学知识库，通过与患者交互收集症状信息，并为患者提供就诊建议。Buoy Health 可以快速分析患者症状，根据患者的病情和就诊需求，向患者推荐合适的医院和医生，并提供关于就诊前的准备事项、就诊后的注意事项等指导。该机器人可以在家庭、医院等场所使用，为患者提供快速、便捷、准确的导诊服务，帮助患者更好地管理自己的健康。

四、健康监测

医疗机器人可以植入或佩戴在人体上，能够监测生理指标、提供医疗辅助或治疗。例如，在糖尿病管理方面，有一种名为 Freestyle Libre 的机器人可以在手臂上植入感应器，24 小时不间断地监测血糖水平，并将数据传输至手机或手表上，让患者可以及时调整药物剂量和饮食习惯；在运动监测方面，智能手环和智能手表等设备可以监测心率、血压、血氧水平等生理指标，并提供心电图监测、疼痛缓解、药物给予等功能。由于可穿戴医疗机器人可以持续监测生理指标，因此可以及早发现和处理潜在的健康问题，并且提供更好的医疗服务和健康管理。

五、智能诊断

人工智能医疗诊断系统是指利用人工智能技术进行医学诊断和治疗决策的系统，包括医学图像识别系统、基于自然语言处理的医学问诊系统、智能辅助诊断系统等。搭载这些系统的医疗机器人可以快速、准确地对疾病进行诊断和治疗建议，并且可以提高医疗诊断的效率和准确性。例如，医学图像识别系统可以通过计算机视觉和机器学习等技术，自动帮助医生进行医学影像分析和检测，从而提高医生的诊断准确性和速度，还可以发现潜在的病因和推荐治疗方法；基于自然语言处理的医学问诊系统可以提供快速的问诊服务和医疗建议；智能辅助诊断系统可以帮助医生进行疾病辅助诊断和治疗决策。

六、手术助理

当医生进行手术操作时，医疗机器人可以作为手术助理，协助医生进行手术。如医疗机器人可以通过精确控制手术器械的运动和力量，进行手术器械递送、手术部位清洁等操作，从而减少手术操作中的风险；提供高精度的手术定位和导航，减少手术中的误差；提供实时监测和反馈，帮助医生更好地掌握手术进程和患者状况。这些应用可以提高手术的安全性、准确性和效率，同时也有助于缩短患者的住院时间和恢复时间。

七、放射治疗

医疗辅助机器人在放射治疗中有很多应用，能够提高治疗的精度和效果，减少治疗的副作用，提高患者的生活质量。医疗辅助机器人可以帮助医生确定治疗部位的位置和方向，确保放射线精确照射到目标组织，同时减少周围健康组织受到的辐射；可以帮助医生制订治疗计划，确定放射线的剂量、方向和持续时间，确保最大限度地减少副作用；可以实时监测治疗过程中的放射线剂量和组织响应，帮助医生及时调整治疗计划和剂量，还可以通过预先设定的程序自主进行治疗，使治疗过程更加自动化和高效。

八、环境卫生

医疗机器人可以用于医院环境的清洁和消毒。例如，地面清洁机器人和紫外线消毒机器人等，通过自动化的清洁和消毒，可以减少医院内细菌和病毒的传播，降低交叉感染的风险。这些机器人可以清洁病房、手术室、医疗器械等，并且可以快速反应和处理医院环境中的污染问题，从而提高医院环境的卫生水平，保护患者和医护人员的健康安全。

九、医学研究

在医学研究领域，医疗机器人可以发挥重要作用。例如，医疗机器人可以用于药物试验，通过对人体模拟，测试药物的效果和安全性。此外，医疗机器人还可以用于基因编辑和细胞培养等方面的实验室研究，从而帮助医学科学家更好地理解疾病的机理和开发治疗方法。

第三节　医疗机器人的应用热点

全面了解最新的研究成果、临床需求和商业化进展，对于医疗机器人的未来发展至关重要。根据过去十年发表的高引用的医疗机器人论文，可以确定八个有关医疗机器人的热点应用（图 6-6）。这些热门话题可能与特定的临床应用或在医学中广泛应用的技术相关。

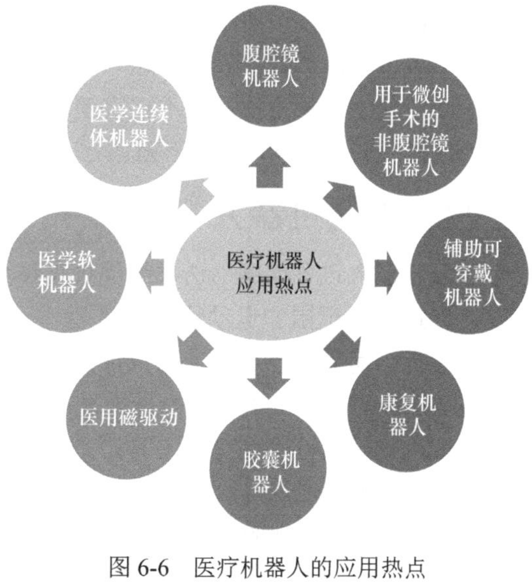

图 6-6　医疗机器人的应用热点

一、腹腔镜机器人

得益于达芬奇手术机器人的成功商业化示范，腹腔镜机器人技术可能是医疗机器人技术中最成熟的，在临床、商业和学术三个方面都取得了不错进展。在腹腔镜机器人方面，越来越多的研究已进入临床。

许多研究旨在比较机器人与标准（通常是手动腹腔镜）技术在不同外科手术中的效果，例如，根治性前列腺切除术、膀胱癌根治性膀胱切除术、直肠癌切除术和子宫切除术等。在过去的十年中，至少有50种不同的手术工具专为达芬奇手术机器人而研发，促进了达芬奇手术机器人的快速发展，并形成了绝对的技术壁垒。此外，达芬奇手术机器人的使用量迅速增长，2019年完成了120多万次手术。过去十年的学术研究在两个方面取得了进展：第一个是使用腹腔镜机器人作为开发增强功能的平台，这方面主要是增强腹腔镜的自动化程度，以及将力感知集成到腹腔镜工具中促进持续工作；第二个是考虑可能减少手术侵入性的新型机器人架构，其中单端口系统受到的关注最多。

二、用于微创手术的非腹腔镜机器人

受到达芬奇手术机器人成功用于腹腔镜手术的启发，外科医生和工程师也在探索非腹腔镜手术的新机器人解决方案。重点领域包括腔内和自然孔口手术以及显微外科机器人。在探索的外科机器人的新兴应用中，腔内和内窥镜机器人方面的工作试图通过消除皮肤切口进入内部解剖结构的需要，并通过提供允许沿着弯曲的解剖通道更深入进入的解决方案，寻求进一步改善手术的治疗效果。视网膜显微手术带来了超出现有手工手术系统能力的独特挑战。研究人员采取了三种方法来解决这些挑战：①具有主动震颤消除功能的手持机器人已经被用于视网膜手术；②合作式机器人为抑制震颤提供了另一种方法，同时也提供了额外的能力；③具有远程运动中心的遥控机器人，在这种方法中，临床医生根本不需要拿着工具，而是通过输入设备控制机器人工具。

三、辅助可穿戴机器人

辅助可穿戴机器人专注于可穿戴机器人设备的设计和控制，旨在改善肌肉骨骼或神经肌肉损伤患者的机动性或功能，从而促进个体运动神经功能的修复。该领域的贡献包括为上肢和下肢截肢患者开发机器人肢体（也称为动力假肢），为神经肌肉损伤患者（如脊髓损伤、中风、多发性硬化或脑瘫患者）开发外骨骼（也称为动力矫形器）。该领域的三大类研究包括：动力下肢假肢、神经控制的上肢假肢和下肢外骨骼。目前的技术发展主要集中在脑机、肌肉等神经接口的融合，通过模式识别可以感知神经意图，并顺利地控制可穿戴设备。鉴于其目前的影响，人们对这一研究方向的未来发展充满了期待。据推测，该领域将在未来十年建立各种方法，在不损害使用者的力量或维持平衡的能力的情况下，特别是在缺乏稳定援助的情况下，改善平衡。

四、康复机器人

康复机器人设备能够以诱导或促进神经可塑性的方式执行伸手、抓取、行走和踝关节运动，促进运动范围和运动协调的恢复。一些康复机器人采用外骨骼的形式，安装在腿、胳膊或手上，而另外一些是末端执行器类型的机器人，通过手柄或脚平台与人体交互。这些装置要么针对下肢，主要目的是恢复活动能力；要么针对上肢，主要目的是恢复灵活性。机器人成为物理治疗师的可靠工具，为患者提供精确和可重复的运动支持，其强度可以通过可变阻力、辅助或重复次数来调节。将机器人设备整合到康复方案中可以降低人员成本，减少工伤，并提高培训的一致性。

五、胶囊机器人

胶囊机器人主要用作胃肠道微创检查。只需吞下一颗“药丸”就可以在肠道深处采集图像。为了解决传统胶囊内窥镜的限制，人们探索了磁驱动的替代方法。这种驱动方式通过外部产生的磁场来操纵胶囊（内含一块嵌入式磁铁）。这种机械上简单的布置可以精确控制胶囊的方向并诱导相对运动。磁场可以由永磁体或电磁体产生，电磁体在改变磁场大小方面提供了额外的控制程度。医疗胶囊机器人是一种临床可行的替代标准介入性内窥镜检查，不久的将来，当多模态成像（如多光谱、自体荧光和微超声）和微/纳米机器人技术相结合时，药丸大小的机器人的智能磁控制可能会提供前所未有的诊断和治疗能力。

六、医用磁驱动

早在磁场被用来创建人体内部图像之前，它就被用来进行手术了。至少可以追溯到17世纪以及工业革命时期，有证据表明，人们曾利用磁场意外地提取嵌在眼睛里的铁屑。在20世纪50年代，人们首次在尖端安装磁铁来引导导管。然而，直到2003年，一种商用的Niobe机器人磁导航系统才出现，它使用两个移动的永磁体产生变化的磁场来引导心内膜消融术导管治疗心律失常。其中，多自由度电磁导航系统建模是磁驱动方面的一个重要突破，也是磁驱动和微型机器人领域的研究热点。在过去的十年中，磁驱动在医学领域取得了许多进展，对如何产生动态变化的磁场和磁场梯度有了更深入的了解，这些磁场和磁场梯度可以无害地穿透整个人体。

七、医学软机器人

基于软概念、内在柔顺结构和智能材料的机器人从一开始就严格地与仿生学和生物灵感结合在一起。软机器人除了用于康复或人类增强的可穿戴软机器人外，还包括用于干预和手术的机器人或干预和手术机器人的组件。关于手术和干预领域，可以确定三个平行的子主题：①用于手术或干预的软设备，在宏观和微型尺度上，整个传统设备被软机器人设计取代；②软的、仿生的或顺应性的组件，可以作为独立设备工作，也可以集成到更传统的系统中；③用于机器人和人工生物器官之间训练和研究特定生理功能的高级模拟器的软组件和系统。软机器人领域，即使还没有产生医疗机器人系统的范例，也正在指导大多数医疗器械的设计和开发。与此同时，软机器人技术也在促进软材料和新型制造技术的研究。

八、医学连续体机器人

连续体机器人通过弯曲变形而不是通过离散关节来改变形状。它们具有3D曲线形状的能力，使得这种类型的机器人能够通过比传统机器人机构所需的更小的手术通道进行手术。它们可以通过自然孔口进入人体，在体内腔中穿行，并在通过固体组织时绕过关键结构。与传统设计相比，连续体机器人的抗弯性能也提高了其安全性。连续体机器人主要的研究进展包括基于肌腱与多骨架驱动的连续体机器人结构的设计原理和基于力学的运动学模型的开发。这项工作促进了重要的医疗机器人商业化工作，如汉森医疗公司的肌腱驱动心脏导管。在过去十年中，连续体机器人的研究集中在四个领域：①将外部接触和负载纳入机器人建模和控制中，运动模型是控制的基础，考虑无模型反馈的控制策略是目前研究的热门问题；②开发控制机器人刚度的方法，综合利用连续体机器人执行器的柔顺特性设计控制器算法，提供连续机器人的运动性能；③创建“软”连续体机器人，可以用柔顺的聚合物材料制作，并采用气动和液压驱动方式；④针对特定临床应用的连续体机器人设计。

（刘　峰）

第四节　医疗机器人的未来发展

医疗机器人领域是一个充满无限可能和挑战的领域。医疗机器人最初是为了让外科医生能够对患者进行远程操作和更精确地操作而开发的，并以提高操作精度作为研发目标。三十多年前，人们采用机器人做了第一台手术，而第一次真正的远程手术是二十年前进行的跨大西洋胆囊切除术。经过多年的发展和技术改进，机器人技术已逐步应用于手术、康复、疾病诊断和医院服务等众多医疗领域，并随着医疗机器人的应用产生和积累了大量的相关数据。目前已经出现了一些非常成功的医疗机器人，如手术机器人、病房机器人、康复机器人、诊断机器人、个人健康机器人和医疗物流机器人等，这些机器人的出现为医疗工作者提供了更多的工具和选择，也为患者提供了更好的医疗服务和照顾。在过去十年中，医疗机器人不断发展进步，技术日趋成熟，全球数以千计的机器人手术系统已经进入临床，并开展了大量的机器人手术。手术机器人已经成为医疗领域未来的技术发展方向。当然，除了手术机器人的研究和应用，康复型机器人以及健康监护系统等技术的发展和研究也是医疗体系未来研究和发展的方向。

医疗机器人是当前医学工程领域的热点之一，也是未来医疗体系发展的关键领域之一。随着科技的不断进步和发展，医疗机器人将不断拓展应用场景，提高自身的智能化、自主化、高效化和精准化水平，不断实现技术创新和突破，为患者提供更加安全、精准和便捷的医疗服务。首先，在智能化方面，随着人工智能和机器学习技术的不断提高，医疗机器人的智能化水平将不断提高，医疗机器人将能够更好地理解医生和患者之间的交流，更好地识别患者的病情，并自主地制定治疗方案和进行手术操作。其次，在自主化方面，医疗机器人将不再依赖于外部环境和技术支持，而是能够自主感知环境和执行任务，具有更高的自主决策能力。再次，在高效化方面，医疗机器人将能够更快地执行任务，减少手术时间，提高手术效率，从而更好地服务于患者。最后，在精准化方面，医疗机器人将能够更准确地诊断和治疗疾病，从而提高手术成功率和治疗效果，为患者带来更好的医疗体验。

除此之外，医疗机器人还将注重人性化设计，使其更具人性化的特点。例如，在患者情感支持方面，机器人可以在手术前与患者交流，帮助患者缓解紧张情绪，并提供情感支持，以提高手术的成功率。在康复领域，机器人可以提供针对性的康复训练，帮助患者更好地恢复身体功能。在医院服务方面，机器人可以扮演导游和语言翻译的角色，为来自不同国家和地区的患者提供更好的服务体验。这些人性化的特点将进一步促进机器人与人类之间的融合，为医疗体系的发展带来更多机遇和挑战。

【思考题】

在未来几年内，医疗机器人技术可能发生哪些重大突破？

（刘　峰）

第七章　医学物联网应用

【内容提要】

本章将主要介绍医学物联网的概念、医学传感器，物联网在医学中的相关应用。

物联网被誉为信息技术的第三次革命。物联网实现了现实空间与虚拟空间的无缝连接，实现了现实空间的万物互联，实现了海量数据的相互融合。随着5G技术的逐渐普及，万物互联的时代已经到来，物联网技术已成为实施智慧医疗的必要手段。因此，医学院校学生掌握物联网相关知识已成为必要。

第一节　物联网概述

人类社会赖以生存的三大条件分别是：物质、能量、信息。新经济时代，信息已经成为人类发展的必要资源和基本标志。依赖通信、因特网、射频识别等新技术，实现人与人、物与物、人与物、人与机器的万物互联架构——物联网的概念与架构逐渐清晰。

一、物联网的起源及发展

（一）物联网的概念

20世纪90年代，美国麻省理工学院成立了自动标识中心（Auto-ID Center），随后提出了物联网概念。2005年11月，国际电信联盟（International Telecommunications Union，ITU）在突尼斯举行的信息社会世界峰会（World Summit on the Information Society，WSIS）上正式提出了物联网的概念。在此次大会上指出了物联网的本质是通过网络对所关注物体的相关信息进行实时监控。由此可以将物联网的概念定义如下：物联网是一种具有标识物体能力、全面感知、可靠传送、智能处理特征的，连接世界万物的特殊网络，可以实现任何时间、任何地点、任何物体的连接。

（二）国外物联网的发展

早在1991年，英国剑桥大学计算机实验室的工作人员为了方便查看不在同一楼层的咖啡是否煮好，编写了一套计算机程序来控制放在咖啡壶旁边的摄像头。这套程序可以让摄像头每三秒拍摄一次，摄像头拍摄的照片能实时地在实验室计算机上显示出来。这个程序的目的是通过远程来观测咖啡机工作情况，该案例就是早期物联网运用的雏形。

1995年微软创始人比尔·盖茨（Bill Gates）写了一本书，名为《未来之路》（*The Road Ahead*）。书中描述了很多物联网运用的场景。例如，观众购买了电影票后，便携式计算机就会自动存储购票者的相关票据信息，观众进入剧场时不用排队验票，检票员用随身携带的便携式计算机采集观众的电影票信息，该设备可以和剧场中的服务器进行数据交换，从而自动完成验票事宜。书中还描述了小区业主在进入小区时，可以利用便携式计算机代替门禁卡进行开门。这些书中描述的场景实际上就是物联网的一些基本应用场景。

1999 年美国制定了“智能微尘计划”，2002 年韩国提出了 e-Korea 战略，2004 年日本发布基于物联网的国家信息化战略，2009 年欧盟发布了《欧盟物联网行动计划》。这些计划推动了国外物联网的高速发展。在国外，物联网技术已广泛的运用于医疗、工业、农业、军事、空间探索等领域。

【思考题】
物联网和因特网的区别和联系有哪些？

（三）我国物联网的发展

我国在物联网方面的研究稍晚于发达国家。1995 年前后我国开始研究无线传感网络和无线传感器，直到 2004 年我国才开始制定军事和民用两个领域传感器的标准。

2009 年 9 月 11 日，传感器网络标准工作组成立大会暨“感知中国高峰论坛”在北京举行，大会的召开拉开了我国物联网高速发展的序幕。传感器网络标准工作组确定了我国物联网发展的目标：进一步加强传感网标准化工作，促进传感网技术进步和推广，推动传感网在各行业中的应用，为培育新的经济增长点，促进经济结构调整和转型升级，增强我国的可持续发展能力和国际竞争力做出应有贡献。

江苏无锡国家传感网创新示范区在 2009 年 11 月正式获得国家批准。示范区将依托无锡市在物联网领域的技术、应用和产业基础进行先行先试，探索相关经验，为推进我国物联网健康、持续发展发挥示范带动作用。

近年来，我国物联网产业的发展风起云涌，物联网技术在交通、电力、医疗、农业等方面取得了成功。射频识别芯片已大规模运用到公共交通、酒店、手机近场通信（near field communication，NFC）付款等。在传感器制造方面，2009 年 10 月 24 日，西安优势微电子公司首次推出了我国首颗物联网核心芯片“唐芯一号”。“唐芯一号”采用 0.18 微米数字互补金属氧化物半导体（complementary metal oxide semiconductor，CMOS）工艺，集无线射频收发、数字基带、电源管理于一体。该芯片是目前同类芯片中集成度最高、静态功耗最小的产品。“唐芯一号”的研制成功，宣告我国已经攻克了物联网的核心技术。近年来国内的华为海思半导体、阿里平头哥半导体、小米松果等公司也加大在芯片上的投入并研制出一系列的芯片，特别是华为的某些芯片已经达到国际先进水平。

（四）医学物联网的发展

物联网总的来说是在互联网基础上的延伸，它解决的是物与物之间的信息交流。因此，医学物联网就是通过射频识别、全球定位系统和各种传感设备，按约定的协议，进行信息交换和通信，实现对服务对象医学物联网中（主要是患者）的智能化识别、定位、监护和服务的一种技术（图 7-1）。

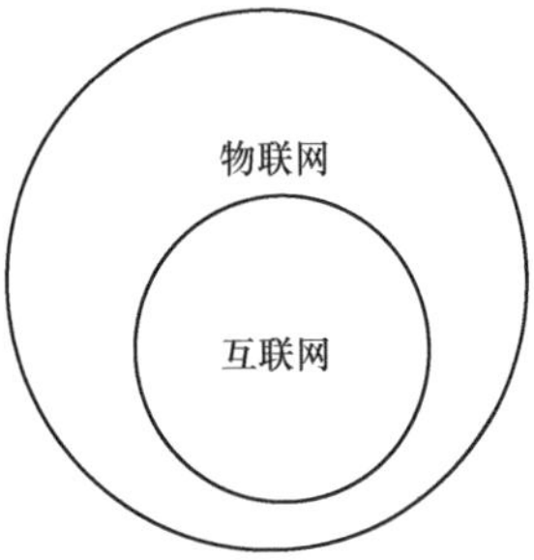

图 7-1　物联网和互联网关系

医学物联网的产生和发展也是建立在信息技术发展的基础上的，也是伴随着计算机、微电子、半导体等技术的发展形成的。

1. 射频识别技术在医学中的应用 射频识别技术是物联网核心技术，它是利用射频信号实现无接触的信息传递交流，同时还能实现物品的标识、识别。射频识别技术最早应用于敌我飞机的识别上，后来逐渐运用于供应链管理，如沃尔玛将射频识别技术运用于货品的管理中。

在 2004 年美国的医疗公司将射频识别技术运用于医院当中，该系统可以追踪和管理患者和工作人员。2006 年美国新泽西州的一家医院医生利用射频识别技术展开临床试验，该医生将射频识别微型标签植入患者的上臂，用来读取慢性病患者的相关信息。

2. 传感器技术在医学中的运用 随着传感器的微型化、无线化、智能化，传感器也被运用于医学当中。20 世纪 70 年代，国外的医学专家在 ICU 中将无线温度传感器接在患者切开的气管插管头端用于实时监测患者的呼吸参数。随着这一技术的广泛应用，其他可以测量人体生理参数的有线和无线设备广泛出现，如心率、心电、血压等。此外，随着微电子技术的发展，可同时测量多种生理参数的设备也广泛出现，如联合监测心率、体温、血压的设备。随着互联网发展，传感器技术在医学上的应用已经发展到实现远程监测患者相关体征。

二、物联网的架构体系

物联网作为互联网的延伸，可以把它理解为一种新型网络融合模式，也有人把物联网体系结构理解为一种能够兼容各种异构系统和分布式资源的开放式体系架构，这种体系架构可以满足异构网络之间、分布式资源之间的互相操作。

从技术体系架构上来看，物联网可分为三层：感知层、网络层和应用层。

感知层由各种标识物、传感器以及传感器网关构成，感知层的作用相当于人的眼耳鼻喉和皮肤等神经末梢，它是物联网识别物体、采集信息的来源，其主要功能是识别或标识物体，感知和采集感兴趣的信息。二氧化碳浓度传感器、温度传感器、湿度传感器、二维码标签、射频识别标签和读写器、摄像头、全球定位系统等感知终端都属于感知层设备。

网络层由各种私有网络、互联网、有线和无线通信网、网络管理系统和云计算平台等组成，相当于人的神经中枢和大脑，负责传递和处理感知层获取的信息。其主要功能是把感知到的信息可靠、安全、稳定地传送。

应用层是物联网和用户的接口，它与行业需求结合，将感知层采集的数据实现物联网的智能应用。这一层一般又再分为应用支撑平台子层和应用服务子层。应用支撑平台子层用于支撑跨行业、跨应用、跨系统之间的信息传输和信息共享；应用服务子层主要提供行业应用，如智能交通、智能电力、智能医疗、智慧城市、工业监控、环境监测等。

扩展阅读：射频识别概念

射频识别技术是一种非接触自动识别技术。射频识别技术是利用无线射频信号在传播过程中的电磁耦合原理来实现获取目标对象信息和数据传递，从而达到对目标对象自动识别的目的。

（曾红武）

第二节 医学传感器

传感器是一种对被测物的某种属性有敏感反应的装置，它对被测物具有某种属性的检测功能，同时它是能将检测到的物理量按照一定的信号输出成能接收的电信号的一种元器件的总称。传感器是人们获取非电量的物理信息的主要途径。

传感器是一类检测装置，它能敏感地感受到被测量物的某种信息，并能将感受到的信息按一定规律变换成电信号或其他所需形式的信号输出，以满足信息的记录、传输、存储、处理等要求。通俗来说，传感器是将物理量、化学量、生物量等非电量信息按照一定的规律转化成容易处理和传输的电量的装置，这种可传输和易处理的电量信息一般是电压、电流、电阻、电容、频率等。传感器又被称为变换器、转换器、检测器、换能器等。这些对传感器的不同称谓反映了传感器的不同运用领域或不同用途。

传感器之所以具有信息的转换功能，在于它的工作原理是基于物理量、化学量、生物量等效应，而这些效应受到相应的规则支配，且便于人类提取。总的来说，医学传感器是传感器的一种应用场景分类。

【思考题】

传感器是如何测得相关体征数据的？温度计是如何测得人体体温的？

一、人体体温传感器

人体体温传感器是温度传感器的一种，温度传感器是一种能感受温度并将其转换成可用输出信号的装置。温度传感器是温度测量仪表最核心部分，其品种也较多。按测量方式可分为接触式和非接触式两大类，按照传感器材料及电子元件特性分为热电阻和热电偶两类。

接触式温度传感器的检测部分与被测量对象需要有良好的接触，它又被称为温度计。其原理为温度计通过传导或对流达到热平衡，从而使温度计的示值能直接表示被测量对象的温度，一般测量精度较高，我们常见的体温计就是此类传感器。

非接触式温度传感器的检测元件与被测物互不接触，又称非接触式测温仪表。这种装置可用来测量运动物体、小目标和热容量小或温度变化迅速（瞬变）对象的表面温度，也可用于测量温度场的温度分布。非接触式温度传感器优点较多，特别是它的测量上限不受感温元件耐温程度的限制，因而对最高可测温度没有限制。例如，对于1800℃以上的高温的测量，采用非接触式测温方法就比采用接触式方法好很多。随着红外技术的发展，辐射测温逐渐由可见光向红外线扩展，目前700℃以下温度的测量都可以采用红外线测量，实践也证明这种方式分辨率很高。

热电阻温度传感器工作的原理是金属随着温度变化与电阻变化呈现正比例关系，也就是说金属的温度变高其电阻值也变高。当然对于不同金属来说，温度每变化1℃，电阻值变化是不同的，而电阻值又可以直接作为输出信号。

人体体温传感器是温度传感器的一种，只是这种装置设计时更注重人体测量的运用环境，也分为接触式和非接触式。一般接触式运用最为广泛。图7-2为接触式温度计，图7-3为非接触式温度计。

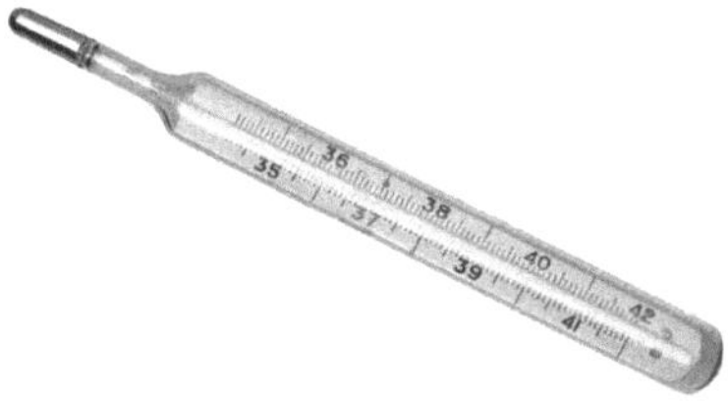

图 7-2　接触式温度计

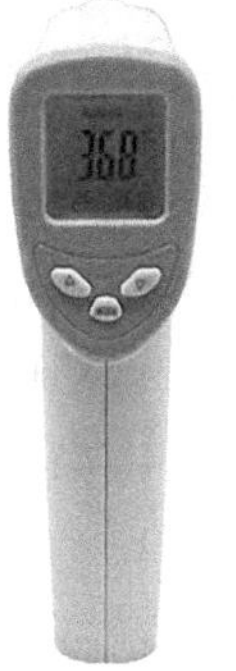

图 7-3　非接触式温度计

二、人体脉搏传感器

人体脉搏传感器指的是用于检测人体脉搏相关信号的一种装置。人体脉搏传感器是可以检测动脉搏动时产生的压力变化，并将这种变化转换成可以被更直观观察和检测的电信号的一种装置。

人体脉搏传感器（图 7-4）按照输出方式可分为模拟输出、数字输出两种。按照采集信号的方式主要可以分为光电式（主要是红外光）、压电式、压阻式等三种。其中压电式和压阻式都是通过微压力型的材料（如压电片、电桥等）将脉搏跳动的压力过程转换为信号输出。光电式脉搏传感器则通过反射或对射式的方式将血管在脉搏跳动过程中透光率的变化转换为信号输出。

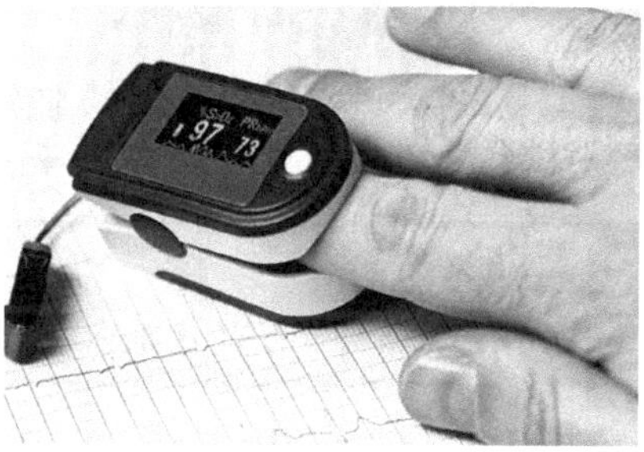

图 7-4　人体脉搏传感器

三、人体心电传感器

人体心电传感器属于生物传感器的一种，人体心电传感器是通过检测心脏电活动在人体体表特定两点间的电位差（即导联）变化来反映心脏的工作状态。人体心电传感器将收集到的人体心脏信号图谱通过计算机显示器、示波器或者打印带来观察被测量者心电图，心电图可以告诉被测量者心脏节律和电传导是否正常。

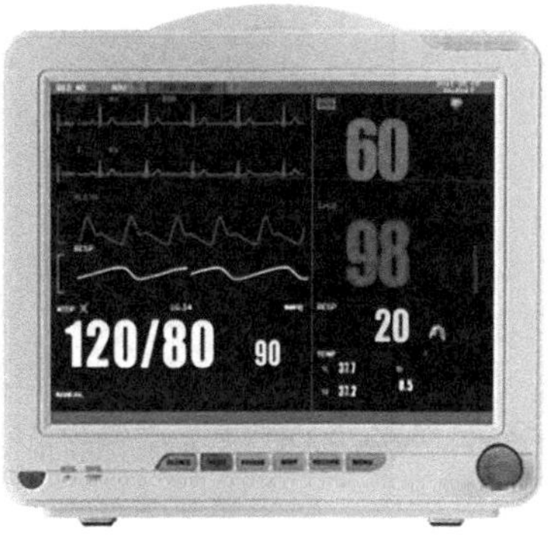

图 7-5　心电监护仪

常见的心电监护仪一般都可监护十二导心电。心电监测分为心律（节律）监测和心率（速率）监测。危重患者心电监测，是对心脏节律监测最有效的手段。通过监测，可发现心脏节律异常，各种心律失常，如房性、室性期前收缩等。图 7-5 为心电监护仪。

【思考题】

十二导心电监护仪的原理是什么？

四、人体血压传感器

人体血压传感器采用精度较高的力敏芯片，经严格精密的温度补偿算法和特殊设计制成。通常所见的人体血压计是利用人体血压传感器、现代电子技术与血压间接测量原理进行血压测量的医疗设备。人体血压计可用于临床中动脉、静脉血压、心室压、脑脊液压的测定和监护，也可用于子宫、肠胃、膀胱等腔体型器官内的测压，是临床和现代医学研究的必备仪器。

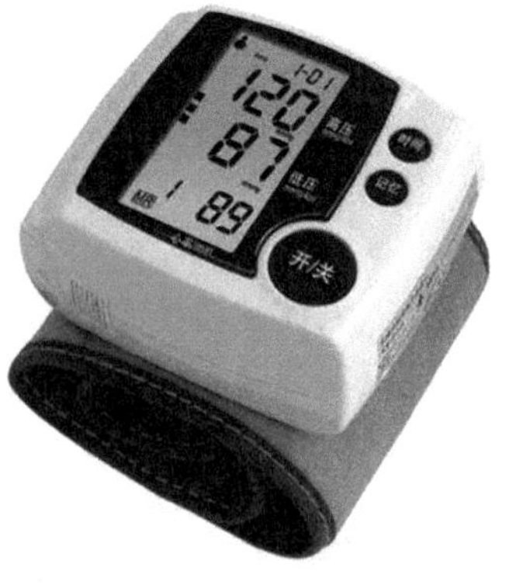

图 7-6 电子血压计

血压监护仪和自动电子血压计（图 7-6）大多采用了示波法间接测量血压。示波法测血压的原理是通过建立收缩压、舒张压、平均压与袖套压力振荡波的关系来判别血压。随着半导体技术的发展，电子血压计得到了快速发展，如今电子血压计已经实现全自动智能测量，测量数据能通过网络自动传输到健康管理平台，并将生成的健康数据报告反馈给用户。

电子血压计有臂式、腕式、手表式之分。其技术经历了最原始的第一代（机械式定速排气阀）、第二代（电子伺服阀）、第三代（加压同步测量）及第四代（集成气路）的发展。

> **【思考题】**
> 示波法和听诊法的区别以及各自适用的场合有哪些？

五、人体血氧传感器

人体血氧传感器是一种能感受血液中氧浓度量并转换成可用输出信号的传感器，传感器由两只发光管和一只光电管组成。血氧浓度的测量方法有电化学法和光学法两类。

电化学量测法要先进行人体采血（最常采用的是取动脉血），再利用血气分析仪进行电化学分析，在数分钟内测得动脉血氧分压（arterial partial pressure of oxygen，PaO_2），并计算出动脉血氧饱和度（arterial oxygen saturation，SaO_2）。电化学法需要动脉穿刺或者插管，会给被测量者造成痛苦，且不能连续监测，因此电化学法对处于危险状况的患者不适用。

光学法是一种克服了电化学法的缺点的新型光学测量方法，它是一种连续无损伤血氧测量方法，可用于急救病房、手术室、恢复室和睡眠研究中。图 7-7 为手指式脉搏血氧检测仪。

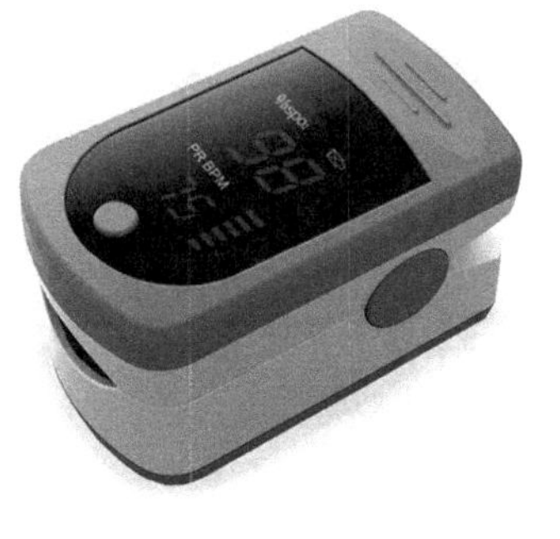
图 7-7 手指式脉搏血氧检测仪

> **扩展阅读：几个相关概念**
> SaO_2 是血液中被氧结合的氧合血红蛋白（oxyhemoglobin，HbO_2）的容量占全部可结合的血红蛋白（hemoglobin，Hb）容量的百分比，即血液中血氧的浓度，它是呼吸循环的重要生理参数。

生物传感器（biosensor）是一种对生物物质敏感并将其浓度转换为电信号进行检测的仪器。是由固定化的生物敏感材料作识别元件（包括酶、抗体、抗原、微生物、细胞、组织、核酸等生物活性物质）、适当的理化换能器（如氧电极、光敏管、场效应管、压电晶体等）及信号放大装置构成的分析工具或系统。生物传感器具有接受器与转换器的功能。

【思考题】

无损伤血氧传感器的原理是什么？其与传统的有损伤测量法各自的优缺点各有哪些？

第三节　物联网在医学中的应用

广义的说，物联网是互联网的延伸，因此，物联网在医学中的应用就是利用传感器、射频识别等设备按一定的协议实现物与物的信息通信与信息交换。在医学领域，物联网技术能够实现对患者的智能化医疗以及对物的智能化管理。物联网技术运用于医学领域可以实现个体与组织（医院、信息系统等）的直接对话，从而实现患者的健康维护。

物联网在医学领域中服务的对象包括两方面：一方面是以医院为中心的相关应用，如医疗设备的管理、自动化药房管理等的应用；另一方面是以患者为中心的应用，如对患者的智能定位、监护等。

一、物联网技术在医疗设备中的应用

医疗设备总的来说包含了三类：第一类是诊断设备类，如超声诊断类设备、X线类设备、内窥镜设备、核医学设备等；第二类是治疗类设备，如手术用设备、病房内护理类设备等；第三类是医疗辅助类设备，如消毒供应室相应设备。物联网技术在医疗设备管理中的应用包括以下几个方面。

（一）智能化设备管理

大型综合医院拥有大量先进的医疗设备，这些设备可以促进医院医疗业务和医疗质量的大幅提升，而设备的完好率与治疗效果有着直接的关系。因此，医疗设备管理水平可以反映医院的医疗水平，应用物联网技术对医疗设备进行智能化管理是提升医疗设备管理的有效手段。

在医疗设备上安装数据信息传感设备或粘贴条形码等信息感知载体，传感设备可以是红外感应、射频识别、全球定位系统。通过这些信息载体或传感设备利用医院现有的各类网络设备将数据进行有效收集，这些数据可以通过系统应用层进行相应的处理。

以电子射频识别管理设备为例，设备生产或到货安装时将射频识别芯片置入设备中，同时将设备的相关信息写入射频识别芯片，这些信息可以包括生产日期、身份识别信息、批号等原始数据。射频识别阅读器可在可读取的范围内发现并读取射频识别芯片内的信息，而后可由医院的网络设备将相应的信息发送到终端机，最终在应用层完成信息的处理。应用层可根据传送过来的数据及实际需求实现相应的功能。

（二）可穿戴医疗设备

目前，可穿戴医疗设备已广泛应用于各种场景，它们可以方便用户更了解自己的各种体征参数，及时发现与治疗自身的“亚健康”状况。这些设备包括但不限于血压仪、体温计、血糖仪等。

可穿戴类医疗设备能够随时随地对人体各种指标进行检查，移动医疗设备由于具有智能性与便捷性已然成为对人体体征进行监测的首选，设备种类愈发丰富，市场中所占的比例在逐步增加。除了常见类别的运动手环之外，还有专门给某类疾病患者设计出的智能化手环，该类手环在患者病发的时候可以在第一时间发出警报。

【思考题】
可穿戴设备的概念和原理有哪些？

二、物联网技术在病房中的管理的应用

物联网应用的本质是真实世界到虚拟世界的数字映射，它无处不在。物联网的作用是在不改变设备的用途前提下优化其应用，使其发挥更大的价值。物联网技术在病房中的管理应用包括以下几个方面。

（一）体征数据自动化采集

在医疗环节中，医护人员常常需要借助医疗设备来采集患者的各种体征数据以便医生辅助诊疗。现有模式是护理人员定时到患者床旁测量或者查看监护设备体征信息，并纸质抄录相关数据，然后在护士工作站或利用移动终端录入电子病历中。这种人工模式一方面工作量较大，更重要的是难免出现错误记录。

危重、术后患者不间断的监护体征数据对于医护人员诊断病情、采取何种治疗手段有非常重要的指导意义。与此同时，海量存储的体征监护数据对后期数据挖掘、分析和疾病研究同样具有积极意义，但目前断点式的数据记录方式无法满足要求，建设体征数据自动化采集平台则可以实现上述功能。体征数据自动化采集平台主要包括心电监护、体温测量、血糖测量等多种常见体征测量项目，同时平台还可以获取包括设备报警信息、设备运行情况、设备故障、操作日志等多类数据。

体征数据自动化采集平台能够将医护人员从大量重复、琐碎的工作中解放出来。智能设备数据以及报警信息的动态、实时监控，可以帮助尽早发现问题，快速干预并解决。同时，智能设备形成闭环的、过程安全可靠的、有记录的临床数据采集工作。体征数据自动化采集平台降低由于人工抄录或人工传递中产生差错的风险，可以有效提高医疗质量。体征数据自动化采集的典型应用包括移动护理、智能呼叫等。

（二）患者实时定位

患者实时定位系统是通过蓝牙、ZigBee、射频识别、超宽带（ultra-wideband，UWB）、WiFi、通用分组无线服务（general packet radio service，GPRS）等方式，实现对相关人员的位置描述和位置关注。定位系统通过配备低功耗通信功能的设备，按照一定间隔部署，智能设备通过扫描标签信号，并利用定位引擎及相应算法处理得出目标用户位置。

在医院病房中一般是通过给患者配备相应的定位装置，一般采用手环方式实现，这类患者一般为术后需特别护理、行动不便、老年、精神病、婴幼儿患者等。定位系统在院区范围内对患者实时定位跟踪，如果未经允许取下手环将会报警。医护人员通过病区定位系统，可查看患者的实时位置、行动轨迹等。当患者超出设置活动范围或者出现特殊情况时，系统将通过相应的方式报警并通知医护人员。实时定位在病房中的典型应用包括电子围栏、婴儿防盗、射频识别腕带等。

三、物联网技术在药品管理中的应用

现代化药品管理包括药品仓库管理及药品调剂管理。药品仓库管理是对药品的出入库、库存维护管理，药品调剂管理是药品发放配送的关键环节。

（一）物联网技术应用于药品仓库管理

传统的药品仓库管理系统通常采用手工或扫码录入的方式入库、出库、盘存、清库。仓库管理过程中过多的人为参与易于造成差错，在入库和盘点时也会浪费大量的人力物力。

基于射频识别的药品仓库管理方式可以解决上述问题，入库时首先对没有射频识别标识的药品进行编码，这些编码内容包括但不限于药品名称、规格、生产厂家等信息，然后运用射频识别阅读器对药品进行批量入库，药品出库时通过药品仓库管理系统形成出库清单。安装在仓库大门的射频识别门式通道阅读器对出库药品相关信息进行采集并自动比对出库清单，如发生错误将自动做出相应的提示。药品盘点时可利用吸顶式或移动式射频识别阅读器自动盘点，通过阅读器采集的数据与系统库存进行自动比对，若出现差错时可自动报警。

此外，仓库需要定期对药品进行清库，以防止药品过期、失效等。通过射频识别阅读器自动读取药品相关信息并自动处理，不需要人工进行逐一比对。运用射频识别技术可以加强药房管理工作，一方面简化了药品的清点工作，使药房的结算工作更加简单易行，另一方面可以很好地管理药品的积压、滞销问题。

基于射频识别的药品仓库管理方式的优点明显，其全自动、无人工参与方式一方面大大提高了工作效率，另一方面减少了人为差错。

【思考题】

射频识别和我们平时用的饭卡、交通卡、门禁卡、身份证有何区别？

（二）射频识别在药品调剂中的运用

医院的药品调剂工作是药学服务的基础，是医疗服务中的重要环节，药品调剂质量涉及管理、技能、经营、服务等多方面因素。在配药、发药和药品使用中不允许存在任何过失，否则可能对患者造成意想不到的医疗伤害。大型医院每天的处方量少则几千张，多则上万张，一年的处方量可达到上百万张，调剂差错难以避免。在信息化背景下的今天，如何通过信息化手段降低调剂差错率，成为药房管理的重点话题。射频识别作为一种自动识别技术，可以在药房管理和药品发放使用中扮演重要角色。

目前，受医院规模或设备经费的制约，我国大部分医院药房的配药工作依赖于人工完成。然而，医院药房药品繁多，一品双规、包装相似、名称相似的药物并不少见，调剂药师难以避免出现调剂差错，发药药师尽管在为患者发药时要进行二次核对，但由于处方量多，工作量大，常常发生调剂差错未审出的现象。有射频识别标签的药品，可通过手持射频识别阅读器一次性读取。一张处方上的药品在调配完成后分装到一个药篮，射频识别阅读器可一次性读取全部药物信息，对药物名称、规格、厂家、数量和药物编码等进行确认，射频识别阅读器再次读取患者处方，即可完成处方药物清单与配发药物的匹配审核。阅读器读取速度快，可在 1 秒内迅速完成药品调剂的核对工作，极大地节约了门诊药师的发药时间，提高了药学服务质量。

扩展阅读：射频识别的工作原理

总体上来说，射频识别技术的工作原理是：当电子标签进入阅读器产生的磁场后，根据电磁感应原理，电子标签的线圈中会产生感应电流；此时电子标签根据接收到的阅读器发出的特殊射频信号，就能凭借感应电流所获得的能量将标签芯片中存储的信息发送出去（无源标签或被动标签）或者主动发送某一频率的信号（有源标签或主动标签）；阅读器获取电磁信号并转换解码后，传输至数据管理系统进行进一步的数据处理。

四、物联网技术在门诊中的应用

智慧医院由数字医院与提升应用两部分组成，物联网技术在门诊中的应用属于提升应用部分。物联网技术在门诊中的应用有如下几个方面。

（一）门诊一卡通

在智慧医院中，看病也像公共交通一样，只要一张卡就可全部解决。在医疗过程中，患者以身份证作为唯一的合法身份证明在自动办卡机（读写器）上进行扫描，几秒钟自动办卡机就会生成一张“就诊卡”（也可使用专用的医保卡）。完成挂号后，“就诊卡”信息包括但不限于患者姓名、性别、年龄、职业、挂号时间、就诊时间、诊断时间、检查时间、费用情况等信息。患者身份信息的获取无须手动输入，而且资料可以加密，确保了患者身份信息的唯一来源，避免手动输入可能产生的错误，同时加密维护了数据的安全性。

患者持卡可直接到挂号科室就诊，系统自动将该患者信息传输到相应科室医生的工作站上，在诊疗过程中，医生开具的检查、用药、治疗信息都将传输到相应的科室，患者只需持“就诊卡”在相关科室的读写器上扫描一下就可进行检查、取药、治疗等相关医事活动，不再需要因划价、交费而往返奔波。就诊结束后，可持卡到收费处打印发票和费用清单。这里的“就诊卡”可以是射频识别芯片卡，也可以是 IC 卡。

患者可通过“就诊卡”在指定的读写器上随时查阅医疗费用的发生情况，并可自行打印费用结果，以及了解医保相关政策、规章制度、护理指导、医疗方案、药品信息等内容，从而提高患者获取医疗信息的容易度和满意度。

（二）基于身份识别的人脸识别

人脸识别技术是基于人的脸部特征，通过提取每个人脸中所蕴含的身份特征，形成特征脸。将形成的特征脸与已知的人脸数据库中特征脸进行对比，从而达到识别身份的作用。目前人脸识别算法有很多，最主流的算法有基于几何特征的人脸识别算法、基于特征脸的人脸识别算法、基于神经网络的人脸识别算法、基于线段豪斯多夫距离的人脸识别算法、基于支持向量机的人脸识别算法等。基于人脸识别的运用在医学中主要有以下几个方面。

1. 智能门禁　病区入口处采用人脸识别进行门禁管理，识别病区患者、家属、医生、护士、护工等，代替了专人进行出入管理的工作，大大节省人力资源，方便相关人员进出病区。同时，更加有效地加强了病区出入及探视管控，更好地提供了医护服务和安全保障。

2. 床旁交互系统的身份认证　医务工作者和患者可以通过人脸识别绑定不同账户从而进行角色管理、权限分配。医务工作者可查看或记录其权限内患者相关资料，记录医疗信息，同时，患者利用人脸登录床旁智能终端，查看自己的监测信息、消息提醒、费用查询、订餐服务、电子病历等信息。

3. 智慧就诊　很多患者因为突然的急症需要到医院就医，匆忙之际往往忘记带上诊疗卡、医保卡、病历卡、身份证和现金。这时候如果能有另一种身份验证方式就好了。利用人脸识别技术可以实现刷脸挂号，人脸识别设备可以依照人脸信息对应患者身份，省去纸质的身份证明凭证。另外，针对一些医院号贩子、“黄牛”群体，利用人脸识别设备等有助于打击这些高价倒号的情况，方便了患者就医。

智慧就诊是将人脸识别系统和医疗数据库连接，可以自动显示该患者的就诊记录，方便医生更准确地根据每个患者的情况进行诊断，减少重复问诊，效率更高，也能有效减轻医生的工作量，做到事半功倍。在一些输液、采集样本、分发药品甚至手术等场景，更需要确认患者身份，防止引起错误匹配甚至医疗事故。医院从传统的凭借病历表、诊疗卡、佩戴手环到用人脸识别作为身份确认的手段，效率和准确率不断提高。从有介质的身份凭证到无需接触的人脸识别，更能减少在医院通过人体接触传播疾病的概率。

常规的就诊流程是医生诊疗后，往往还要到缴费处排队缴费，缴费后再拿着票据到药房取药，对于不熟悉医院流程的患者（尤其老人）来说比较烦琐不便。运用人脸识别技术实现刷脸支付就省去到收费处缴费这一步骤，患者看完病后刷脸支付，就能直接去取药，省时省力，让看病更轻松。刷脸支付只需要在支付设备前扫一下脸，就能完成支付，彻底解放双手，使看病不用再手忙脚乱。

扩展阅读：医学物联网应用困局

1. 动态组网与大规模网络中节点移动性管理　当监护系统扩展到小区、城市甚至全国时，其网络规模巨大，并且监护节点与基站都具有一定的移动性。因此，必须设计一种合适的网络拓扑管理结构以及节点移动性管理方法。

2. 数据完整性与数据压缩　节点有时需要长达 24 小时的监测人体参数，所采集到的资料量大，而存储容量小，常采用压缩算法来减少数据的存储与传输量，然而，传统数据的压缩算法成本高，不适合传感器节点。另外，压缩算法不能损坏原始数据，否则会造成误诊。

3. 数据安全性　无线传感器网络节点采用自组织方式组成网络，容易受到攻击，此外，患者的信息需要保密。传感器节点计算能力相当有限，传统的安全和加密技术都不适用。因此，必须设计一种适合传感器节点的加算法。

【思考题】

人脸识别的原理是什么？

（曾红武）

第八章　健康医疗大数据应用

【内容提要】

本章介绍了健康医疗大数据相关概念及其主要类型，健康医疗大数据在临床、公共卫生和个人健康管理等方面的典型应用。

第一节　健康医疗大数据概述

2016年，国务院办公厅发布《关于促进和规范健康医疗大数据应用发展的指导意见》，其中明确了健康医疗大数据是国家重要基础性战略资源，是国家大数据战略布局的重要组成部分。健康医疗大数据是“未知大于已知，已知蕴藏未知”的国家战略新领域，事关人民生命安全、国家生物国防和战略安全。健康医疗大数据也是促进、保障和改善民生的重要资源。

一、健康医疗大数据概念

健康医疗大数据是信息网络技术、大数据技术、物联网技术、云计算、移动互联网技术、人工智能技术和机器学习等新兴技术与医疗服务及其延伸行业相结合的产物，是为临床医疗领域赋能的新要素。从时序上来讲，健康医疗大数据在外延上涵盖了人的全生命周期中使用各种健康相关社会服务过程产生的健康相关数据。这些健康相关服务是指医疗服务、健康管理、医疗保障、公共卫生、疾病预防、社会支持、气候环境和综合管理等影响公众或个人生理、心理健康的由社会提供的服务。所以，我们将健康医疗大数据定义为以信息网络、大数据、物联网、云计算、人工智能、机器学习和移动互联网等新兴技术与以医疗服务、健康管理、公共卫生、疾病预防、社会支持和综合管理为主的健康相关服务行业深度融合产生的涵盖人的全生命周期的健康相关数据。

二、健康医疗大数据类型

健康医疗大数据最常见的分类方式是按照数据的结构化程度和数据来源划分。

（一）按照数据的结构化程度划分

1. 结构化数据　指存储在数据库里，可以用二维表结构来逻辑实现的数据。其特点是任何一列数据具有相同的数据类型并不可细分。关系型数据库中的数据大多为结构化数据。例如，临床检验系统里面的“儿童临床常用生化检验项目”就是典型的结构化数据。

2. 非结构化数据　是相对于结构化数据而言的，不能用二维表结构表现的数据，包括半结构化数据和完全无结构的非结构化数据。半结构化数据是介于结构化数据和完全无结构的非结构化数据之间的数据。最常见的半结构化数据有可扩展标记语言（extensible markup language，XML）、日志文件等，一般都以纯文本的方式输出。完全无结构的非结构化数据：非纯文本类数据，没有标准格式，无法直接解析出相应的值。例如，用户在社交媒体发布的健康相关短视频、各种医学影像文件等。理论上，非结构化数据可以通过一定的处理转换为结构化数据。

（二）按照数据来源划分

数据来源是健康医疗大数据分类的常用标准，但不同研究者由于出发点、视角等的不同，划分出来的类型略有差异。如孟群等从数据产生的来源将健康医疗大数据分为医疗大数据、健康大数据、生物大数据和经营运营大数据。陈先来和杨荣将医学大数据分为医疗大数据、药企数据、生命科学数据、公共卫生数据、互联网数据、医疗保险数据和医学文献数据等。陈敏等从数据的产生来源将健康医疗大数据分为医疗大数据、健康大数据、生物大数据、运营大数据和行业相关大数据。坎丹·雷迪和查鲁·阿加瓦尔将健康医疗数据分为临床数据（电子病历、生物医学图像和临床记录）、传感器数据、基因组数据、生物医学文献数据和社交媒体数据等。《健康医疗大数据资源目录体系 第 4 部分：资源分类》中将健康医疗大数据分为新兴业态、基础信息、公共卫生、计划生育、医疗服务、医疗保障、药品管理和综合管理八大类。

综上，我们从健康医疗大数据的产生及应用场景等出发，可以将健康医疗大数据分为公共基础数据、公共卫生数据、医疗服务数据、健康管理与促进数据、医疗保障数据、药物管理数据、传感器数据、生命科学数据、泛互联网健康医疗数据和医学文献与术语数据等十大类。

1. 公共基础数据 指从国家、地区等层面出发的由政府各职能部门牵头建设的各种为全人群健康服务的大型系统里的基础类数据，如全员人口信息数据库、健康档案数据库和电子病历数据库中的数据。早在 2013 年，当时的国家卫生计生委、国家中医药管理局就印发了《关于加快推进人口健康信息化建设的指导意见》，该意见中就指出要统筹推进全员人口信息数据库、居民电子健康档案数据库和中西医电子病历数据库建设。全员人口信息数据库又分为国家全员人口信息、区域全员人口信息、重点人群基本信息等，用于收集、存储公民个人基础信息与扩展信息。居民电子健康档案数据库也可分为区域健康档案信息、重点人群健康档案信息、专病管理健康档案信息等，用于存储居民全生命周期卫生服务过程产生的各种记录。电子病历数据库收集患者就诊过程中产生的各种数据，包括检查检验结果、病程记录、出入院记录、手术护理记录等。

2. 公共卫生数据 分布在各种公共卫生相关部门、机构的系统之中的数据，如疾病控制类、监督执法类、卫生应急类、预防干预类、妇幼保健类等数据。其中疾病控制类又有急性传染性疾病信息、慢性非传染性疾病信息、健康危险因素信息、寄生虫病相关信息、精神卫生相关信息、计划免疫相关信息等。如国家传染病疫情与突发公共卫生事件网络直报系统等积累了大量相关数据。监督执法类数据有健康危险因素监测信息、卫生行政许可信息、监督执法信息等。卫生应急类有突发公共卫生事件信息、应急处理信息等。预防干预类有重点人群干预、区域预防干预等信息。妇幼保健类有婚检服务信息、新生儿服务信息、出生医学信息等。

3. 医疗服务数据 指医疗相关机构为患者提供诊疗服务过程中产生的各种数据。包括临床数据、检查检验数据、药品数据和患者服务数据等。其中临床数据主要指患者接受诊疗过程中产生的数据，如门急诊服务、住院服务、手术服务、输血服务等过程产生的数据。检查检验数据是指患者就诊过程中的辅助诊断等方面的实验室检查数据和影像数据等。药品数据主要指临床环节产生的与药品相关的数据，如处方数据、药房管理系统中的数据、合理用药数据、特殊药品管理系统中的数据等。患者服务数据是指各种临床信息系统中与患者相关的数据，如患者基本数据、挂号数据、转诊数据、出入院数据等。

4. 健康管理与促进数据 主要指健康体检、健康咨询、体质测定、体育健身、中医医疗保健等同健康管理与促进相关系统中搜集与存储的数据。其中，健康体检数据是健康管理与促进数据的重点。健康体检数据指体检系统中的患者姓名、住址、联系方式等基本信息，以及检查结果数据。检查结果一般包括症状、生命体征（体温、脉搏、呼吸、血压、身高和体重等）、检查部位及其检查结果等。检查部位相关数据是体检系统的重点，如眼科检查中的左右眼裸眼远视力值、左右眼矫正远视力值、眼底检查结果异常标志与描述、巩膜检查结果等。健康咨询是指体检或相关机构提供的健康增值服务中形成的数据。其他的还有诸如体质测定结果数据、体育健身过程中身体监测数据，以及中医医疗保健数据等。

5. 医疗保障数据 各种医疗保障系统中诸如定点医疗机构、定点零售药店、药品分类与代码、医用耗材分类与代码、国家谈判药品配备机构、疾病诊断和手术操作分类与代码、医疗服务项目分类、异地联网相关服务等数据。医疗保障是社会保障的重要组成部分，与人民生命健康、医药卫生事业发展、经济社会稳定紧密相关。医疗制度改革及医疗保障制度改革必须建立在对覆盖全国的医疗保障大数据的充分研判的基础上。从业务内容来分，医疗保障可分为城镇职工基本医疗保险、城镇居民基本医疗保险、新型农村合作医疗、公费医疗、医疗救助和商业医疗保险等。全国统一的医保信息平台已建成。该平台涵盖支付方式、跨省异地就医、公共服务、药品和医用耗材招采等 14 个子系统，有效覆盖 40 万定点医疗机构和 40 万定点零售药店，日均结算超 1800 万人次。

6. 药物管理数据 药物管理数据主要指新药研发、生产流通、招标采购和药品监管等各个环节产生的数据。生产流通数据主要包括药品、耗材生产、运输、供应等环节产生的数据。招标采购主要包括国家药品供应保障综合管理数据、药品采购数据、疫苗采购数据、耗材采购数据等。药品监管数据主要涉及区域用药数据、各级药物临床应用监测数据等。

7. 传感器数据 指借助可穿戴等各式传感器设备实时收集、传输与利用的各种生物信号、生物力学等诸如心率、心电、脉搏、体温、呼吸、睡眠、血氧和血压等数据。传感器已经成了实时获取数据的重要技术手段，目前已广泛应用于运动健康和医疗健康领域。可穿戴设备是传感器技术在健康医疗领域应用的主要形式之一。例如，在运动健康领域，可穿戴传感器可以用于实时无线获取运动人员生物信号、生物力学、物理力学等。可以实现对运动人员运动状态、轨迹、训练负荷等的监测，也可用于监测运动人员实时心率、血氧、心电和睡眠等数据。在医疗健康领域，可穿戴传感器的应用场景多种多样，如对心血管疾病的日常监测、慢性病管理、康复和老年人健康监视等。

8. 生命科学数据 在生命科学研究领域，生物信息大数据是关于生物标本和基因测序的信息。常见的组学数据有基因组学数据、转录组学数据、蛋白组学数据和代谢组学数据等。例如，国家基因库生命大数据平台（China National GeneBank DataBase，CNGBdb）就整合了来源于国家基因库、国家生物技术信息中心（National Center for Biotechnology

Information，NCBI）、欧洲生物信息研究所（European Bioinformatics Institute，EBI）、日本 DNA 序列资料库（DNA Data Bank of Japan，DDBJ）等平台的文献、项目、样本、实验、测序、组装、变异、基因、蛋白质、序列等。目前 CNGBdb 中可检索的知识条目数超过 30 亿条，其中可被检索的文献数量超过 2947 万条记录，基因序列超过 2274 万条记录，蛋白质序列超过 22.7 亿条记录。

9. 泛互联网健康医疗数据　互联网自产生以来即成了大众获取健康信息的重要渠道。特别是随着移动互联网及社交网络的普及，互联网更是成了公众被动或主动获取健康信息的最主要渠道之一。众多健康类门户网站上存储了海量有关疾病、健康、寻医问药、购药等方面的信息。以微信生态、微博、问答社区、短视频平台等为代表的社交网络应用中积累了海量用户生成的健康相关内容。医院、药企、健康管理机构等在通过网络提供各种健康医疗相关服务的过程中也积累了海量相关数据。除此之外，搜索引擎、非营利性机构网站、移动 APP 等不同类型的网站、数据库和 APP 上也有海量健康医疗相关数据。

10. 医学文献与术语数据　在大数据时代，医学文献和医学术语已经成为医学知识发现的主要素材。医学知识发现主要通过搜集特定主题特定类型的医学文献，借助医学术语词典对文献进行知识抽取，识别蕴含在实体及其属性之间的逻辑，进而发现新的医学知识。目前，医学文献数据库已收录海量医学文献，如 PubMed 文献量已达 3700 万篇，中国生物医学文献数据库（CBM）文献量也有 1000 多万篇。常见的医学术语集有美国国立医学图书馆（National Library of Medicine，NLM）研制的《医学主题词表》（MeSH），以及国际系统医学术语集（SNOMED CT）等。

（黄　成）

第二节　健康医疗大数据的公共卫生应用

随着数字化时代的到来，公共卫生领域的健康医疗大数据蓬勃发展，公共卫生工作实现了从手工报告向网络报告、从统计报表向个案数据报告方式的转变，逐渐积累了丰富的公共卫生数据资源，公共卫生监测也从基于传统的人工报送数据的被动监测模式，向基于大数据和人工智能的主动监测智能模式转变。目前该领域已产生大量健康医疗相关的数据信息，如何利用好这些数据为公共卫生和政府卫生决策服务成了研究的热点。

一、公共卫生大数据组成与分布

随着公众对健康医疗大数据的不断认识，公共卫生大数据在 2015 年被正式提出，2016 年国务院办公厅在《关于促进和规范健康医疗大数据应用发展的指导意见》中提到，整合社会网络公共信息资源，完善疾病敏感信息预警机制，及时掌握和动态分析全人群疾病发生趋势及全球传染病疫情信息等国际公共卫生风险，提高突发公共卫生事件预警与应急响应能力。《科学》杂志也于 2014 年底和 2015 年初分别刊登了《公共卫生遇上了大数据》和《将大数据纳入公共卫生系统》两篇文章，指出强大的流行病学基础、稳健的知识整合、循证医学原则和拓展的转化研究议程是大数据应用于公共卫生领域的推动力。近年来随着我国公共卫生体系的不断完善，以及国际社会对公共卫生的普遍关注，公共卫生大数据呈现了丰富的形式和载体。

（一）公共卫生大数据

公共卫生大数据是健康医疗大数据的重要分支之一，区别于临床个体数据，公共卫生大数据更多指的是公众层面的与人体疾病或亚健康状态相关的生活行为方式、遗传因素、社会环境因素及医疗卫生服务中可以测量记录的一切与人群健康相关的数据信息的集合。基于公共卫生大数据的分析，可实现对全人群的健康测量与健康风险评估，从而实施行之有效的预防与干预措施，提高人群健康水平。公共卫生大数据体量巨大、数据繁杂、数据纬度高、时效性强，特别是在突发公共卫生事件工作中的预警和响应能力就尤为关键。

公共卫生大数据对于加快健全与完善我国公共卫生体系有重要作用：增强公共卫生监测的准确性与科学性，增强公共卫生工作的追踪与防控能力，促进公共卫生领域救治与研发的智能化，优化公共卫生资源配置，提高资源调配效率。大数据在我国公共卫生体系改革中的应用前景广阔，必须结合我国现阶段发展实际，完善相应的体制机制建设，充分发挥大数据在我国公共卫生体系改革中的技术支撑作用。

（二）组成与分布

公共卫生领域的健康医疗大数据，主要来源于政府、卫生事业单位和相关研究机构的公共卫生信息系统，包括疾病控制机构、卫生监督机构、妇幼保健机构、健康教育机构、慢性病防治机构、社区卫生服务机构等产生的系列数据。

1. 疾病控制类 主要包括疾病预防控制中心和区域卫生机构产生的急性传染性疾病数据、慢性非传染性疾病数据、健康危险因素数据、寄生虫病相关数据、死因监测数据、精神卫生相关数据、计划免疫相关数据等。

2. 专病数据类 包括结核病防治所产生的结核病防治数据，职业病防治所等机构产生的尘肺病、放射病、化学中毒、物理因素职业病等公共卫生专病数据。

3. 监督执法类 主要指国家药品监督管理局、国家市场监督管理总局等卫生监督机构产生的健康危险因素监测与评价信息、卫生行政许可与登记信息、卫生监督检查与行政处罚信息等。

4. 卫生应急类 指突发公共卫生事件信息、应急处理信息等。

5. 妇幼保健类 妇幼保健机构产生的婚检服务信息、产前保健信息、产中检查信息、产后保健信息、出生医学信息、新生儿健康体检服务信息等。

6. 其他 其他健康教育、人群健康、公共卫生服务相关数据等。

（三）常用公共卫生数据资源

常用的公共卫生数据资源主要来源于政府和卫生相关单位或组织，如世界卫生组织（World Health Organization，WHO）和美国疾病预防控制中心等机构提供的各国卫生相关数据库，以及我国建立的各类公共卫生数据服务平台。这些数据资源汇集了大量公共卫生大数据，在卫生决策与卫生发展中起到重要作用。

1. 国家人口健康科学数据中心 国家人口健康科学数据中心（National Population Health Data Center，NPHDC）又称人口健康科学数据仓储（Population Health Data Archive，PHDA），是科技部和财政部认定的20个国家科学数据中心之一，属于国家科技基础条件平台下的国家科技资源共享服务平台。平台资源包括基础医学、临床医学、公共卫生、中医药学、药学、人口与生殖健康、地方节点、专题资源等八大类，并建成了基础医学、人口健康平台、公共卫生、临床医学、人口与生殖健康等 5 个科学数据中心。

2. 公共卫生科学数据中心　公共卫生科学数据中心是国家人口与健康科学数据共享平台的组成部分，主要立足于预防医学领域和公共卫生服务。主要包括了公共卫生数据、公共卫生百科和公共卫生文库，其中公共卫生数据涵盖了传染性疾病、慢性非传染性疾病、健康危险因素、生命登记、基本信息和其他六大项（图 8-1）。

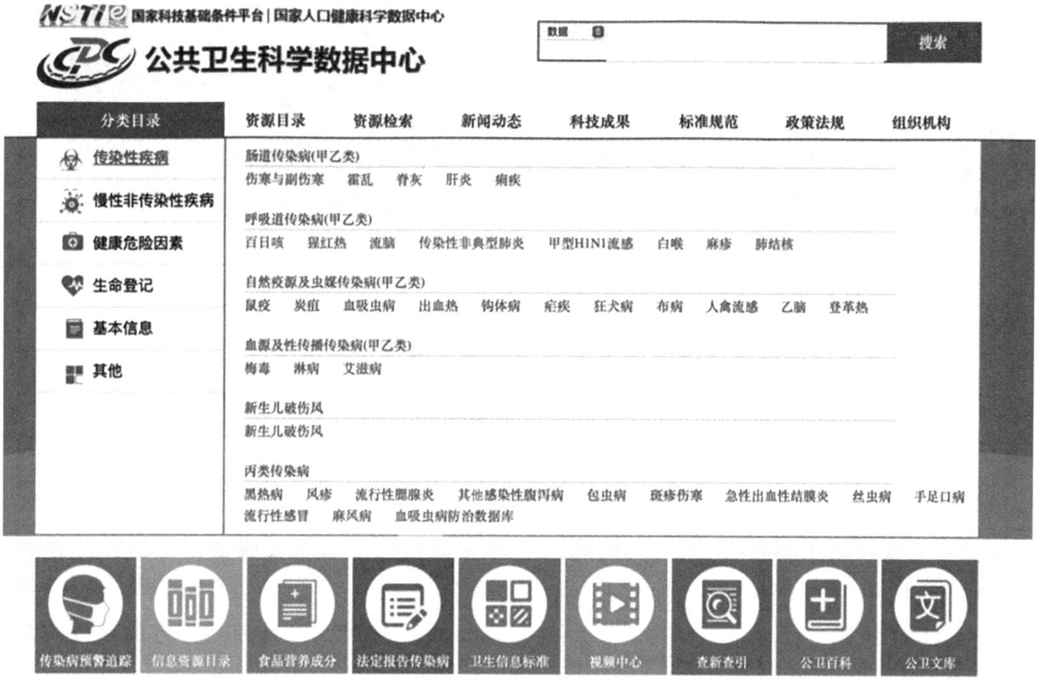

图 8-1　公共卫生科学数据中心数据资源主页面

3. 全球卫生观察站　全球卫生观察站（The Global Health Observatory，GHO）是世界卫生组织关于世界各地卫生相关统计数据的网站（图 8-2），包括来自 194 个国家和地区的 1000 余项指标数据，其目的是帮助政府、卫生决策者、研究者确定基于公共卫生需求的卫生重点问题和全球健康。

4. 全球卫生数据库　全球卫生（Global Health）数据库是国际农业与生物科学研究中心（Centre for Agriculture and Bioscience International，CABI）创建的专门致力于公共卫生的国际数据库，涵盖了生物医学、慢性疾病、环境与工作健康、流行病学和生物统计学、公共卫生应急、卫生系统、传染病与寄生虫学等广泛的研究方向。

二、公共卫生大数据的典型应用

随着人工智能、云计算、5G 通信的快速发展，公共卫生大数据在互联网时代大有可为，当前公共卫生大数据在传染病预警、疫情监测、慢性病管理、环境污染物监测、食品卫生溯源、卫生保健管理、健康教育、卫生资源配置和循证公共卫生决策等领域得到了广泛应用和发展。

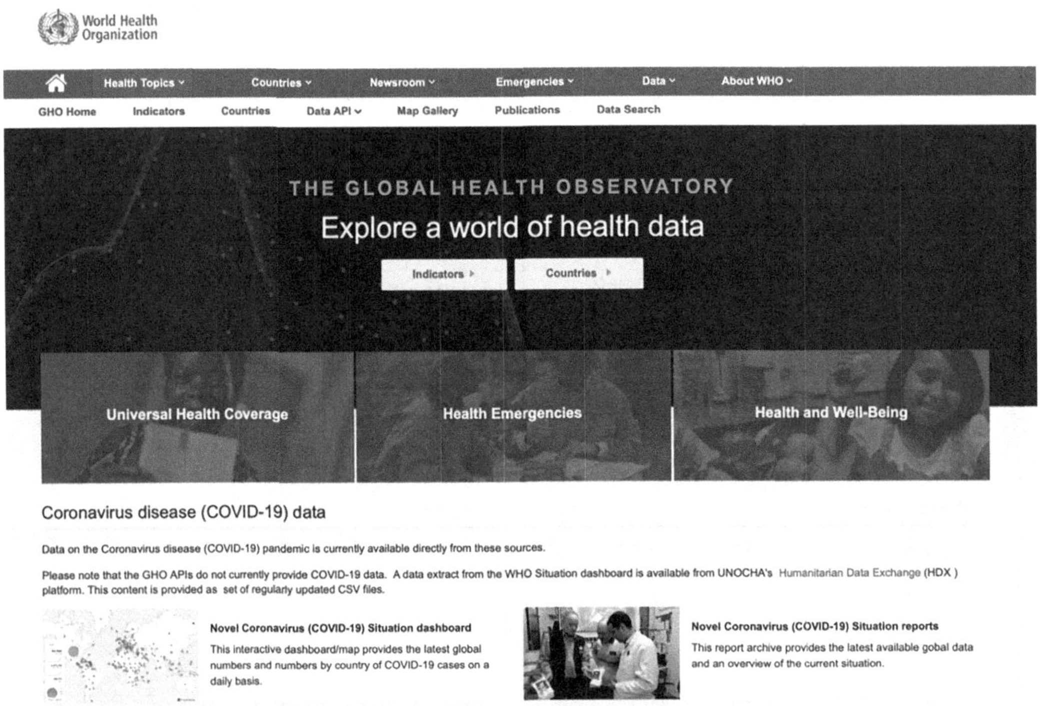

图 8-2　全球卫生观察站数据资源主页面

习近平总书记在2020年中央全面深化改革委员会第十二次会议上对疾病预防控制体系、重大疫情防控救治体系做出了重要部署，并明确指出要“鼓励运用大数据、人工智能、云计算等数字技术，在疫情监测分析、病毒溯源、防控救治、资源调配等方面更好发挥支撑作用”。充分运用大数据技术和方法，深入挖掘和推动公共卫生大数据的应用和落实，对于加快健全与完善我国公共卫生体系意义深远。

（一）传染病预防与控制

在公共卫生的流行病学研究中，传染病的预防与控制主要通过控制传染源、切断传播途径、保护易感人群。流行病学三要素进行控制和干预，在传染病溯源过程中往往需要耗费大量的人力、物力和时间，特别是通过空气或气溶胶为介体进行传播的传染病，往往存在感染人群面积大、传播关系网错综复杂、感染时间难以定位、通过人工询问回忆偏倚大等问题。充分利用公共卫生大数据我们就可以实现对感染人群的实时动态监测、传播关系网的大数据梳理和复现、易感人群的精准画像和基于移动互联网的主动健康教育。

1. 监测与预警　在传染病监测和预警方面，常规的预警模型有时间预警模型、空间预警模型和时空预警模型。基于传染病与突发公共卫生事件网络直报系统生成的传染病监测数据，结合电子病历、电子健康记录和全人口数据库，借助网络信息处理技术、文本挖掘技术、地理信息系统、遥感技术和数据挖掘技术对医疗数据、病原体监测数据、地理信息和互联网信息进行关键数据提取，建立动态自动预警模型，可以实现对传染病疫情的早期智能预警。

2. 传染病控制　公共卫生大数据提供传染病从出现、发展到治愈的全过程监测。通过大数据分析有利于筛选传播源、传播途径、传播人群控制、传染病治疗等关键信息，为有效控制疫情提供决策支持。基于全球定位系统和健康风险因素监测数据，分析患者去过的场所，确定其时空轨迹，并利用相关算法和神经网络等大数据技术分析患者的时空轨迹，寻找传播源和传播途径的关键信息。疫情发生后，通过对患者电子病历、电子健康记录、监测设备等数据进行智能筛查，筛选病情好转的患者信息，可以为疫苗和药物研发部门提供快速、有价值的参考。

3. 探索与实践

（1）中国传染病自动预警和响应系统：中国传染病自动预警和响应系统（China Infectious Diseases Automated-alert and Response System，CIDARS）包括像差检测、信号产生、信号传播和信号响应信息反馈 4 个部分的预警系统（图 8-3），目前已实现 39 种传染病的监测数据自动分析、时空聚集性实时识别、预警信号发送和响应结果实时追踪等功能。该系统通过数据监测，使用固定阈值法、移动百分位数法、累积控制图法、聚集性疫情预警法将特定传染病的发生、异常增加或聚集信号发送给相应省、市、县级疾病预防控制机构及其相关人员，并及时获取县级疾病预防控制机构人员关于预警信号调查、核实、处置与排除响应的进展情况，可以实现监测预警的异常探测、信号发布、信号核实与效应结果反馈功能，并整合利用地理信息系统、模拟仿真技术等建立传染病预测、评估、干预的辅助决策与指挥系统。

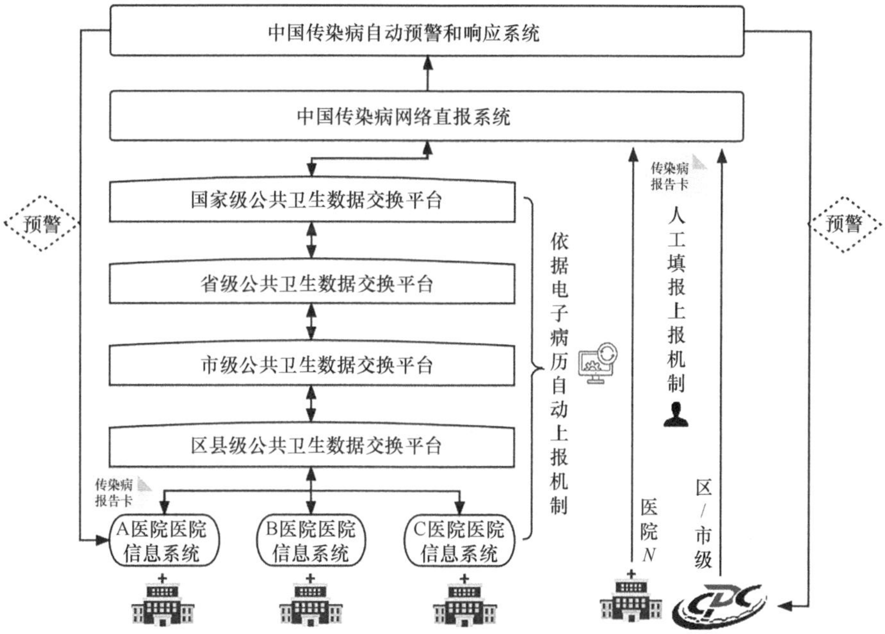

图 8-3　中国传染病自动预警和响应系统流程

（2）世界卫生组织流行病情报中心：世界卫生组织于 2021 年开始和德国共同建立世界卫生组织大流行病和流行病情报中心，该中心旨在为全球提供更好的数据、分析和决策，建立全球早期预警和监测系统，以侦测和应对全球突发卫生事件。

（3）其他智能预警系统：美国谷歌流感趋势（Google Flu Trends，GFT）系统是谷歌于 2008 年推出的一款预测流感的产品，谷歌流感趋势通过对用户流感敏感词的搜索数据的筛选和汇总，通过关联规则可以实时地对全球当前的流感疫情进行估测。与我国的 CIDARS 类似，荷兰建立了基于病例报告的风险评估与预警（Risk Assessment and Early Warning）系统，瑞典建立了计算机辅助流行病搜索（Computer Assisted Search for Epidemics，CASE）预警系统等。

【思考题】

如果对某传染病的发展轨迹进行预测，可以使用哪些预测模型和方法？一般应考虑哪些因素的影响？

（二）慢性病防治与管理

慢性非传染性疾病简称慢性病，具有起病隐匿、多发、病程长、反复发作等特点，已经成为全球性的重要公共卫生问题，慢性病患者由于需要长期服药和动态随访，普遍存在疾病负担重、占用大量的卫生资源等问题，慢性病的早预防、早识别、早诊断、早治疗就显得尤为重要。传统的慢性病管理存在人群监测范围受限，监测的危险因素种类少，监测数据的准确性、连续性和完整性难以保证，个体自我管理能力弱，健康宣教针对性差等问题。

数智时代伴随而来的是慢性病防治策略和管理方式的现代化，将互联网、大数据以及云计算整合运用于慢性病防治，可以促进慢性病患者管理模式的数字化变革，进而为患者提供个性化的卫生服务，为政府和卫生相关单位提供决策支持。

“互联网+可穿戴设备+传感器技术”实现了对传统的慢性病管理的更新换代，建立起前端和后端的互联互通。利用健康医疗大数据技术可以集成包括云端健康咨询、干预评估、全科医生个性化服务流程、医疗协同技术等慢性病健康服务。目前可穿戴健康设备在慢性病患者的心率、汗液、温度、睡眠、卡路里、葡萄糖、血压等方面的监测与管理应用广泛，如心电监测仪、血糖检测仪、可穿戴胰岛素泵、可穿戴止痛器、智能手表、智能手环、智能眼镜、智能腰带等产品。

1. 慢性病防治　使用大数据和人工智能技术可以实现对慢性病发生、发展以及结局预测，实现慢性病的早期筛查和健康监测，从而实现早预防、早干预、早治疗。国内外研究报告显示，通过电子健康记录、可穿戴设备可以获取丰富的慢性病患者数据，使用传统机器学习、循环神经网络、卷积神经网络、支持向量机、随机森林、多任务学习算法等技术可以较好地实现对糖尿病、高血压、阿尔茨海默病、恶性肿瘤等神经系统疾病、代谢性疾病、心脑血管疾病的预测，进而实现早期、精准、智能的慢性病综合防治。

2. 慢性病管理　根据慢性病大数据应用主体的不同，可以分为个人慢性病管理和群体慢性病管理两个层面。根据应用场景不同可以分为数据采集、数据管理和数据分析应用。

（1）慢性病数据采集：利用丰富的可穿戴设备和智能移动终端可以实现对慢性病患者身体信号的获取和采集，如体重指数、血压、血脂、血糖、心率等身体基本信号，以及吸烟饮酒、饮食习惯、体育锻炼、睡眠质量、心理状态等行为状态信号。还可以运用人工智能语音系统开展慢性病随访信息的采集。

（2）慢性病数据管理：将各种设备获取的慢性病数据上传信息管理系统，可以针对性建立慢性病患者健康档案，利用大数据分析技术可以实现对慢性病全过程、全方位的动态监测，实现慢性病精准管理。

（3）慢性病数据分析应用：慢性病管理的大数据应用，在个人患者层面主要表现为对慢性病患者的监测、评估、个体化干预；在慢性病群体层面主要表现为对群体特征画像、疾病发展预测和管理评估。基于电子病历和电子健康档案，利用大数据分析技术可以对系统中海量的个体和群体慢性病数据特征进行分析，对病程进展实施数据跟踪以评估患者短期健康风险和长期预后状况，建立起慢性病风险实时评估和智能预警机制。同时，海量的慢性病大数据可以实现对慢性病个人患者、特定疾病群体等疾病风险特征精准画像，为个人和特征群体开具“大数据健康处方”，实现对慢性病患者治疗的大数据最优方案，可以为精准和有效的慢性病管理、干预和长期健康教育提供参考。

3. 探索与实践　我国已建成近500个国家级慢性病综合防控示范区，北京、上海、湖南、四川等部分省（自治区、直辖市）初步完成了省级卫生信息化平台建设。

扩展阅读：国家级慢性病综合防控示范区

为落实《中共中央 国务院关于深化医药卫生体制改革的意见》(中发〔2009〕6号)的精神，2010年底卫生部办公厅颁布了《慢性非传染性疾病综合防控示范区工作指导方案》，其工作目标之一就明确提出要规范开展慢性病综合监测、干预和评估，完善慢性病信息管理系统。

示范区主要工作内容包括六个方面：一是收集基础资料，开展慢性病相关社区诊断；二是建立和完善慢性病监测系统；三是广泛开展健康教育和健康促进；四是深入开展全民健康生活方式行动；五是重视慢性病高危人群，采取预防性干预措施；六是加强基层慢性病防治，规范慢性病患者管理。

如上海健康云信息化平台，上海市基于3000多万份居民电子健康档案数据和100亿条临床诊疗记录，建立了“上海健康云”信息平台，该平台包括数据资源管理、服务资源管理、应用服务支撑、综合管理及决策支持4个子平台和1个知识库，同步开发居民端和医生端APP，面向全人群提供覆盖预约挂号、健康档案、预防接种、家庭医生、慢性病管理、体征指标、个人账户等七大核心应用。平台采用统一的医疗健康公共服务总入口，实现了“健康一门入、预约一键通、服务一站式”，用户和授权的家庭医生均可查询个人健康档案信息，方便家庭医生提供个性化、精准化的健康服务，并实现长期跟踪和预测预警（图8-4）。

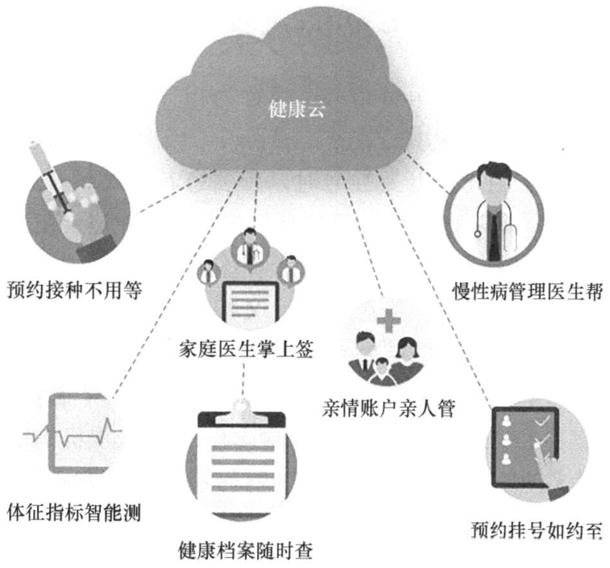

图8-4　健康云信息化平台

三、挑战与机遇

在“互联网+医学”和新型人工智能驱动下，公共卫生大数据呈现出高纬度、多模态等特征，对公共卫生健康大数据的挖掘有待进一步加强，大数据在公共卫生领域的应用场景也有待完善和丰富。

目前还存在以下几方面问题：一是公共卫生数据质量不高，数据采集和治理能力需要提升；二是数据缺乏统一管理标准，难以实现多个数据库的对接和联动；三是公共卫生数据涉及范围广泛，人群隐私保护需要重视；四是传统的公共卫生信息化系统管理方式落后，基于新一代人工智能的公共卫生大数据系统有待突破；五是大数据应用在公共卫生健康管理中的适老化研究需要加强，如慢性病患者多为老年人，他们对信息技术的接受程度非常有限。

总的来说，在多源大数据、多元应用、超算能力和算法模型的共同驱动下，在以开放性智能为基础、基于推理和知识驱动、依赖交互学习和记忆的新一代混合人工智能发展背景下，公共卫生健康医疗大数据应用系统也将日趋成熟，在未来人群健康和公共卫生领域可以有效地助力卫生部门更好记录、存储和分析人群的健康信息，提供更加精准化和个性化的卫生健康服务，也将有利于公共卫生资源更合理地规划和配置，为政府开展公共卫生决策提供有力支撑。

（刘家秀）

第三节　临床大数据及其应用

随着信息技术的不断发展，全球数据总量飞速增长，推动医疗行业进入大数据时代。临床大数据在提升医疗服务质量、精准防治疾病、辅助管理决策、药物评价和监测等方面发挥着较大的价值。

一、临床大数据分类

临床大数据具体指与医疗行为相关的大数据，具体指在诊疗过程中，有关信息获取、记录、存储和调用的数据。应当说，当患者进入医疗体系的那一刻，临床大数据已经开始产生了，当患者开始挂号时，有关患者的人口信息，包括年龄、性别、住址、身份号码、保险卡号码、电话号码等信息就被获取，并记录在医院信息系统中，同时建立患者的病历；当医生或护士第一次检查患者身体时，身高、体重、血压、体温、心率等体征信息就被记录存储在病历中；当患者进行 X 线、CT 检查时，所有诊断图像信息又被 PACS 存储下来；另外血检、尿检的结果同样被化验室信息系统记录下来。医生调用所有这些信息作出诊断，开出处方，所有的诊断和处方信息又被记录存储下来。当患者出院以后，医生把所有的患者信息和诊治编码传送给社保机构，然后社保机构根据内部系统中的程序进行赔付和报销，所有这些赔付信息进入双方的财务系统，患者如果用社保卡去零售药店购买处方药，其处方信息进入药店数据库，最后汇总。对于医疗机构而言，患者信息、病历信息、医生工作信息、诊疗活动信息、财务信息、器械消耗信息都有各自的系统，并按时进行汇总分析，以供不同层次的管理决策需要。因此，临床大数据主要包含电子健康档案、生物医学影像和信号、自发性报告系统等数据。

（一）电子健康档案

电子健康档案（electronic health record，EHR）是在一定时期内健康服务人员用来管理、存储、共享医院门诊和住院处、精神卫生中心、基层医疗机构、药物处方等异构医疗数据，并进行分析的个人终身健康档案。电子健康档案涵盖了与患者相关的所有关键临床信息，如人口统计学信息、既往史、进展说明、问题、药物、生命体征、实验室数据、免疫接种、放射学报告、医师观察、收费信息和保险信息等。建立电子健康档案的基础是电子病历，它是以信息化为媒介，用电子化方式来保存、管理、输出、传送患者医疗记录和健康信息的方式。电子病历可以满足多个医生同一时间查看患者病历，可以作为参考资料，将循证指南并入日常的临床实践中。电子健康档案可以让医生更好地了解患者按ICD、HL7-CDA等标准分类的结构化数据或text等格式的非结构化数据，同时可以记录和跟踪患者健康数据并对其加密，从而确保数据的隐私和安全。

（二）生物医学影像和信号

生物医学影像和信号提供由皮肤、骨骼以及生物活动产生的电信号或磁信号，产出解剖结构的高质量图像，包括MRI、CT、PET、超声、心电图、脑电图、神经电图、肌电图、胃电图、心音图等。生物医学影像和信号属于非结构化临床数据，数据库利用信号处理技术自动按病理分类，弥补了人工分类的局限性。

（三）自发性报告系统

自发性报告系统通常用于上市后的药物安全性监测。目前在药物评价研究中，使用了FDA不良反应报告系统的数据来监测药物不良反应（adverse drug reaction，ADR），效果良好。然而不良反应报告生成需要较大的工作量，目前自发性报告系统在报告不足的情况下反馈较差，许多健康群体不了解或不具备足够的信息来提供报告，因此可能无法及时发现很多药物的不良反应。

二、临床大数据的应用实践

（一）为常见疾病临床诊疗提供参考

多学科、多维度数据是临床大数据的主要特点，将离散的数据进行整合与规范化，对大量、关联性的疾病数据进行分析整理，建立疾病、症状、诊断、用药、手术、检查、检验之间的相关关系，构建临床预测模型，可以探索疾病的关联关系，进行诊疗效果比较、合并用药研究、疾病特征和患者分析，有利于加深对疾病的了解，拓展科研发现，辅助临床诊断。

扩展阅读：临床预测模型

临床预测模型指利用多因素模型估算患有某病的概率或者将来某结局发生的概率。临床预测模型包括诊断模型和预后模型，诊断模型关注的是基于研究对象的临床症状和特征，诊断当前患有某种疾病的概率，多见于横断面研究；预后模型关注的是在当下的疾病状态下，未来某段时间内疾病复发、死亡、伤残以及出现并发症等结局的概率，多见于队列研究。

电子病历作为临床大数据的核心，是患者综合、完整、详尽的诊断及治疗全过程的原始记录。利用大数据技术对海量医疗数据进行挖掘分析的基础上，能够提供重复检验检查提示、治疗安全警示、药物过敏警示、疗效评估、智能分析诊疗方案、预测病情进展等一系列智能的人机互动应用，为临床医师提供科学决策参考，提高临床诊疗水平，形成“源于临床、回归临床”的临床决策支持系统。通过对在患者档案方面的大数据分析，可以确定哪些人是某类疾病的易感人群，使其尽早接受预防性干预。这些方法也可帮助患者选择恰当的治疗方案。此外，临床决策支持系统还可使医生从耗时过长的简单咨询工作中解脱出来，提高其诊疗效率。

（二）临床大数据为医院精细化管理提供依据

临床大数据通过对医院临床和运行数据的综合挖掘和分析，发现医疗质量问题的真相，准确定位原因和指导改进。例如，通过关联患者历史健康数据、检查治疗数据、治疗结局数据，对诊疗过程进行全流程、闭环管理，对比不同疾病症状的用药、治疗效果，为进行临床诊疗效果比较、精细化治疗提供科学依据。同时基于临床大数据的积累、利用，有助于进一步提升医疗质量。

医院精细化管理以大数据为基础，以规范化为前提，以系统化为保证，以数据化为标准，以信息化为手段，把服务者的焦点专注到满足被服务者需求上，以获得更高效率、更多效益和更强竞争力。通过临床大数据对医院门诊量、手术量、入/出院病人数、床位使用率、床位周转率、设备使用率、设备折旧率、疾病谱、患者分布区域、财务收支等数据进行分析，将当前数据与同期数据、前期数据进行对比分析。对当地类似条件同行医院数据的对比分析，找出不断提高医院经济运行质量的成因和差距，抓住自身工作的薄弱环节，切实采取改进措施。

（三）临床大数据为个体化医疗提供平台

随着医学模式从经验医学发展到循证医学，再到精准医学和个体化医疗，临床大数据的价值得到重视和体现，同时，由于临床大数据的获取、存储及分析与预测技术的迅速发展，个性化医疗的远景成为应有之义。临床大数据作为风险与获益评估的量化工具，可为医生、患者及卫生行政人员的决策提供更直观、理性的信息，因此其应用也越来越普遍。

个体化医疗是以每位患者的大量信息为基础，通过综合分析挖掘每位患者病理学、生理学等方面的特点，进一步制定出适合每位患者的独特、最佳治疗和预防方案，提高治疗的针对性，从而取得最优疗效。个体化医疗需要综合分析每位患者的各方面信息，同时要求医生有处理这种“大数据”的方法及能力。分析患者各项详细的检查信息及诊断信息，便于个体化治疗策略的制定，从而得到较好疗效。技术的发展使现代医学常规收集的患者信息量非常巨大，分析信息的能力也有极大提升，使个体化医疗成为可能。

> **【思考题】**
>
> 临床预测模型的基础是海量患者的诊断、用药、手术、检查等临床大数据，个体化医疗则面向单个患者的差异化，因此，通用的临床预测模型如何正确合理地解释患者诊疗的个体化？

（四）临床大数据为医保决策提供支持

随着创新医疗科学技术的发展以及人均期望寿命的增长，人均卫生资源需求量显著增加。如何合理有效地使用卫生资源已成为政府、社会和个人必须面对的问题。医保（作为付费方）需要鼓励创新药物及创新技术的使用，但由于总体支付能力的限制，不可能把层出不穷的新药及创新技术照单全收，政府需要找到一个公平的方式评价哪些新药/新技术的性价比最高以支持支付政策的决定。我国医保正进入新的定位，即由被动的支付、补偿，转变成以价值为基础的战略性购买，为参保者购买具最佳性价比的服务。医保作为民众的医疗基金管理方，正在建立一个成熟、完善的以价值为基础，以临床结果导向为目标的购买机制。医保考虑的核心是价值，是各类创新药物及技术的性价比而不仅仅是单一分开地看疗效或者价格。高质量、完整、全面的评估离不开高质量真实世界医疗大数据。

临床大数据有助于更全面支持医保精准管理，展示创新药品及技术的价值，是卫生技术评估中至关重要的一环。医保目录制定、谈判证据以及支付决策应基于真实世界数据分析及被评估创新药品和技术。例如，有学者基于2014年、2015年广州医保大数据的一项对比研究展示了广州医保乙肝门特政策的实施导致了乙肝患者覆盖率从2014年的82%增加到2015年的95%。患者自付比例由53%显著下降到33%，极大地降低了患者负担。同时《慢性乙肝防治指南》推荐的一线药物的使用率获得提高，患者一线药物的治疗依从性大幅提高。药物持有率（medication possession ratio，MPR）由2014年的65%增加到2015年的84%，提示患者的远期疗效将获得改善。

三、临床大数据的挑战

（一）临床大数据的采集与存储

数据采集与存储是临床大数据整合过程中面临的第一大挑战，病历数据是临床大数据的主要来源之一，临床大数据的深度挖掘对病历数据的完整性、真实性、有效性都有较高的要求。对病历数据进行采集与存储主要有三大困难：一是患者隐私问题，医务人员在询问收集患者信息时，难免触及患者隐私，可能存在患者隐瞒、错报信息的情况，从而降低数据的完整性与真实性；二是数据烦琐冗杂问题，医务人员为了避免遗漏患者的相关信息，在收集患者就诊信息时出现了“能存则存”的现象，这种做法导致医院信息系统存储了大量的“无用信息”，大大降低了数据的有效性；三是数据层安全问题，数据层安全主要是指数据在采集、传输、存储、交换的过程中，因非偶然或者恶意原因而遭到破坏、更改等。

（二）临床大数据的筛选

目前，医院所收集、存储的临床大数据，仅有少部分研究性数据具有初步的前瞻性处理，大部分临床数据属于日常记录的流程数据，其价值密度较低，难以用于临床大数据的深度挖掘与分析，而是否能对大数据进行有效筛选则成为解决这一问题的关键所在。对此，医生建议要做到数据的有效筛选，可先设定临床研究，再来采集数据，即前瞻性的数据采集。前瞻性数据不仅可以提高数据的真实性、完整性，还有利于提高医疗数据的有效利用率。

（三）临床大数据的共享

数据共享可以显著提高临床大数据的利用率，使其效益最大化，从而实现临床大数据的深度挖掘，提升地区乃至全国的整体医疗水平。目前，各大医院之间并未实现数据共享，仅存在同一医院各科室之间的数据共享，以及各大医院之间不定期的对典型案例的学术交流。各医院使用不同的电子病历系统，存在自我保护，数据难以在不同软件系统之间流通共享。虽然近几年医疗卫生信息标准化工作在方法学认识和标准制定方面都有所发展，但总体上仍处于学习和模仿阶段，制定的一些标准落地较为困难。虽然现阶段尚未实现全面的数据共享，但多数医务人员表示数据共享将会成为一种趋势，未来可能会存在一卡通，使医疗数据在计算机上实现全部联网，从而实现对临床大数据的深度挖掘。

（张瑞祥）

第四节　健康医疗大数据的个人健康管理应用

每个人都是自己健康的第一责任人，对家庭和社会都负有健康责任。世界卫生组织研究发现，个人行为与生活方式因素对健康的影响占到60%。个人健康管理是指对个人健康危险因素进行全面监测、评估和干预，并将健康生活方式提供给个人的过程。个人健康管理的本质是变健康的被动管理为主动管理，帮助人们科学地恢复健康，维护健康和促进健康。

提高个人健康管理能力与素养，需要从技术环境和健康知识普及两个层面展开。技术环境层面需要打通各种数据共享和技术应用的堵点和痛点，动员社会资本力量将最新的技术、算法、模型应用到个人健康管理中来，提高个人健康管理应用及平台的可及性、可用性和可信性。健康知识普及方面，需要动员全社会宝贵的卫生专业技术人员参与到健康普及中来，以解决“我国城乡居民关于预防疾病、早期发现、紧急救援、及时就医、合理用药、应急避险等维护健康的知识和技能比较缺乏，不健康生活行为方式比较普遍”的问题。

一、个人健康管理数据来源

个人健康管理是以个人为中心的健康服务模式，理想的个人健康管理需要建立在个人全面、系统的健康数据之上。因此，个人健康管理数据主要以个人相关数据为中心，以其他诸如人口数据、健康知识等周边数据为辅。个人健康管理数据涉及个人基础数据、个人临床诊疗数据、个人健康体检数据、可穿戴设备产生的数据、公共卫生数据和健康知识大数据等几个方面。

（一）个人基础数据

个人基础数据是指个人健康管理决策需要参考的必备数据，数据来源方式有相关数据库导入和个人提供两种。个人基础数据主要指个人与健康相关的各种背景数据，如性别、年龄、婚育情况、居住地理情况、饮食习惯、运动锻炼习惯、疾病史、过敏史、残疾情况、遗传疾病、饮酒吸烟情况等可能影响个人身心健康的数据。个人基础数据是健康管理决策的重要依据，也是个人健康管理数据的重要来源。

（二）个人临床诊疗数据

个人诊疗数据是指个人生命全周期，疾病全周期过程中接受医疗服务过程产生的数据。包括门诊就诊信息、住院就诊信息、检查检验信息、诊断明细信息、用药信息、手术处置信息、操作护理记录、病程记录信息、随访数据等。个人诊疗信息是个性化、精准化个人健康管理的关键，是个人健康管理数据不可或缺的重要组成部分。

（三）个人健康体检数据

随着经济社会的发展，人们对健康也越来越重视，定期体检人群逐年增多，产生了大量与个人健康体检有关的数据。个人健康体检数据包括症状、生命体征、器官及其功能检查信息、实验室检查结果信息，以及婚育情况、慢性病、用药史、家族史、住院史、预防接种史、职业暴露史、生活方式等个人背景数据。

（四）可穿戴设备产生的数据

随着智能可穿戴设备的普及，各种可穿戴应用也收集了大量与个人健康相关的数据，包括心率、血氧、血糖、血压、体温、呼吸、睡眠、行动等。这些数据已广泛应用于不同人群的各种健康管理场景之中。

（五）公共卫生数据

健康环境也会影响个人健康状况及健康决策，因此，传染病、职业病、环境污染、气候、慢性病、公共卫生政策、健康教育、妇幼、急救等相关数据也是个人健康管理决策应该予以考虑的因素，也是个人健康数据来源之一。

（六）健康知识大数据

在移动互联网及各种社交媒体普及率已经很高的今天，公众获取健康信息的渠道已经从传统的线下卫生宣教转移到线上环境。例如，快手、抖音、微博、微信、今日头条等社交媒体及新闻聚合应用已经成为公众获取健康信息的重要途径。健康知识普及是公众个人健康管理的主要范畴之一，个人健康管理主体应借助人工智能、大数据等新兴技术向个人提供个性化、高质量、循证思维的健康知识服务。

二、健康医疗大数据的个人健康管理典型应用

健康医疗大数据在个人健康管理中的应用主要体现在两个方面：一是基于健康医疗大数据的以个人健康监测、疾病预警、健康数据保存与分析、体检管理等为主的个人健康监测与决策支持服务；二是基于知识图谱、个人兴趣的健康知识普及服务。

（一）个人健康监测与决策支持服务

常见的个人健康监测与决策支持服务有个人健康状况实时动态评估、个人健康状态监测、健康或疾病预警、健康咨询、健康体检服务、远程就医问诊、线上危险因素干预等。其中，典型应用有用户健康画像、体检服务和家庭医生服务等。

1. 用户健康画像 近年来，用户画像相关技术在基于互联网的信息服务领域得到了广泛的应用。用户健康画像是指广泛搜集用户健康相关数据而抽象出来的用户数字模型。一般整合了用户及其家人的体重指数、血压、血糖、体重、问诊记录、用药记录、体检报告、挂号记录、饮食习惯、运动习惯、过敏史、家族史、疾病史、用药史等健康相关数据。用户健康画像是对用户健康状况及记录的综合描述，是个人健康管理决策建议的基础。

2. 体检服务 体检相关服务是目前个人健康管理的主要服务模式。基于大数据的个人体检服务主要体现在以下几个方面。①基于大数据的健康体检服务流程优化。基于已生成

数据从预约、报到、体检、数据分析、健康评估、报告生成、跟踪等各个环节优化体检流程，对提高体检效率及体检体验具有非常重要的实践意义。②个人体检数据的保存与分析。健康体检数据是个人非常重要的健康历史数据，对健康状况的动态评估与预警具有重要的参考意义，也是个人健康大数据的重要组成部分。③健康体检项目推荐、预约和体检服务。根据个人健康大数据及个人健康状况推荐相应的体检项目，提供体检预约、咨询、陪检等增值服务也是目前个人健康管理的主要模式之一。④体检报告解读与实时线上问诊服务。根据用户体检结果，提供报告解读、就医问诊建议、实时线上问诊等检后管理也是常见的服务模式。

3. 家庭医生服务　家庭医生深度参与健康决策是未来个人健康管理的主流趋势，目前已有部分健康体检平台支持家庭医生签约服务，成了社区签约家庭医生的重要补充。在掌握患者足够长时间的全面的健康大数据的前提下，家庭医生可以结合人工智能、算法推荐等相关技术在个人健康评估、健康体检、慢性病管理咨询、家庭病床、线上线下随访等健康服务过程中扮演重要的角色。

（二）健康知识普及服务

普及健康知识是提高个人健康素养的必需环节。《健康中国行动（2019—2030 年）》提出到 2030 年将我国居民健康素养水平提高到 30%。健康素养是指个人获取和理解基本健康信息和服务，并运用这些信息和服务做出正确的决策，以维护和促进自身健康的能力。健康素养水平是指具备健康素养的人在监测总人群中所占的比例（健康素养水平 = 具备基本健康素养的人数/监测人群总人数×100%）。《健康中国行动（2019—2030 年）》同时指出，要建立并完善健康科普专家库和资源库，构建健康科普知识发布和传播机制，建立医疗机构和医务人员开展健康教育和健康促进的绩效考核机制。由此可知，健康知识普及在个人健康管理中也扮演着非常重要的角色。

目前，基于健康医疗大数据的健康知识服务应用中，健康知识聚合与分发和健康知识问答是影响最深远的两种应用。

1. 健康知识聚合与分发　对海量多源异构健康信息进行聚合，并根据用户使用习惯及知识关联向用户分发精准健康信息是健康信息服务的高级阶段。随着个性化推荐算法的日益成熟，以及知识图谱的广泛应用，健康知识的聚合与分发应用越来越普及，已成公众获取健康信息的重要渠道。新兴知识表达与组织技术通过对健康文献数据的聚合融合与语义重构，建立元知识之间的联结，并根据用户搜索、浏览等行为向用户推荐相应的健康信息，在健康知识创新和提高公众健康素养水平上发挥了重要的作用。同时，借助人工智能相关技术，可以对虚假健康信息进行识别与分级，进而在分发过程中阻断虚假健康信息对公众健康认知的影响。健康知识聚合与分发平台以文章、知识主题为中心积累了海量用户浏览与评论数据，形成了知识聚合网络，进一步提高了用户的黏性和知识普及效率。

2. 健康知识问答系统　健康知识问答系统是一种基于知识表达等人工智能技术的在线健康咨询服务。它通过建立健康领域知识库，通过将用户提问结构化与知识库进行匹配并返回相应的回答和建议。典型应用包括：①即时健康咨询。用户通过文字或语音与系统进行交互，无需等待和预约即可即时获取针对自身疾病或健康问题的个性化建议或解决方案，及时帮助用户解决日常健康问题。②症状自诊。用户输入症状数据后，系统将其与医学知识库进行对比后返回诊断建议或治疗方案，帮助用户了解自身的健康状况，实现初步自我诊断。③为用户健康管理提供支持。根据用户上传的健康状况、生活习惯等信息，提供个性化健康指导和建议，帮助用户制定健康管理方案，预防疾病的发生。随着大语言模型（如 ChatGPT）的出现，健康知识问答系统将进入新的时代，通用语言模型在医疗健康问答领域的应用值得关注。

三、健康医疗大数据个人健康管理应用的挑战

健康医疗大数据及人工智能等新技术的应用将个人健康管理带入新的阶段。健康医疗大数据在帮助个体了解自身健康状况，为个人提供健康决策建议方面将发挥越来越重要的作用。但是，健康医疗大数据在个人健康管理的应用也存在诸多挑战。

（一）个人隐私与数据安全

个人隐私与数据安全是健康医疗大数据个人健康管理应用的核心问题，健康医疗数据与普通数据不同，不仅包含个人基础数据，还涉及诊疗、体检和公共卫生数据等高敏感数据。健康医疗大数据个人健康管理应用需要这些数据在医院、医生、平台、医保、保险等主体之间流动和共享，而这种共享与传递又增加了数据泄露风险。如何保证数据的安全性，最大限度地保护用户隐私安全是健康医疗大数据个人健康管理应用的关键任务。

（二）数据整合与质量控制

目前，受各种因素影响，个人健康管理所需数据分布在各种系统之中，数据孤岛问题依然存在，如何将众多多源异构的健康医疗大数据整合起来并结构化也是一个大问题。基于不准确的医疗健康数据提供的健康管理服务可能导致严重的健康风险和不良后果，如何保证数据的准确性和可靠性，建立健全数据质量控制制度，加强数据收集、共享、利用等环节的质量控制也是健康医疗大数据应用于个人健康管理面临的重要挑战之一。

【思考题】

每个人是自己健康第一责任人，如何利用健康医疗大数据赋能个人健康管理，缩小地区、城乡健康管理服务质量差异，全面提高个人健康素养？

（三）新兴技术的融入能力

随着数字经济时代的到来，以大数据、物联网、云计算、人工智能等为主的新兴技术与各行各业深度融合，技术赋能已成为数字经济时代的主要特征。个人健康管理是“健康中国”的重要组成部分，关系着个人与家庭的健康维持与促进。要发挥个人健康管理在健康维持与促进中的作用，必须及时吸引高新技术人才加入个人健康管理中来，构建个人健康管理大数据平台，深入挖掘行业数据，赋能个人健康管理，助力“健康中国”建设。

（黄　成）

第九章 医学图像智能分析

第一节 医学图像基础

一、医学图像分类

医学图像主要分为两大类，包括结构性图像和功能性图像。前者表示组织的结构性特征，但不能反映生物的有机代谢情况，后者可提示代谢的衰变与下降，或者功能性的疾病，但与结构性图像相比，功能性图像的空间解析度一般较差。

（一）结构性图像

1. X 线成像 X 线成像的成像原理是依据 X 线的基本特性，包括穿透作用、感光作用和荧光作用，对探测目标发射出 X 线，通过不同密度的组织对射线吸收的能力不同，来进行成像。X 线成像大致可以分为：模拟 X 线摄影，即利用胶片进行直接成像；数字化 X 射线摄影，即数字成像，通过模数转换将图像显示在显示屏上；特殊 X 线摄影，即加入额外的造影剂，来显示普通 X 线片不能显示的影像，包括更好地显示血液信息的数字减影血管造影；以及乳腺钼靶 X 线摄影，利用低能量 X 线对软组织进行成像。X 线摄影图像示例如图 9-1 中 A 图所示。

依据 X 线的穿透特性成像的还有 CT，它是利用一定宽度的 X 线束对被检物体进行横断断层成像，通过计算机重建显示出整个被检物体的影像，如图 9-1 中 B 图所示。目前 CT 分类常分为常规 CT、螺旋 CT、电子束 CT 和能谱 CT。相对于 X 线片，CT 中不会出现重影，并且图像更清晰。

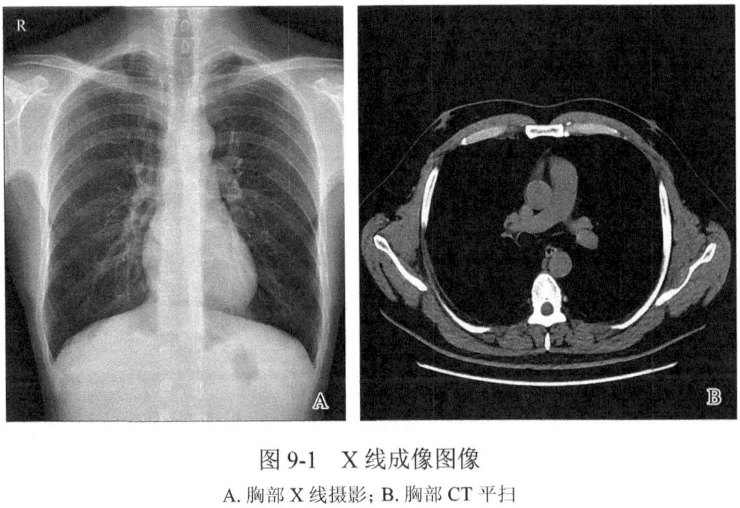

图 9-1 X 线成像图像

A. 胸部 X 线摄影；B. 胸部 CT 平扫

2. 声波成像 主要是利用超声波进行成像，又称超声成像，主要依据脉冲-回波技术，即利用超声波声束扫描人体，得到反射信号，然后对反射信号进行接收、处理，得到体内器官的影像。超声成像相对安全可靠，费用比较低廉，常用于人体解剖结构及血流的成像，还可以探查一些细微的病变组织，尤其常用于甲状腺、乳腺疾病的鉴别，是 X 线摄影的有力补充，如图 9-2。但超声成像图像对比度相对较差，诊断准确性依赖于操作人员，并且超声检查的视野较有限，难以显示大范围正常组织及较大病变全貌，也不利于与其他检查图像（如 CT、MRI）进行对比。

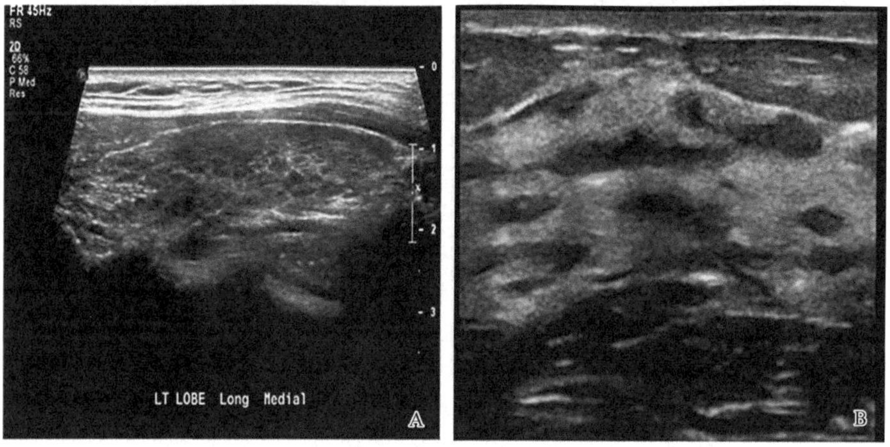

图 9-2　超声成像图像

A. 桥本甲状腺炎；B. 乳腺增生

3. 磁共振成像（magnetic resonance imaging，MRI） 又称自旋成像，是利用原子核在磁场中发生共振产生的信号，通过外加梯度磁场发射出的射频脉冲进行检测，经过计算机处理重建得到图像的技术。人体内主要利用氢质子进行 MRI。

MRI 对软组织具有很好的分辨力，并且磁共振的各种参数均可用于成像，得到不同参数的图像类别。多成像参数能提供丰富的诊断信息，如图 9-3 所示，在脑梗死患者中，MRI 显示其左侧顶枕叶皮质增厚，T1WI 图像上病变较正常组织呈低信号，T2WI 图像上信号增高，弥散加权成像（diffusion weighted imaging，DWI）图像上呈明显高信号。MRI 除外多参数成像外还可多方位成像，依据病变位置和方向做出不同平面的成像，这是其他技术难以实现的。例如，椎间盘和脊髓成像，通过在定位像上调整扫描方向，可做横断面、矢状面、冠状面成像，可以清楚显示神经根、脊髓和神经节等（图 9-4），而 CT 原始图像只能获取横断面，只有通过后处理重建后才能得到其他层面的图像。尽管随着技术的发展，可以得到更多高清磁共振图像，但磁共振图像的空间分辨力还是不如 CT。

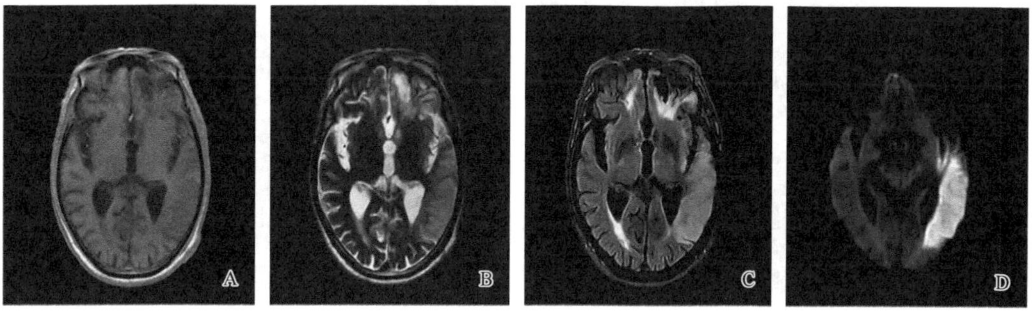

图 9-3　脑梗死 MRI 图像

A. T1WI；B. T2WI；C. T2 FLAIR；D. DWI；MRI 示左侧顶枕叶皮质增厚，T1 信号减低，T2 信号增高，DWI 高信号，并伴脑萎缩改变

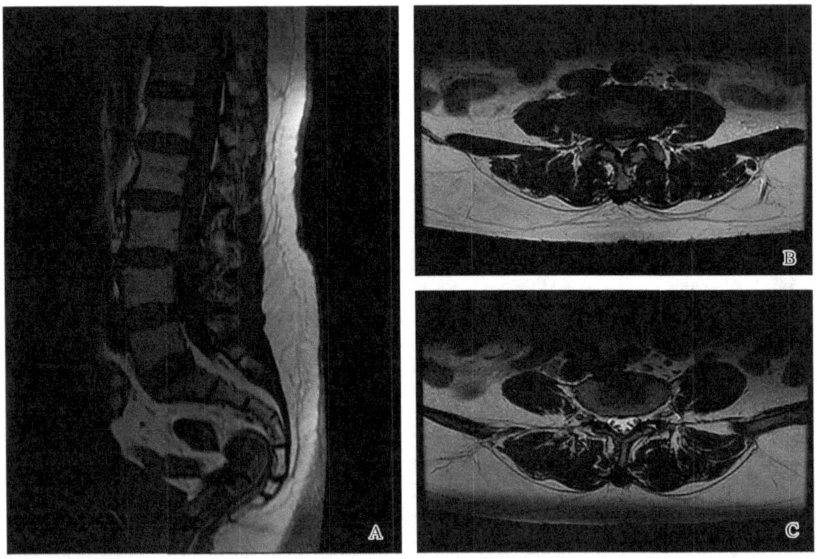

图 9-4　腰椎间盘突出 MRI 图像

A. 腰椎间盘突出矢状位；B. 腰椎间盘突出横断位；C. 正常椎间盘横断位

4. 光学成像　光学相干断层扫描（optical coherence tomography，OCT）是一种利用弱相干光干涉仪原理成像的技术，利用弱相干光在生物组织的不同深度层面的背向反射或散射产生信号，可以非侵入性地得到生物组织二维或三维的结构性图像。

眼科医学是 OCT 技术常用领域，通过该技术，能清晰显示和观察角膜、虹膜、晶状体等眼前段组织及黄斑、视乳头、视网膜及神经纤维层等眼后段组织相关结构，并且能准确测量相关数据。除外形态学结构观察，OCT 还可以用于定性分析，由于生物组织内不同成分对弱相干光具有不同的反射与被反射特性，对其赋予伪彩可以显示反射的强弱，借此来观察和反映眼部结构的病变。光学相干断层扫描血管成像（optical coherence tomography angiography，OCTA）是近年来发展较为成熟的一种无创性血管成像技术，该技术无需注射造影剂，成像快速、安全，并且获得的血管影像分辨率高，因此广泛应用于眼底疾病的诊疗和随访，尤其应用于血管性病变，如糖尿病视网膜病变、年龄相关性黄斑变性、脉络膜新生血管等（图 9-5）。

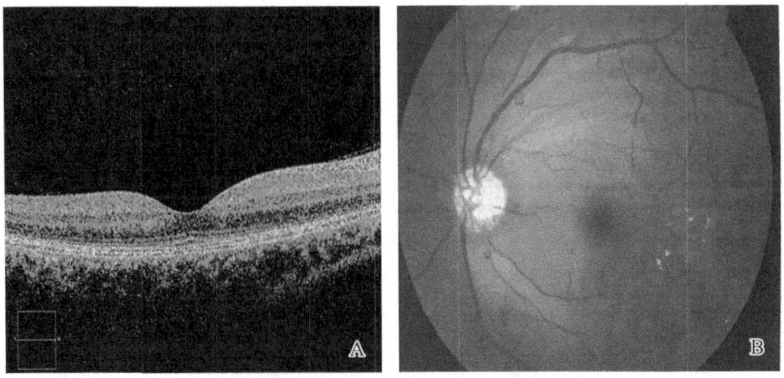

图 9-5　眼底 OCT 成像

A. 正常黄斑眼底 OCT 图像；B. 糖尿病视网膜病变 OCTA 影像

5. 病理切片　常用病理组织学方法对一定大小的病变组织制作形成，制作时将有病变的组织或者脏器经各种化学品和埋藏法处理，使其固定硬化，然后在切片机上将其切成薄片，粘附在玻片上，同时染以各种颜色（通常是将病变组织包埋在石蜡块中，用切片机切成薄片后，再用苏木精-伊红进行染色），最后利用显微镜进一步检查病变，以观察病理性变化，作出病理诊断，为临床诊治提供帮助，如图 9-6 所示。

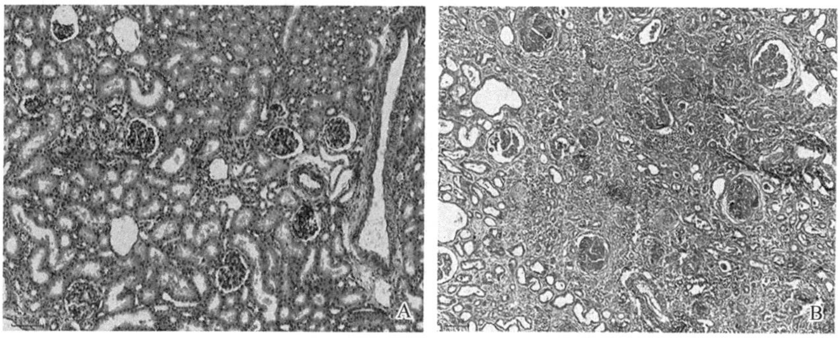

图 9-6　病理切片图像

A. 肾近曲小管上皮细胞水肿；B. 硬化性肾小球肾炎

6. 荧光成像　是利用荧光物质特性成像的一种成像技术。一般采用荧光报告基因（如 GFP、RFP）或者荧光染料（如 Cy、dyes）对被观察物进行标记，这些标记物产生的荧光可以作为体内的荧光光源。当用一定波长的光激发这些荧光物质后，荧光物质会放射出能量，并向低能级跃迁，在跃迁过程中又激发光波长更长的荧光。利用高灵敏的电荷耦合器件（CCD）可以检测该过程从而形成图像，以此来反映被观察物的结构、形态和成分等。荧光成像的标记对象比较广泛，可以是活体生物如动物、细胞、微生物，也可以是无生命体如基因、抗体、药物、纳米材料等。

通过荧光成像，可直接对活体生物体内的细胞活动和基因行为进行监控，这适合于观测活体动物体内肿瘤的生长及转移、感染性疾病的发展过程、特定基因的表达过程等生物学过程。利用这种方法可以在不同时间点对同一组实验对象进行记录，追踪同一观察目标（标记细胞及基因）的移动及变化，这较于传统的动物实验方法，得到的数据更真实可信，荧光成像示例如图 9-7 所示。

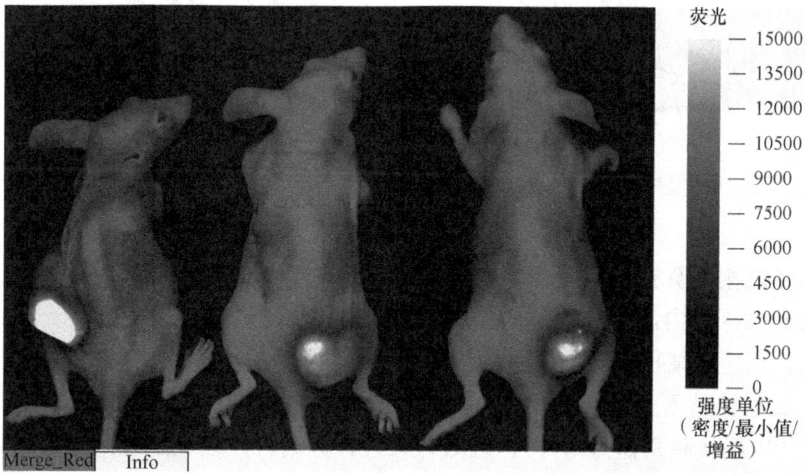

图 9-7　利用 FOBI 整体荧光成像系统观察荧光染料 Cy5 标记的药物

（二）功能性图像

1. 单光子发射计算机断层摄影（SPECT） 单光子断层摄影（SPECT-CT）是将 SPECT 和 X 线 CT 结合在一起的新型影像设备。将微量的合适半衰期的放射性同位素药物注射进入小动物或人的体内，当药物到达需要成像的断层位置时，由于放射性衰变，将从断层处发射出 γ 光子，这时位于外层的 γ 照相机的探头的每个灵敏点可探测到沿投影线（Ray）进来的 γ 光子，然后通过闪烁体将探测到的高能 γ 射线转化为能量较低但数量很大的光信号，从而可检测出这些放射性核素在各脏器中的分布情况，以此显示相应组织或者器官的生理代谢功能。同时，CT 成像可为这些核素的分布情况进行准确的组织结构定位。SPECT 现已用于肿瘤的早期诊断、心血管疾病和脑部疾病的诊断骨骼影像的显示等为临床进一步诊疗提供帮助。图 9-8 即为骨盆 SPECT/CT 断层骨显像。

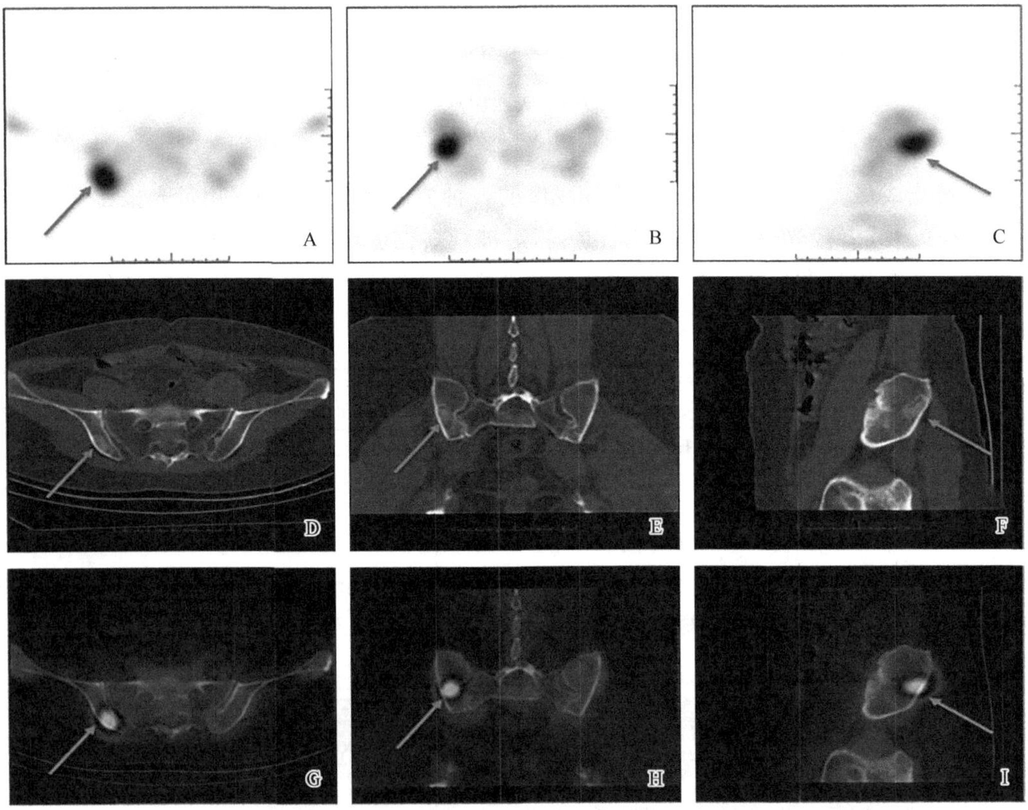

图 9-8 骨盆 SPECT/CT 断层骨显像

A、B、C 分别为 SPECT 骨显像横断位、冠状位和矢状位；D、E、F 分别为 CT 扫描的横断位、冠状位和矢状位；G、H、I 分别为 SPECT 图像和 CT 图像融合的横断位、冠状位和矢状位

2. 正电子发射计算机断层显像（PETCT） PETCT 成像是一种利用放射性核素标记某种物质，将其注入体内，通过检测该物质在代谢中的聚集，来反映生物生命代谢活动情况的成像技术。这里的某种物质，一般指生物生命代谢必需的物质，如葡萄糖、蛋白质、核酸、脂肪酸等。放射性核素一般要求半衰期短，可短时间快速衰变，如 ^{18}F、^{11}C 等。目前临床上主要利用 ^{18}F-氟代脱氧葡萄糖（^{18}F-FDG）来进行标记。在临床上应用不同组织的代谢特点来对病变进行诊断和分析，如恶性肿瘤组织中，其代谢较正常组织高，葡萄糖聚集较多，

图像上可明显见团状高密度影。图 9-9 即结肠占位伴转移性肿瘤 PETCT 图像。

PET 成像灵敏度高、特异度高，并可一次性全身成像，因此在临床疾病诊断上广泛应用，同时，因为其可在活体显示生物分子代谢、受体及神经介质活动，因此在脏器功能研究和新药开发等方面也备受欢迎。

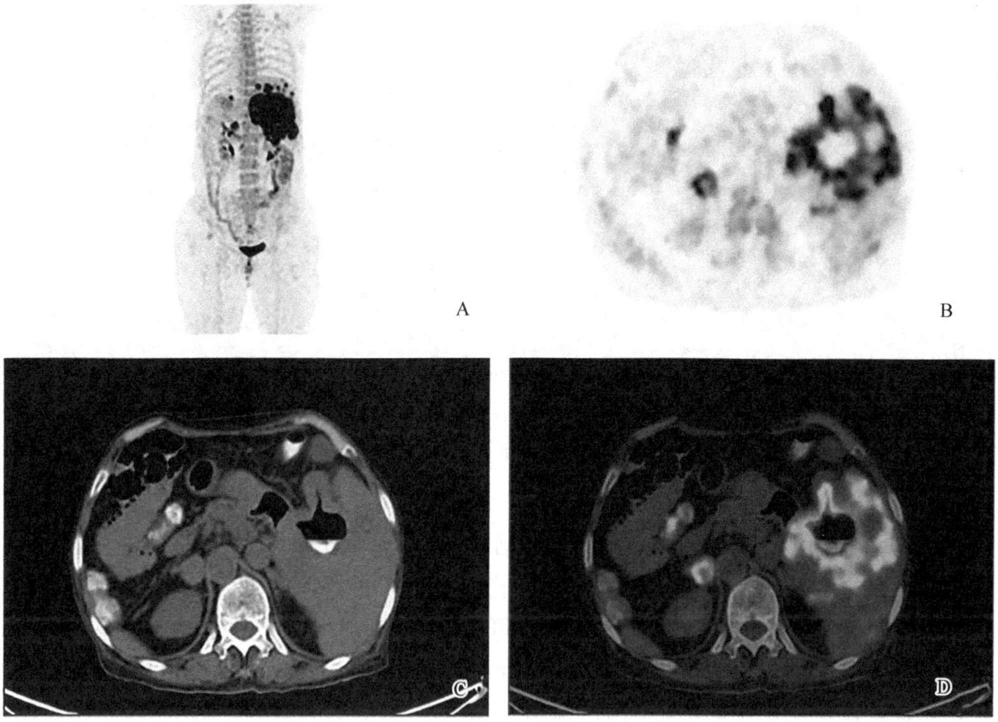

图 9-9　结肠占位伴转移性肿瘤 PETCT 图像

A、B 分别为 PETCT 显像的全身和横断面图像；C. CT 平扫图像；D. PETCT 融合图像

3. BOLD-fMRI　脑组织进行不同活动时其区域的局部血流中的氧合血红蛋白与去氧血红蛋白的比例也会发生变化，血氧水平依赖功能 MRI，即利用该变化所引起的组织的 T2 图像的改变，来反映出脑组织局部活动功能的一种 MRI 技术，即血氧水平依赖（blood oxygenation level dependent，BOLD）效应，因此该成像也被称为 BOLD 功能成像，它是功能性磁共振成像（functional magnetic resonance imaging，fMRI）的基础，可用于研究大脑的皮质活动。

血氧水平依赖脑功能成像（BOLD-fMRI）使影像学不仅可以显示脑组织形态学，还能研究脑组织生理功能，这使其除神经科学领域外，在精神学和心理学领域也广泛应用。BOLD-fMRI 目前最重要的临床应用是在术前进行脑组织功能区定位，直观准确地显示脑部功能区与病变的关系，在手术方案的拟定上提供一定帮助，使手术尽可能切除病变组织，减少病灶的复发，并且最大程度地避开脑功能区，从而提高患者术后的生存质量。图 9-10 为不同级别胶质瘤患者的 BOLD 成像，可明显看见患者的大脑功能连接受损。

4. 脑电图（electroencephalogram，EEG）　指通过电极记录下来的脑细胞群的自发性、节律性电活动的一种技术，一般是由精密的电子仪器放大记录而获得，包括常规脑电图、动态脑电图监测、视频脑电图监测等。

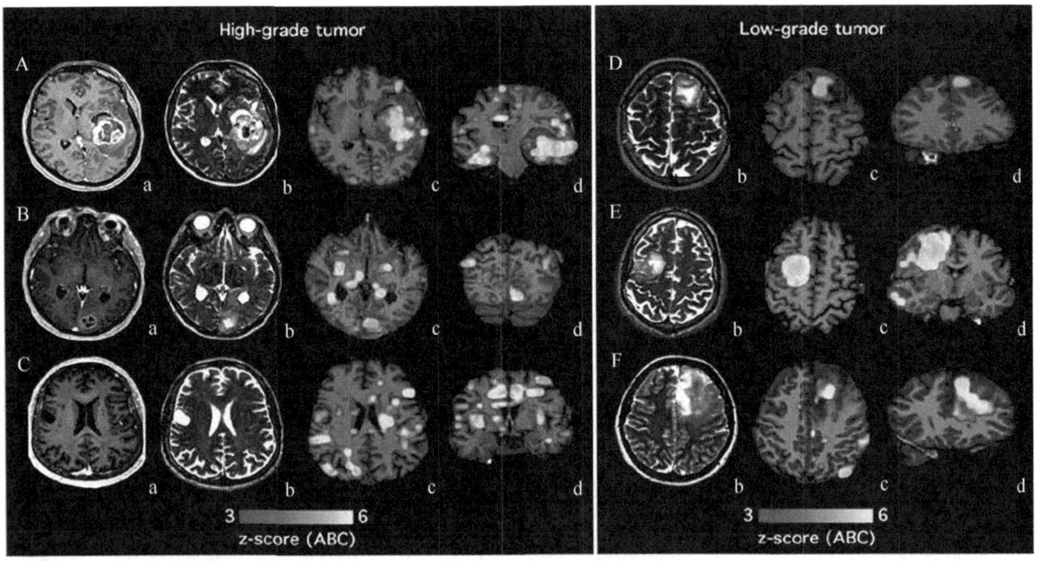

图 9-10　胶质瘤患者大脑功能连接受损的 BOLD 成像

A、B、C 分别为不同高级别胶质瘤脑 MRI 成像；D、E、F 分别为不同低级别胶质瘤脑 MRI 成像；a. T1WI；b. T2WI；c. BOLD 横断位成像；d. BOLD 冠状位成像

在正常情况下，脑电图的基本波形包括 α 波、β 波、θ 波、δ 波 4 种波形（图 9-11）。脑电波的变化会随着大脑皮质的活动状态变化，当皮质神经元的电活动状态相同时，就会出现低频率高振幅的波形，这种现象被称为同步化；当皮质神经元的电活动状态不相同时，就出现高频率低振幅的波形，这种现象也被称为去同步化。癫痫或颅内占位性病变（如肿瘤等）的患者可出现异常的高频率高振幅的脑电波，或者是在高频高幅波后紧跟一个慢波的综合波形。临床上可依据脑电波的变化特征，帮助确定癫痫或探查肿瘤所在的部位。

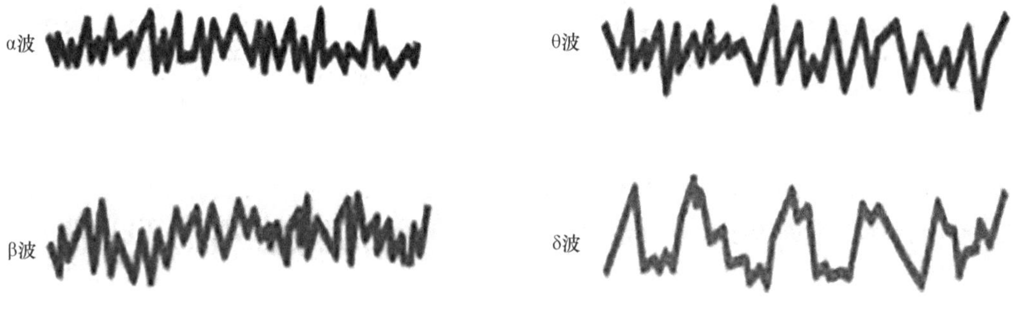

图 9-11　脑电波基本波形

5. 脑磁图　人脑周围存在微弱的脑磁场，通过特殊的仪器可以将其记录，形成图形，该图形即为脑磁图（magnetoencephalography，MEG）。脑磁图可反映脑组织的磁场变化，与脑电图反映脑组织的电场变化不同，前者对脑部损伤的定位诊断更为准确，几乎不受颅骨的影响，并且图像清晰易辨，因此对脑部疾病诊断是一种有利的手段，但还是要与后者结合起来，互补不足。

将脑磁图与磁共振图像相结合，形成磁源性影像（magnetic source imaging，MSI），则可实现毫秒级跟踪脑组织活动且达到毫米级的定位精度。脑磁图的临床应用范围主要有：

①颅脑术前脑功能区定位；②脑功能损害判断；③癫痫外科术前的病灶定位；④神经精神性疾病诊断。其中，最成熟的应用是对癫痫灶的定位（图 9-12）。

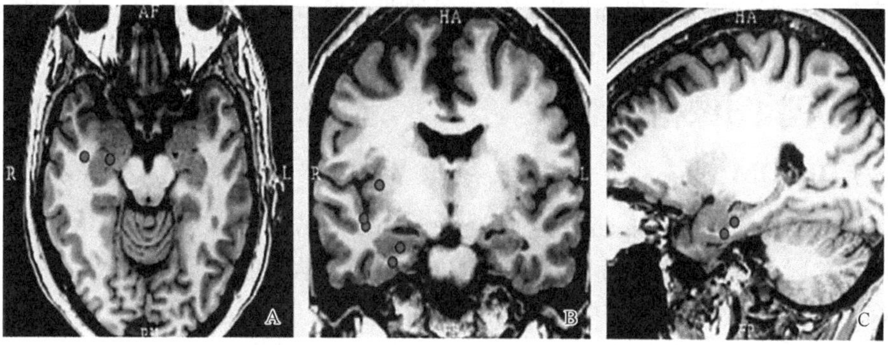

图 9-12　癫痫患者监测期间右颞叶少量癫痫样放电

A. 横断位；B. 冠状位；C. 矢状位

二、医学图像组成

（一）像素深度

像素深度指存储一个像素所用的位数，常用二进制位数表示，这些位数除外包括表示颜色的位数，还包括表示图像属性的位数，常用于度量图像的分辨率。灰度图像中各像素的灰度级数以及彩色图像中各像素的颜色数都可以用像素深度表示。目前常见的像素深度为 1 位、8 位、16 位、24 位、32 位。例如，用 R、G、B 三个像素分量表示红、绿、蓝三种颜色，若每个分量位数为 2，像素深度则为 8 位，可表示 256（2 的 8 次方）种颜色，也称灰度显示，0～256 数值即对应纯白到纯黑；若每个分量位数为 8，则像素深度为 24 位，可表示 16 777 216（2 的 24 次方）种颜色的彩色图像。一般认为，每个像素可以是 16 777 216 种颜色中的一种。在这个意义上，常将像素深度表示为图像深度，说明一个像素的位数越多，表达的颜色值越丰富，颜色深度也越深。

（二）光度表示

光度表示常用于表示像素数据的图像格式（单色或彩色图片）。像素数据中是否存在色彩信息，可采用每像素采样数表示。在单色图像中只有一个每像素采样，而且图像中没有色彩信息，图像通过由黑到白的灰阶来显示，灰阶数很明显取决于用来储存样本的位数，这与像素深度是一致的。医疗放射图像，如 CT 图像和磁共振图像，是一个灰阶的“光度表示”。而核医学图像，如 PET 图像和 SPECT 图，通常都是根据灰度图中灰度的高低通过彩色映射或调色板来显示的。

（三）元数据

元数据是指用来描述数据的数据，主要用于描述数据的相关属性。元数据常用来指示文件储存位置、留存历史数据、查找相关资源和记录相关文件等，这也是其在数据管理、数据记录、数据应用上的重要价值；同时利用元数据还可以实现数据驱动决策、数据指导运营等重要应用。总的来说，元数据对信息的格式化描述和分类，为机器处理应用创造了可能。

（四）像素数据

像素数据指储存像素数值的位置。像素数据通常使用最小字节数对不同类型数据进行显示并且储存格式通常以整点或者浮点形式实现。

三、医学图像格式

（一）DICOM

医学数字成像和通信（digital imaging and communication in medicine，DICOM）是美国放射学院和美国全国电气制造商协会组织制定的用于医学图像的管理、储存、打印和信息传输的标准，是医院医疗 PACS 中统一的图像格式。

DICOM 包括一个文件格式和一个网络通信协议，后者使医疗实体间实现利用 TCP/IP 进行数据沟通与交换。DICOM 文件主要由 DICOM 文件头和 DICOM 数据集两部分组成。文件头是标准 DICOM 文件的标志性部分，包括文件序、前缀即头信息。文件序主要由 128 个字节的 00H 构成，前缀紧随其后，由 DICM 字符构成。头信息数据集是标识 DICOM 文件数据集合的重要信息，包括所用的传输格式、介质存储服务实例 UID、文件版本及生成该文件的应用程序等。DICOM 数据集主要包括信息对象定义（IOD）和图像信息模型两个部分。前者主要是对患者基本信息比如姓名、年龄、出生日期、病员号等的组合；后者包括患者、研究、序列、图像 4 个层次的医学图像信息结构，以及由这些层次组成的信息对象。DICOM 标准的应用，在很大程度上使医学影像信息交换变得简单化，这在实现远程放射学系统、PACS 的研究与发展上取得重要进步，并且由于 DICOM 的开放性与互联性，其与其他医学应用系统（医院信息系统、RIS 等）的集成成为可能。

（二）NIFTI

DICOM 是医学影像早期使用的标准，但是该标准并不利于数据分析，因此在神经影像兴起时就诞生了各种各样的数据存储标准，如 Analyze。在此期间，美国国家卫生研究所（NIH）和其他一些组织的专家成立的工作组制定了新的神经影像的数据存储标准，称 NIFTI。NIFTI 最初仅用于神经成像领域，但后来发现在其他领域也同样使用。NIFTI 格式包含两个放射坐标系，这可将每个立体元素指标（i, j, k）与其所在空间位置（x, y, z）联系起来，这是该格式的一个主要特点。

DICOM 和 NIFTI 之间最主要的区别在于 NIFTI 中的原始图像数据被存储成 3D 图像，而 DICOM 是以 2D 图像格式储存的。因为 NIFTI 是 3D 图像模型，因此在一些机器学习应用程序中 NIFTI 比 DICOM 更适用。在 NIFTI 的每一张 3D 图像中只储存两个文件，而在 DICOM 中则储存更多文件，因此在文件的处理上，NIFTI 文件也比 DICOM 文件容易得多。

（三）NRRD

NRRD 包含一个独立头文件和一些图像文件，后者既能分开又能合并，因此 NRRD 格式相对较灵活。NRRD 头文件能够为科学可视化和医学图像处理准确地表达 N 维光栅信息。国家医学图像计算联盟（NA-MIC）开发了一种基于 NRRD 格式的方法来表示 DWI 和弥散张量成像（diffusion tensor imaging，DTI）。基于 NRRD 的 DWI 和 DTI 图像数据可以被解读为3D切片机，能直观显示张量图像的方向，这实现了最初神经解剖的预想。

（四）MINC

MINC表示的是“医学成像NetCDF工具包”。MINC文件格式最初由蒙特利尔神经病学研究所（Montreal Neurological Institute，MNI）于1992年开始开发，截至目前，MINC已存在两个版本。Minc1是MINC格式的第一个版本，基于标准的网络常见格式（NetCDF）建立形成；Minc2是MINC格式的第二个版本基于分级数据格式第五版（HDF5）建立形成。HDF5设计主要用于处理灵活高效的I/O和大容量复杂数据，并且支持无限制多种数据类型，正因为增加了这些新的特性和功能，使Minc2能处理大量的复杂数据集。

（余　娜）

第二节　智能医学图像处理技术

一、图像处理技术

医学图像提供了医疗行业80%～90%的数据信息，能够为医生对患者的病情诊断提供重要支撑，临床诊断中，对医学图像不仅要定量分析，还需要进行历史图像的比对分析，所以几乎所有的临床学科都对图像处理有极强的需求。传统医学图像处理主要是医生肉眼观察，效率低、准确性差，甚至会导致误诊和漏诊，随着多学科技术发展，高准确度、高效率的智能医学图像处理技术逐步应用。智能医学图像处理技术主要包括传统计算机技术、人工智能方法和影像组学方法三大类。

（一）传统计算机技术

计算机图像处理技术是过去医学图像处理常用技术之一，其应用原理为计算机技术能将图像采集、传递、存储及显示分解成为相对独立的部分，然后分别进行各部分信息的数字化，以便于后续进行相关信息的处理和优化。计算机图像处理技术在医学影像中的应用分为三类，即医学影像除噪、医学影像增强和医学影像分割，其中影像除噪是针对图像采集过程中由于医学器械自身原因产生的干扰信息，通过滤波的方式去除，进而避免出现图片模糊；影像增强主要是通过调整对比度、边缘锐化处理、色彩填充等手段提升图像自身清晰度；图像分割技术原理为通过计算机对图像边界进行提取，划分出有价值信息的重点区域，并将其从图像中抽离出来进行重点分析。以上三种处理方式都能在很大程度上提升了图像的质量，但其整体有效性和高效性仍需进一步提升。

（二）人工智能方法

人工智能的本质是计算机通过对已有资料分析，不断积累经验，从而提高任务的处理性能和效率。影像分类、目标检测、图像分割和图像检索是人工智能在医学影像领域中主要应用的四个方面，又可以分为脏器三维成像、疾病筛查、病灶勾画三个主流应用方向。人工智能可以完成对脏器的定位、分类以及分割工作，并将可疑位置进行标注，将图像中所包含信息更直观地呈现给医生，便于医生去除干扰信息，快速做出判断，这也是人工智能在影像处理领域的主要优势。

（三）影像组学方法

2012 年，荷兰马斯特里赫特大学精准医学系 Philippe Lambin 教授最早提出影像组学的概念，其主要目标是充分应对随着医学技术发展而越来越大的影像设备数据分析需求，充分进行影像信息的挖掘。对影像中的感兴趣区（region of interest，ROI）进行高通量提取和自动化分析是影像组学的主要手段，针对关键化信息进行精准量化评估，以帮助医生完成疾病的诊断、分类或分级。

影像组学的第一步是影像数据获取，在采集的大量信息中选取分辨率高、数据量丰富的样本数量，保证数据效果；其次是进行感兴趣区的分割，即对照影像序列，进行深入的特征提取，目前分割方法可以分为手动/半自动分割和全自动分割，前者精度高、效果好，应用较广，后者效率更高，但技术层面有待提升完善；分割完成后进行特征提取与降维选择，通过聚集形状、纹理等特征，并对其进行筛选，进一步提升分析结果的质量；最后确定模型参数，完成建模和性能评估。图 9-13 即为影像组学的运作原理图示。

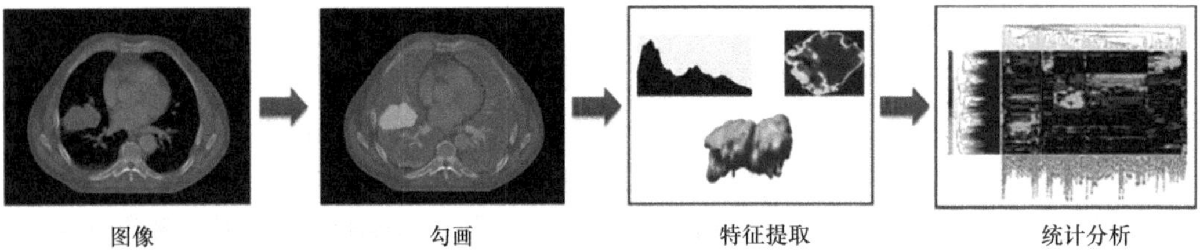

图 9-13　影像组学的运作原理为获取图像、勾画、特征提取、统计分析

目前，影像组学在肿瘤相关研究领域应用广泛，并逐步外延到神经系统病灶、血管斑块等其他各类疾病。未来影像组学在开发全自动、高精度和高鲁棒性的分割算法，引入新型信息挖掘手段，细化特征结果筛选等方面仍存在优化空间。

二、工具箱

（一）Radiomics 影像组学平台

人工智能影像组学平台（Radiomics）是机器学习等人工智能技术与医学图像技术处理的有效结合，通过人工智能技术对肿瘤的影像进行病灶分割及特征提取，实现对肿瘤的智能识别和精准预测，在非小细胞肺癌分析预测、胃癌腹膜转移分析、肝癌微血管侵犯分析和乙肝纤维化分析等领域应用广泛。

Radiomics 是医学图像分析的创新型软件，能够实现医学影像特征的高通量全自动提取，满足更多量化和更为标准化的图像分析需求，影像特征可提取的最大数量在 200 个以上，为医生的临床诊断提供更多、更准确的信息。

Radiomics 对医学图像的处理流程包括影像的采集、分割、影像特征提取、影像特征的选择与分析、模型构建和模型验证，其工作原理为通过筛选影像测量特征（如形状、纹理等），然后对所选特征数据定量分析，推断基因组和蛋白质表达模式，在影像特征和基因表达模式之间建立因果关系，以推断患者风险情况，预测治疗结果。此外，Radiomics 与放射基因组学密切相关，二者结合可以通过非侵入方式对患者体内肿瘤完成诊断，未来有着广阔的应用空间。图 9-14 为利用 Radiomics 进行肿瘤标定图示。

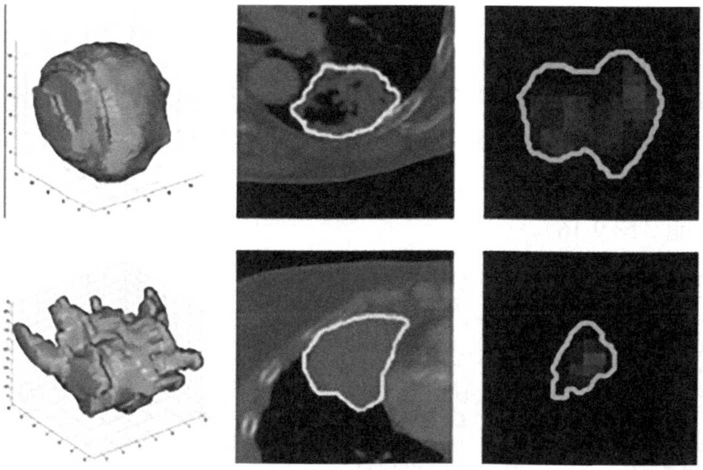

图 9-14　利用 Radiomics 进行肿瘤标定

（二）PyRadiomics 软件包

PyRadiomics 是完全开源的，它的主要特点是将 Radiomics 影像组学特征从医学成像中提取出来并开展计算。

PyRadiomics 对特征的自定义提取可以分为指定图像类型、指定特征类型、指定过滤和变换标准。

目前 PyRadiomics 可用的图像类型包括原始图像（original）、小波滤波（wavelet）、高斯滤波器的拉普拉斯算子（LoG）、平方（square）、指数（exponential）、对数（logarithm）、平方根（square root）、梯度（gradient）、本地二进制模型（local binary pattern2D）、本地进制模型（local binary pattern3D）。

目前 Pyradiomics 可用的特征种类包括基于 3D 形状［shape-based（3D）］、基于 2D 形状［shape-based（2D）］、一阶统计量（first order statistics）、灰度级运行长度矩阵（gray level run length matrix，GLRLM）、灰度共生矩阵（gray level co-occurence matrix，GLCM）、灰度依赖性矩阵（gray level dependence matrix，GLDM）等。目前 Pyradiomics 可用的特征提取设置主要有图像归一化（image normalization）、图像重采样（resampling the image）。图 9-15 为利用 PyRadiomics 进行 Radiomics 影像组学特征提取流程图。

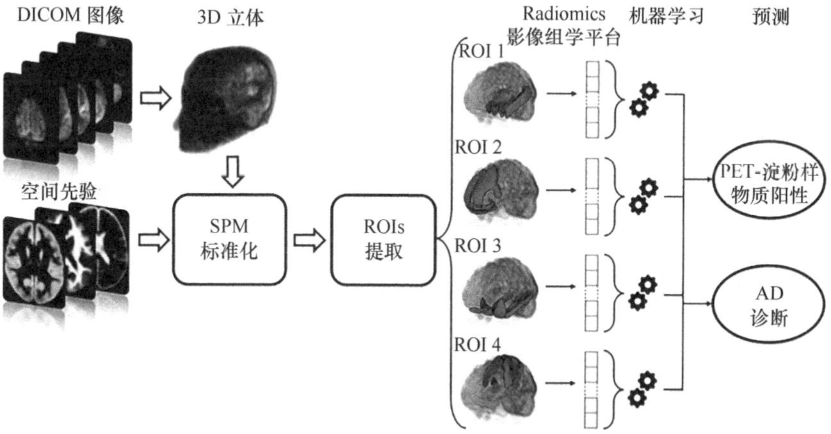

图 9-15　利用 PyRadiomics 进行 Radiomics 影像组学特征提取流程图

（三）3D slicer 开放平台

3D Slicer 是一款免费开源软件应用程序，其应用过程为导入医学影像，然后进行影像的分割、重建、配准、标记点选择、测量等操作。作为临床研究工具，3D Slicer 的实现功能与可视化的放射科工作站基本相似，同时可以提供如针对各种应用领域的自动分割配准和分析等高级功能（图 9-16）。

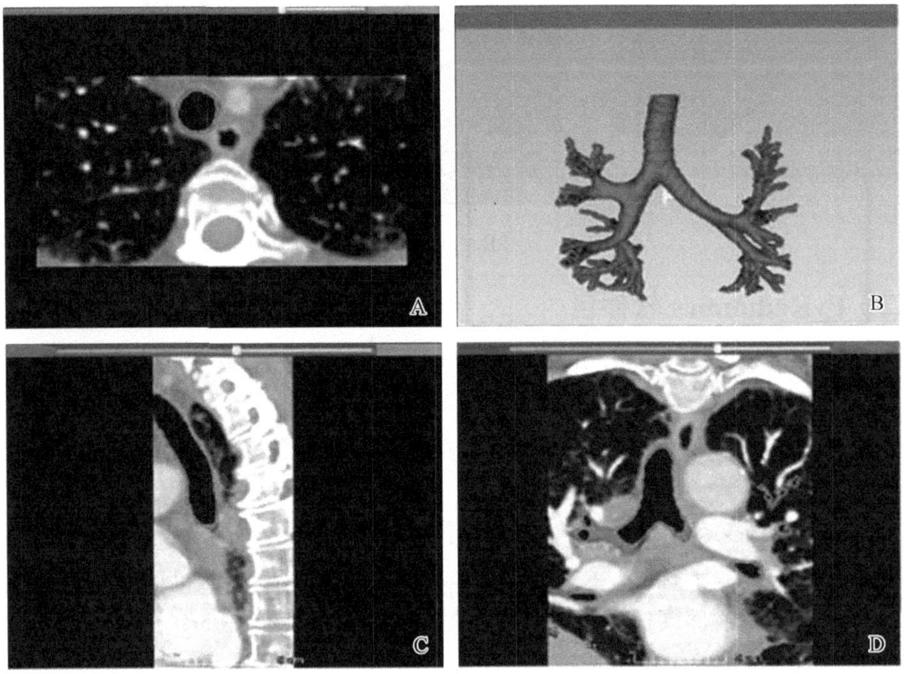

图 9-16 使用 3D Slicer 进行气道分割图像

A. 横断位；B. 数字气道模型矢状图；C. 矢状位；D. 冠状位

3D Slicer 作为一个编程平台，并不依赖于特定的硬件，且其应用程序完全开源，任何熟悉编程的人员，均可以自己设计想要的数据处理流程，并可以基于 3D Slicer 提供的基础功能模块，实现特定化需求的医学影像处理。同时 3D Slicer 支持多种类型的插件，有利于功能扩展和升级，以插件扩展的形式促进新功能的开发。

（四）IBEX

IBEX 是一款开源的影像组学特征提取软件，基础开发编程语言是 MATLAB 和 C/C++。IBEX 中应用的特征提取算法涵盖了一阶、二阶和高阶，可以实现图像导入、预处理和特征提取等功能。IBEX 技术总体已经较为成熟，可用于 CT、PET 和 MRI 等多种模态的特征提取，在肺癌、食管癌和脑转移肿瘤等领域被广泛应用。

三、应用技术

（一）影像数据获取

医学影像的主要目的是展现人体内部组织器官的结构和功能，实现手段为通过 X 线、超声波等介质与人体的相互作用，形成平面或立体的影像。可以通过 X 线、超声、CT、

PET-CT、核磁共振等手段获取医学影像，影响医学影像所表达信息量的多少和准确性的因素很多，临床上常见的是成像设备、成像协议、影像重建以及后期加工等方面。常见的医学影像数据格式如前述，主要包括 NIFTI、DICOM、Analyze、MINC、AFNI brick 等。

（二）分割

医学图像分析的重点是对感兴趣区进行定量、定性分析，所以人体的细胞、组织、器官完成医学成像后，往往需要进行进一步的分割，其具体过程为根据图像的结构及内容划分边界将图像分成不同的区域。

医学图像按照分割依据可分为阈值分割、区域分割和边界分割，其中阈值分割是所有分割方法中最简单高效的方法之一，其作用原理为通过筛选图像不同的阈值进而实现灰度二值化；区域分割主要考虑图像在空间上的局部特征，如纹理、颜色；边界分割则更依赖对图像梯度信息的判定，实现图像中个体与个体的分割。图 9-17 即在不同 MRI 图像类别上对肿瘤进行分割的示例。

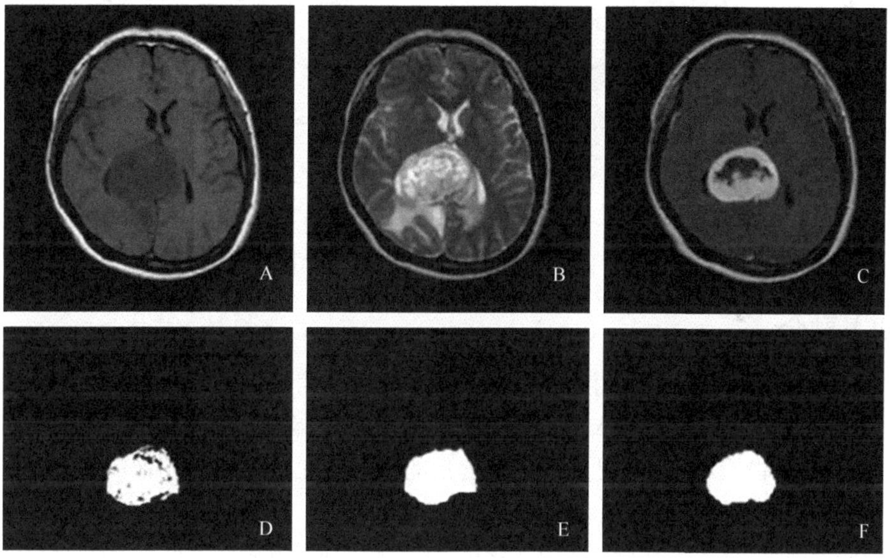

图 9-17　利用分割技术处理脑部肿瘤图像

A. T1WI；B. T2WI；C. T2 FLAIR；D、E、F 分别为上述三类 MRI 图像中分割出的肿瘤

近年来，为满足不断提高的医学图像处理需求，基于神经网络的方法、基于模糊理论的方法等新型分割技术逐步出现并应用，医学图像分割技术逐渐呈现多样化，同时，多种分割技术共同完成分割任务成为研究重点，通过不同技术的有效结合得到满意的分割结果。未来医学图像分割的发展方向主要是自动、快速、精确、多模态和鲁棒性等。

（三）配准

图像配准的本质是将两幅或多幅不同图像的空间关联起来，得到它们空间关系的平移，实现不同时间、角度拍摄的图像进行配准融合，最大限度地减小对图像感兴趣区的信息误差。

在临床治疗过程中，医生需要多种医疗媒体来提供准确、完整的患者信息，医学图像配准技术可以为医生提供更丰富的诊疗信息，为从事图像配准作为优化问题的研究人员提供全面的参考来源。医学图像配准的主要目标是确定不同图像之间的转换关系，所以配准的过程并不是绝对的。

图像配准的主要手段包括几何尺寸的变化、图像相似度度量、组合图像的变化、迭代优化和插值过程。在医学图像分析领域，图像配准未来研究重点在于该技术在临床上的改进和应用，改进方向包括参数优化和调整以及提高配准的准确性和速度。图 9-18 为简化配准过程示意图。

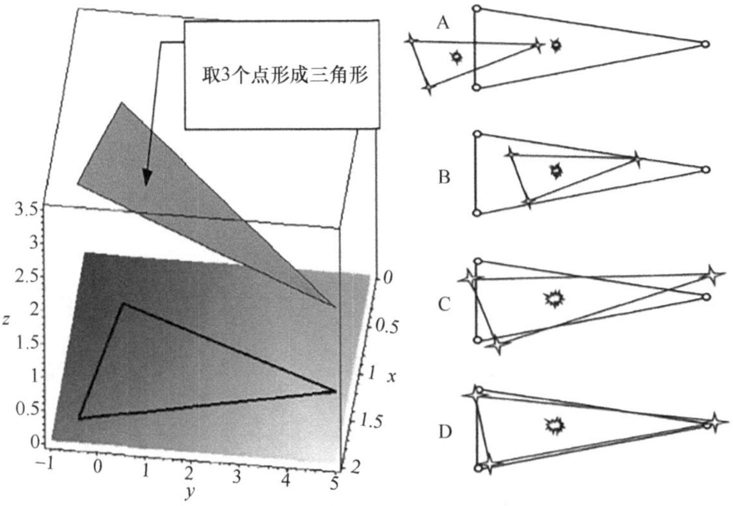

图 9-18 简化配准过程示意图

(四)融合

医学图像融合是指从多幅图像中分别优质、准确的信息，并通过融合后形成完整的图像信息，以提高医学图像的临床适用性的过程。医学图像融合是为了获得更好的对比度、融合质量和感知体验。融合结果应满足融合后的图像应完整保留源图像的信息，不产生任何合成信息如伪影，不出现不良状态如失准和噪声。

目前医学图像融合的基础方法主要有三种，即空间域融合、变换域融合和深度学习融合，空间域医学图像融合技术可以将融合规则直接应用于源图像，通过简单的融合技术得到融合图像是早期研究的热点，变换域医学图像融合的主要支撑和理论基础是多尺度变换，深度学习近年来在医学图像融合领域逐步得到研究，影响融合质量的关键因素是学习模型，其中应用最多的是卷积神经网络学习模型。图 9-19 为 CT 图像和 MRI 图像的融合示例。

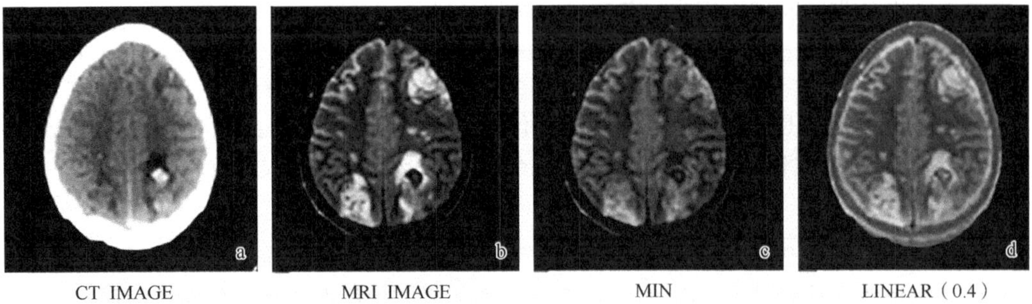

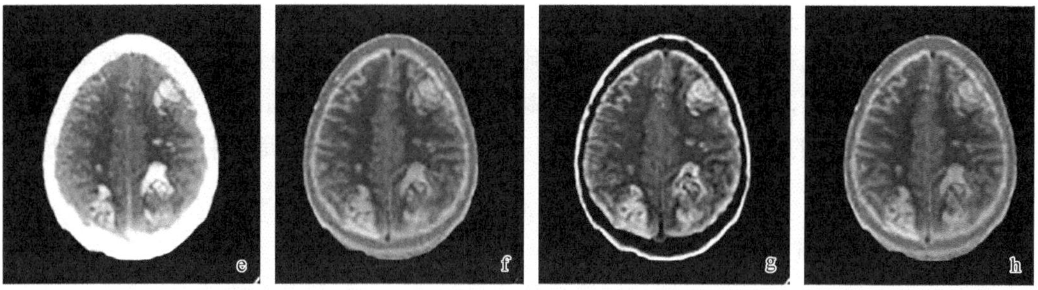

MAX　MEAN　CBF　PROPOSED

图 9-19　融合示例

a. CT 源图像；b. MRI 源图像；c-h. 融合输出图像

（五）渲染和显示

医学图像的渲染和显示是指通过对图像的光影、色彩等方面的处理，使得图像中的信息更加真实生动、明显地显示出来，以便于医生更方便地理解、解释医学影像。

目前应用较多的渲染技术包括容积再现、电影渲染和实影渲染。其中容积再现可以在原始 CT 图像中得到可视化的三维图像，是临床中进行三维重建最普及的一种重建技术；电影渲染技术原理与三维动画相同，目前还没有应用到临床，实影渲染大量使用了纹理图，效果较为鲜明逼真（图 9-20）。

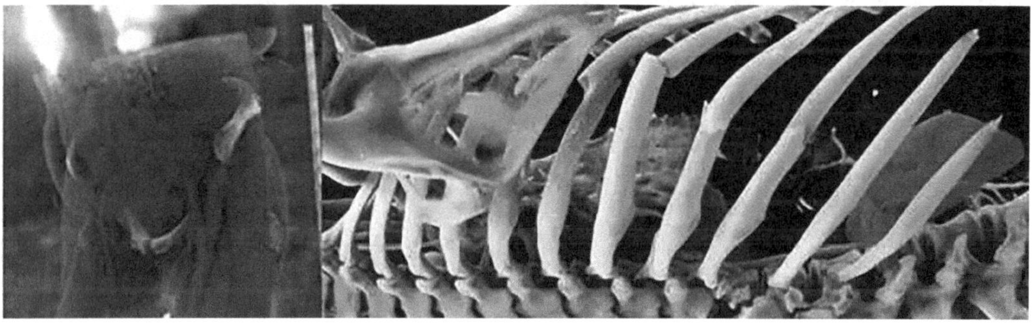

图 9-20　实影渲染

（六）特征提取分析

医疗图像特征提取分析情况直接决定了图像后续分析处理的准确性和质量，因此做好医疗图像特征提取分析至关重要。

根据信息涵盖量的多少，图像特征可分为全局特征和局部特征，其中全局特征包含了图像的整体信息，局部特征则更多是对特定区域的描述。医学图像的分类配准和融合过程都会用到特征提取，常用的特征提取方法包括灰度直方图、灰度共生矩阵、局部二值模式、几何法等，其中应用最为广泛的是灰度共生矩阵。

（七）三维可视化

三维可视化是指对二维医学图像进行三维化处理，实现人体内部组织结构的三维直观显示，因此又称被为三维重建。

常见的可视化形式包括表面阴影显示、曲面重建、多平面重建、密度投影、虚拟内窥镜等。三维可视化有面绘制和体绘制两种基本技术，前者的原理是模拟站在某一角度对目标物体进行拍照，三维化地将目标物体的形象展示出来，后者则是通过体素叠加，将三维数据场图像的直接整体显示出来，体绘制的主要优势是图像质量高、处理效率高。

（八）手术导航

手术导航是指通过医学图像来对手术的相对位置和路径进行指导（图 9-21）。手术导航技术分为图像引导和术中成像两个方面，二者都提供了关于手术状态和进展的宝贵实时反馈，因此有助于提高手术的完整性和整体结果。手术导航已在颅面和脊柱手术中得到广泛应用，且在其他手术领域也显示出理论上的可行性。

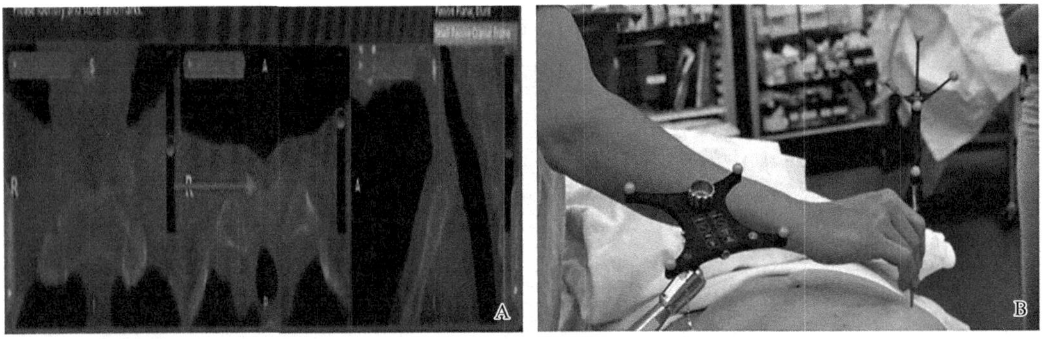

图 9-21　手术导航示意图

A. 导航平台图像，点和箭头表示在导航平台中存储的前解剖标志，解剖标志通过红外反射指针与实时解剖同步；B. 实时解剖

（九）图像时序功能分析

得到观测对象的生理过程的定量信息，为临床诊断提供依据，一直是进行医学图像分析的主要目标。传统的医学图像只能实现特定时期特定部位的静态观察，随着相关学科技术的不断进步，现代医学成像逐步向目标对象生理过程动态观测发展，以实现精确定量分析患者的器官功能和生理过程。目前医学图像时序功能分析应用最多的是在观测心功能和脑功能领域，前者通过生成一个心脏跳动周期的时序图，对心肌位置实时追踪，后者则是通过探测不同时间的脑部活动，生成时序图，为分析脑功能运转状态提供依据。

（十）构建共享数据库

医学图像中包含的信息，一方面可以展现人体内部某一部位实时的结构及状态，另一方面通过不同时期的医学影像对比可以揭示人体脏器的病理改变情况。随着医学影像的数字化程度不断提高，其保存与分享也越来越方便，构建医学影像共享数据库成为趋势。共享数据库更有利于医学影像的管理和保存，也有利于患者在不同医疗机构就诊时，医疗机构之间的资源共享。与此同时，大量的医学图像资源存放于共享数据库也带来检索和匹配的需求，以便于快速、准确地找到所需要的信息，目前应用较多的检索方法包括固定分割模式提取图像特征检索和基于灰度直方图统计特征的检索。

（余　娜）

第三节　智能医学图像分析与应用

医疗大数据是推动人工智能在医疗领域发展的核心要素之一，其中80%以上的医疗大数据来自医学影像数据，包括X线平片、CT、MRI、超声、病理影像等，因此医学影像成为人工智能发展的重要领域。目前，在医学图像分析及处理的各个环节中已有众多人工智能相关研究开展及产品落地。

一、智能医学图像识别

在对医学图像分析流程中，对图像中的病灶或感兴趣区进行检测及识别是最基础但却重要的一步。在传统临床工作中，这步一般由医生通过肉眼观察和主观判断来完成，检测结果受主观因素影响较大，并且在我国，影像数据的增加远远超过了影像科医生数量的增长，这大大加大了影像医师的工作负担，导致漏诊、误诊频发。基于人工智能的图像自动检测技术有望为解决这一问题带来新方法。

图像识别是人工智能的主要研究方向之一，其是指基于计算机技术对各种图像进行分析、处理、学习，然后对其他不同模式的目标和对象进行自动识别。计算机图像识别原理可类比于人类基于自身知识、经验及视觉等对图像的识别过程，例如，对医学图像上肿瘤病灶的识别，首先需要医生对肿瘤在影像中的特异性征象进行学习、提取，并排除周围其余组织对识别的干扰，然后利用这些特征对目标进行识别。计算机也基于相似的图像识别原理，通过提取图像重要特征，并排除其余无效特征以对图像进行识别，但计算机图像识别技术具有高效、高重复性、高稳定性、客观等优点。目前计算机图像识别技术已在医学图像分析中得到广泛应用。

（一）病灶检测识别

临床中低剂量CT对肺部筛查的推广使用将肺结节检出率提升了51%，计算机辅助诊断（computer aided diagnosis）系统可快速实现肺结节的识别，并自动标注结节的大小、部位及密度等，这不仅提高了影像医生的工作效率，也有效避免了漏诊、误诊等状况的发生。不少研究也报道了利用人工智能图像识别技术对医学图像中的气胸、肺结核、脑肿瘤等病灶的自动识别，且表现出较高的识别准确性，将来有望真正运用到临床图像分析及处理中。

（二）细胞检测识别

人工智能在细胞识别方面也有较好的作用。在医疗影像领域，病理学诊断是“金标准”，是制定治疗方案的关键，随着数字化玻片成像技术的普及，人工智能识别技术辅助病理读片获得了发展机会。国外有学者研发了一个人工智能系统可对乳腺癌病理图片中的癌细胞进行自动识别，其识别准确率高达到92%，虽然还是低于人类病理学家的准确率（96%），但当病理学家利用这套系统进行辅助识别时，准确率高达99.5%。国内也有学者同样基于此方法对乳腺癌细胞进行识别，准确率也达到了92%。另外利用人工智能技术对宫颈细胞、直肠癌组织、肺癌组织、肾癌组织等病变病理切片进行自动识别的研究已广泛开展。可以期待，未来这些研究将一一落地，将有众多高效人工智能产品出现在临床工作中，协助病理医生高效完成工作。

二、智能医学图像分类

通常影像医生对图像中的目标进行准确识别后，下一步需要对其基于某一目标进行分类，如进行对病灶病理类型进行分类及对疾病进行分级、分期等，分类结果的准确性极大地依赖医生的知识及经验水平，具有受主观因素影响大、可重复性低的特点。人工智能可从大量带有标注的图像中进行学习，学习到足够知识的计算机就可以对新的图像进行诊断、分类。

（一）病灶定性诊断

不同性质、不同类型的病变在临床中具有不同的管理策略及治疗效果，治疗前对病灶进行精准的诊断有助于为患者制定合适的诊疗方案，实现精准治疗。以肺结节为例（图 9-22），根据恶性程度可将肺结节大致划分为低、中、高危结节，目前基于人工智能构建的计算机辅助诊断系统通过数据纹理提取、预处理、分割、结节检测和结节判断这几个基本步骤可以实现对肺结节进行风险分层。此外按照病理类型又可将肺癌分为肺鳞癌和肺腺癌等不同类别，基于机器学习、深度学习算法开发的模型或系统能实现较为准确地对各类型病变进行鉴别诊断。

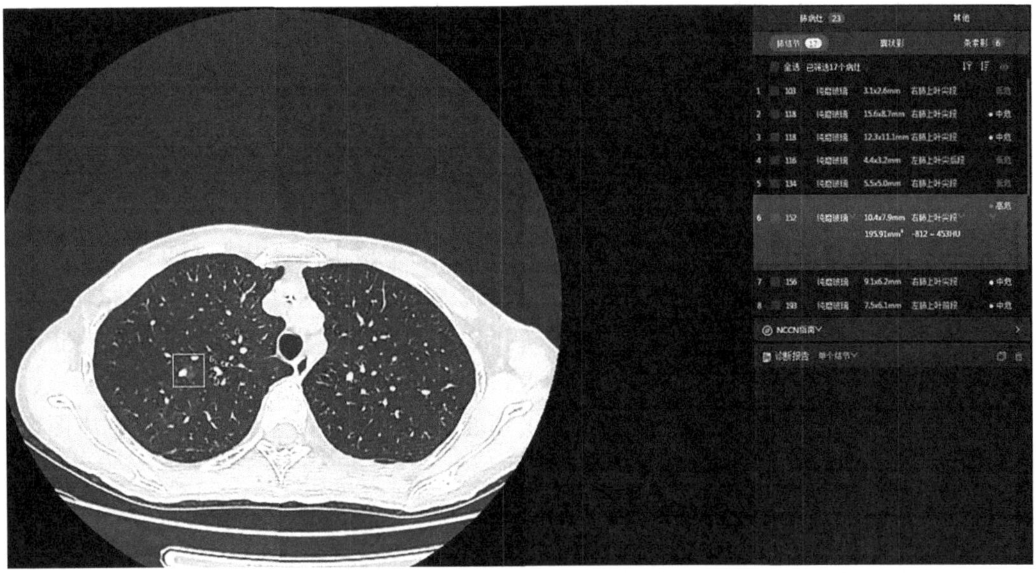

图 9-22　人工智能自动检测、诊断肺结节

可自动识别的肺结节病灶，并显示该肺结节大小、位置、密度等信息，而且对结节进行高、中、低危风险分层

（二）疾病分级

不同类型的疾病具有不同治疗手段，处于不同发展阶段的同一种病变同样具有不同的治疗手段及预后效果，对其进行正确分级对于制定管理方案及评估治疗效果具有重要意义。胶质瘤是临床中常见疾病，根据恶性程度可分为四个等级（分别为Ⅰ级、Ⅱ级、Ⅲ级和Ⅳ

级），临床中 MRI 检查对其诊断价值最高，但是尚不能精确地对其进行分级。有研究人员借助影像组学技术结合机器学习算法构建模型可对其进行准确分级，准确率高达 90% 以上。除脑肿瘤外，基于人工智能的方法能对胸部肿瘤、肝脏肿瘤、胰腺肿瘤等几乎全身各器官、组织中的肿瘤进行自动分级，这有望推动临床实现精准诊疗。

三、智能医学图像分割

图像分割是智能医学图像分析的一个关键环节，其目的是通过分析图像灰度、纹理、形状等特征来识别图像中的感兴趣区，并将感兴趣目标区域独立分割出来，常见的图像分割方法包括阈值分割、边缘分割、直方图分割等。图像分割可为临床治疗及研究提供有效帮助。

（一）肿瘤分割

肿瘤分割对于手术计划的制订具有重要价值，它可在术前直观地呈现肿瘤边界、大小等信息，另外，肿瘤的大小可反映肿瘤的生长速度，可通过分割对肿瘤大小进行精确的检测，来评估不同治疗方案的疗效，指导下一步的治疗决策。深度学习技术广泛应用于图像分割中，有研究人员通过将全卷积神经网络和条件随机场集成在一个统一的框架中，开发了一种脑肿瘤分割方法并获得了很好的分割效果。

（二）组织结构分割

组织结构分割在医学研究、临床诊断和治疗方面都有一定的价值，特别是脑组织和心脏组织的分割，是一直以来的研究热点。脑组织的体积形态的改变可反映很多的脑部神经疾病，如抑郁症、阿尔茨海默病等。心脏组织可计算心房、心室的体积以及收缩射出率等。此外有研究人员通过构建一个深度学习模型对 MRI 图像上肌肉结构进行分割，以获得肌肉在人体结构中的比值，用于诊断肌营养不良障碍，取得良好效果。对于分割组织结构来说，寻求采用图像空间信息及多通道信息，克服噪声、偏移场、部分容积效应等不良影响，提高分割的准确性和鲁棒性是研究的主要方向。

（三）腺体分割

腺体分割主要应用于乳房内的腺体分割，乳腺密度即乳房内腺体组织占乳房组织的比率，是评估乳腺癌风险的因素之一，其前提就是实现乳房和腺体的精确分割。乳房腺体分割的难点是腺体组织周围无明显的边界以及内部密度不均匀，近几年有越来越多的研究致力于提高乳房腺体分割的精确度。例如，有研究者基于图谱模板的方法以及最大期望算法来分割乳房区域；有研究者将乳房内部的先验概率图作为分割模板，结合模糊 k 均值聚类对腺体进行分割；还有研究者将卷积神经网络应用于乳腺分割方面，并通过自适应的预处理和模型训练策略，取得了较好的分割结果。

医学图像自动分割在解决临床中面临的各个具体问题都取得一定成果，但其准确性还远远不能满足在医学图像处理实践中的要求，因此，提高自动分割的准确性是一直以来研究的重点，用户参与控制、引导的交互式分割方法也受到越来越多的关注。

四、智能医学图像三维重建

原始的图像数据采集得到的是二维的投影图像或断层图像，医生凭借读片经验在二维图像上评估组织结构，识别病灶并对病灶进行位置、大小、形态、与周围组织关系等描述，为临床医生提供有效的信息。但是人体组织器官结构复杂、形态多样，仅依靠医生的主观判断并不能深入挖掘医学图像中所蕴含的信息。智能医学图像三维重建是通过计算机图形学、数字图像处理技术、计算机可视化以及人机交互等技术，将复杂的三维结构直观显示出来，并可以进行旋转、缩放、测量等操作，医生可在此基础上进行全面分析，获取更多的影像信息，这不仅可有效提高疾病诊断准确性，也大大提高了影像信息的利用价值。

（一）血管重建

目前，临床中人工智能血管重建技术主要应用于头颈部血管、冠状动脉血管的重建。头颈部血管重建避免了传统的二次扫描，仅利用动脉期血管 CT 成像的数据，通过人工智能自动去骨，在短时间内生成容积再现（VR）图像、曲面重建（CPR）图像、最大密度投影（MIP）图像等（图 9-23～图 9-25），提高了后处理效率，为脑卒中患者争取了时间。冠状动脉血管智能重建系统可自动识别血管显示最优的期像，自动生成单独的冠状动脉 VR 图像以及冠状动脉和心脏的组合图像，多角度观察血管的形态以及和心肌组织的关系；CPR 图像可在一个平面中展示整条冠状动脉血管的结构，方便对比评估狭窄程度、狭窄范围等；MIP 图像可明显地区分血管壁上的钙化与血管腔内的对比剂，判断患者冠状动脉的钙化程度。传统的手动后处理过程耗时较长，人工智能将这一过程缩短至数分钟内，且无需人工介入就可得到精准的血管重建图像，这大大减轻了影像科医生的负担，提高了心脑血管疾病的诊断效率。

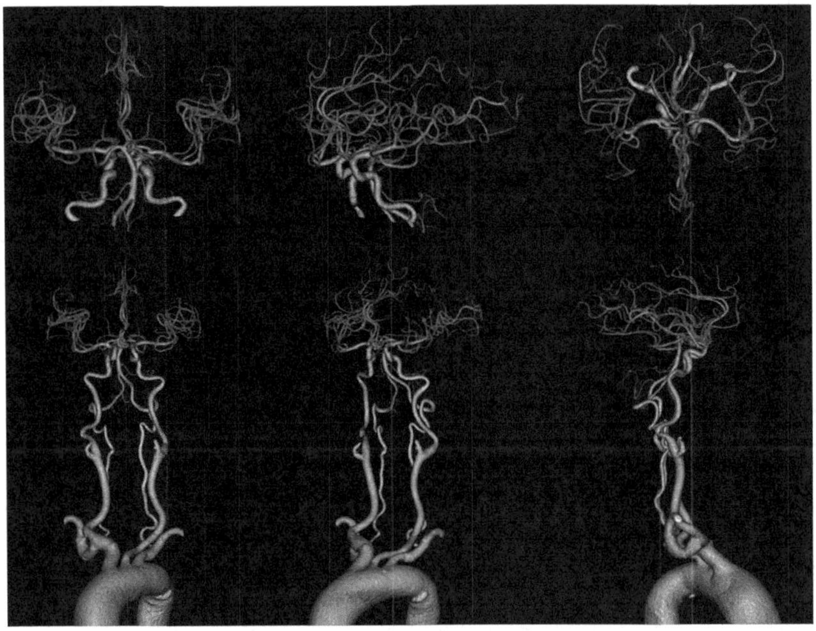

图 9-23　人工智能头颈部动脉 VR 重建

显示不同角度的血管图像，直观显示血管狭窄、闭塞、畸形等病变

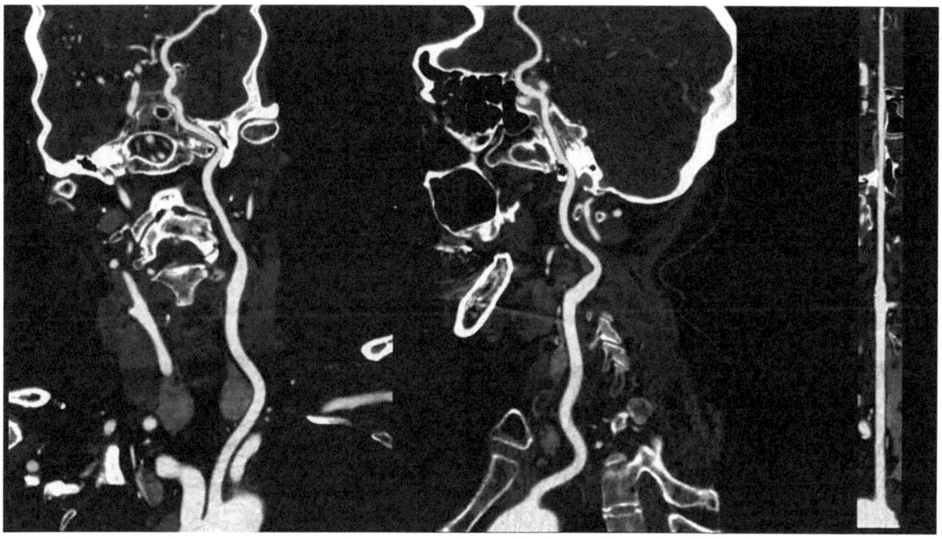

图 9-24　人工智能头颈部动脉 CPR 重建

对比评估狭窄程度、狭窄范围等

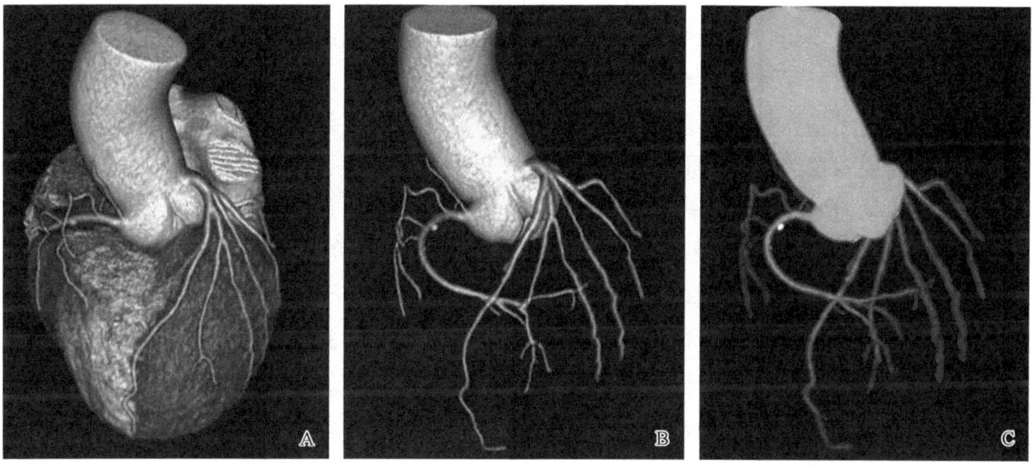

图 9-25　人工智能重建心脏血管

A. 人工智能心脏及冠状动脉 VR 重建，了解冠状动脉和心脏组织的关系；B. 人工智能冠状动脉 VR 重建，了解冠状动脉有无狭窄、闭塞等；C. 人工智能冠状动脉 MIP 重建，可区分钙化和对比剂

（二）骨关节重建

关节置换手术是骨科关节疾病终末期的治疗手段，传统模式下，医生会在术前观察患者的影像检查图像，如 X 线、CT、MRI 等，凭借手术经验和空间想象力来分析手术方案，很难做到毫厘不差。如今，人工智能可利用患者术前 CT 扫描数据，精准分割，自动生成骨关节的三维影像，手术的位置、角度一目了然。不仅如此，软件还可以匹配合适的关节假体型号、规划最佳安放位置和角度，大大提高了关节置换手术的精准性。自骨科智能系统应用以来，术后并发症如长短腿、假体脱落等发生率大大降低。未来，针对患者个体差异大、骨科手术复杂等问题，在骨科人工智能系统的基础上，可执行精准操作的手术机器人将迎来新的发展浪潮。

（三）器官组织重建

基于CT、MRI等影像数据借助人工智能技术，可进行器官、组织、病灶等结构的三维重建，重建出来的三维图像可以帮助医生更加直观地观察病灶形态及其与邻近血管、组织的关系，有利于术前对病灶进行精准定位。目前三维重建技术已能够精确地对肺、肝、胆、胰、脾、肾等多个器官或其中的病灶组织进行三维图像重建，并且已在临床中得到广泛使用。例如，在通过胸腔镜进行肺段切除术时，部分医生往往会借助人工智能技术术前对肺血管、支气管、病灶等进行三维图像重建，三维图像利于仔细观察目标区域情况，然后以此制定精准的手术方案，这可在一定程度上降低手术风险，提高手术成功率。

五、智能医学图像配准

医学图像配准指对一幅医学图像寻求一种或者一系列空间变换，使得它与另一幅医学图像上的对应点达到空间上的一致，或者至少是有意义的解剖点都达到匹配（差异性最小）。医学图像配准被广泛应用于医学领域的各个方面，例如，信息叠加，将结构影像（CT、MRI、超声等）与功能影像（SPECT、PET等）在一个空间坐标下结合起来，提供更加全面的信息，为诊断和治疗方案提供更加全面可靠的依据；手术导航，术中实时地对患者的图像进行配准，甚至可以将术中的真实光学图像和术前影像进行配准，帮助医生寻找病灶位置，辅助医生进行手术；放疗引导，利用各种先进的影像设备对肿瘤及正常器官进行实时的监控，并与术前影像进行配准，指导医生准确地植入放射粒子；病变跟踪，在临床工作中，常常需要对患者的疾病进展进行分析，来评估治疗是否生效，或者观察患者术前和术后的影像和功能变化，这就需要对不同时期的影像图像进行配准比较。

智能影像的高速发展以及临床诊疗的更高要求都为医学图像配准不断提出新的目标，提高配准精度、缩短计算时间、提出一种普适的配准算法是一直以来的追求。传统的图像配准方法是基于特征的方法，即对两幅图像进行特征提取得到特征点，通过相似性测度找到匹配的特征点对，然后通过匹配的特征点对得到图像空间坐标变换参数，最后由坐标变换参数进行图像配准（图9-26）。传统的图像配准算法虽然已经广泛应用于临床，但仍存在适应性较差、复杂性较高等问题。

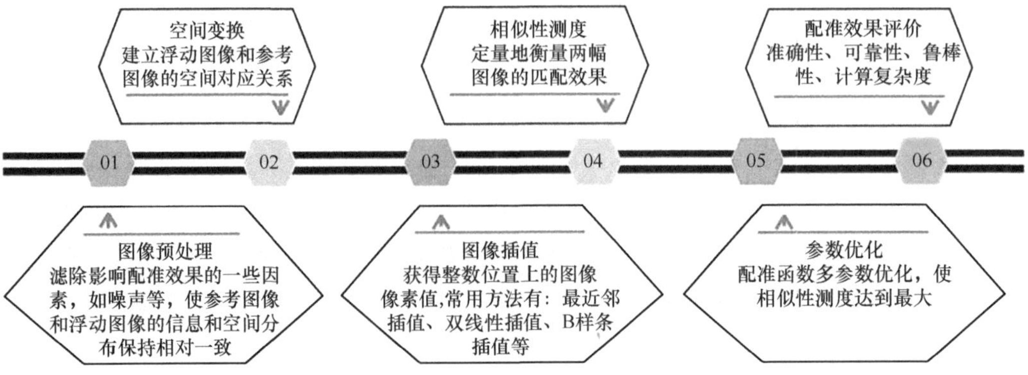

图9-26　传统图像配准流程

近几年，基于深度学习的图像配准算法研究得到迅猛发展，在一定程度上弥补了传统方法的适应性较差和复杂度较高等问题。有研究者将深度学习应用于图像配准的特征提取中，训练卷积神经网络成功地捕获到越来越复杂的图像特征，学习到特定任务的特征，避免传统方法中手动设置滤波器的困扰。更有研究者尝试使用神经网络来直接学习几何变换，分为监督学习模型、无监督学习模型和对偶监督学习模型。基于深度学习的图像配准算法计算速度快、效率高，但模型的泛化能力较差，需要大量的数据用于网络的训练，这种情况不太适用于临床工作中；传统的图像配准算法稳定性高，在对差异性较大的图像配准时优于深度学习算法，但是传统的配准算法实时性低，常需要进行多次迭代。为了更好地将智能医学图像配准算法运用到实际中，未来人工智能的研究方向可能会侧重于将深度学习与传统的图像配准算法结合起来，规避二者的缺点，提升图像配准算法的实用性。

（余　娜）

第十章　虚拟现实医学应用

【内容提要】

。本章简要介绍了虚拟现实技术涉及的相关概念、基础技术以及在医学领域的应用。

第一节　概　　述

一、虚拟现实

虚拟现实技术是20世纪发展起来的一项全新的实用技术。虚拟现实技术综合了计算机图形技术、电子信息、仿真技术、传感器技术等，其基本实现方式是计算机借助特定的硬件设备，通过听觉、嗅觉和视觉等多种人体感觉通道模拟虚拟环境，用户可以借助必要的硬件以自然的方式与虚拟环境中的物体进行交互作用、相互影响，从而获得身临其境的感受和体验。

（一）虚拟现实的概念

“虚拟现实”一词由虚拟和现实两部分组成。虚拟的定义是仿实物的，而现实的定义是存在于真实世界中的。所以虚拟现实的意思是模仿存在于真实世界中的事物，它通常指的是对一种特定类型的现实环境的模拟。人类通过感官和感知系统了解世界：味觉、触觉、嗅觉、视觉和听觉。同时，大脑对感官信息进行特殊处理，确保丰富的信息从环境流向大脑。所以人类对现实的整个体验只是感官信息和大脑对这些信息的感知机制的组合。

传统的人机交互方式主要是通过显示器、鼠标、键盘等工具实现人与计算机之间的信息传输。虚拟现实是将计算科学处理对象统一看作一个计算机生成的空间（虚拟空间或虚拟环境），操作它的人也被看作是这个空间的一个组成部分。因此，当计算机虚构的感官信息被传递到用户的五感，用户对现实的感知也会随之改变。用户将把计算机虚拟的环境视为真实或真实的一部分，我们称之为虚拟现实。

（二）虚拟现实系统

虚拟现实系统是通过各种先进的感知技术与图形图像领域的高新显示技术，构建一个类似于现实的三维虚拟环境，用户沉浸于其中并与之进行感官信息转换交互。人可以感受到由计算机构建的虚拟环境中的对象，虚拟环境也可以感受到人对它的各种操作，这与人和真实世界的交互方式非常类似。

根据虚拟现实用户体验的呈现程度，虚拟现实技术分为沉浸式、半沉浸式和非沉浸式三种类型。沉浸式虚拟现实是用户完全地参与到虚拟世界中，在虚拟环境中融入一些来自现实世界的特征，以诱导用户体验和感知虚拟环境。在半沉浸式虚拟现实中，用户可以在以真实世界为背景的框架下，与计算机构建的虚拟对象进行交流，部分地参与到虚拟世界中。然而，非沉浸式虚拟现实一般是指计算机在屏幕上生成虚拟环境，用户通过鼠标或操纵杆等设备与虚拟环境进行交互。

（三）虚拟现实系统的特征

虚拟现实系统具有三个重要的特征：沉浸感（immersion）、交互性（interaction）和构想性（imagination），任何虚拟现实系统都可以用三个“I”来描述其特性（图10-1）。其中沉浸感与交互性是决定一个系统是否属于虚拟现实系统的关键特性。

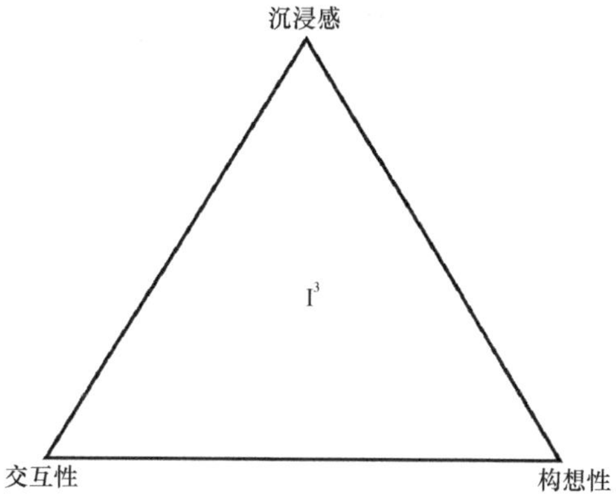

图10-1　虚拟现实系统的三“I”特性

1. 沉浸感　沉浸感是指用户对虚拟现实的融入程度，即用户全身心地沉浸于计算机所生成的三维虚拟环境，具有很好的临场感，并产生身临其境的感觉。虚拟现实的沉浸感来源于对虚拟世界的多感知性，常见的有视觉感知、听觉感知、力觉感知、味觉感知、嗅觉感知和身体感觉等。从理论上来说，虚拟现实系统应具备人在现实客观世界中具有的所有感知功能。此外，用户和虚拟环境交互的方式应该和现实世界中一样，不仅仅是通过键盘和鼠标。让用户完全沉浸于虚拟场景，忘记真实世界，这就是虚拟现实的最终目标，可以说其他两个特性就是为了实现这一目标的基础，三者之间是过程和结果的关系。

2. 交互性　交互性是指用户不是被动地感受，而是可以利用各种感官功能及人类自然技能与虚拟环境进行交互考察与操作。在虚拟现实系统中，强调人与虚拟世界之间以自然的方式进行交互，如人的走动、头的转动、手的移动、说话等方式与虚拟现实系统交互，并借助虚拟现实系统中特殊的硬件设备，如头盔显示器（helmet mounted display）、数据手套、力反馈设备，实时产生与真实世界中一样的感知。虚拟对象根据用户的动作产生相应的反馈，甚至连用户都意识不到计算机的存在。例如，参与者可以用手直接抓取虚拟世界中的物体，手可以有触摸感，可以感觉到物体的重量，能区分所触碰到的是骨头还是肌肉，并且被抓取的物体随手的运动而运动。

3. 构想性　构想性是指用户借助虚拟现实系统传递的逼真的视听触觉信号而产生的对虚拟空间的想象。人类在虚拟环境中突破时间与空间，去体验世界上早已发生或尚未发生的事件；人类进入虚拟的宏观或微观世界进行研究和探索，完成那些因为某些条件限制难以完成的实验，这一切都是计算机构建的虚拟信息与人类的想象力合力达成的。

（四）虚拟现实系统的类型

根据各个虚拟现实系统的沉浸程度的高低和交互程度的不同，其大体可分为：

1. 桌面虚拟现实系统　桌面虚拟现实系统是一套基于个人计算机或低级工作站的小型桌面虚拟现实系统。它对硬件的要求极低，利用中低端图形工作站及立体显示器就能观看虚拟三维场景的立体效果，它所带来的立体视觉能使用户产生一定程度的投入感。用户使用位置跟踪器、数据手套、力反馈器、三维鼠标或其他手控输入设备与屏幕中的虚拟世界进行交互。

桌面虚拟现实系统成本较低，相对容易开发，功能也最简单，主要用于计算机辅助设计、计算机辅助制造（computer-aided manufacturing，CAM）、人体解剖模型展示、医疗培训游戏等领域。

2. 沉浸式虚拟现实系统 沉浸式虚拟现实系统是一种较理想的虚拟现实系统，为用户提供完全沉浸于虚拟世界中的体验。例如，利用头盔显示器把用户的视觉、听觉封闭起来，产生虚拟视觉，同时，利用数据手套把用户的手感通道封闭起来，产生虚拟触动感。系统采用语音识别器让用户对系统主机下达操作命令，与此同时，头、手、眼均有相应的头部跟踪器、手部跟踪器、眼睛视向跟踪器的追踪，使系统达到尽可能的实时性（图 10-2）。使用户产生一种身临其境、完全投入和沉浸于其中的感觉。

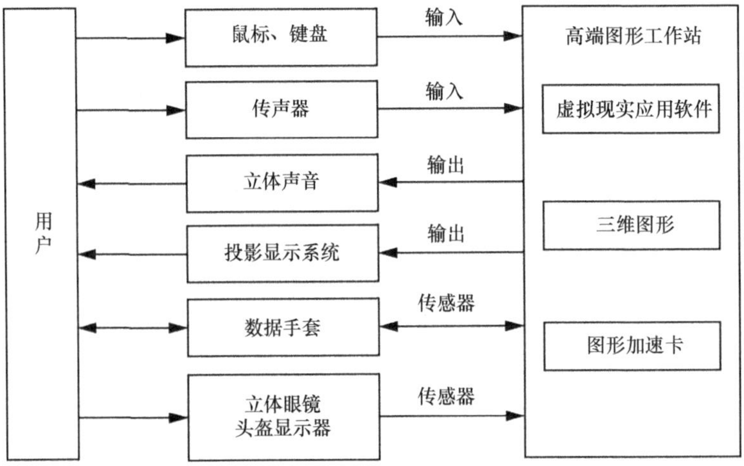

图 10-2 沉浸式虚拟现实系统的体系结构

沉浸式虚拟现实系统具有以下 5 个特点。

（1）高度实时性能：用户在虚拟空间中转动头部改变观察点时，空间位置跟踪设备须及时检测到，并且由计算机进行运算，改变输出的相应场景，系统的延迟必须足够小，而且变化要连续平滑。要使用户达到与真实世界相同的感觉，必须具有高度实时性能。

（2）高度的沉浸感：沉浸式虚拟现实系统采用多种输入与输出设备，将用户的感官与真实世界完全隔离，不受外部真实世界的影响，可产生高度的沉浸感。

（3）良好的系统集成度与整合性能：沉浸式虚拟现实系统中通常存在多种硬件设备与相关软件相互作用，其相互之间必须兼容，系统的整合性能则非常重要。

（4）良好的开放性：虚拟现实技术之所以发展迅速是因为它采用其他先进技术的成果。在沉浸式虚拟现实系统中要尽可能利用最先进的硬件设备、软件技术及软件，这就要求虚拟现实系统能方便地改进硬件设备及软件技术，因此必须用比以往更灵活的方式构造虚拟现实系统的软、硬件结构体系。

（5）并行处理能力：用户在沉浸式虚拟现实系统中的一个动作通常涉及多个硬件设备，如用户拿起一个物体，就会同时激活数据手套、头部跟踪器等，多条信息将并行传送到系统中进行分析处理。

常见的沉浸式系统有：基于头盔显示器的系统、洞穴式自动虚拟环境（cave automatic virtual environment，CAVE）系统。在医疗中它常见于虚拟三维康复治疗应用，医疗教育及手术培训应用等。

3. 分布式虚拟现实系统 分布式虚拟现实系统是指虚拟现实技术与因特网相结合，将位于不同物理位置的用户或资源通过互联网连接，协同开发各种虚拟现实应用。在分布式虚拟现实系统中位于不同物理环境位置的多个用户或多个虚拟环境通过网络相连接，或者多个用户同时参加一个虚拟现实环境。位于多个物理位置的用户在虚拟空间中交互并共享信息，在同一虚拟世界进行观察和操作，以达到协同工作的目的。

在医疗中，分布式虚拟现实系统常用于远程会诊、远程问诊、远程健康监控、机器人手术。

二、增强现实

随着虚拟现实技术的不断发展，其逐步成为一个新的科学技术领域，已广泛应用于娱乐（特别是视频游戏）、教育（如医疗或军事训练）和商业（如虚拟会议）等领域。除了虚拟现实以外，其他不同类型的相似技术有增强现实和混合现实，也被称为扩展现实。

增强现实和虚拟现实主要区别在于，虚拟现实创造了一个世界，用户可以通过特定的输出设备，如头戴式头盔，完全沉浸其中。用户感受的一切都是人为构建的图像、声音等虚拟环境的一部分。在增强现实中，真实世界信息与虚拟世界信息巧妙地融合在一起。三维建模、实时跟踪及注册、传感、多媒体、智能交互等多种技术手段被广泛运用于增强现实中，由计算机生成的文字、音乐、图像、视频、三维模型等虚拟信息模拟仿真后，放置到真实世界场景中，两种信息互为补充，从而实现对真实世界的“增强”。

增强现实是在用户观察到的真实世界环境中添加计算机生成的文字、三维模型等信息的技术。增强现实的基本原理是使用头部姿态跟踪器提供的姿态信息精确地对准虚拟的物体和摄像机摄取的视频图像或者通过透射方式观看到的自然景象，当用户在转动或平移头部时，用户还能够在视频透射式或光学透射式头盔显示器屏幕上观看到精确对准的虚实融合图像。由于用户观察的真实场景与虚拟物体共存于一个视觉感知空间，增强用户对真实环境的理解，扩展了用户与真实环境的交互能力，为用户感知空间提供一个增强的、自然的交互接口。增强/混合现实系统既可减少渲染复杂真实环境的开销（用虚拟环境取代部分真实环境），又可对实际物体进行操作（用真实环境取代部分虚拟环境）。混合现实技术在现实世界中构造出虚拟物体，并使它们在人眼中产生难以区分的体验，达到亦真亦幻的效果，这将是今后发展的方向。

在医疗中，混合现实系统常用于术前规划、术中导航、介入治疗等（图 10-3）。

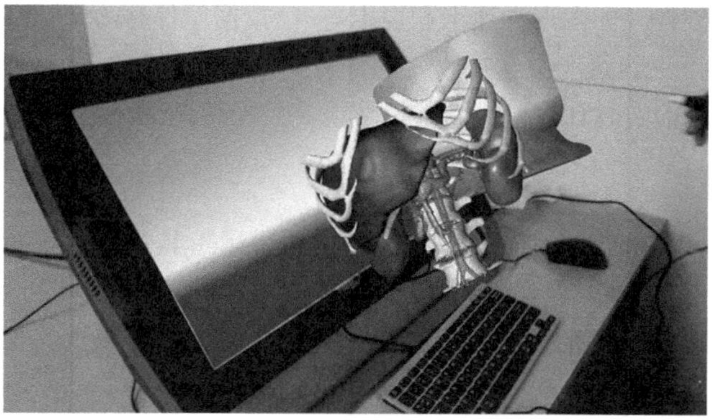

图 10-3　交互式增强现实手术平台帮助外科医生规划手术

（王瑜婧）

第二节 虚拟现实系统的组成

一、虚拟现实系统架构

大多数虚拟现实系统主要由用户、传感器、效果产生器及实景仿真器这几部分组成（图 10-4）。

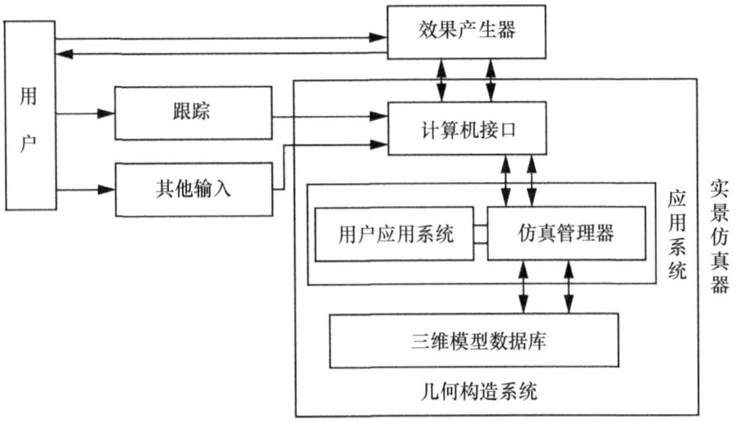

图 10-4 虚拟现实系统的基本组成

（一）效果产生器

效果产生器是人与虚拟世界进行交互的接口硬件装置。它包括能产生沉浸感的各类输出装置，以及能测定视线方向和手指动作的输入装置。输入设备是虚拟现实系统的输入接口，其功能是检测用户输入信号，并通过传感器输入到计算机。输出设备是虚拟现实系统的输出接口，是对输入的反馈，其功能是由计算机生产信息通过传感器发送给输出设备。

（二）实景仿真器

实景仿真器是虚拟现实系统的核心部分，是虚拟现实的引擎。它包含计算机软件、硬件系统、软件配套硬件（如图形加速卡和声卡等），数据库保存着虚拟环境的当前状态。它接收（发出）效果产生器所产生（接收）的信号，同时访问数据库相关部分，对输入进行分析并执行任务要求的实时计算，更新虚拟环境，并将结果反馈给所有输出设备。

（三）应用系统

应用系统是用户虚拟现实应用的软件部分，提供了工具包和场景图。它主要负责虚拟现实中对象的几何模型、物理模型、行为模型的建立和管理；结构及仿真对象之间和仿真对象与用户之间的交互关系的管理；三维立体声的生成、三维场景的实时绘制；虚拟世界数据库的建立与管理。

（四）几何构造系统

几何构造系统提供了描述仿真对象的物理特性（外形、颜色、位置）的信息。

二、虚拟现实开发引擎

虚拟现实系统是一个复杂的综合系统，它内部的支持软件众多，而外部需要各种硬件设备合作，为了让各个部分协调工作，开发者需要一个电子开发平台，可迅速建立、铺设虚拟现实程序所需的功能或利用其辅助虚拟现实程序的运转，这就是虚拟现实开发引擎。

虚拟现实开发引擎是以底层编程语言为基础的一种通用开发平台，它包括各种交互硬件接口、图形数据的管理和绘制模块、功能设计模块、消息响应机制、网络接口等功能。基于这种平台，程序人员只需专注于虚拟现实系统的功能设计和开发，无须考虑程序底层的细节。常见的几种虚拟现实开发引擎有：360 度全景虚拟、虚拟现实建模语言技术，Unity3D、Unreal、虚幻引擎 3、Cortona、WireFusion 等。

三、医疗虚拟现实的输入和输出设备

虚拟现实系统在硬件方面主要由以下几种设备支持。

1. 跟踪系统　识别用户的头、手和身躯的位置以及动作信息，为虚拟世界的更新运算提供数据。

2. 触觉系统　传递用户施加的力信息并提供压力的反馈，使用户能够感觉到任何轻微的振动、移动或方向变化。

3. 音频系统　判定声源和用户虚拟位置之间的空间信息，并计算提供立体声源。

4. 图像生成和现实系统　产生视觉图像，并将其立体显示。

5. 高性能计算处理系统　具有高效的处理速度、大容量、强联网特性。

在常规手术操作时，手术医师往往对进入人体器官组织的医疗器械的行程和位置缺乏空间感知性，通常依靠经验对路径和植入器械进行选择，容易产生误差，因此对术中器械的追踪和导航就显得非常必要了。跟踪导丝导管等器械在人体中的位置的主要通过超声定位、电磁跟踪、光学跟踪和惯性跟踪等方法，这些方法都属于非接触式空间定位法，也是增强现实中常见的跟踪硬件。

（一）三维位置跟踪器

1. 机械跟踪器　属于接触式测量法，由一个串行或并行的运动结构组成，该运动结构由多个带有传感器的关节连接在一起的连杆构成。它的工作原理是通过机械连杆装置上的参考点与被测物体相接触的方法来检测其位置的变化。

早在 1908 年，神经外科医师、神经生理学家维克多·霍斯利（Victor Horsley）爵士和工程师、生理学家、外科医生罗伯特·克拉克（Robert Clark）就发表论文描述他们为研究猴子的小脑功能而开发的装置。它使用笛卡尔三正交轴，能够在实验动物大脑中准确地坐标定位特定位置的病灶，这种装置也被称为“霍斯利-克拉克装置”（Horsley-Clarke placter）（图 10-5）。

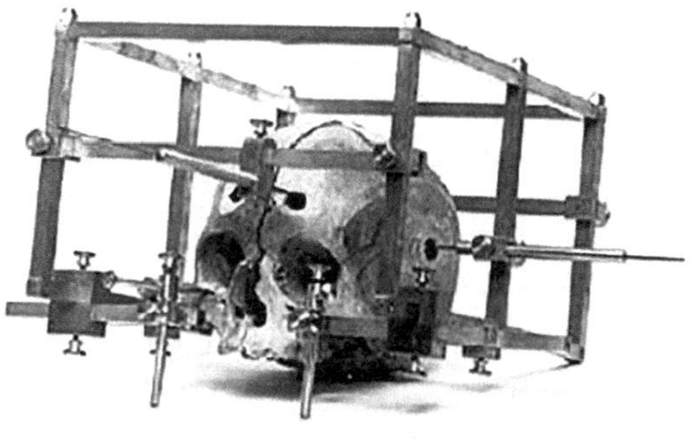

图 10-5　霍斯利-克拉克装置

机械跟踪系统的优点是精确、响应时间短，不易受声、光、电磁波等外界因素的干扰。位移定位精度和分辨率达到0.01mm数量级。缺点是比较笨重、不灵活、有惯性，而且由于机械连接的限制，不能提供较大的工作范围。

2. 电磁定位器　电磁定位系统是基于电磁学原理，电磁定位需在手术区域设置三个不同的电磁感应线圈产生交变电磁场，在手术器械上安装着电磁波传感器，电磁波传感器体积小，便于安装操作。术中电磁波传感器根据变化的电磁场对应产生感应电流并获知当前位置，从而得到手术器械末端精确位置。电磁定位技术不仅可以得到物体的位置信息，还可以得到物体的姿态信息。电磁定位系统没有光路遮挡的问题，患者的位置和医生的动作不受限制，但其精度不如光学定位，容易受到环境中金属、磁体或其他器械制造的电磁干扰。手术室中常见的心电监护仪、高频电刀等设备可能会造成复杂的电磁环境，干扰电磁定位的精度。电磁跟踪定位系统已成功应用于介入治疗、内镜诊断、肿瘤放射和骨科手术的计算机辅助手术和治疗中，其超小型定位线圈可与多种介入工具结合，如心导管、活检穿刺针、粒子放疗针及消融针等，在体内提供实时定位和引导（图10-6）。

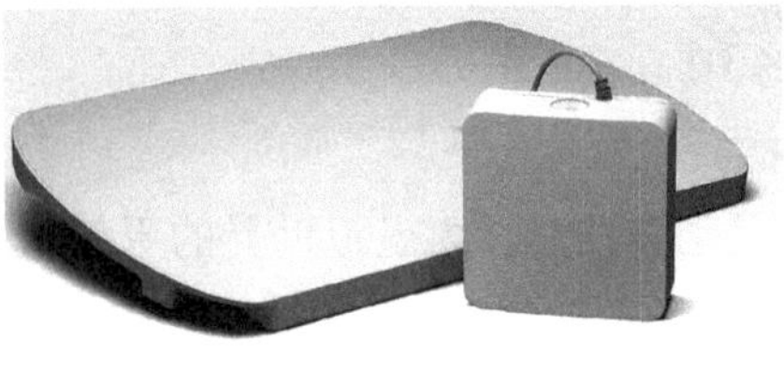

图10-6　磁场发生器

3. 超声定位器　超声定位系统的原理是利用超声波的性质来判断目标的距离，超声波在检测区域内运动时遇到界面反射所呈现的特征可用来判断目标物体位置状况，这是一种无损的检测方法。在手术器械和探测架上分别安装超声波发生器和接收装置，持续采集超声波发生和接收时间信息、回波波形。

由于超声波在空气中的衰减较大，只适用于较小的范围，它在空气中的传播距离一般只有几十米，定位精度可达到2～5mm。超声波传播过程中不能有任何物体阻挡，并且定位精度易受空气湿度、温度、气流、发生器尺寸等因素影响，因此成像分辨率低。

4. 光学定位器　光学定位系统是目前临床应用最广泛，发展最成熟的一种定位技术，将近一半的手术导航系统均采用光学定位，其中最常用的是近红外光学定位。在手术前，至少三个不共线的红外光学标志追踪点首先与手术器械相连，对这三点的相对位置关系进行注册识别。在手术中，通过双目或多目视觉摄像机对安装在手术器械上的红外光学标志点进行实时跟踪定位，计算目标的相对实时位置。光学标志点可以主动发光，也可以反射光源的光，由此可分为主动式、被动式和混合式。

光学定位精准度高、算法简单，平均误差约为1mm。但光学定位传输距离较短，要求在导航过程中光路不可有遮挡，如果被反光物反射光、荧光灯或者灯光干扰，将无法准确获取光学标志点位置。并且光学定位器对快速移动的物体难以定位，所以对医生的行动和操作有一定约束，特别是对体腔深处、无法充分露出的手术部位无法精确定位。如双目被动和主动的实时光学姿态跟踪系统（图10-7），追踪反射和/或有源基准（红外发生器），使用三角测量来计算标志点的6个自由度（3个平移及3个旋转参数），以此来确定

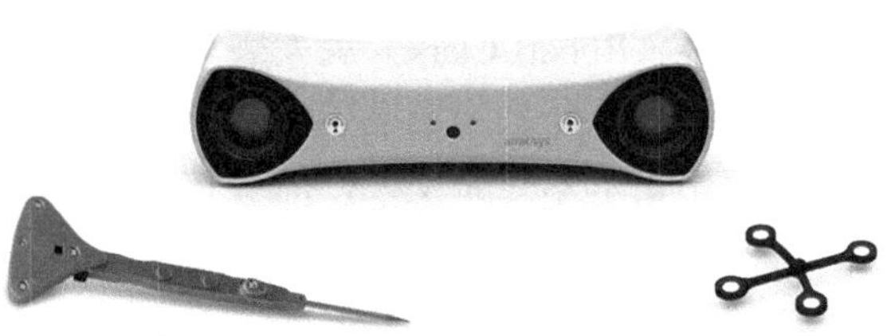

图10-7　双目被动和主动的实时光学姿态跟踪系统

标记点的位姿（位置和方向）。

5. 惯性跟踪器 惯性跟踪器是由多个传感器组合而成的，通常包含加速度计、陀螺仪和磁力计，来测量和报告目标物体的速度、方向和重力。微电子机械系统（micro-electromechanical system，MEMS）技术得以让这些将传感器/微处理器/信号处理与控制微缩并集于一体，成为一个既有机械元件又有电子元件的微型机器-惯性测量单元（inertial measurement unit，IMU）。

惯性跟踪器对目标对象的运动范围和肢体旋转能进行较好的测量，在生物医疗研究中常应用于康复治疗、生物力学、步态分析等领域（图 10-8）。

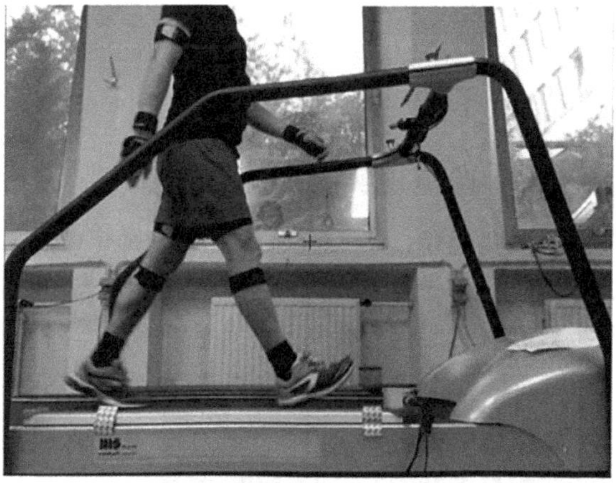

图 10-8 运动员佩戴着惯性位置跟踪器追踪步态

6. 混合跟踪器 混合跟踪技术是将来自不同类型跟踪器所检测到的目标姿态数据进行合并或融合的头部姿态跟踪技术，采用混合跟踪技术的姿态跟踪器被称为混合跟踪器。与单一跟踪器相比，混合跟踪器虽然增加了虚拟现实系统的计算复杂性，但是其最大好处是消除了单一跟踪器的不稳定性，保持高精度姿态跟踪的同时还增强了跟踪鲁棒性。

（二）导航输入设备

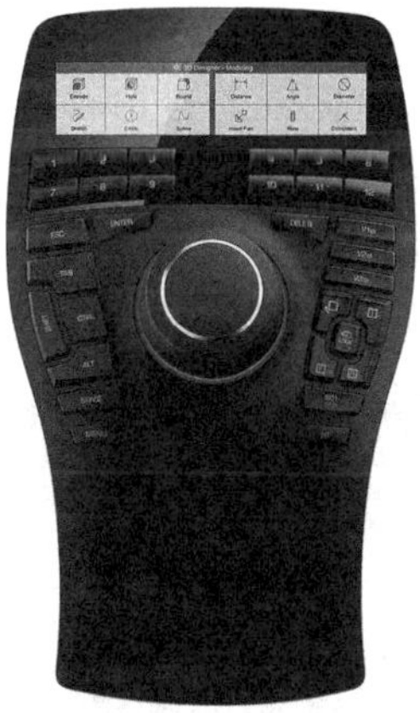

图 10-9 三维鼠标

1. 三维鼠标 三维鼠标是虚拟现实应用中的另一重要的交互设备（图 10-9）。不同于日常用的只有二自由度的二维鼠标，三维鼠标可在六个自由度与虚拟三维环境进行模拟交互，可从不同的角度和方位对三维物体观察、浏览、操纵，并可与数据手套或立体眼镜结合使用，作为跟踪定位器。

三维鼠标包括加速度计、多轴传感器和红外传感器，并且融合超声波或电磁发射器，组成混合跟踪器。因此使用者可以很容易地通过推、拉、转动或倾斜将按键和球体的运动赋予三维场景或物体，实现对三维场景的漫游和仿真物体的控制。

2. 手柄 手柄控制器是一个包含惯性传感器、振动马达、按钮扳机、摇杆/触板、光学追踪系统或磁场传感器的电子设备。通过惯性敏感元件、外部摄像头或感应器，它可以测量用户的手在各个轴方向上的移动分量，计算手柄相对重力加速度轴和地磁场轴的俯仰角和方位角，由此记录用户的手和手指在虚拟环境中的运动，将肢体的物理机械动作变成虚拟世界中的数字信息，实现模拟射击、抓取、挥舞等多种交互操作。

虚拟现实手柄常用于医疗培训和解剖结构展示中。虚拟现实手术培训平台的全膝置换术（total knee arthroplasty，TKA）虚拟现实应用中，医学生使用虚拟现实操控手柄模拟手术操作（图 10-10、图 10-11）。

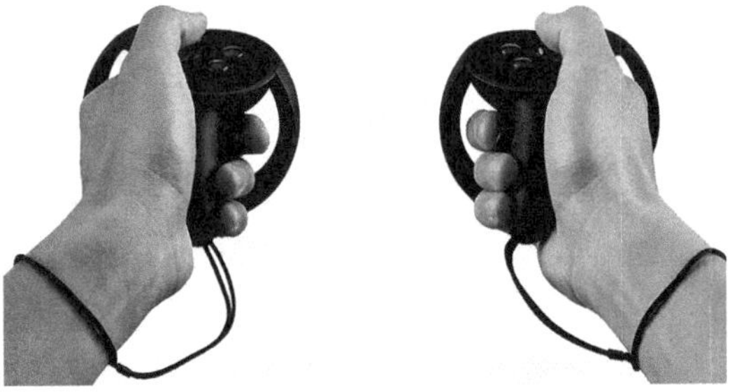

图 10-10 虚拟现实操控手柄

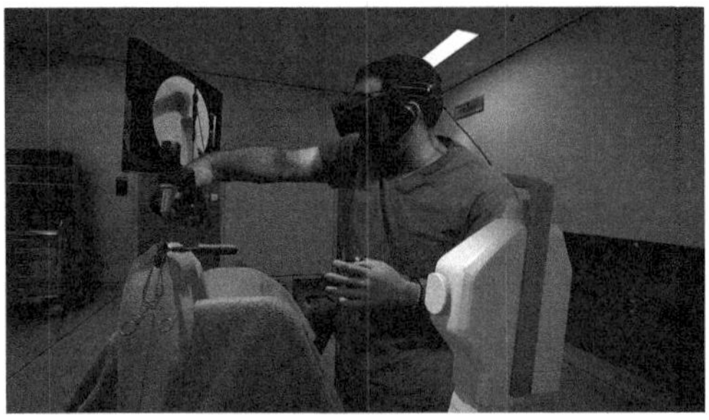

图 10-11 医学生使用虚拟现实操控手柄在虚拟全膝置换术中进行操作

（三）虚拟现实图形显示设备

1. 头盔显示器 头盔显示器是一种可戴在头上使用的显示器，它接收来自主机的三维虚拟现实图形信号并通过小型高性能显示器播放，光线经过凸状透镜射进用户眼中，影像因折射产生类似远方效果，图像占据用户整个视野，用户就会忽略屏幕的边缘。

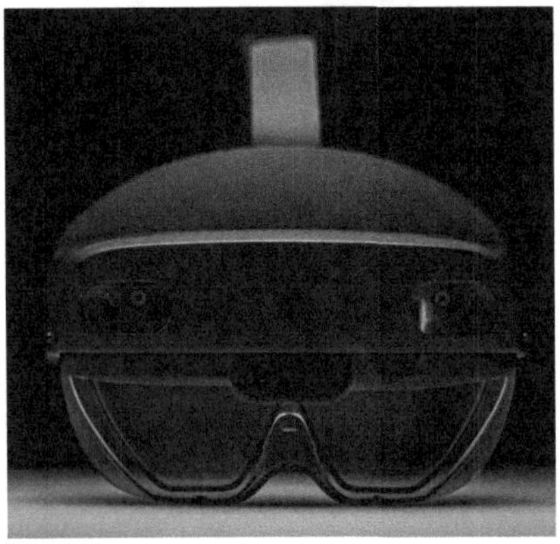

图 10-12 透射式头盔显示器

头盔显示器分为沉浸式和透射式。沉浸式头盔显示器只能显示计算机生成的虚拟图像，封闭外界的视觉和听觉，引导用户产生一种身在虚拟环境中的感觉，典型的设备如 Oculus Rift、HTC Vive、暴风魔镜等。透射式头盔显示器（图 10-12）则是将虚拟物体图像叠加在真实世界的视图，常用于增强现实或混合现实，如 HoloLens、Magic Leap 等。头盔显示器辅以三个自由度的空间跟踪定位器可进行输出效果观察，同时用户可做空间上的自由移动，如自由行走、旋转等，沉浸感较强。

2. 沉浸式投影虚拟现实显示系统 CAVE 是一种沉浸式虚拟现实技术，CAVE 的墙壁通常由三面到六面后投影屏幕组成，连地板也是投影屏幕。用户在 CAVE 内部佩戴三维眼镜，可以看到由 CAVE 生成的三维图形，包括明显飘浮在空中的虚拟物体，人可以在它们周围走动。安装在三维眼镜上的传感器会跟踪用户的动作，视频不断调整以保持与观众的视角一致。CAVE 中通常有多个不同角度放置的扬声器，以提供三维立体声。医学生可以在 CAVE 中观察医学解剖标本模型的内部，能清楚地将患者的每一个器官、骨骼、神经和生物系统详细的显示，甚至可以模拟患者的动态行为（图 10-13）。

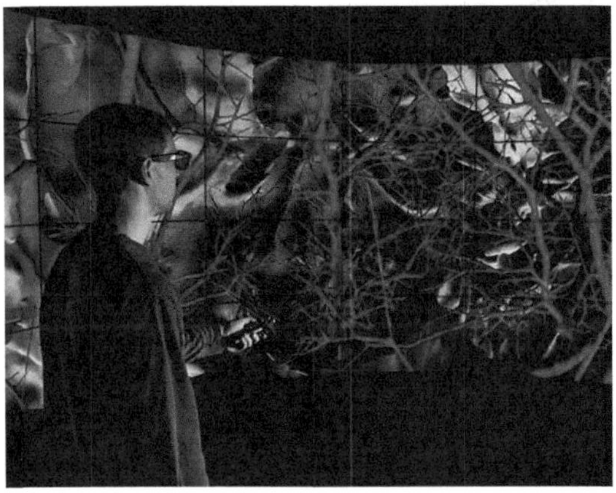

图 10-13 在 CAVE 中观察人类大脑血管和皮层组织的模拟结构

（四）手势输入和触觉反馈设备

1. 数据手套 数据手套（数字手套）是虚拟现实应用的主要交互设备，外形与手套类似，包含各种电子传感器以监测手的动作（图 10-14）。它可以将手指弯曲、手掌旋转等物理动作转换为数据，输入到计算机进行分析。分析的结果形成一只虚拟的手或控件作用于三维虚拟现实场景进行模拟交互，可对虚拟物体抓取、移动、装配、操纵、控制。数据手套通常与 6 个自由度的位置跟踪设备结合使用，用于多种三维虚拟现实或视景仿真软件环境中，以识别三维空间的位移信息，实现真正的虚拟人手的动作和位置跟踪。

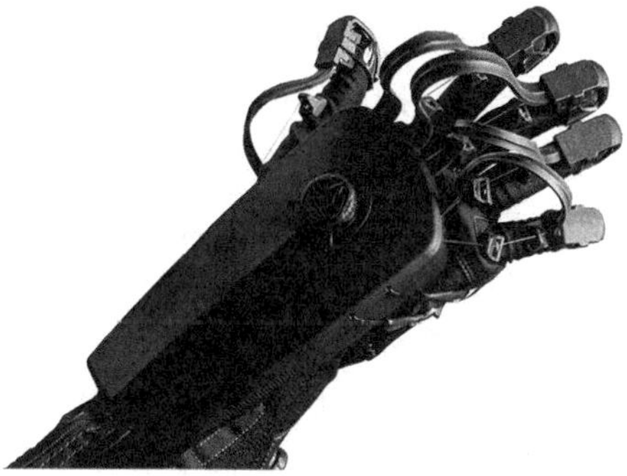

图 10-14 数据手套

沉浸式虚拟手术培训平台结合了虚拟现实和触觉反馈技术，使医学生能体验到与在真实的外科手术过程中相同的视觉、声音和人体的触感。这个平台上包含了一个透射式头盔显示器，一支连接到 3D Systems 触觉机械臂上的触笔，另一边连接了带开创性的数据手套。在现实世界中移动触笔就可以在虚拟世界中移动对应的探针，当虚拟探针头接触到虚拟皮肤、肌肉或骨头时，不同介质带来的不同阻力能够通过触笔传导给用户（图 10-15）。

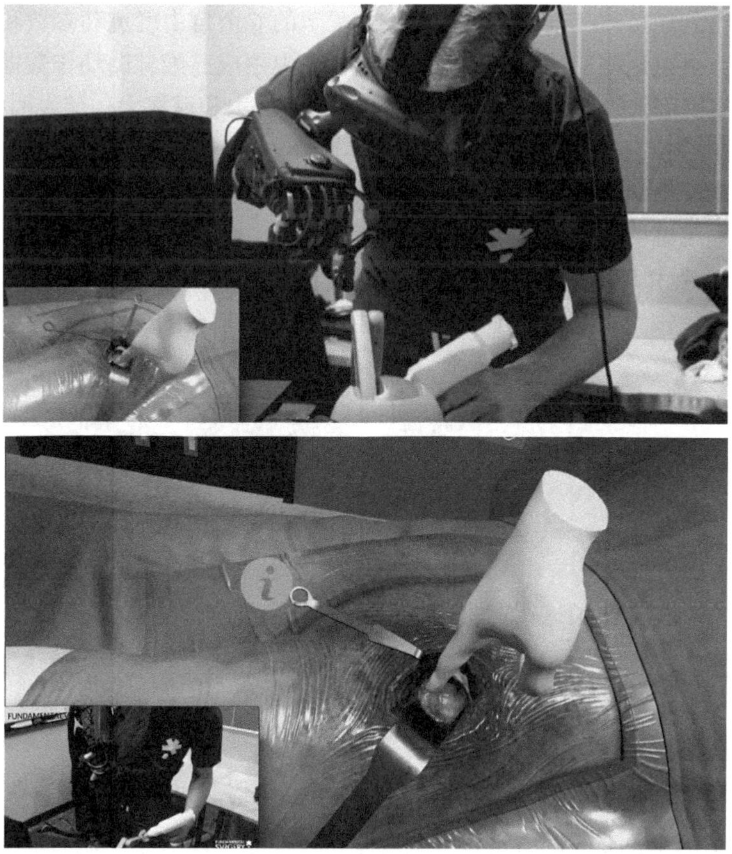

图 10-15 在沉浸式虚拟手术培训平台练习全髋关节置换术

数据手套是有史以来最复杂的触觉设备之一，采用了微流体技术，装有百余个触觉驱动器，可以贴在用户的皮肤上，复制触摸物体的感觉。力反馈外骨骼可以在每根手指上施加高达 4 磅的力，增强用户对形状和硬度的感知。数据手套结合现实的触觉，强劲的力量和精确的运动跟踪，以提供世界上最现实的触觉反馈。图 10-15 是在沉浸式虚拟手术培训平台进行虚拟前路全髋关节置换术，数据手套和沉浸式虚拟手术培训平台的技术集成使外科医生能在虚拟世界中自然地与患者进行非常细微的互动，让医生能感受到髋关节周围骨生长的存在，此外还可以辅助识别关键韧带，帮助医生在后面的手术步骤中确定方向。真实的触觉反馈有助于医生开发肌肉记忆和有效地学习技能。在虚拟手术平台上，教育内容、实时技能和知识评估三者得到了有机结合。目前该平台支持的手术包括椎弓根螺钉、全髋关节置换术（后路）、全髋关节置换术（前路）和全膝关节置换术。

2. 力反馈触觉臂 3D Systems 力反馈触觉臂集成了真实的三维导航和力反馈触感系统，它能根据虚拟的三维模型提供 3 个主轴（平移）和 3 个辅助轴（旋转），一共 6 个自由度的力反馈。

3. 运动捕捉设备 数据衣是虚拟现实系统中比较常用的运动捕捉设备，是为了让虚拟现实系统识别全身运动而设计的输入装置，其原理和数据手套类似。

数据衣具备通常多个信号发射传感器，衣服里的传感器能够根据用户身体的动作探测并跟踪人体的所有动作。数据衣可对人体大约 50 个不同的关节进行测量，包括膝盖、手臂、躯干和脚。传感器发出的连续信号被接收后，由传输设备传入数据处理工作站，在软件中进行运动解析得到连贯的三维运动数据：人体关节的 6 个自由度运动参数和运动目标的三维空间坐标等。再由这些三维运动数据在虚拟世界中生成三维骨骼动作数据。反过来数据衣也会根据计算机输出的指令反作用在用户身上产生压力和摩擦力，使人的感觉更加逼真。和位置追踪一样，动作捕捉系统也分为机械式、惯性传感器式、电磁式、声学式、光学式类。

4. 自带触觉反馈的机器人 由澳大利亚迪肯大学和哈佛大学的团队共同研发的手术机器人能够像传输三维图像一样使用触觉反馈机制向外科医生传递触觉感受。这个机器人是一个“主从式”手术系统。图 10-16 可见多重机械手臂上附带着各种手术器械和腹腔镜，它处于从属位置，被主控制台支配。外科医生坐在主控制台图 10-17 前，使用触觉控制手柄操作设备。

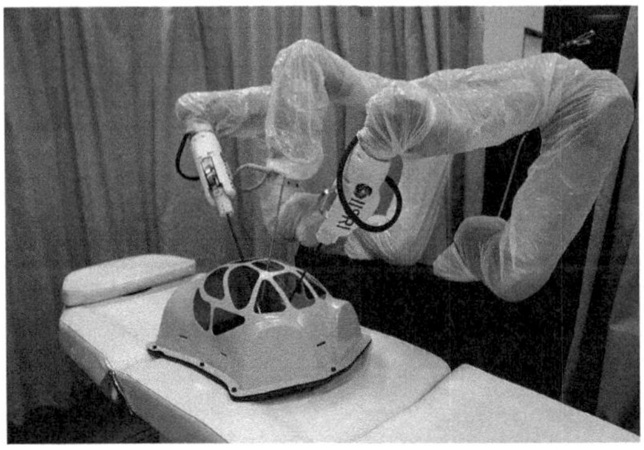

图 10-16 手术机器人外观和多重机械手臂

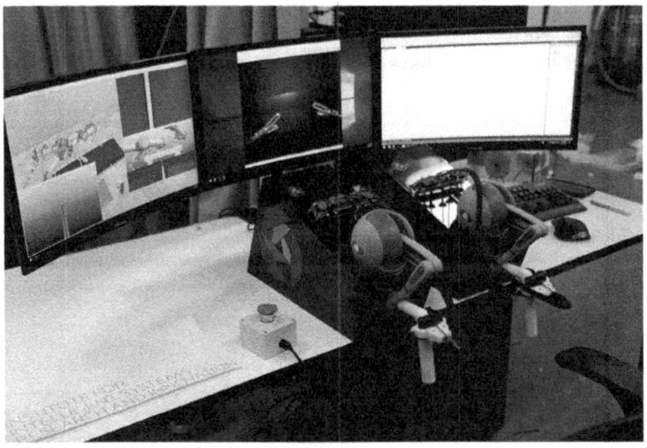

图 10-17 手术机器人主控制台

手术机器人的力反馈系统可以精确测量医疗器械在身体上所施加的力的大小，并通过手柄传递给外科医生。这一机制使外科医生能够区分组织的软硬程度，区分癌症组织和正常组织，感受到因感染或炎症变得更脆弱的组织，在解剖或缝合这些区域时更加细致。触觉反馈机制提高了手术的安全性，允许医生在显微手术中使用更精细的缝合线。手术机器人的系统还带有自动避免碰撞的能力，在手术中患者和手术台可进行自动调整。手术机器人的系统提供立体内窥镜视觉，叠加实时三维虚拟能帮助外科医生确定医疗器械和腹腔镜的位置关系，使手术器械、机械手臂和腹腔镜避免发生碰撞。手术机器人还可以进行远程手术，外科医生可以在数千公里以外的地方进行手术。

【思考题】

请通过相关网站查询目前增强现实技术联合手术机器人在临床的应用现状。

（王瑜婧）

第三节　三维数字建模

一、数字人/虚拟人计划

人体是由100多万亿个细胞组成的复杂整体，无法通过凭空想象去获得每个器官、每条血管真实准确的结构数据，最实际的方法是冰冻后通过解剖切片。把尸体解剖成许多层薄片，再把薄片拍摄成彩色数码相片，然后通过扫描得到相应的人体结构数据，再把原始数据输入计算机，完成虚拟可视人的数据采集；之后利用计算机把数据组合起来，重构成一个有真实人体解剖结构的三维立体虚拟人体。它可以被随意缩放、旋转及分解，成为一个真正的虚拟可视人。

世界上第一个“可视人计划”于1986年由美国国立医学图书馆规划。第一个可见男性数据集公开发布于1994年，可见女性数据集公开发布于1995年（图10-18）。可视人计划的目的是：①为人体解剖学研究提供参考；②为医学成像算法测试提供公共领域数据；③为构建网络可访问图像库提供测试平台和模型。

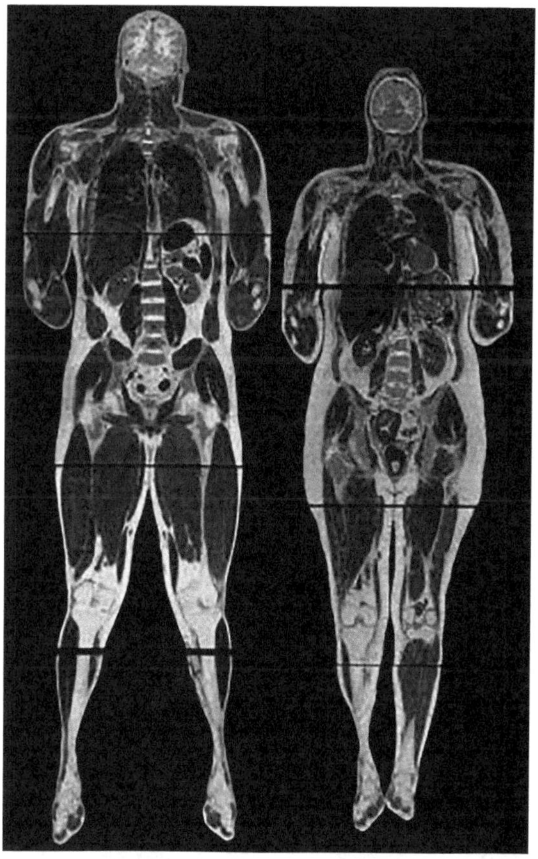

图10-18　1994年首次亮相的“可见人类男性”（左）和1995年亮相的“女性”（右）

“中国数字人男1号”是南方医科大学从20位自愿捐献者中筛选出来的“标

准中国人”，标本为一名 28 岁的健康男性（图 10-19）。南方医科大学用高精度机械以每片 0.2mm 对尸体进行磨削，从头到脚大概切成了 8952 片之多，获取切面照片后，华中科技大学完成了高分辨结构数据集的构建与可视化，包括原始切面照片的分割、标识、三维重建及数据的发布。“中国数字人男 1 号”在切片精度、切片数量和数据量上比美国数字人体数据集和韩国数字人体数据集更为先进。“中国数字人男 1 号”的原始图像像素高达 4040×5880。

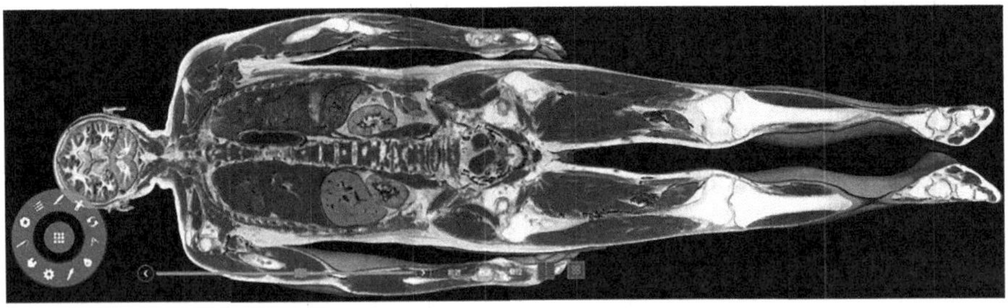

图 10-19 “数字人”虚拟解剖台

二、医学图像三维重建

目前，医生主要通过观察超声、X 线、CT 和 MRI 等二维图像对病情进行诊断。但二维图像无法直观展示病灶区域的立体解剖结构，极度依赖医生经验；同时，图像存在走样、噪声、伪影等问题，影响病情诊断。

三维模型重建是根据患者的医学影像信息在计算机中建立相同的三维虚拟模型。在手术前，可将患者的 CT、MRI 等二维医学影像原始数据导入三维模型重建软件（如 Mimics 医学三维图像的工程软件，3DVWorks 三维医学影像处理软件），它可对患者检查部位建立三维可视化数字模型。重建的三维模型可直观显示病灶区域的血管、神经、骨质等组织结构，并可任意旋转、缩放和测量，用于精准定位病灶位置，明确病灶与周围组织的空间毗邻关系，有效辅助医生进行准确诊断。三维模型重建除用于辅助诊断，还可用于术前的手术路径设计和风险评估、术中的模型校准和手术导航系统、术后的效果评估，另外，还可用于模拟手术操作，让医生得到充分训练，更清晰地掌握手术过程，提高手术的准确性和安全性。

三、三维建模应用技术

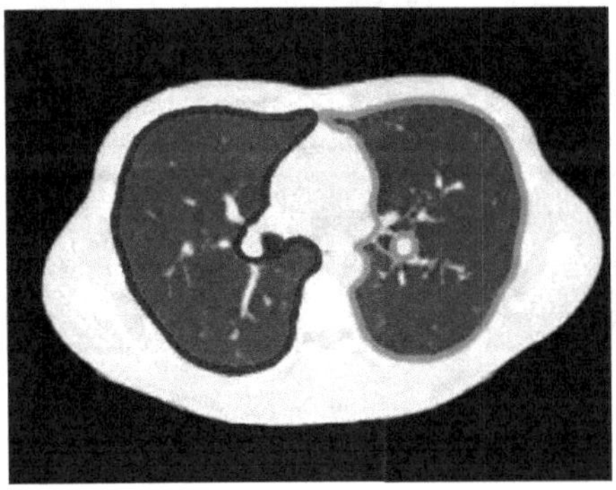

图 10-20　基于深度学习对肺部 CT 图像分割

1. 分割　分割是根据医学图像的某种相似性特征（如亮度、颜色、纹理、面积、形状、位置、局部统计特征或频谱特征等）将医学图像划分成若干特定的、具有独特性质的区域，并抽取出感兴趣的目标。这些目标区域是具有不同特性的各种组织，如骨性结构、肌肉软组织等，明确不同组织的空间构象（图 10-20）。

2. 三维图像重建技术　医学三维重建技术就是在序列薄层 CT 二维图像基础上，对组织或器官进行分割与边缘提取，再使用面绘制或体绘制的方法将其重建为具有直观、立体效果的三维图像（图 10-21）。面绘制就是通过几何单元拼接拟合物体表面，而体绘制则是将体素投影到显示平面的方法。

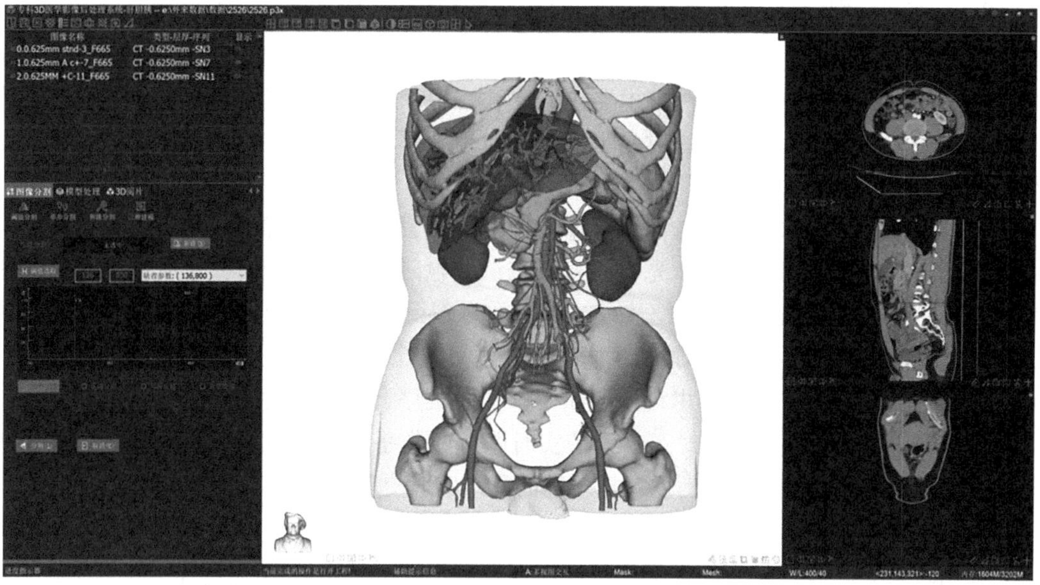

图 10-21　使用螺旋 CT 影像在三维医学影像处理软件上对人体的血管、肾、肝等组织进行三维重建

3. 图像配准与融合技术　医学成像技术丰富多样，但是并非一种成像技术可以适用于人体所有器官的检查和疾病诊断，各种成像技术和检查方法都有它的优势与不足，它们之间是相互补充的。例如，CT 和 X 线对骨密度较高的组织能提供高清晰的图像，MRI 对人体软组织的成像具有较高的分辨率，而 PET 和 SPECT 则能够提供人体组织或器官的功能性代谢的图像（图 10-22）。综合利用图像中来自人体的多方面信息，使人体内部的结构、功能等多方面的状况通过影像反映出来，更直观地提供人体解剖、生理及病理等信息，能有效提高诊断正确率。

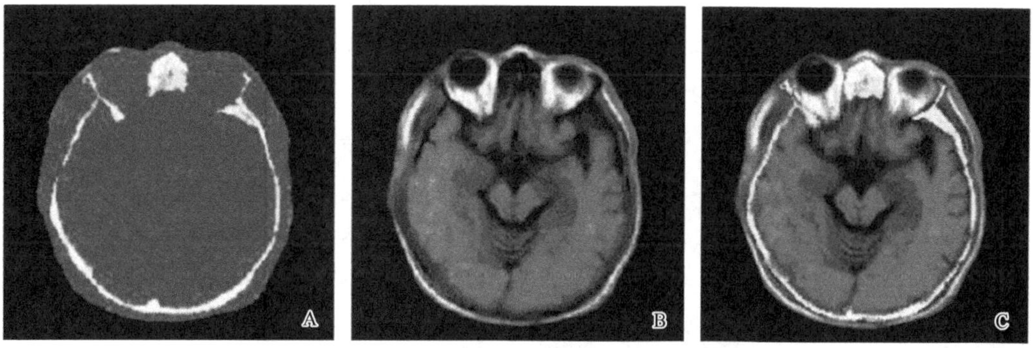

图 10-22　A. CT 图像；B. MRI 图像；C. 融合图像

4. 渲染和显示　三维渲染是创建三维模型的真实感图像的过程，医学图像数据转换为图形或图像在屏幕上显示出来。

四、手术导航系统

计算机辅助手术（computer-assisted navigation surgery，CAS）是一种手术概念和方法集，它们使用计算机技术进行手术计划以及指导或进行手术干预。

它的原理是以患者的术前或术中二维医学影像原始数据为基础，和手术床上患者的解剖结构准确对应，在手术中追踪手术器械位置并将手术器械的位置在患者影像上以虚拟探针的形式实时更新显示，使医生对手术器械相对患者解剖结构的位置一目了然，使外科手术更快速、更精确、更安全。

手术导航系统通常包含一个计算机工作站以及用于跟踪手术器械位置的硬件（图 10-23）。跟踪方法包括机械法、超声法、光学法和电磁法，电磁跟踪更为流行。手术前，每个患者都必须接受高分辨率数字化扫描，如 CT 扫描，以得到二维医学影像原始数据作为手术导航的“地图”。计算机工作站对原始数据高速处理后重建出患者的三维模拟影像。手术医生可将其用于术前规划并模拟手术过程。在手术导航程序开始后，手术台上患者解剖中的对应点和术前 CT 扫描影像注册对齐。系统实时跟踪收集手术器械位置数据，并将手术器械的位置在患者的解剖结构影像上以虚拟探针的形式实时更新显示。

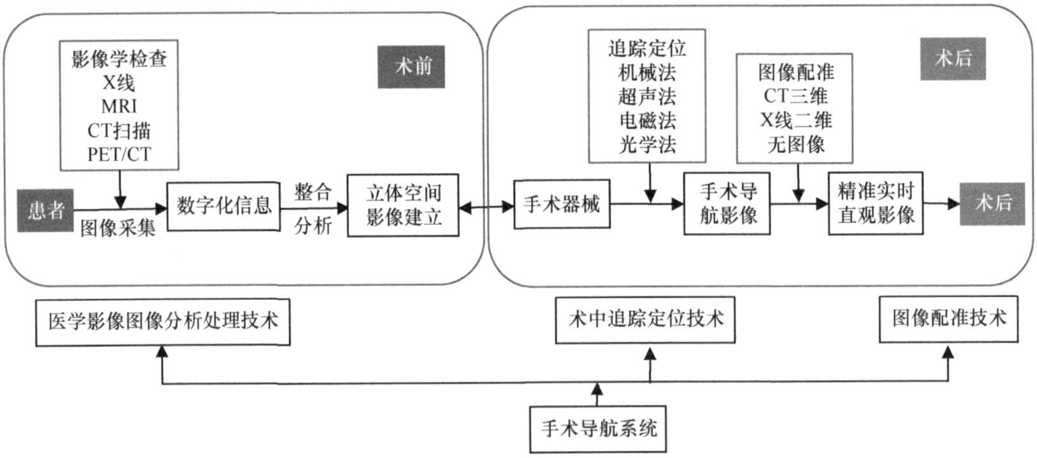

图 10-23　手术导航系统基本工作原理

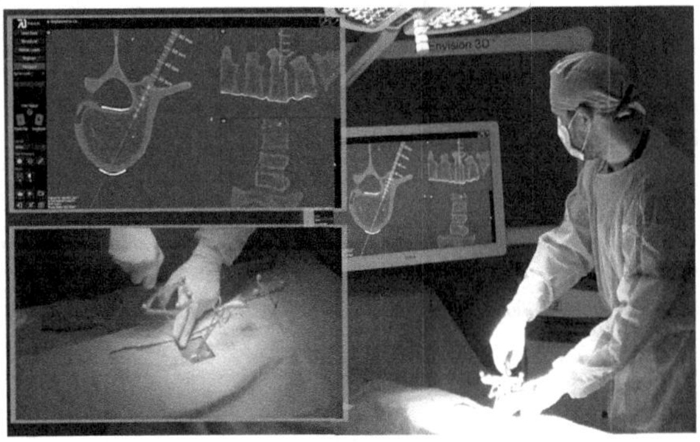

图 10-24　医生在手术导航系统的指引下进行脊柱手术标记

机器视觉图像引导手术系统、手术导航系统，采用了 3D 光学技术和机器视觉注册算法。机器视觉图像引导手术、手术导航系统已经应用于颅骨手术和脊柱外科手术的工作流程中（图 10-24）。

（王瑜婧）

第四节　医疗应用

一、医疗培训

20世纪90年代，在医疗专家的监督下虚拟现实首次应用于模拟手术环境。人们希望虚拟现实能够以低成本提供有效的、可重复的医学培训，使学员能够在真正实践中识别并修正错误，尽量降低行医时给患者带来的风险。

在本章之前介绍过的虚拟手术培训平台，其最大的核心技术是独特的外科触觉智能引擎，它经过校准可以在亚毫米的电阻精度内模拟许多医疗工具接触组织变体的真实感觉。将此触觉反馈引擎和虚拟现实医疗虚拟现实结合在一起，利用振动或物理阻力来调动医生的触觉。外科实习生在使用平台练习外科手术时即可感觉到组织、肌肉和骨骼的运动和相互作用，就像他们在实际操作过程中一样，误差在亚毫米的电阻范围内。此虚拟手术系统能兼容任何笔记本计算机、虚拟现实头戴式设备或触觉设备，使用者使用家用虚拟现实设备即可进行手术练习。它的远程数据分析和数据仪表盘涵盖了虚拟手术的技能和知识点，为实习医生提升手术能力和教育实践提供了宝贵的意见。目前虚拟手术培训平台的模拟系统包括微创外科、腹腔镜、眼科、耳鼻喉科和神经外科手术，其内容库还在不断增长。

位于芝加哥的一家外科培训创新公司的“气道EX”应用是一款为麻醉师、耳鼻喉科医生、重症监护专家、急诊室医生和肺科医生设计的在手机上使用的外科训练模拟器，由视频游戏开发者和医生根据真实的手术镜头制作而成（图10-25）。医生可以随时随地使用这款应用，为患者通过18种不同的气道手术步骤进行虚拟气道手术，应用甚至将患者的毛孔都模拟出来了。

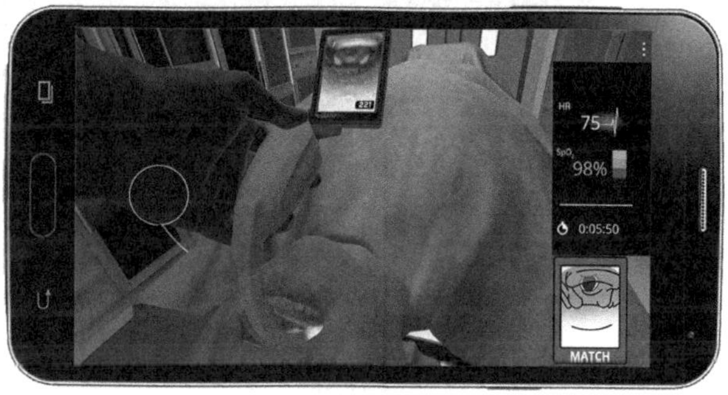

图10-25　视频喉镜增强现实游戏

2020年发表在《BMC医学教育》（*BMC Medical Education*）上的一项研究调查了虚拟现实教学对临床本科学生掌握知识和技能的影响，其中30人采用传统教学，30人通过虚拟现实教学。利用10例颅底肿瘤的数据，要求学生识别周围肿瘤，了解颅底结构。与传统教学组相比，虚拟现实组对解剖组织结构识别任务完成得更好。在虚拟现实组中，83.3%的学生表示他们能够完成从2D到3D思维的转换，而在传统教学组中，只有36.7%的学生表示能够做到。此外，学生们还通过基础理论知识测试来打分。虚拟现实组学生在基础理论、肿瘤位置、肿瘤邻近结构、临床表现、诊断分析、手术入路等各方面得分均较高。

二、康复保健

近年来，虚拟现实作为一种治疗工具已成为神经康复研究的一个新课题。从运动学学习的角度来看，虚拟现实提供了高强度、任务导向、多感官反馈训练的可能性，通过让患者体验沉浸式或非沉浸式虚拟环境，促进患者的视觉、听觉和触觉输入，提高患者对康复过程的兴趣，从而有效提高患者的治疗依从性。已有研究证实虚拟现实技术对脑卒中、老年人的认知功能和生活质量具有积极作用。也有研究表明虚拟现实可以改善帕金森病患者的平衡功能和日常生活活动。

创新性的虚拟现实技术已广泛应用于脑卒中后康复，其有效性和安全性已得到广泛验证。步态障碍是脑卒中后遗症的标志症状之一，虚拟现实技术一个重要应用就是帮助患者恢复行走能力。福建医科大学附属协和医院神经内科和神经病学研究所利用沉浸式虚拟现实游戏辅助康复患者恢复步态障碍。沉浸式虚拟现实游戏系统包括一个头盔显示器、无线操控套件、配备跟踪技术的定位器、两个操作手柄和计算机主机。游戏中有四种虚拟现实辅助下肢步态训练场景可供患者选择（九格训练、单板桥训练、爬山爬楼梯训练、横杠训练，见图 10-26），虚拟现实训练场景如图 10-27 所示。

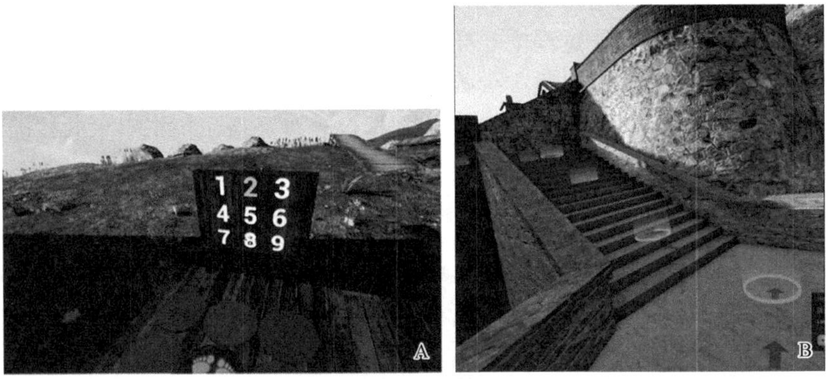

图 10-26　九格训练和爬山爬楼梯训练

A. 九格训练；B. 爬山爬楼梯训练

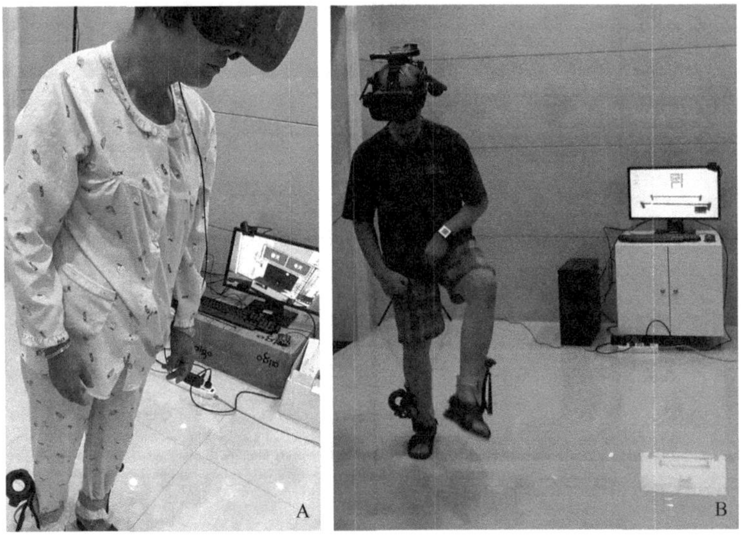

图 10-27　虚拟现实训练场景

A. 患者进行恢复行走能力练习；B. 患者正在参与跨栏训练

在九格训练中参与者可以通过踩踏蓝色格子来得分，格子的颜色变化速度可以调整。

一家总部位于波士顿的公司利用沉浸式虚拟现实游戏使患者在不知情的情况下进行物

理治疗练习。例如，一款游戏要求患者用手里的虚拟剑切开屏幕上出现的一行目标。为了实现这一目标，患者必须尽量扩大他们肩膀的活动范围。另一种游戏是让患者用头部操纵一门水炮朝指定的方向射击，让患者的脖子进行全方位的活动。理疗师在后端可以看到设备收集的数据，并随时更改运行中的游戏参数，指导患者锻炼。

虚拟现实辅助训练为患者提供生动有趣的治疗场景和培训项目，让患者感到更放松、更投入，从而更积极地参与。实时反馈还可以让患者更好地了解自己的训练和表现。除了重复训练外，虚拟现实辅助训练过程中对不同环境的调节也对患者的学习能力非常有帮助，可以增强患者对环境的适应能力，从而提高其运动学习能力。这种参与度较高的模式，最终可以提高患者对培训的积极性和接受度，降低辍学率，使患者维持长期康复。

三、心理治疗

目前虚拟现实技术在医疗中研究最深入、应用最广泛的领域之一即是疼痛控制。虚拟现实在临床应用中可以辅助或替代非药物镇痛作为急性和慢性疼痛管理的补充，对于儿童和成人均有效。虚拟现实镇痛应用于急性疼痛的管理已经扩展到诸如伤口护理和物理治疗、术前和术后程序（如减轻局部麻醉疼痛）、牙科治疗、经尿道微波热疗、小儿静脉穿刺。

当患者戴上动作感应虚拟现实头盔进入虚拟现实镇痛应用，360 度互动的虚拟世界立刻替代了真实世界。患者可能会发现自己身处海底，被海豚包围着。当他漂浮在水面上时，抬头可以看到阳光透过水面照射进来。往下看，他会看到海豚在周围和下面游泳，可以听到水下世界的回声和周围大型哺乳动物的声音。就算患者理智上知道自己不是在海滩上，但大脑接受了虚拟的感官输入，将很难再专注于真实世界的刺激，如疼痛和焦虑等负面输入。

David Frey 等在孕妇无药物宫缩的早期阶段应用虚拟现实镇痛来管理分娩疼痛。研究中，孕妇在放松的音乐下观看水下虚拟现实场景，报告称孕妇的感觉、情感和认知疼痛均显著下降（高达 95%），焦虑水平降低。

研究认为虚拟现实应用于调节疼痛的策略有三个，包括分散注意力、焦点转移和技能培养（图 10-28）。分散注意力即增强虚拟世界的巨大存在感，尽量夺去患者对真实世界里的疼痛刺激和痛觉神经信号的注意力，其他的调节疼痛机制都基于此。在认知过程中，注意力资源是有限的，当大脑分给虚拟世界的注意力越多，留给疼痛处理的资源就越少。

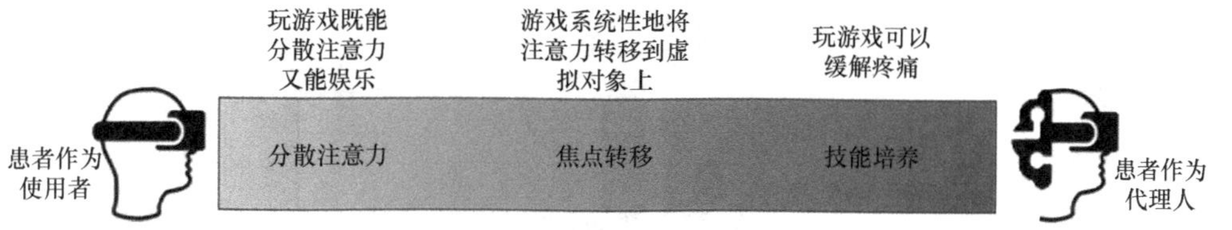

图 10-28　虚拟现实应用于调节疼痛的三个策略

焦点转移机制是指让患者与虚拟世界中的物体互动，引导患者的注意力从一个虚拟对象转移到另一个虚拟对象。在虚拟世界中让患者参与跟踪移动目标的游戏已用于减少静脉穿刺疼痛、儿科静脉切开术过程疼痛和烧伤患者伤口护理等试验。

技能培养是指通过虚拟现实帮助患者建立必要的能力来调节他们对疼痛刺激的反应，增强患者的控制感和自主感。例如，一款虚拟音频互动命令游戏，在游戏里儿童患者被鼓励在感觉痛苦时深呼吸，以避免过度换气。技能培养类虚拟现实应用正用于减少纤维肌痛、烧伤伤口护理、儿科慢性头痛。

虚拟现实干预疗法还被应用于减少幻肢痛，虚拟现实通过三维模拟创造出截肢的效果，类似于镜像疗法。

虚拟现实暴露疗法目前被用于治疗社交焦虑障碍、创伤后应激障碍、蜘蛛恐惧症等。

【思考题】

请通过相关网站查询目前沉浸式虚拟现实在精神障碍心理临床治疗的应用现状。

四、临床诊断和术前规划

术前规划即手术前医生根据患者病灶处的图像，结合解剖学和病理学知识，进行手术规划并得到手术方案。三维重建技术、三维打印技术、计算机辅助设计均已结合虚拟现实技术在术前规划中广泛应用。在虚拟现实软件中展示由三维重建得到的病变部位和周围结构模型，并可进行三维立体测量、模拟器械置入、预测术后形态改变等。其个体化、标准化、可视化的优势可实现术前规划信息的高质量传递以及对手术难点的精确评估，对优化手术方案、提前预测手术中可能发生的事故、精准完成手术、确保病变位置根治性切除、缩短学习曲线、加速新技术研发及开展等尤其有利。

以肝脏及肝内肿瘤的术前诊断和规划为例，首先要基于患者的薄层 CT 或 MRI 数据进行肝脏的个体化三维重建。在虚拟病变器官模型上可观察患者的肝脏体积、解剖变异、肝内血管等，外科医生能更加直观、清晰、多维地了解肿瘤的位置及其与肝内血管的毗邻关系。医生可对模型实现肝脏体积的测量和模拟肝切除术的实施，由此进一步明确手术切除的范围，保证术后剩余肝脏体积和功能满足患者的需要。术前、术中虚拟操作和图像导航还可防止术中肝内重要血管和胆管的损伤，显著缩短手术时间，减少术中出血，减少肝功能障碍等并发症的发生。

图 10-29 为直肠神经内分泌肿瘤多发肝转移案例，术前使用三维医学成像系统为患者建立肝脏三维模型，展现了肝动脉、门静脉、胆管和肝门肿瘤之间的解剖关系。基于三维模型主治医生为患者设计了扩大左肝切除术，部分切除术和右肝转移灶射频消融术。

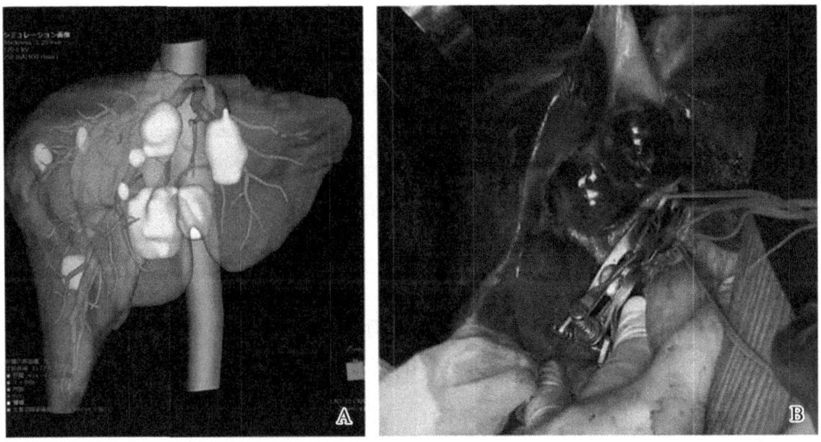

图 10-29 直肠神经内分泌肿瘤多发肝转移案例

A. 采用三维医学成像系统对患者 CT 数据重建肝脏、下腔静脉、肿瘤和肝静脉模型；B. 在手术中观察到浅表转移瘤，与三维模拟一致骨科各种内外固定材料均要求与患者匹配度高，以达到良好的手术效果。传统的依据患者 X 线、CT、MRI 等影像学资料进行测量的方法误差较大，术前难以配置个体化的手术器械，在手术过程中依赖医生经验判断内置物尺寸，常常发生内置物与患者解剖结构不匹配的情况。近年来广泛应用的微创技术对术前规划的准确性要求更高，术中可参考的解剖标志更少。采用虚拟现实技术可于术前立体展示三维重建模型的各个方面，并对解剖学数据进行三维测量，还可模拟假体置入，预测患者术后感觉运动功能的变化，精准选择最佳方案，真正做到术前规划的个体化和精准化。

苏州明基医院骨科数字化微创研究中心团队在杨同其教授的主导下，通过术前的人工智能规划引导人工关节置换手术操作，术后满意度均较高。图 10-30 和图 10-31 患者诊断为双侧股骨头无菌性坏死、髋关节骨性炎案例，需要进行双侧人工髋关节的置换。使用患者双侧髋关节高精度 CT 扫描数据，规划系统自动对其进行三维重建和精准图像分割、解剖位点识别，并根据股骨的解剖形态，智能匹配合适的假体型号、最佳安放位置和截骨厚度，数据精确到 0.1°、0.1mm。

有了精确的术前规划，手术中减少了反复对比调节假体的次数，手术时间明显缩短，两小时内手术即完成，出血量也明显减少。

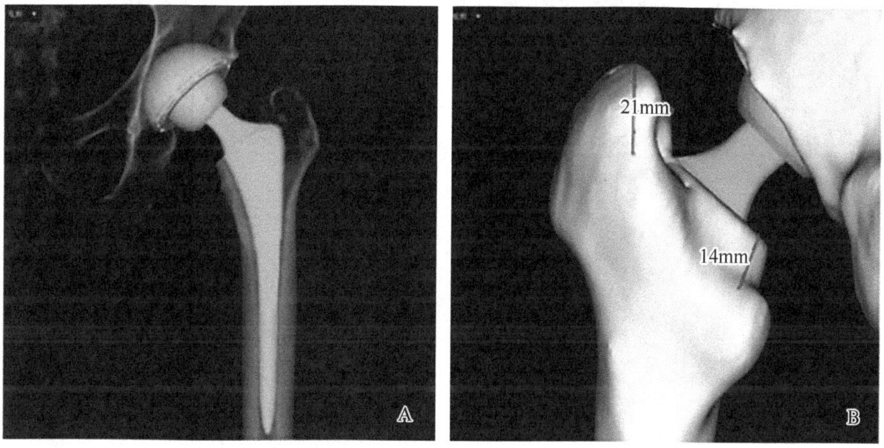

图 10-30　术前对假体进行精确规划设计

A. 股骨柄三维视图；B. 尖肩距测量参数 21mm，股骨颈截骨位置距离小转子上 14mm

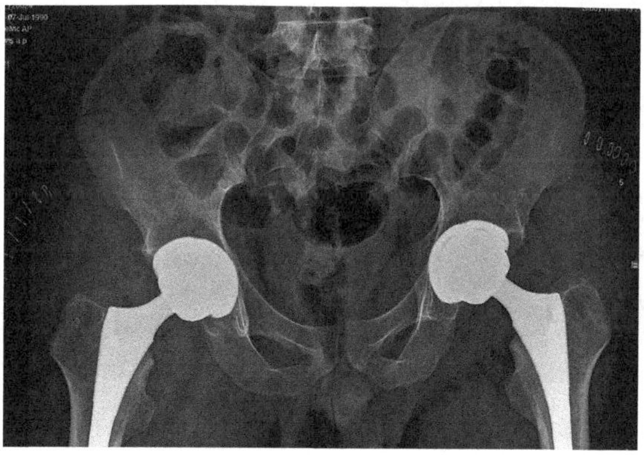

图 10-31　术后实际 X 线影像

五、术中辅助

基于增强/混合现实技术的计算机辅助手术系统在外科手术中将透明化的虚拟器官三维模型叠加到患者的解剖结构对应部位，利用虚拟现实交互技术为外科医生提供了一双穿透肉体的“透视眼”，术者戴上专用的增强现实头罩和眼镜就可以实时看到病变组织和管道系统，不需要医生在图像显示器和实际手术操作区域间进行视野的切换，这一技术的使用可以改善医生手眼不协调的问题。系统在手术中为外科医生指引导航，减少患者意外出血和额外损伤的风险。

肝脏三维可视化技术可三维重建复杂的肝内血管系统与肿瘤，三维腹腔镜增强现实手术导航系统将术前三维模型融合至手术视野，同时结合吲哚菁绿（indocyanine green，ICG）荧光图像实现了多模态图像导航腹腔镜肝切除术，达到解剖性、功能性和根治性手术切除效果。图 10-32 为南方医科大学珠江医院肝胆一科进行三维腹腔镜增强现实导航手术案例。

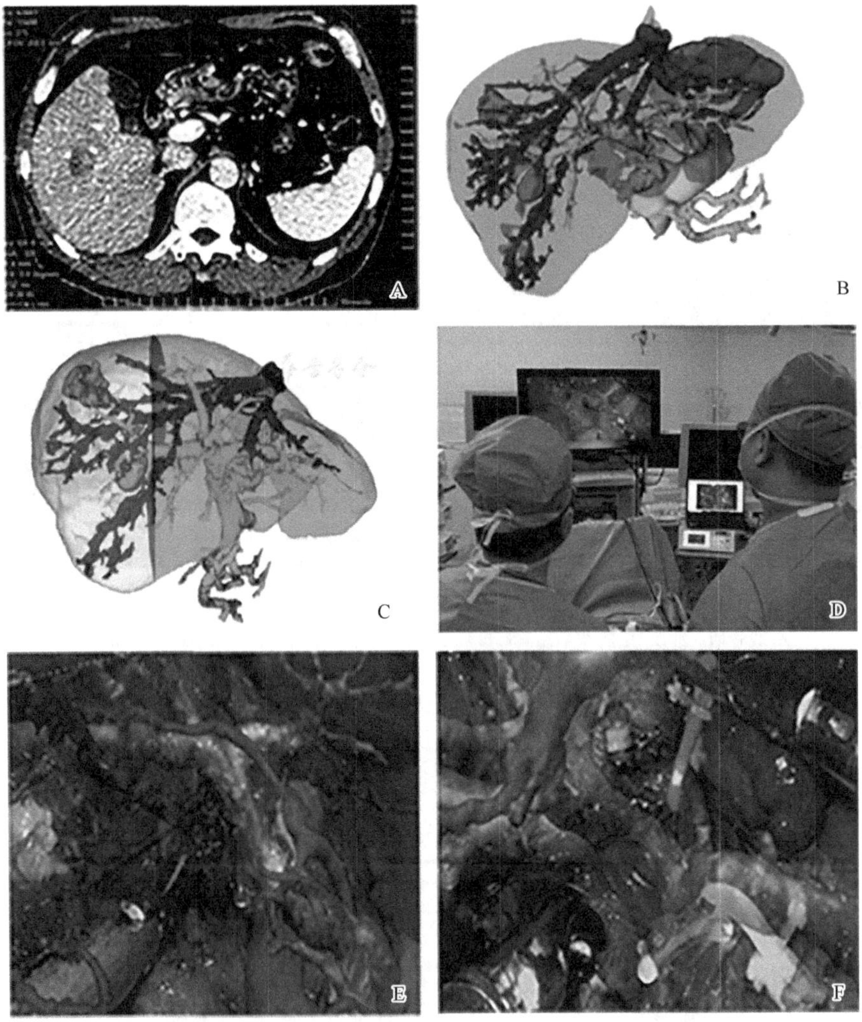

图 10-32　多模态影像实时导航三维腹腔镜右半肝切除术的术前检查和术中图像

A. 上腹部 CT 检查图像；B. 肝脏、血管和肿瘤的三维可视化图像；C. 在三维可视化规划中模拟右半肝切除及体积计算图像；D. 多模态影像导航手术场景；E、F. 分别为肝门部脉管系统三维模型的投影，指导第一肝门的解剖和门静脉右支的处理患者的上腹部增强 CT 检查结果提示肝右后叶下段 2 个结节影，考虑原发性肝癌，肿瘤未侵犯肝静脉和门静脉。首先对患者病变处进行薄片 CT 扫描和三维重建，术前规划右半肝切除模型以及进行切除体积计算。术中游离肝脏后进行三维腹腔镜增强现实手术导航系统的图像融合和配准，将肝门部脉管结构进行图像投影和手术区域融合，分别对肝脏、胆囊、肿瘤、肝动脉、肝静脉和门静脉的虚拟模型赋予棕色、绿色、黄色、红色、蓝色和天蓝色，同时结合肝脏边缘形状作为导航图像配准的标志定位点。

三维腹腔镜增强现实手术导航系统的安装、调试、三维模型导入、定位和图像配准约需要 10 分钟，先进行三维模型的可视化及渲染，分别对肝脏、胆囊、肿瘤、肝动脉、肝静脉和门静脉赋予棕色、绿色、黄色、红色、蓝色和天蓝色。在游离肝周韧带前选择肝上下腔静脉窝和胆囊底部，同时结合肝脏边缘形状作为导航图像配准的标志定位点。在多模态影像实时导航下进行肝实质的切开和肝内脉管结构的处理。术后病理学检查结果显示中分化肝细胞癌。

三维腹腔镜增强现实导航手术将基于术前 CT 的肝脏三维图像和三维腹腔镜手术图像进行融合，为术者提供了更多指导手术的信息，从而在一定程度上弥补了腹腔镜手术中缺乏触觉和视野受限的缺陷，避免损伤重要管道结构，提高了手术的精准性和安全性。

内镜操作是一项有挑战性的技术，需要经过大量培训。为了提高内镜医师的技术，虚拟现实技术被应用于虚拟内镜训练和胆道镜手术导航。研究显示，在近距离增强现实辅助导航下，内镜可以很容易地通过腔内通道进入肾脏、胆囊、胰腺和肝脏，提示了新的内镜手术方法的可能性。四川大学华西医院消化内科团队将混合现实技术用于指导内镜下治疗，成功切除 1 例巨大食管黏膜下肿瘤。增强 CT 显示肿瘤靠近主动脉和支气管，为尽可能降低手术相关损伤，医疗团队基于 CT 图像对病变区域进行三维重建，并将模型导入混合现实设备中，分析病变位置、毗邻关系等，评估手术风险并制订手术计划；当进行手术时，内镜医师佩戴混合现实眼镜，并将虚拟模型等比例叠加于术区，在其指导下顺利完成手术（图 10-33）。

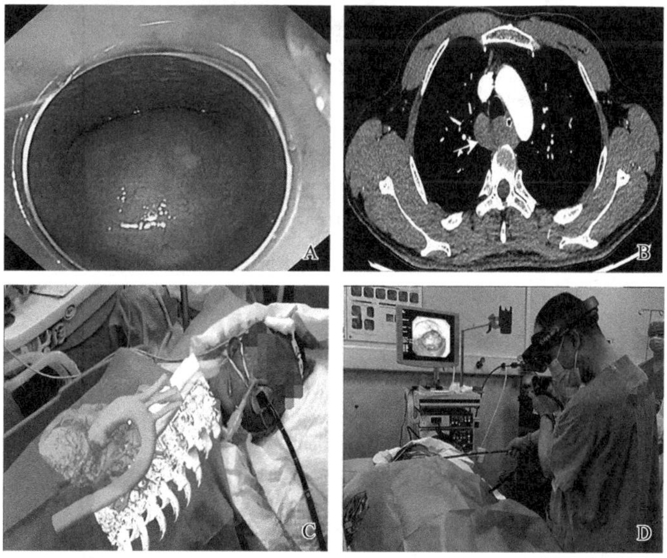

图 10-33　巨大食管黏膜下肿瘤病例

A. 内镜显示食管中段黏膜下肿瘤；B. CT 显示病变与邻近器官；C. 重建的虚拟三维器官模型采用混合现实技术投射到患者身上；D. 内镜医师佩戴混合现实装备，在可视化虚拟三维器官模型的指导下进行内镜切除口腔颌面部血管和神经丰富，在这个部位施行某些手术如血管瘤、神经纤维瘤及恶性肿瘤切除术时，有创伤大、时间长、出血多的危险。下颌骨中的下齿槽神经血管是非常重要的解剖结构，术中如果保护不佳，会引起损伤神经支配的口腔和面部暂时性或永久性感觉不良。上海交通大学附属第九人民医院利用增强现实成像技术为颌面外科手术导航，以虚实结合的方式进行视觉增强，更好地保护下牙槽神经束（inferior alveolar nerve bundles，IANs）。在 2014 年 3 月至 2015 年 10 月，研究人员共进行了 20 例增强现实系统导航的颌面整形手术，手术分别涉及下颌角切除、牵引成骨术、下颌成形术、颏成形术。在一个案例中，患者主诉下颌角两侧肥大不美观，欲进行切除。首先，术前采用 CT 多层面扫描重建三维影像，包括重要神经、血管和 IANs，制定手术方案。手术中，在增强现实系统导航显示中 IANs 覆盖在正确的位置，并且随下颌运动时，同步跟踪标记、实时交互。医生在增强现实辅助下，根据术前规划制定的截骨线对下颌角进行切割（图 10-34）。在增强现实导航下，医生精细化操作，避免重要结构损伤，提高术后效果、减少并发症。

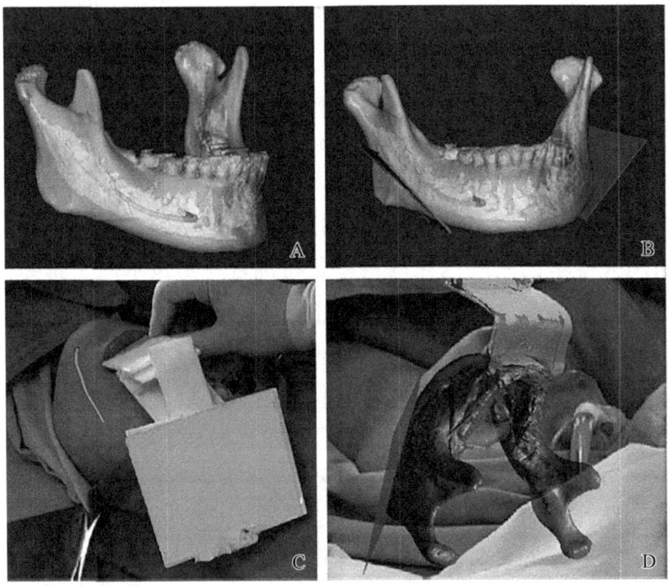

图 10-34　增强现实辅助下对下颌角进行切割

A. 术前用 3D 技术重建 IANs；B. 在远离 IANs 的地方画截骨线；C. 使用 AR 系统显示手术部位 IANs 图像；D. 术中可清晰观察截骨线

（王瑜婧）

第五节　3D 打印

3D 打印技术是集计算机辅助设计、计算机辅助制造、数控技术、激光技术、高分子材料等领域为一体的全新快速成型技术。它以数字模型文件为基础，运用粉末状金属、塑料、细胞和生物材料等可黏合材料，通过逐层打印的方式来构造物体。医学 3D 打印则是用医学影像经过三维可视化软件重建后成为虚拟三维模型，利用不同的材料将真实立体的人体内部解剖结构模型打印出来。目前 3D 打印正广泛应用于医疗领域，如解剖模拟、术中导航和定制植入物等。

一、术前规划和制作模型

3D 打印技术在消化内镜中的应用。一位 47 岁的男性因为间歇性吞咽困难就诊，内镜检查发现食管中段黏膜下肿瘤，增强 CT 显示病变靠近支气管、主动脉和脊柱，内镜切除难度较大，容易出现损伤。四川大学华西医院消化内科团队基于患者的增强 CT 图像制作的 3D 打印模型（图 10-35），可以精准地显示肿瘤及其毗邻脏器，在术前辅助内镜医师评估病情、制订手术计划，在术中提供导航，避免损伤周围重要组织。

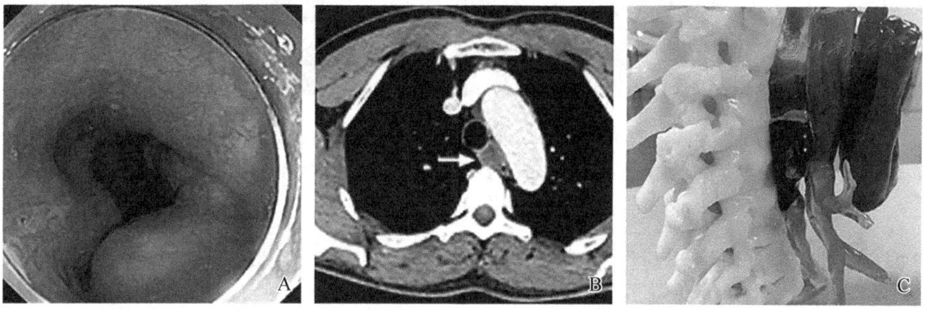

图 10-35　3D 打印模型辅助食管肿瘤的内镜切除

A. 内镜检查示食管中段黏膜下肿瘤；B. CT 检查示病变与脊柱、主动脉、气管相邻（白箭头）；C. 3D 打印模型病变及其周围器官

二、3D 打印个性化截骨导板

截骨导板是一种由可消毒材料制成的小型定制工具，在截骨手术中准确地安装在患者骨骼的预定部位，引导医生的锯子或钻头按照术前规划精确切割，确保在正确的位置、正确的角度（和正确的深度）切割和钻孔。使用患者 CT 扫描数据、三维模型重建技术和 3D 打印技术制作的个性化截骨导板，和传统截骨导板相比个性化程度和精度更高，大大提高了手术精确性。

以下案例为沈阳市骨科医院关节外科完成的 3D 打印截骨导板辅助应用全膝置换。术前将患者的髋-踝关节三维 CT 扫描数据利用计算机辅助设计软件进行三维建模，测量患者下肢力线、等比例重建膝关节并进行截骨模拟。设计出个体化的手术截骨导板，利用快速成型技术打印出实体的截骨导板，并应用于手术中（图 10-36、图 10-37）。

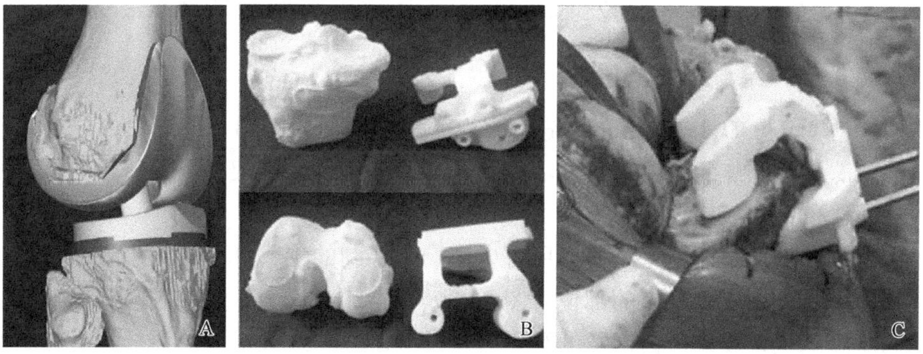

图 10-36　膝关节的三维建模和截骨导板设计（A），根据膝关节三维建模设计并打印出的截骨导板（B），以及膝关节手术中使用截骨导板（C）

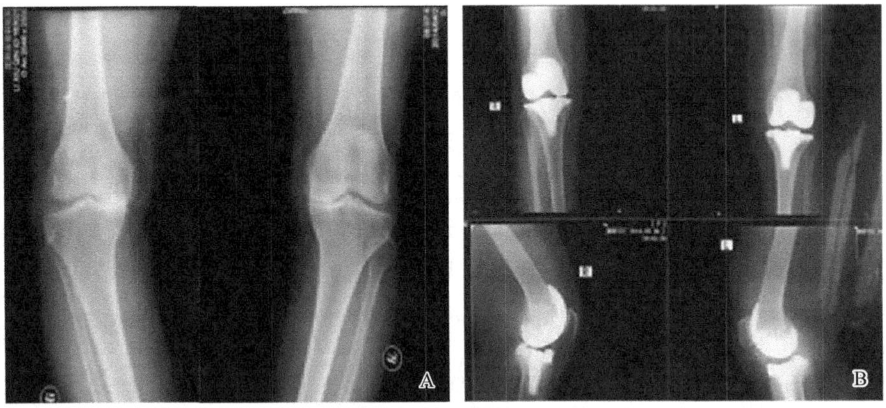

图 10-37　术前和术后双膝 X 线片

A. 术前双膝正位 X 线片，示双膝内翻畸形，内侧关节间隙明显变窄；B. 术后双膝正侧位 X 线片，示术后膝关节力线恢复，假体贴合良好

良好的下肢机械和旋转对线是全膝置换术取得成功的关键因素。力线不正常和早期松动、不稳和衬垫磨损直接相关。3D 打印技术可为患者“量身定制”个体化模型，使关节置换中假体型号的选择、假体安放位置的准确性以及畸形的矫正程度等技术难题得到解决。这使得关节严重畸形、软组织严重挛缩的患者的术前手术方案的制定简单化、准确化，从而提高关节外科复杂高难度手术的成功率，使手术更精确、更安全。

三、个性化定制假体

骨肉瘤是儿童和青少年最常见的原发恶性骨肿瘤。患者需要在切除骨肉瘤后置换人工假体。人工假体置换具有术后即刻稳定性好、肢体功能良好、内固定物耐用等优点。图 10-38 为山东大学齐鲁医院骨科使用 3D 打印假体技术结合保留骨骺技术治疗一例儿童骨肉瘤。患者为 12 岁女童，右侧股骨患有骨肉瘤。对病灶处 CT 影像进行三维重建后制定截骨方案，在距离肿瘤边界约 3cm 处行截骨（图 10-38 A～C）。为重建肿瘤切除后的缺损，采用 3D 打印假体。假体设计：近端髓内柄采用骨水泥固定，假体远端髓内部分设计为多孔结构，并用侧翼钢板加强固定，合理安排螺钉方向，避免损伤骨骺（图 10-38 D～G）。

术后 1.5 年，X 线检查示双下肢等长，力线良好，CT 检查未发现肿瘤复发、假体松动，远端髓内柄多孔结构有骨长入，未发现肺部转移。右膝关节活动范围基本正常，肢体功能满意。

四、生物 3D 打印

生物 3D 打印（3D-bioprinting）是以计算机三维模型为基础，通过软件分层离散和数控成型的方法，定位装配生物材料或活细胞，制造人工植入支架、组织器官前体、医疗辅具等生物医学产品的 3D 打印技术。

美国维克森林大学再生医学研究所可以用一个定制的生物打印机对患者的伤口进行扫描并标示出需要进行皮肤移植的部位（图 10-39）。打印时，一个喷墨阀喷出凝血酶；另一个喷墨阀喷出细胞、胶原蛋白以及纤维蛋白原（凝血酶和纤维蛋白原会相互反应制造出凝结剂血纤维）组成的混合物。然后，生物打印机打印出一层人体成纤维细胞，随后再打印出一层名叫角化细胞的皮肤细胞。这个成果如果能设计制造成在战场和灾区使用的便携式打印机，将产生巨大的作用。

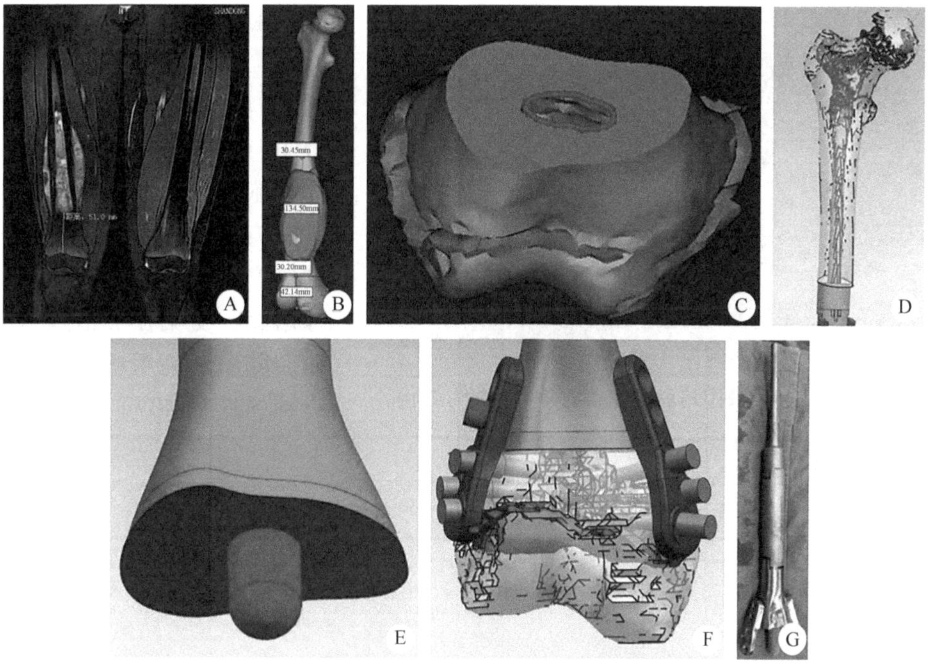

图 10-38　儿童骨肉瘤病例

A. MRI 显示肿瘤下界距离股骨远端骨骺 51mm，满足行保留骨骺保肢手术的要求；B、C. 截骨方案：在距离肿瘤边界 3cm 处截骨，既可达到广泛切除肿瘤的目的，又可以保留远端骨骺；D. 假体近端髓内柄设计为骨水泥固定方式；E. 假体远端髓内部位设计为多孔结构，利于骨长入；F. 假体远端加用侧翼接骨板，加强固定效果，并合理安排固定螺钉的置入方向；G. 假体实物

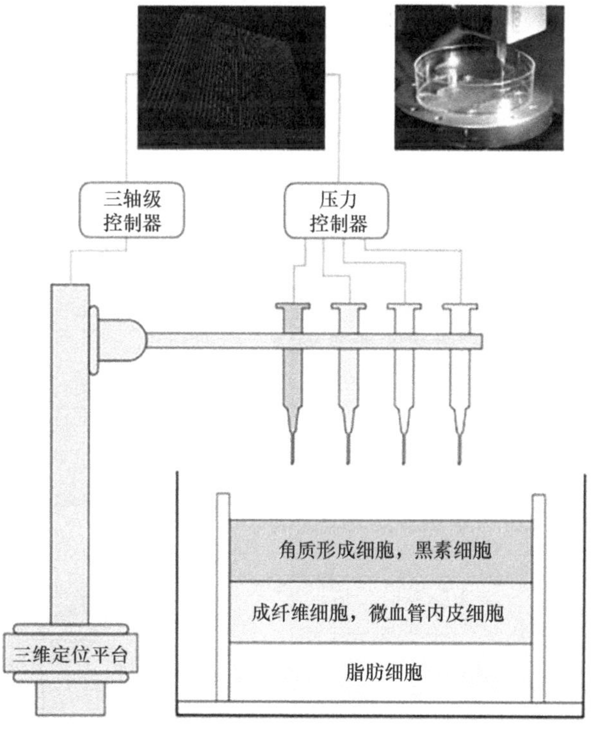

图 10-39　仿生皮肤设计由脂肪层（脂肪细胞）、真皮层（真皮成纤维细胞和微血管内皮细胞）和表皮层（角质形成细胞和黑素细胞）组成，每一层都使用单独的注射器打印，生物打印在无菌环境中进行

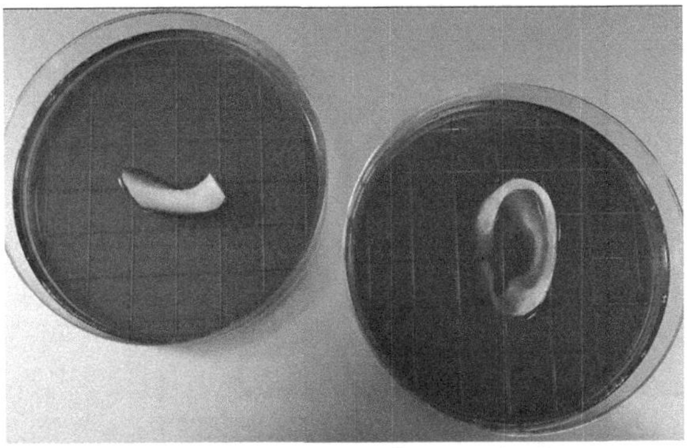

图 10-40　细胞培养液中培养的完整的耳朵和颌骨结构

根据器官的 3D 扫描进行三维建模，再根据模型由可生物降解的材料制造出一个支架，使用一台 3D 生物打印机将多种类型的活体细胞（由活体组织提取出的细胞培育而成）覆盖到支架上。得到的产品接着被放在培养皿中进行培育。支架在被植入患者体内后会随着功能组织的生长而逐步降解（图 10-40）。

【思考题】

请通过相关网站查询目前生物 3D 打印在打印移植器官的发展现状。

（王瑜婧）

第十一章 智慧药物评价

【内容提要】

本章介绍了药物评价的定义、类型及其方法，探讨了人工智能技术在药物有效性评价、经济性评价和安全性评价等方面的应用场景。

第一节 药物有效性评价及其应用

合理用药是政府、医生和患者的共同期许，需要关注药物有效性、经济性和安全性，其中药物有效性评价是基础，传统的评价方式主要依靠临床试验，随着健康医疗大数据的广泛应用，可以通过人工智能等信息技术进行赋能，探索真实世界数据对药物有效性评价的改进和优化，彰显药物评价“智慧”特色，促进药物评价科学研究与临床合理用药相互融合。

一、概述

药物的有效性是指因药物治疗使患者在感觉、功能或生存状况上受益。总体来说，药物的有效性评价就是证明药物有效性的整个过程。药物的有效性一般是通过药物的临床试验来发现和确定，但随着智慧医疗的发展，人工智能技术对临床数据提供了多种收集、规整和处理的方式，药物有效性的评价方法也逐渐向智慧评价手段发展。无论是药物临床试验还是智慧医学评价手段，药物的有效性评价都主要通过对有效性指标的观测和比较来实现。有效性指标又称为疗效指标，是反映受试药物用于患者所表现出临床获益的主要观测和评价工具。疗效指标的选择、测量和比较是药物有效性评价的关键因素。

二、方法/模型

（一）有效性指标的分类

有效性指标的选择是有效性评价的关键因素和重点问题。疗效指标有多种分类方法，不同的疗效指标反映疾病临床结局变化的层面和重要性，其观察和测量的方法不同、表现形式不同、统计分析方法不同，在药物有效性评价中的地位也不同，因此需要对临床有效性指标进行分类。一般需要关注以下分类方法。

根据反映药物干预后的疾病进程、转归和变化状况的重要性，可将有效性指标分为临床终点、替代终点、生物标志物等。

（1）临床终点：临床终点是在一个特定时间段内能够反映患者感觉、功能或生存的特性或变化的指标，如死亡率、视力丧失等。临床终点能直接评价受试药物真实的效应，因此，临床终点是创新药研发有效性评价的最佳指标。总生存期通常是评价抗肿瘤药物的主要临床终点，如一Ⅲ期临床试验表明靶向抗肿瘤创新药物组的中位总生存期是38.6个月，而标准治疗组为28.8个月，两组间主要临床终点总生存期差异显著。但临床终点通常需要较长时间发生变化，需要较长时间的随访观察，所以相应临床研究周期长、样本量大、成本高。

（2）替代终点：替代终点是指能够替代临床终点，反映和预测临床终点变化的指标。替代终点是根据流行病学、治疗学、病理生理学或其他科学的证据，能够合理预测临床受益或者对临床终点（死亡或者不可逆的恶性病变除外）存在疗效。替代终点一般具有循证医学证据，与临床终点存在明确的相关性，并且这类指标一般在短期临床研究中可定量、动态观察。这类指标虽然不是金标准的临床终点，但其对创新药用法用量的选择具有重要指导意义，并且对临床终点的预测非常重要。例如，降压药的临床试验，采用替代终点“血压降低值/血压达标”来评价药物的疗效，因为临床研究和流行病学也已证实：将“血压”控制在正常范围内，可以降低“终点事件”的发生。需要特别注意的是，虽然替代终点较临床终点可在相对早期获得反应结果，可以降低药物研发成本和试验难度，但不是真正的临床终点，且能够广泛使用的替代终点并不多。替代终点可能因为选择不当而导致药物临床试验失败，因此，选择替代终点需要特别谨慎。

（3）生物标志物：生物标志物是指机体中生化、生理或其他可被定量、动态检测的指标，在量效关系研究中被广泛应用。生物标志物的变化除了可验证药物作用机理外，还可对药物效应进行定量、动态地评估。典型的生物标志物包括血压、血脂、糖化血红蛋白或者肿瘤响应率等。多数生物标志物一般不作为药物临床试验的主要疗效指标，但其可提供预测药物性能的可量化评价，有时还可以对药物剂量选择提供指导。若生物标志物可以预测疾病的转归和药物的最终获益，此时生物标志物可以用来评价药物的有效性。如果药物靶点在健康志愿者和患者人群都存在，药物效应研究可以最早开始于健康志愿者的早期临床研究。例如，采用人体正葡萄糖钳夹试验，测定接受胰岛素类试验药物的健康人输入的葡萄糖的量以及生物标志物血糖值，来计算胰岛素类试验药物的降糖效应。

根据指标在临床试验中有效性评价的重要性，有效性指标可分为主要疗效指标和次要疗效指标。

（1）主要疗效指标：一般又称为主要终点，是指与药物试验目的有本质联系，能够反映主要临床试验目的、与临床终点最有关、对药物有效性最可信证据，能确切反映药物有效性的指标。主要疗效指标应根据试验目的选择易于量化、客观性强、重复性高，并在相关研究领域已有公认标准的指标。在药物有效性临床试验中，根据药物适应证和临床试验目的选择以及确定合理主要疗效指标是临床试验设计的重要内容。如总生存期是抗肿瘤药物最可靠的主要疗效指标，因此常作为Ⅲ期临床试验首选的主要终点指标。

（2）次要疗效指标：又称为次要终点，是与主要临床试验目的相关的重要支持性疗效指标，或与次要目的相关的疗效指标。次要终点可以为主要结论提供支持，但不能作为疗效确证性依据。如无进展生存期这一指标，因不同研究者在判断疾病进展时容易存在偏倚；客观缓解率这一指标不能确切体现肿瘤患者的临床获益，因此上述两个指标一般都仅作为抗肿瘤药物Ⅲ期临床试验的次要疗效指标。

（二）智慧医学用于有效性评价的真实世界研究

随机对照试验（randomized controlled trial，RCT）是评价药物安全性和有效性的金标准。RCT 严格控制试验入组、排除标准和其他条件，并进行随机化分组，因此能够最大限度地减少其他因素对疗效估计的影响，使得研究结论较为确定，所形成的证据可靠性较高。

但RCT有其局限性：一是其研究结论外推于临床实际应用时面临挑战，如严苛的纳排标准使得试验人群不能充分代表目标人群，所采用的标准干预与临床实践不完全一致等；二是对于某些疾病领域，RCT难以实施，如某些缺乏有效治疗措施的罕见病和危及生命的重大疾病；三是RCT需要高昂的时间成本。此外临床诊疗决策证据需求呈多样化和快速化增长，传统临床试验已经无法满足现代医学证据的发展要求。随着医疗大数据与互联网时代的到来，真实世界研究进入研究者的视野，为解决医学证据困境提供新的思路和方法。

真实世界研究是指针对预设的临床问题，在真实世界环境下收集与研究对象健康有关的数据（真实世界数据）或基于这些数据衍生的汇总数据，通过分析，获得药物的使用情况及潜在获益-风险的临床证据（真实世界证据）的研究过程。真实世界数据是指来源于日常所收集的各种与患者健康状况或诊疗及保健有关的数据。真实世界数据是产生真实世界证据的基础，没有高质量的适用的真实世界数据支持，真实世界证据亦无从谈起。

1. 真实世界数据的主要来源

（1）医院信息系统数据：医院信息系统数据包括结构化和非结构化的数字化或非数字化患者记录，如患者的人口学特征、临床特征、诊断、治疗、实验室检查、安全性和临床结局等，通常分散存储于医疗卫生机构的电子病历/电子健康档案、实验室信息系统、影像信息系统等不同信息系统中。医院信息系统数据尤其电子病历数据在真实世界研究中应用较广。例如，一项真实世界研究采用百余家医院信息系统数据，回顾性纳入了1万余例诊断为头晕或眩晕的患者，评估受试药物治疗头晕或眩晕的疗效，受试药物显著优于阳性对照药物。

（2）医保支付数据：我国医保支付数据的主要来源有两类，一类是政府、医疗机构建立的基本医疗保险体系，用其进行医保支付数据库的建立和统一管理，数据库包含有关患者基本信息、医疗服务利用、处方、结算等结构化字段的数据；另一类是商业健康保险数据库，由保险机构建立，数据维度相对简单。医保系统作为真实世界数据来源，较多用于开展卫生技术评价和药物经济学研究。

（3）登记研究数据：登记研究数据是通过有组织的系统，利用观察性研究的方法搜集临床和其他来源的数据，可用于评价特定疾病、特定健康状况和暴露人群的临床结局。登记研究根据研究定义的人群特点主要包括医疗产品登记研究、疾病登记研究和健康服务登记研究三类。其中，医疗机构和企业支持开展的药物登记研究，观察对象是使用某种药物的患者，重点观察药物用于不同适应证的临床疗效或监测不良反应。登记研究数据库的优势在于以特定患者为研究人群，数据采集较为规范，一般包括患者自报数据和长期随访数据，观测结局指标通常较为丰富，具有准确性较高、结构化强等优点，对于评价药物的有效性、安全性、经济性和依从性具有较好的适用性，还可用于疾病自然史及预后研究。

（4）死亡登记数据：人口死亡登记是一个国家对其国民的死亡信息持续完整的收集和记录。目前我国有四个系统用于收集人口死亡信息，分别隶属于国家疾病预防控制中心、国家卫生健康委员会、公安部和民政部。人口死亡登记数据包含死亡医学证明书中的所有信息，记录了详细的死亡原因和死亡时间，可以作为人群分死因死亡率、重大疾病临床结局的数据来源。

（5）个体健康监测数据：个人健康监测数据可通过移动设备（如智能手机、可穿戴设备）实时采集个体生理体征指标。这些数据一般产生于普通人群的自我健康管理、医疗机构对慢性病患者的监测、医疗保险公司对参保人群健康状况评估的过程，通常存储于可穿戴设备企业、医疗机构数据库以及商业保险公司数据系统等。由于可穿戴设备在收集生理和体征数据方面具有便利性和即时性等优势，与电子健康数据衔接可形成更完整的真实世界数据。

2. 真实世界数据应用面临的主要挑战　真实世界数据在大多数情况下缺乏其记录、采集、存储等流程的严格质量控制，会造成数据不完整、关键变量缺失、记录不准确等问题，这些数据质量上的缺陷，会极大地影响后续的数据治理和应用，甚至会影响数据的可追溯性，研究者也难以发现其中的问题并进行核对和修正；患者病程、就诊地点以及时间等因素的变化，可能导致患者疾病状态及相关因素等信息的缺失，为临床研究疾病状态及结局的系统性评价带来挑战；选择性的数据收集，特别是登记研究数据，是导致研究结果偏倚的潜在风险；由于各种真实世界数据来源之间相对独立和封闭、数据管理系统种类繁多、数据存储分散且数据标准不一致、数据横向整合和交换存在困难，数据碎片化和信息孤岛现象突出；对于电子病历数据，由于其高度敏感性，该系统一般封闭管理，对它们的利用可能会受到一定限制。电子病历还可能因文字类型的主观性描述和记录人差异，而影响对临床结局的客观评价。

（三）有效性指标的比较

有效性比较的结果是以疗效指标为基础，按照一定的统计方法比较药物效应大小而得出的。临床试验中有效性指标的统计比较类型按统计学中的假设检验可分为优效性检验、等效性检验和非劣效性检验。优效性检验的目的是显示试验药的治疗效果优于对照药，包括试验药是否优于安慰剂、试验药是否优于阳性对照药、剂量间效应的比较。等效性检验的目的是确证两种或多种治疗的效果差别大小在临床上并无重要意义，即试验药与阳性对照药在疗效上相当。非劣效性检验目的是确证试验药的疗效即使在临床上低于阳性对照药，其差异也是在临床可接受范围内。如为了评价试验药物 A 治疗抑郁症的效果，进行随机双盲阳性对照试验（药物 B 为阳性对照），采用非劣效检验。两药有效率之差的 90% 置信区间为［–0.0855，0.0555］，因置信区间位于非劣效性界值 –0.1 的右侧，因此试验药物 A 治疗抑郁症的效果非劣效于对照药物 B 的治疗效果。

【思考题】

在评价降压药 A 有效性指标中，你认为哪些是主要疗效指标和次要疗效指标？与阳性对照药比，采用优效性检验、等效性检验还是非劣效性检验，才能说明降压药 A 有疗效？

（四）有效性结果的综合分析

为了更好地对药物的总体获益情况进行评价，除了用单项临床研究评价药物的有效性之外，通常还需要对药物相关的不同来源的研究数据进行整合以形成尽可能完整有效性评价的证据。有效性综合分析是对药物的同一适应证的全部临床有效性研究数据进行系统分析，比较不同研究数据的优势和不足，以描述总体有效性特征。各单项研究有效性结果的比较，应对主要和次要有效性指标进行讨论。此外，还应分析不同地区受试者有效性结果的一致性。通常应将具有相同或相似研究设计特征的单项临床研究的有效性结果放在一起进行比较和讨论。

三、实例：复杂性尿路感染抗菌药物临床研究的有效性智慧评价

复杂性尿路感染是指以白细胞尿和经尿培养证实有微生物病原为特征的临床综合征，其伴有局部或全身症状及体征，包括发热（口腔或鼓室温度＞38℃）、寒战、全身不适、胁腹痛、背痛和/或肋脊角疼痛或触痛，同时存在尿路功能或解剖结构异常、导尿管置入或免疫力低下等复杂因素。与阳性药物B进行对照研究，采用非劣效检验，评价抗菌药物A治疗复杂性尿路感染的临床疗效。该研究纳入人群需具有下列因素一项或以上：①留置导尿管；②排空后残余尿≥100ml（神经源性膀胱）；③尿路梗阻（肾石症、纤维化）；④既往的原发性或继发性肾病所致氮质血症；⑤尿潴留，包括良性前列腺肥大引起的尿潴留。复杂性尿路感染的病原菌主要为肠球菌、变形杆菌、克雷伯菌、铜绿假单胞菌等。药物治疗14天后，对治疗效果进行有效性评价。疗效相关数据如临床症状及体征、非微生物学检查结果、微生物学检查等数据可来源于真实世界数据。

复杂性尿路感染抗菌药物的有效性评价包括评价临床治疗效果和微生物学治疗效果。临床治疗结果分为临床成功、临床失败及不确定。临床成功指在治疗结束后访视时，患者入组时呈现的复杂性尿路感染的症状体征缓解或消失，或恢复至感染前状态，无新的症状出现，尿液白细胞和其他非微生物学实验室检查指标恢复正常。临床失败指在接受研究药物治疗后，患者复杂性尿路感染的症状体征未缓解或有新的症状出现，尿液白细胞和其他非微生物学实验室检查指标仍异常。微生物学治疗结果分为微生物学成功、微生物学失败及不确定。微生物学成功指在治疗结束后尿培养病原菌（基线病原菌）被清除或菌量减少至＜10^3CFU/ml。微生物学失败指在治疗期间或治疗完成后的任一时间尿培养基线病原菌生长≥10^3CFU/ml。当缺少尿培养结果，无法确定其疗效，则为不确定。

复杂性尿路感染抗菌药物临床研究的疗效指标主要包括临床成功比率（临床治疗有效率）和微生物学成功比率（微生物学治疗有效率）。通过对A药和B药的临床治疗有效率和微生物学治疗有效率进行非劣效性检验，得到A药治疗复杂性尿路感染的疗效非劣效于阳性药物B。

（余　娴）

第二节　药物经济性评价及其应用

药物经济学（pharmacoeconomics，PE）是20世纪六七十年代发展起来的一门应用现代经济学的研究手段，结合流行病学、决策学、生物统计学等多学科研究成果，来识别、测量和比较不同药物、治疗方案及卫生服务项目的成本和社会经济效果，有效提高医药资源的配置和利用效率。本节将主要介绍药物经济学的基本概念、方法和应用场景。

一、药物经济学评价概述

20世纪70年代后，药物经济学逐渐涉入药物治疗领域。1978年，美国明尼苏达大

学的 McGhan 等在《美国医院药学杂志》上首次介绍了成本-效益和成本-效果分析的概念，并在 1979 年发表了一篇早期药学研究文章，文中将成本-效益分析用于评价个体化氨基糖苷给药剂量对严重烧伤并伴有革兰氏阴性菌感染的败血症患者的治疗结果；1986 年，Townsend 在其一篇名为“上市后药物的研究与发展”的报告中，首次提出“药物经济学”概念；1989 年，Fan 和 Horrisberger 主编了《药物治疗的社会经济评价》，阐明了如何应用经济学方法从社会和科学两个角度评价药物治疗的效益。

20 世纪 90 年代以来，新药、新医疗技术的不断出现，一方面满足了人们日益增长的医疗保健需求，另一方面也增加了政府以及个人的医疗费用开支，导致财政资源（如包括药物在内的各种医疗保健成本）日趋紧张。1990 年，美国俄勒冈州推行医疗制度改革，首次尝试将成本-效用分析运用于卫生决策中，并将结果用于决定哪种医疗措施可以报销，以确保在有限财政预算内取得最大健康效果。1993 年，澳大利亚开始实行新的药物报销管理制度，要求申请列入全民医疗保险药物报销名单的新药提交药物经济学研究结果。1994 年，加拿大要求制药企业应提供药物经济学评价结果，比较新药与现有药物的成本-效益，以决定是否给予报销。

二、药物经济学评价常用方法

药物经济学的研究主要基于全社会角度、医疗卫生部门角度、医疗保险机构角度以及患者角度等展开，不同的视角决定了评价成本和结果的差异，例如，从医疗保险机构看来，患者从医院购买药物的价格就是药物的单位成本；但医疗卫生部门认为，患者从医院购买相同的药物价格就不再是单位成本，此时的单位成本应该是医院在购买药物时形成的价格。因此，药物经济学评价中结果的判断和运用并不是唯一的，应取决于评价的主体。目前药物经济学评价的常用分析方法主要有三种，分别是成本-效果分析、成本-效益分析和成本-效用分析。

（一）成本-效果分析（cost-effectiveness analysis，CEA）

CEA 是药物经济学应用最早的评价方法之一，技术也比较成熟。它是一种用于对有治疗意义、可供选择的治疗方案或干预措施的成本和效果进行鉴别、衡量和比较的方法，其目的在于通过分析寻找达到同一治疗效果时成本最低的治疗方案，它也是分析和评价所有备选治疗方案经济性的重要指标。

CEA 的特点是治疗结果采用临床指标，如抢救患者数、延长生命年限、治愈率、预防并发症数量等，因此 CEA 可以表达为每拯救一个生命的成本或每避免一个不良结局的成本等，主要通过增量成本-效果比（incremental cost-effectiveness ratio，ICER）进行计算，它主要测算两个不同干预措施的增量成本和效果的比值。

CEA 适合于安全性和有效性不同的治疗方案间比较，如果治疗方案或干预措施可用相同的临床结果指标衡量，即可采用，因此 CEA 的应用场景包括：比较不同的药物治疗方案（如两种或多种不同的药物或者同一药物的多种不同剂型）；比较特定条件下药物治疗与一种或多种非药物治疗方案。由于 CEA 通过寻找将成本与效果进行最佳结合的方案，如制药企业在进行药物研制和药物治疗决策时，经常需要评估待开发药物在成本或效果方面的竞争优势，包括待开发药物适应证的社会成本和个人成本、现有药物或治疗方案的成本与效果、现有药物方案对患者生活质量的影响等，从而减小不确定性。

（二）成本-效用分析（cost-utility analysis，CUA）

CUA 以效用进行评价，综合考虑了治疗效果与患者的满意度及生活质量的提高等各方面指标，它的结局指标主要指的是健康相关生活质量，其中质量调整生命年（quality-adjusted life years，QALYs）为最常用的效用指标。QALYs 是一种调整的期望寿命，它表示的是健康效用，与 CEA 中采用延长生命年、细菌转阴率等客观的临床指标不同，QALYs 采用的是一种反映疼痛减轻、精神好转、生活质量提高等的主观衡量指标，因此需要对健康状态赋值，即通过使用定量尺度研究相关对象对不同健康的偏好。

CUA 通过对干预方案临床结果、生活质量和社会效益的评价，能够全面分析医疗保健服务的功效，但由于效用度量具有一定难度，而且目前对效用值测量可靠性的评价还没有建立完善的标准，因此 CUA 范围包括：对可延长患者生命，但伴有严重副作用的治疗方案的评价，如对癌症治疗方案的评价；对不影响死亡率，但会影响发病率和生活质量的治疗方案的评价，如对关节炎、青光眼的预防或治疗方案的评价；对有广泛潜在结果的健康干预计划的评价，如推广脐带血保存计划以防治白血病的可行性评价。

（三）成本-效益分析（cost-benefit analysis，CBA）

CBA 是比较单个或多个药物治疗方案或药物治疗方案其他干预措施所消耗全部资源的成本和由此产生的结果（效益）的一种方法，主要以货币单位进行计量。因此 CBA 被视为一种投入的产出，研究一个治疗方案所产生的效益是否将超过其成本，哪个治疗方案将产生出最大的净效益，其中效益包括直接效益和间接效益。直接效益是实施某个治疗方案或干预措施后所节省的卫生资源、健康的改善或生命的延长，如通过治疗挽救了患者生命，则效益是生命的价值；减少了住院的天数，则节省的住院费用即效益；降低了发病率，则减少的诊断、治疗、手术、药物、人力物力资源等费用即效益。间接效益指实施某项治疗方案或干预措施后所减少的其他方面的经济损失，如通过治疗后，减少了因患病所致的工资、奖金损失，提高了生产效率等。

在药物经济评价过程中，某些结果，如延长寿命年数、减轻疼痛程度等很难转换成货币形式，这在一定程度上限制了 CBA 的应用范围。目前可通过意愿支付法（willing to pay，WTP）解决某种项目或治疗方案结果难以货币化的问题，WTP 指的是为使健康改善达到某一水平个人所意愿支付的货币价值，它是一种用以测量健康改善，包括生命延长、疾病治愈、身体和精神痛苦减轻所带来的价值的方法，能够全面衡量药物治疗带来的效益和价值，但由于 WTP 具有一定的主观性，所以其估计额会因为个人或社会现有的财富差异而产生结果偏倚。

CBA 主要采用净现值（net present value，NPV）法。NPV 法是计算计划期内方案各年效益的现值总和与成本现值总和之差的一种方法，即当净效益为正数时，效益大于支出，表示费用有节省，该方案的实施有益。CBA 应用较为广泛，只有结果能够应用一定方式以货币单位计量的条件才可适用，主要包括：评价单个干预措施或治疗方案的可行性，如可运用 CBA 评估在医院开展治疗药物监测需要的投入以及可能得到的效益，如果效益大于投入，则这一项目具有可实施性；比较具有单一或类似结果的多种不同方案，优选最佳方案，如对严重急性呼吸综合征的预防和治疗有多种方案：接种疫苗预防、预服中药及注射干扰素预防、未预防给药、发现时治疗等。通过分别测定不同方案的疾病发生率、疫苗副反应发生率、治疗疾病的成本等，比较分析采取各方案能够减少的损失，最终评价判断哪种方案最为合适。

三、药物经济学评价应用场景

药物经济学评价研究如何合理选择和利用药物，达到以相对较低的成本获得较好的医疗保健效果，或合理分配有限卫生资源的目的。目前国际上越来越多的国家开始将药物经济学评价用于药物定价、医保报销目录遴选、临床合理用药、疾病防治策略以及新药研发等医药卫生决策领域。

（一）药物经济学与药物定价

就药物定价来说，药物经济学评价的目的在于从全社会的角度而言，通过确定合理的药物价格，使药物价格客观反映药物价值，从而挤掉药价虚高的水分，实现降低药物总费用，使有限药物资源得以合理配置和最优利用。制药企业在制定药物定价策略时，往往会考虑价值、成本和竞争三个维度中的一个或者多个维度综合考量。药物经济学主要以临床价值评估为导向，同时兼顾市场竞争和成本因素。

一般来说，制药企业采用应用 CEA 指导药物定价，主要包括：参照药物选择，即应用 CEA 对新药进行评价时，参考药物至关重要，通常参考药物是目前治疗某疾病最为标准的药物，一般选择同类药物（或为与新药的适应证相同的药物种类）中的原研药；资料收集，即在选择好参照药物之后，成本和效果数据来源以及可信度是非常重要，可通过Ⅲ期临床的成本和效果变量的试验数据获得；新药参考价格范围制定，即如果药物是有效的，那么在某一价格时它是具有成本效果的，Gregson 等提出药物价值是药物参考价格（最佳选用药物或者是参考药物的价格和可以接受的净价值差异之和）。

利用药物经济学评价可以开展创新药定价，创新药新上市，无市场价格可参照，主要通过与现有的相似药物和疗法作对比分析，根据其对相似药物的临床效用的提高程度确定价格。2015 年 5 月，国家发展和改革委员会、国家卫生和计划生育委员会等七部委共同下发了《推进药品价格改革的意见》，提出除麻醉药物和第一类精神药物外，其他均通过医保控费和招标采购议价，利用药物经济学建立合理的创新药价格管理体系，一方面可以鼓励医药产业的创新，另一方面可以防止药价过高，控制药物费用，从而提高民众对创新药的可及性。目前国际上普遍采用以药物经济学评价为基础，以药物参考价格为导向对创新药进行价值定价，如德国、法国和加拿大等制药强国，他们在制定或管理创新药物价格时均采用了不同的药物经济学评估方法，强调利用 CEA 原理分析创新药的成本和效果，提供优选药物及其 WTP。以法国为例，政府要求制药企业必须依据欧盟外部参考定价法，法国国家医疗保险基金（NHIF）和卫生产品经济委员会（CEPS）卫生部综合科学严谨的关于药物的临床和经济学评价信息，与制药企业协商定价，在 75 天之内出厂价就必须确定，同时受到 5 年的价格保护并进入医保报销目录。

【思考题】

创新药如果遵循药物经济学进行定价，对药物的研发和创新、药物的可及性有怎样的影响？

（二）药物经济学与医保报销目录遴选

国家基本药物目录制定直接关系到药物在临床的使用及普及，而在国家基本药物目录制定过程中，利用药物经济学评价方法严格把关遴选的药物录入国家基本药物目录，如通过 CEA 在药物的疗效、副作用、疗程等方面对药物的潜在价值进行合理评价，将疗效良好、价格合理、质量上乘的药物遴选出来，并将其列入国家基本药物目录，这不仅能够将药物应用到患者当中的弱势群体，还可以提高药物公信力，使药物得到普及和推广，加快我国药物的研发和创新。

扩展阅读：药物经济学在医保政策中的具体体现

2009 年 8 月，国家发展和改革委员会、卫生部、工业和信息化部等在《国家基本药物目录管理办法（暂行）》提出："国家基本药物目录原则上 3 年调整一次。在调整基本药物目录时要根据已上市药物循证医学、药物经济学评价"。

2017 年 4 月，人力资源和社会保障部在《关于公开征求建立完善基本医疗保险、工伤保险和生育保险药品目录动态调整机制有关意见建议的通知》提出：充分运用药物经济学等评价手段，运用客观数据支持专家评审机制。

2019 年 4 月，国家医疗保障局关于公布《2019 年国家医保药品目录调整工作方案》的公告中提出："对同类药品按照药物经济学原则进行比较，优先选择有充分证据证明其临床必需、安全有效、价格合理的品种。"

国家基本药物目录制定涉及国家医疗保障局和制药企业之间的医保谈判，它是国家战略购买的重要组成部分，需要在成本和效果之间平衡，也需要保障医保基金的平稳。据统计，通过医保谈判，药物价格平均降幅达到 44.0%～61.7%。药物列入医保目录报销后，医保销售占产品总体市场销售的 80%。进入医保目录的新药，可以掌握市场先机和专利保护，可获得 60% 市场份额。

在 2019 年的国家医保药物谈判中，成功纳入 97 种药物，其中丙肝药物在此次谈判中备受关注，谈判前医保目录内仅聚乙二醇干扰素联合利巴韦林可用于丙肝治疗。丙肝是一种严重危害健康的慢性疾病，我国现有慢性感染者约 760 万，肝硬化和肝癌是丙肝的主要死因，治疗费用随病情进展显著升高，给家庭和社会造成了沉重的疾病经济负担，直接抗病毒药物（direct-acting antivirals，DAAs）显著改善了干扰素治疗时期的疗效，降低了药物不良反应发生率，同时提高了患者的生活质量。DAAs 自 2017 年开始陆续通过优先审评审批在我国上市，其疗效突破显著且种类较多，同时其价格昂贵，全疗程费用在 6 万元左右，因此 2019 年医保药物谈判中 DAAs 受到各方关注。结合我国已上市 DAAs 种类，2019 年医保药物谈判通过专家评审、投票遴选、与企业确认谈判意向后确定参与此次谈判的内肝治疗药物共 6 种，包括艾尔巴韦格拉瑞韦、来迪派韦索磷布韦、索磷布韦维帕他韦、索磷布韦、达诺瑞韦和奥比帕利，选择马尔可夫模型进行 CEA 测算，以谈判指定的聚乙二醇干扰素联合利巴韦林为参照，结果发现，通过竞争性谈判进入的艾尔巴韦格拉瑞韦和来迪派韦索磷布韦，测算降价幅度（50.7% 和 32.8%）低于实际降价幅度（89.0% 和 89.9%）；通过比价磋商谈判进入的索磷布韦维帕他韦，测算降价幅度（36.7%）也低于实际降价幅度（81.2%）。

（三）药物经济学与临床合理用药

运用药物经济学理论对临床用药的不同方案进行评价，用药方案包括：不同产地的同一药物以及同一药物不同给药方式和用药剂量，经过评价分析后选择出合理的用药方案，实现在保证最好的治疗效果前提下对药物进行合理支配，减少患者用药成本的同时也节约了医药资源。如利用 CBA 对不同产地的同一药物用药方案进行评价分析，成本效益值越小用药方案越合理；利用 CEA 对不同给药方式和用药剂量的同一药物用药方案评价分析，成本效果值越大，则其用药方案越合理。

药物经济学中的 CBA 并不是简单的成本计算分析，而是在药物的治疗质量相同的前提下，对两种用药方案进行分析，成本效益值越小的为越合理的用药方案，实现临床合理用药。以治疗心脏病的阿司匹林肠溶片为例，市面上的阿司匹林肠溶片分为国产的和中日合资出产的，运用 CBA 法对两个产地的阿司匹林肠溶片进行分析，CBA 结果显示国产和合资阿司匹林肠溶片药效基本相同，国产阿司匹林肠溶片以 15 天为 1 个疗程，而合资阿司匹林肠溶片以 7 天为 1 个疗程，但患者在餐后 2 小时用药国产阿司匹林肠溶片所获得的成本效益值为 0.05，而合资阿司匹林肠溶片为 0.06，且两种用药费用分别为 895.80 元和 1465.30 元，说明对于心脏病治疗来说，国产阿司匹林肠溶片更为合理，但是合资阿司匹林肠溶片见效更快，所以临床上医生需要对患者说明二者的优缺点，并参考患者意见来进行合理用药。

同时，在治疗过程中，对同一药物的用药剂量和给药方式不同，对其治疗效果和费用也会造成较大差异。利用 CEA 对同一药物的不同用药剂量和给药方式进行比较分析，CEA 以治疗结果为衡量指标，对两种不同的用药方案的效果成本进行计算，成本效果与合理用药成正比，即成本效果值越大其临床用药越合理。以用于治疗心脑血管疾病的复方利血平氨苯蝶啶为例，其给药方式分为肌内注射治疗和口服治疗，并且肌内注射的用药剂量是口服剂量的二倍，CEA 结果显示复方利血平氨苯蝶啶肌内注射治疗总成本为 796.60 元，口服治疗总成本为 564.20 元，且两者的成本效果值分别为 0.08 和 0.09，治疗效果分别为 98.6% 与 98.5%，因此对于复方利血平氨苯蝶啶而言，口服用药比肌内注射治疗对心脑血管疾病的治疗更为合理。

（浦科学）

第三节　药物安全性评价及其应用

一、概述

20 世纪初，世界多个国家陆续发生过一系列严重药害事件，典型如 1902～1937 年美国发生的磺胺酏剂事件，1959～1962 年欧洲、大洋洲、亚洲国家发生的沙利度胺导致海豹畸形儿事件。这些事件引发了公众对药物安全性的关注及重视，促使各国出台和完善相关药物管理的法律法规。1938 年，美国通过了《联邦食品药品化妆品法案》并于 1962 年修订完善，要求药物生产者必须向食品药品监督管理局（Food and Drug Administration，FDA）递交药物上市前的药理毒理等安全性资料和按规定完成临床试验。1976 年，美国起草并试行药物非临床研究质量管理规范（good laboratory practice，GLP），先后带动20多个国家试行GLP；1981年，国际经济合作与发展组织（Organization for Economic Cooperation and Development，OECD）制定了GLP原则并成为各国GLP标准化的指导。1996年人用药品技术要求国际协调理事会（ICH）颁布了药物临床试验质量管理规范（good clinical practice，GCP）指导原则，成为国际临床试验遵循的标准；我国自1985年颁布了药物安全性评价指导原则，1999年正式发布并实施GCP，两项管理规定的实施标志着我国药物安全性评价标准逐渐与国际接轨。

随着药物上市前的管理法规的出台和完善，药物的安全性在上市前得到了一定的科学评价，但上市前药物安全性评价存在着如观察时间短、覆盖人群窄、发生率低或潜伏期长的不良反应难以发现等固有局限，因此还需要重视药物上市后的安全性研究。美国《联邦食品、药品和化妆品法案》中规定了药品不良反应（adverse drug reaction，ADR）/药品不良事件（adverse drug event，ADE）报告制度，并于1961年建立了药品上市后监测计划，以法令形式规定药品制造商、医务工作者必须上报ADR/ADE。英国于1964年成立药效与不良反应专业委员收集评价不良反应报告递送至药物安全委员会，瑞典于1965年建立不良反应监测报告制度。世界卫生组织于1970年成立国际药物不良反应监测中心。我国于1983年由卫生部起草了《药品毒副反应报告制度》后改为《药品不良反应监察报告制度》并于1989年成立药品不良反应监察中心；1999年正式颁布了《药品不良反应监测管理办法（试行）》，使我国ADR监测有了法规依据。

药物安全性评价的建立旨在提供全面的药物安全性信息，促进药物合理使用，主要包括药物上市前和上市后的安全性评价。药物上市前的非临床安全性评价以GLP为指导原则，其最终目的是为临床研究和应用安全性提供参考，减少临床研究和应用的风险；药物上市前的临床安全性评价以GCP为指导原则，主要是确定重要的与药物相关的人体不良反应，发现非预期的严重不良反应，估算不良反应发生率并确定相关因素，提供说明书安全性相关内容。药物上市后的安全性评价主要是对药物上市后在广泛人群中的安全性进行再评价，发现更严重或频度增加的不良反应、新的或严重的不良反应等，为国家相关部门进行药物利益/风险评估及采取相应措施提供依据。

二、典型方法

（一）药物上市前安全性评价

一般来说，药物上市前的非临床安全性评价是在实验室条件下用实验系统进行的实验，主要进行药学和生物学特性研究。

药物上市前的临床安全性研究是以人体（患者或健康受试者）为试验对象进行的试验。国家2020年《药品注册管理办法》规定，临床研究分为Ⅰ期临床试验、Ⅱ期临床试验、Ⅲ期临床试验、Ⅳ期临床试验以及生物等效性试验。

通常，原研药的临床安全性评价需要申请Ⅰ、Ⅱ、Ⅲ期临床试验，仿制药的临床安全性研究一般只需要通过生物等效性试验进行评价。Ⅳ期临床试验主要是考察新药在广泛使用条件下的药物的疗效和不良反应、评价在普通或者特殊人群中使用的利益与风险关系、改进给药剂量及发现新适应证等。上市前药物安全性评价的典型方法及主要内容见图11-1。

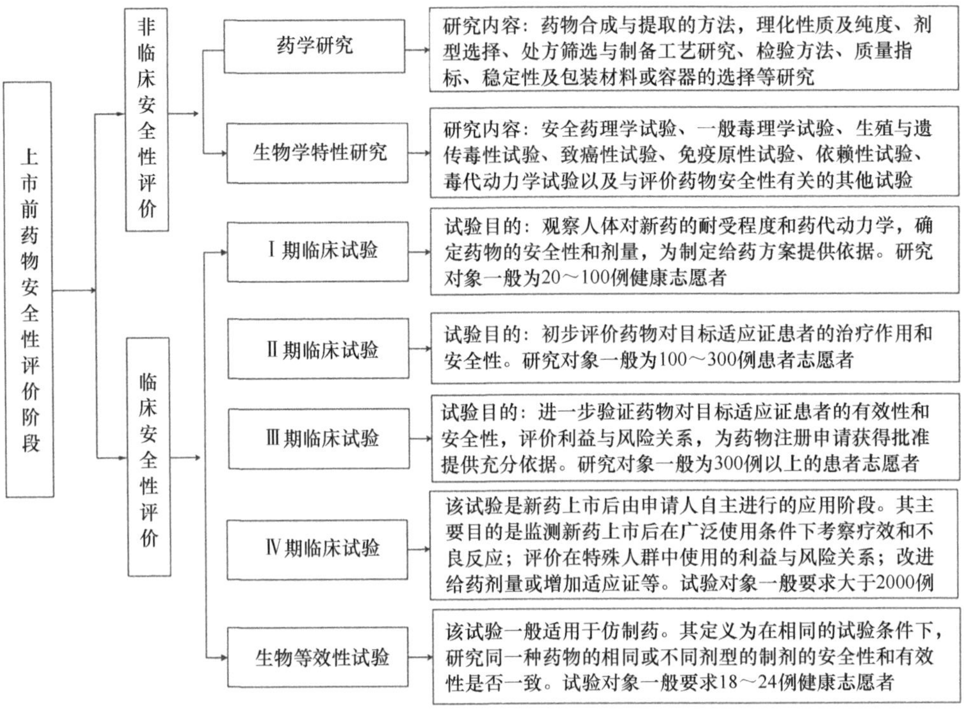

图 11-1　上市前药物安全性评价的典型方法及主要内容

（二）药物上市后安全性评价

20 世纪 60 年代发生“沙利度胺（反应停）事件”后，不少国家的药物监督管理部门建立了 ADR 自发报告制度。自发报告是以医师、患者等主动报告临床发生的 ADR 为基础的报告制度，是目前被各国广泛采用的上市后药物安全性监测手段。

扩展阅读：ADR 自发报告

ADR 自发报告可以监测所有已上市药物的常见不良反应，也能发现上市前临床试验中不能确定的、罕见的不良反应，是药物安全监测的基石，但也存在报告率低、漏报率高、信息不全面、无法计算不良反应发生率等缺点。

药物上市后安全性评价方法主要有主动监测、观察性研究、临床试验及药物利用研究等，可同时使用，见图 11-2。

1. 主动监测　主动监测是指由政府、药物生产企业针对某一药物安全性问题开展相关的研究，常由发起者利用医疗诊疗数据库，运用适宜的方法，对药物的不良事件及安全性风险进行系统分析，发现潜在的不良反应，主要包括药物重点监测、处方事件监测及登记研究等。

药物重点监测是指为进一步了解药物的临床使用和不良反应发生情况，研究不良反应的发生特征、严重程度、发生率等，开展的药物安全性监测活动。该法由专业人员在指定区域内如医院或社区中进行数据收集，也可在监测哨点由专业人员对病历进行审查，或由专业人员对患者、医师或药师进行访谈。例如，通过医院局域网对使用单唾液酸四己糖神经节苷脂钠注射液的住院患者进行非干预集中监测，发现其中发生 ADR/ADE 28 例，发生率为 4.51%；男性 ADR/ADE 构成比高于女性，ADR/ADE 主要为全身性损害和累及皮肤及其附件。

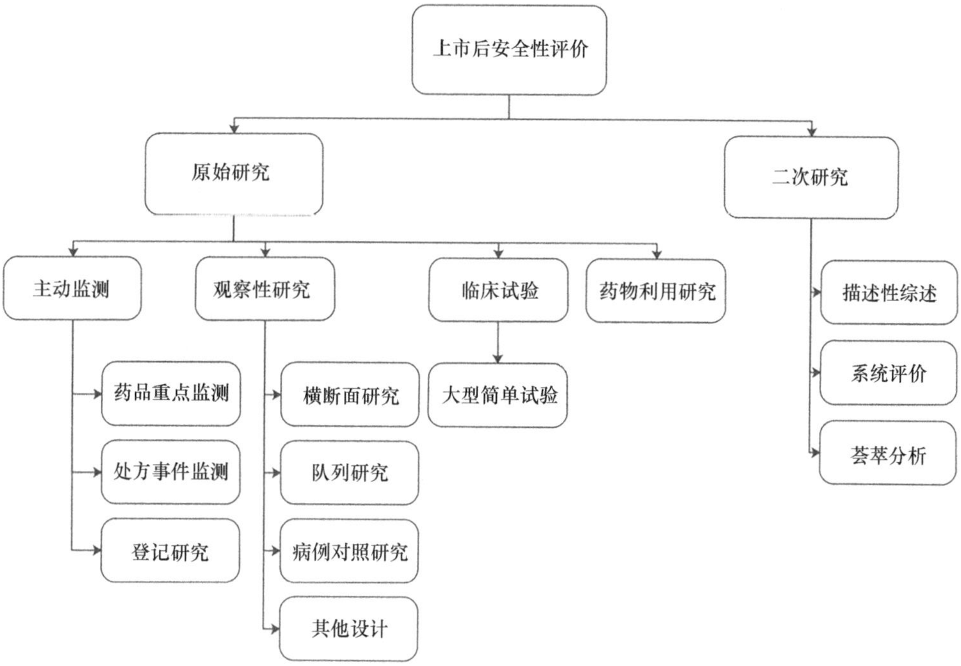

图 11-2　药物上市后安全性评价典型方法

处方事件监测是收集新上市药物的若干处方，并要求处方医生填写问卷回答有关患者的一系列问题，包括任何新的诊断、任何原因的就医或住院、任一种并发症意外加重（或改善）、任何可疑药物反应或任何需要记入病历的主诉等。该法不仅能计算 ADR 的发生率，还能识别其他监测方法难以识别的 ADR。英国开展儿童与成人使用抗癫痫发作药拉莫三嗪发生 ADR 的处方事件监测研究，纳入了 2457 例儿童和 7379 例成人，发现儿童发生皮疹和 Stevens-Johnson 综合征更普遍，成人中精神紊乱更常见，儿童中由于疗效缺乏停止治疗的比例更高（儿童 45% vs 成人 38%），该研究显示处方事件监测能用于检测儿童及成人使用新药发生 ADE 情况的定量和定性差异。

登记研究是将分散的治疗记录整合，对上市药物进行相关研究，为监测和发现 ADR 提供证据，该法对于罕见病用药的安全性监测具有重要价值。如通过注册登记式研究的方法对 3229 例使用消渴丸治疗 2 型糖尿病的病例进行观察，记录入组病例的一般情况、药物使用情况、血糖情况以及不良反应发生情况，结果发现患者不良反应发生率为 0.9‰，主要为低血糖以及腰酸。

2. 观察性研究　观察性研究是对自发报告、主动监测或者病例报告的安全信号进行验证时的常用方法，主要包括横断面研究、队列研究和病例对照研究。该研究可以评估某一用药人群在不同用药情况下如剂量不同、用药种类不同时的疗效或不良反应的差别。评估间歇性暴露和短期事件之间的相关性，可采用自身对照病序列、病例-交叉研究以及病例-时间-对照研究等方法。如通过收集使用阿帕替尼的恶性肿瘤患者包括姓名、性别、年龄、疾病、治疗线数、体力状况评分、药物剂量等在内的临床信息，对 49 名患者进行定期电话随访以监测其不良反应。结果发现该药的严重不良反应发生率为59.2%，其中前四位为高血压（32.7%）、手足综合征（12.2%）、口腔炎（8.2%）、腹泻（8.2%）。严重不良反应的发生与肿瘤的部位有关，消化系统高于非消化系统（$P<0.05$）。严重高血压的发生和体力状况评分有关，严重手足综合征的发生与年龄、性别等因素均无关。

3. 临床试验 临床试验是发现或验证某种药物的ADR、确定其疗效与安全性的系统性试验，可以证实或揭示ADR发生严重程度、可能机制；为了确定和量化在特殊群体（如老年人、儿童、肝肾功能障碍患者）使用药物的风险时，可能需要进行临床试验。

4. 药物利用研究 药物利用研究是对全社会药物市场、供给、处方及其使用的研究，其重点是药物利用所引起的医药、社会和经济的后果以及各种药物和非药物的因素对药物利用的影响。该研究方法有助于及时发现用药错误及药品滥用等ADE。

5. 二次研究 二次研究包括描述性综述、系统综述和荟萃分析。描述性综述通常就指定领域或主题，提供现有知识的概述；系统综述是针对具体临床问题，通过全面收集所有相关的文献，应用标准化方法对文献质量进行严格评价和分析，筛选出符合标准的文献，通过定性或定量研究，得出综合结论的方法；荟萃分析是用于比较和综合针对同一科学问题研究结果的统计学方法，其结论是否有意义取决于纳入研究的质量，常用于系统综述中的定量合并分析。这些二次研究方法目前也广泛应用于药物安全性评价。如检索PubMed、EMbase、Web of Science、中国知网、万方数据和维普等数据库，搜集含哌拉西林制剂引起ADR的案例报告进行定性系统评价：共纳入168个案例报告，定性系统评价结果显示，哌拉西林ADR多累及全身（n=55），其次是血液系统（n=48）、皮肤及软组织系统（n=39）和神经系统（n=18）；ADR报道最多的是过敏性休克（n=29），其次为药物热（n=19）、皮疹（n=17）和血小板减少（n=15）；最严重的ADR是过敏性休克（n=29）和大疱性表皮松解症（n=6）。

三、新评价方法及应用

（一）国内外现状

随着医药科技进步，上市后的安全性评价正从被动监测向综合监测模式转变，在信息化技术的主动监测领域进行积极尝试和探索，同时也尝试从临床风险信号的发现与监测、早期识别不良反应等方面构建预测预警系统。

美国健康促进研究所在2003年提出一种ADE主动监测工具——全面触发工具（global trigger tool，GTT），它以触发器为线索，通过检查清单列表的方式，有目的地对病历中可能与ADE相关的内容进行审查从而发现可能的ADR/ADE。例如，通过回顾性横断面调查，在儿科住院患者中将诊疗过程中出现的特殊药物、异常实验室指标等作为触发器实现了对ADR/ADE的主动监测，随机抽取患儿病历进行审查，最终纳入了1746例患儿，其中12.7%检出ADE，11.4%发生了1次ADE，1.0%发生了2次ADE，0.2%发生了3次及以上ADE。采用整合证据链法对187例0～14岁儿童药物性肝损伤（drug-induced liver injury，DILI）的用药史、生化指标、症状体征及临床转归等进行回顾性分析和临床再评价，采用Kruskal-Wallis H秩和检验等方法探究DILI的危险因素，发现诱发儿童可疑性肝损伤的化学药品以抗菌药和解热镇痛抗炎药为主，诱发儿童可疑性肝损伤的中药以治疗皮肤病的中药为主。

随着大数据时代的到来，简单的数据汇总与统计已经无法满足对医疗机构等实验室信息化管理系统保存的大量检验数据和收集的ADR信息等数据进行处理的需求，目前通常将其规范整合、量化、编排等一系列加工进行结构化，挖掘并分析隐含在这些数据中的药物风险规律，实现药物溯源分析，发现药物潜在的不良事件，防范各类重大药害事件发生，进而实现数字化的药物安全性评价。如国家药物不良反应监测中心开发的中国医院药物警戒系统（China Hospital Pharmacovigilance System，CHPS）通过与医院信息系统的信息集成，实现ADR辅助报告、关注药物ADR主动监测与药物评价、药物警戒信息反馈等，对提高ADR报告上报效率、改进ADR报告质量起到重要作用，同时为医院进一步开展药物上市后再评价研究工作奠定了良好的基础。

目前，通过数据挖掘或机器学习等分析手段，利用各类临床相关的实验室数据或源于真实临床场景的电子病历，通过建立智能监督算法和药物安全性预测模型评价药物安全性，进一步体现了药物安全性评价新的发展趋势。

（二）药物安全性评价新方法

1. 比例失衡测量法 ADE信号监测的主要方法是对各国ADR自发呈报数据库的数据挖掘。通过对ADE信号的数据挖掘，可以发现药物与ADE之间的潜在关联以及关联程度，为后续临床医学、药学、流行病学等多个学科的相关研究提供信息支持。目前，国际上常用于ADE信号检测的数据挖掘方法是比例失衡测量法（measures of disproportionality），该法基于四格表进行计算：当某种药物与其不良反应之间的计算结果达到信号生成标准，则出现比值失衡，说明生成了可疑信号。比例失衡测量法分为频数法和贝叶斯法两大类。

（1）频数法：频数法包括报告比值比（reporting odds ratio，ROR）法、比例报告比值比（proportional reporting ratio，PRR）法等，该方法算法简单，容易理解，但其探索不良反应信号的准确度很大程度上依赖与可疑药物有关的不良反应报告的数量。如利用ROR法和PRR法对抗风湿药甲氨蝶呤的不良反应危险信号进行了挖掘与分析，检出多个信号，且两种方法检出信号种类完全相同，并发现其强相关、新的不良反应危险信号主要为治疗药物影响、骨骼肌肉系统、皮肤影响等。利用ROR法、PRR法及MHRA法开展儿童ADR与药物关联研究，可以对儿童不良反应发生的特点、规律及导致不良反应发生的因素进行评价与分析。

采用ROR法调取美国FDA不良事件报告系统（FDA Adverse Event Reporting System，FAERS）数据库收录的以抗肿瘤药吉非替尼、厄洛替尼为首要怀疑对象的不良事件报告进行不良事件信号检测，发现吉非替尼显示胃溃疡、肠梗阻、黑便等胃肠道系统相关ADE阳性信号，而厄洛替尼未出现类似信号，但厄洛替尼显示肠穿孔阳性信号；2种药物均显示较高强度的皮肤和皮下组织相关ADE信号，其中痤疮性皮炎信号突出：吉非替尼的肾脏泌尿系统及肝胆系统相关ADE信号最强，厄洛替尼较弱：眼部系统ADE信号主要集中在厄洛替尼，以结膜炎信号最强。吉非替尼所致性功能下降、间质性肺炎等信号高于厄洛替尼。结果如图11-3所示。

（2）贝叶斯法：贝叶斯法包括贝叶斯可信区间递进神经网络（Bayesian confidence propagation neural network，BCPNN）法和多项伽马泊松分布缩减（multi-item gamma poisson shrinker，MGPS）法等，该方法可用于处理复杂变量，对不完全数据的处理稳定性较好。

药品/ADE	报告数	ROR（95%CI）
肠穿孔		
吉非替尼	5	1.20（0.50～2.88）
厄洛替尼	40	1.78（1.30～2.42）
皮肤表皮脱落		
吉非替尼	24	2.05（1.37～3.06）
厄洛替尼	253	4.06（3.58～4.60）
痤疮性皮炎		
吉非替尼	51	34.29（25.95～45.32）
厄洛替尼	313	43.65（38.75～49.18）
肾衰竭		
吉非替尼	110	1.62（1.34～1.96）
厄洛替尼	250	0.67（0.59～0.76）
出血性膀胱炎		
吉非替尼	31	26.34（18.45～37.6）
厄洛替尼	0	0
白细胞减少		
吉非替尼	49	1.67（1.26～2.22）
厄洛替尼	118	0.74（0.62～0.89）
性功能下降		
吉非替尼	20	12.94（8.32～20.11）
厄洛替尼	24	2.86（1.91～4.28）
间质性肺病		
吉非替尼	327	32.20（28.77～36.08）
厄洛替尼	217	3.69（3.22～4.22）

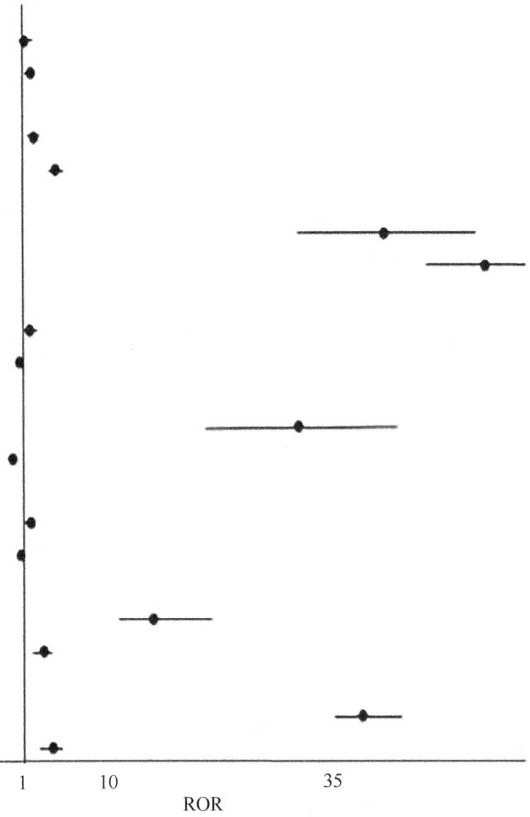

图 11-3　基于 FAERS 数据库和 ROR 法比较吉非替尼、厄洛替尼各系统 ADE

基于世界卫生组织全球个案安全性报告数据库系统（VigiBase）进行血管紧张素转化酶抑制剂（angiotensin converting enzyme inhibitor，ACEI）卡托普利与咳嗽信号之间的关联性分析是使用贝叶斯法（BCPNN 法）进行数据挖掘的经典案例。该研究描绘了 1979 年第一季度至 1996 年第一季度卡托普利-咳嗽组合的信息成分（information component，IC）值及其 95% 置信区间的时间扫描图谱（图 11-4），该图显示从 1981 年第三季度开始，咳嗽的报告数随时间推移增加较多，IC 值上升较大且置信区间逐渐变窄，提示卡托普利-咳嗽之间存在药物-信号的稳定关联性。

在大量不良事件报告中，比例失衡测量法可以帮助研究者尽早发现、识别药物潜在的风险信号。但值得注意的是，比例失衡测量法检测出的信号只能表明药物与不良事件组合间有统计学关联，而非必然的因果关系，所得结论需要更多的研究加以验证和评估。

2. 机器学习法　机器学习是指从有限的观测数据中学习或“猜测”出一般性的规律，并将这些规律应用到未观测数据样本上的方法。机器学习主要分为无监督学习、监督学习、强化学习等，目前用于药物安全性评价的算法主要为无监督学习和监督学习。

（1）无监督学习：无监督学习指从无标注数据中学习预测模型的机器学习问题。无标注数据是自然得到的数据，预测模型表示数据的类别、转换或概率，其本质是学习数据中的统计规律或潜在结构。无监督学习方法包括聚类、可视化和降维及关联性规则等算法，其中聚类为最常见的算法。

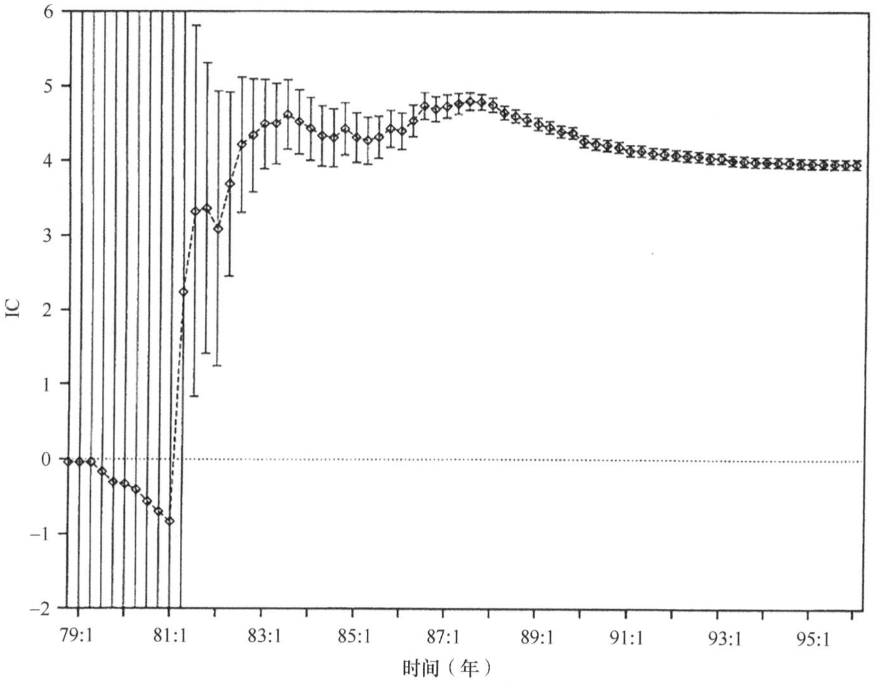

图 11-4　基于 VigiBase 数据库和 BCPNN 法挖掘卡托普利-咳嗽之间的关联性

聚类分析方法为潜在 ADR 确认、筛选需重点关注不良反应信号以及不良反应的病因学研究等方面提供有效的依据，如使用聚类算法基于 VigiBase 数据库对接种人乳头瘤病毒（human papilloma virus，HPV）疫苗后的不良事件报告进行分析，结果表明与 9～25 岁未接种 HPV 疫苗的女性相比，接种 HPV 疫苗的女性出现头痛、头晕、疲劳或晕厥的频率明显增加。

关联规则是一种为了发现大型数据集中各项集之间的关联关系的方法，其中 Apriori 算法应用较多，是一种较为经典的算法。如对非小细胞肺癌患者基于 Apriori 算法进行了药物与不良事件之间的关联性研究，结果在不良事件和化疗药物之间发现了 380 个关联规则。此外，改进的 Apriori 算法相较于传统的 Apriori 算法，在分析药物与不良事件之间的相关性方面更具优势。

（2）监督学习：监督学习是指从标注数据中学习预测模型的机器学习问题。标注数据表示输入输出的对应关系，预测模型对给定的输入产生相应的输出，其本质是学习输入到输出的映射的统计规律。监督学习方法包括 *k* 最近邻域法（KNN）、线性回归、Logistic 回归、支持向量机、决策树和随机森林、神经网络等方法。

Logistic 回归作为一种经典算法，广泛应用于各种临床预测模型的构建，如可通过 Logistic 回归法建立中药注射剂 ADR 的预测模型，判断发生 ADR 时累及各组织器官的概率，该模型经验证后总体预测正确率可达 60% 以上，这在一定程度为中药注射剂安全性评价提供了新思路。

决策树能够从一系列有特征（输入数据）和标签（输出数据）的样本中总结出决策规则，用树状图的结构来呈现这些规则，决策树可以解决分类和回归问题，如使用决策树归纳法，对“中枢神经系统”“肝毒性”“肾毒性”“过敏”相关 ADR 的药物化学结构进行了定量构效关系分析，经评估该模型对中枢神经系统、肝肾毒性、过敏反应等相关ADR的预测准确度很高（可达78.9%～90.2%），可直接用于后期药物发现的筛选工具和作为药物设计、药物警戒评估的依据。

对儿科住院患者采用了包括梯度增强决策树（GBDT）、极端梯度提升（XGBoost）、随机森林（Random Forest）、自动机器学习方法（TPOT）、CatBoost、AdaBoost、LightGBM等七种机器学习算法预测其发生药物不良反应的风险并评估上述方法的预测准确性，结果见表11-1。

表11-1　住院儿童药物不良事件风险预测的七种机器学习算法模型性能评估

模型（model）	精确率（precision）	召回率（recall）	F1
GBDT	44.00	25.00	31.88
LightGBM	27.27	6.82	10.91
AdaBoost	41.18	15.91	22.95
RF	23.08	13.64	17.14
CatBoost	46.15	13.64	21.05
TPOT	75.00	13.64	23.08
XGBoost	34.62	20.45	25.71

通过比较预测精确率（precision）、召回率（recall）、调和平均数等指标评估各机器学习算法的预测准确性，最后选择GBDT法建立了预测能力最好的模型。此外，通过Shapley加法解释（SHAP）显示了触发真值（TT）数、身高、体重指数、药物剂量、年龄、药物数量等与药物不良反应发生相关的重要危险因素的权重值和影响方向，结果见图11-5。这项研究证实可以用人工智能模型准确预测药物不良反应的发生。

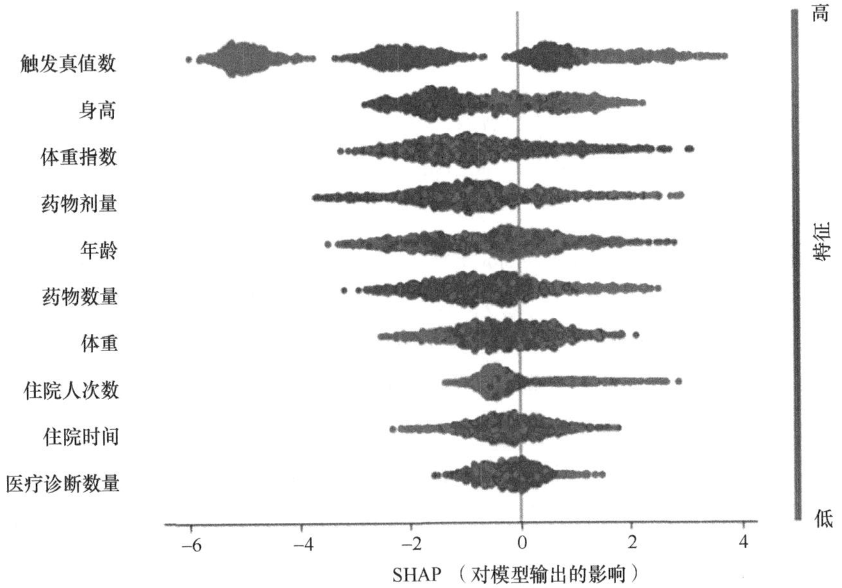

图11-5　住院患儿药物不良事件重要危险因素的权重值

机器学习具有诸多优点，给药物安全性评价带来了新的发展机遇，但在研究和实施过程中仍存在很多问题和挑战，如数据来源的准确性和完整性、系统学习时间长、何种算法预测性能最佳目前尚无定论、缺乏严格临床验证等。

药物安全性评价过程是认识与阐明药物自身质量性质的过程，也是探索药物质量控制与监管手段的过程，贯穿于药物全生命周期，包括研发、临床试验、上市后使用等全过程。药物安全性评价应充分贯彻药物警戒理念，保证患者用药的效益大于风险，保障患者用药安全。

（贾运涛）

第十二章　DRG 与医疗管理决策

【内容提要】

本章简要介绍了 DRG 的相关概念、基础知识以及在医疗管理与医保费用支付方面的应用。

疾病诊断相关分组（diagnosis related groups，DRG）是美国学者研发的一种管理工具，主要应用于短期住院医疗服务绩效评价及医保付费管理，是目前国际上公认的较为先进和科学的医疗保险支付方式之一，已经成为全球超过 40 个国家或地区医疗费用的主要支付方式。我国国家医疗保障局于 2019 年 10 月正式发布了《国家医疗保障疾病诊断相关分组（CHS-DRG）分组与付费技术规范》和《国家医疗保障疾病诊断相关分组（CHS-DRG）分组方案（核心组 ADRG）》两个技术标准。目前，DRG 被认为是我国有效控制医疗费用不合理增长，建立公立医院运行补偿新机制，实现医-保-患三方共赢，推进分级诊疗，促进服务模式转变的重要手段。

第一节　DRG 概述

一、起源

DRG 起源于 20 世纪 60 年代的美国，设计之初是用于医疗绩效评价，后被用于医疗费用支付，因其卓越的控费功能，迅速地在国际上推广应用。近年来，我国在 DRG 领域也进行了诸多探索，并且利用 DRG 工具在医院管理和医保支付方面进行了很多尝试和应用。

早在 20 世纪 20 年代，医疗服务就面临着如何通过比较不同医疗服务提供者之间收治患者的数量、类型以及医疗服务质量的优劣，来方便患者选择适当的医疗服务等实际问题。然而，由于不同的医疗服务提供者之间收治患者的数量和类型不同，难以直接比较。于是，研究者们开始探索在更宽的口径下进行医疗结果的比较。不同机构收治的患者都具有一定的人口学特征、疾病诊断特征和治疗特征，不同患者之间可能具有相似的特征，这些特征决定了患者所接受的服务类型和水平。将具有相同特征的患者类型识别出来，则可以将患者聚集并组合到不同的病例类型中，由此产生了病例组合（case mix）的概念。

二、病例组合

最初，病例组合研究主要用于评价医疗质量，解释不同质量产出的潜在因素。美国立法开展以 DRG 为基础对医院进行预付医疗费用以后，又进一步促进了各种病例组合的研究。由于发展背景、利用目的、适用范围以及使用者不同，国际上对病例组合模型没有统一的定义。在美国官方认可的 DRG 分类手册中对病例组合模型进行了明确的定义：病例组合是指一些相互联系但又有区别的患者各方面特征的归类分组，这些特征包括患者病情、疾病预后、治疗难度、治疗必要性以及医疗资源消耗强度。而且对这 5 种特征的含义也有较严格的界定（表 12-1）。

表 12-1 病例组合特征及界定标准

特征	界定标准
患者病情	特定病种患者功能丧失与死亡的相对风险
疾病预后	疾病可能产生的后果，包括病情的恶化、好转、复发以及患者的病后寿命
治疗难度	医疗服务提供者处理特定病种患者的困难程度，即在患者患病症状不典型以及需要进行复杂、高难度手术或严密监护的情况下，治疗难度会随之加大
治疗必要性	在不给予及时、连续的医疗干预时，患者病情产生恶化的可能性
医疗资源消耗强度	患者在诊断、治疗以及住院过程中所使用的医疗服务种类及相对数量

不同病例组合模型的差别就在于对 5 种特征的不同侧重，即分组轴心、分组变量的种类与数量选择的不同，以及分类理念和方法的差异。国际上比较典型的病例组合类型主要有以下 4 种。

1. DRG DRG 由美国耶鲁大学的 Fetter 及其团队在 1976 年研发成功。是以患者特征及住院期间所接受的治疗措施为基础，利用诊断及手术编码、年龄、性别、出院转归等变量，将全部住院患者分成若干个主要诊断大类，再进一步细分入数百或上千个 DRG，力求在设计上达到同一 DRG 组内的患者在医疗资源消耗上具有一致性（以平均住院日或平均费用进行衡量）。

2. APACHE 急性生理学和慢性健康状况评价（acute physiology and chronic health evaluation，APACHE）指标是由乔治·华盛顿大学医学中心的 William Knaus 等于 1981 年研制成功的，依靠几种特定的能反映患者病情状况的生理指标来记分分组。全部记分内容包含 2 部分：①急性生理指标记分（acute physiology score，APS），通过 12 项生理指标的测量得出；②年龄与慢性病记分，用以反映患者的生理储备，即患者抵御急性疾病影响的能力。通过 2 部分记分相加，就得出患者的 APACHE 总分数（为 0～71）。利用分数对患者进行分组或分层，并利用它与病死率的相关关系计算整个 ICU 的 APACHE 以校正预期病死率。APACHE 作为一种最为成功的针对患者病情的病例组合模型，目前主要应用于 ICU 患者。

3. PMC 患者管理分类（patient management categories，PMC）是由 Young 于 1985 年研制成功的。PMC 以患者的常规出院摘录数据为基础，主要利用 ICD-9-CM 编码将所有住院患者划分成 852 个 PMC 组，并且针对每一组患者设计了一套标准医疗及管理措施，以指导典型患者的处理。计算机分组软件可根据各组标准服务项目的成本，自动为分入特定 PMC 组的患者计算出一个相对资源消耗强度指数，用以显示患者医疗资源使用的种类及数量。PMC 的分组设计完全根据临床专家小组的意见，包含临床上具有共同特征的患者，每个 PMC 组代表一组不同的诊断与治疗措施。

4. CSI 计算机病情指数（computerized severity index，CSI）由美国约翰·霍普金斯医学院的 Horn 等为了改进自己早年创造的疾病严重度指数（severity of illness index，SOII）模式，于 1982 年开始研究。CSI 的核心思想是建立一种按诊断分类、按病情分级的病例组合模型。计算机根据诊断 ICD-9-CM 编码将患者分类，再针对每个病例所分入的特定诊断类别输入不同的临床数据，进行患者的病情分级。CSI 共划分出 820 个诊断分类，每个分类再按 1～4 级进行病情分级。患者分组完成后，可自动计算出总病情分数。

除此，还有格拉斯哥昏迷指数（Glasgow coma scale，GCS）、门诊患者分组（ambulatory patient group，APG）、资源使用分组（resource utilization group，RUG）等病例组合模式。

各种病例组合通过对上述 5 个特征的不同侧重，将某些特征相同或相当的病例分类组合成为若干个组别，组与组之间制定不同的权重反映各组的特征。同组之间的病例可直接比较，不同组的病例需要经过权重调整后再进行比较，这个过程称作风险调整（risk adjustment），风险调整是各个病例组合系统的基本功能（表 12-2）。在针对急性住院病例上，DRG 风险调整功能最为突出，是应用范围最广泛的一种病例组合，也是管理领域中应用最为著名的一种。

表 12-2　病例组合风险调整示例

指标	A 组	B 组	备注
患者例数	1000	1200	不可直接比较
权重	1.2	0.8	风险调整
总产出	1200	960	可以直接比较

注：总产出=患者例数×权重

三、DRG 相关概念

（一）DRG

DRG 是用于衡量医疗服务质量、效率以及进行医保支付的一个重要工具。DRG 实质上是一种将住院患者进行分类和分组的方法，该方法基于患者的病历，即根据年龄、主要疾病诊断、合并症、并发症、治疗方式、病症严重程度、转归和资源消耗等因素，将患者分入若干诊断组进行管理的体系。

扩展阅读：美国 DRG 的演变过程

1967 年美国耶鲁大学 Fetter 教授和 Thompson 教授，为创建一种医院管理工具，开展了相似患者使用相似医疗资源的分组研究。团队历经十年的研究，于 1976 年完成并取名为“Yale DRG”（第一代），研究资料来自新泽西州、康涅狄格州及宾夕法尼亚州共 70 万份出院病例。团队早期的构成以统计学家为主，分组的节点主要是病例费用和住院时间在统计学上的差别。随后，研究成果逐渐在医疗管理研究中应用。

耶鲁团队开发 DRG 的过程是从临床过程相对单纯的疾病（如自然分娩和剖宫产术）开始，研究分类组合的方法，而后拓展到其他类型的疾病，最后形成了涵盖所有疾病和操作的完整 DRG 系统。包含了 83 个主要诊断大类和 383 个 DRG 组。DRG 第一次大规模应用是在 20 世纪 70 年代，新泽西州将其作为一种前瞻性的支付系统进行初次尝试，试点医院按照 DRG 体系的标准对每位接受治疗的患者进行固定额度的报销。Yale DRG 在美国新泽西州的支付制度试点改革中取得了很好的效果。

随后，在联邦政府经费资助下，耶鲁大学研究人员、医院活动委员会及新泽西州卫生局于 1981 年完成以 ICD-9 为分类基础的第二代 DRG，划分了 23 个主要诊断大类和 467 个 DRG。1983 年，美国国会通过立法，采用第二代 DRG 作为老年保健医疗保险计划的法定支付方式，也称为 Medicare DRG。改版后的 DRG 具有相同的临床特征、住院天数及资源消耗。自此，DRG 兼顾临床过程和资源消耗的“二维”分组模式最终形成并固定了下来，且一直沿用。

后续，DRG 不断升级改良，先后经历了改良 DRG（refined DRG，R-DRG）、全患者 DRG（all patient DRG，AP-DRG）、严重程度 DRG（medicare severity DRG，MS-DRG）、改良的全患者 DRG（all patient refined DRG，APR-DRG）。随着 DRG 在全球范围的广泛应用，不同国家采用的疾病分类编码也不同，国家之间无法进行 DRG 比较。为此，美国研发了改良的国际化 DRG（international refined DRG，IR-DRG）。在该 DRG 系统下各个国家可以使用自己的疾病分类编码，同时，疾病严重程度调节系统可以合理调节各国的疾病分类编码，满足各国自身需要的同时还可进行国家之间的比较。

（二）预付费制度

DRG 预付费制度（DRG prospective payment system，DRG-PPS）是在 DRG 的基础之上，对各 DRG 诊断组制定支付标准，分别定价，预付医疗费用的管理机制。

在 DRG 付费方式下，依诊断的不同、治疗手段的不同和患者特征的不同，每个病例会对应进入不同的诊断相关分组。在此基础上，保险机构不再是按照患者在医院产生的实际费用（即按服务项目）支付给医疗机构，而是按照病例所进入的诊断相关分组的付费标准进行定额支付。

（三）疾病诊断相关分组主要术语

1. 主要诊断大类（major diagnostic category，MDC）

2. 核心疾病诊断相关组（adjacent diagnosis related group，ADRG）

3. 疾病诊断相关分组（diagnosis related group，DRG）

4. 严重并发症或合并症（major complication or comorbidity，MCC）

5. 并发症或合并症（complication or comorbidity，CC）

（四）ICD

ICD 是世界卫生组织要求各成员国在卫生统计中共同采用的对疾病、损伤和中毒进行编码的标准分类方法，是目前国际上通用的疾病分类方法。它是将一个疾病或一组疾病转换成字母或数字形式的代码，实现数据贮存、检索、分析和应用，从而达到国内、国际交流的目标。ICD 已有百余年的发展历史，从 1893 年起，至今已经进行了 11 次修订。

（五）手术操作分类

手术操作分类是根据手术操作的部位、术式、疾病性质、治疗目的、手术入路等信息，将手术操作进行排列分组，使之成为一个有序组合的一种方法。包括传统意义的外科手术、内科非手术性诊断和治疗性操作、实验室检查及少量对标本的诊断性操作的分类。目前我国手术操作分类使用的是美国国际疾病分类第九版临床修订本第三卷（ICD-9-CM-3）。

四、DRG 的应用

从本质上讲，DRG 是一套医疗管理的工具，既能用于支付管理，又能用于预算管理，还能用于绩效管理。

（一）绩效管理

DRG 的应用和推广从宏观层面来讲，可以更科学地评价医疗服务绩效，有效提升医疗服务提供者在医疗服务产出之间的可比性；从医院管理者角度，可以指导发展思路，在大数据支持下公开透明地参与竞争；从科室管理者角度，可以相对公平地衡量、比较医生的工作绩效以及对其收治患者的医疗收费、住院天数方面的合理性进行有效评价。

（二）DRG 支付

DRG 支付可以实现医-保-患三方共赢。通过 DRG 支付：①医保基金不超支，基金使用更高效，对医疗机构和医保患者的管理更精准；②医院诊疗行为更规范，医疗支出更合理，医疗技术可以得到充分发展；③患者可以享受高质量的医疗服务，减轻疾病经济负担。

详细阐述见本章第四节。

扩展阅读：美国 DRG 支付效果

大幅度的降低医疗费用，缩短平均住院日。美国使用 DRG-PPS 首年，有关医院的平均住院日下降了 16%。美国医疗保险住院费用占比增速减缓，从 1983 年的 18.5% 降至 1990 年的 5.7%，手术费的增长率由 1984 年的 14.5% 降至 1992 年的 6.6%。平均住院天数下降明显，从 1980 年的 10.4 天降至 1990 年的 8.7 天，到 1995 年已经缩短至 6.7 天。

医院管理者改变管理思路，重视成本。Medicare 根据每个 DRG 组固定价格支付给医院，医院收一个该组患者就得到一笔固定的医保费用。使得医院会去努力减少不必要的医疗服务，降低成本，提高医疗效率以此来形成结余。

重视数据质量，增加医院编码员的投入。DRG 实施以后，各医疗机构均不同程度地增加病案人员，以确保病案的完整性和准确性。因为病案数据的完整性和准确性直接关系到每一例病案是否能够正确入组，若无法入组，医院就拿不到 Medicare 的合理支付。

医院开拓新业务，提高床位周转。由于疾病对应的 DRG 组是固定的，患者住院时间越长，医院成本越高。因此，医院为了减少患者的住院日，大力开展日间手术，挤掉患者不必要的住院日。既提高了医院的医疗服务效率，同时又减少了患者住院期间遇到的各种院内风险。

制度创新，促进医疗规范管理。美国在出台 DRG 时，还颁发了一个配套制度，即成立“同业监管组织”（peer review organization，PRO）。PRO 与 Medicare 的主管机构 CMS 合作，审查住院病历，查找不该住院但被收入院、过度医疗的行为和医疗服务不足的情况等。PRO 的审查，弥补了 DRG 支付可能存在的漏洞，强化了医院在标准医疗服务流程和诊疗指南的应用，催生了临床路径。

临床路径是一个标准化的疾病治疗流程，患者从进入医院开始就沿着标准化的路径进行检查、诊断、手术治疗、药物治疗，达到出院标准就可出院。临床路径的存在使各项医疗活动的顺序及时间安排实现了最优化配置。临床路径的目的是降低平院日和费用，是 DRG 支付模式下非常有效的一种医疗管理手段。

五、国内 DRG 的发展

我国大陆地区在 20 世纪 80 年代末开始进行 DRG 研究，主流版本主要有 BJ-DRG、

CN-DRG、CHS-DRG。台湾地区的 DRG 研究起始于 1999 年。

（一）BJ-DRG

1988 年 8 月，北京市成立医院管理研究所，黄慧英、张修梅等牵头组织北京地区 10 家大型医院开展了中国首个大规模的 DRG 研究。研究病历 10 万份，数据变量 1400 多万个，参照美国 AP-DRG 进行 DRG 分类方案的可行性研究。课题组于 1994 年发表一系列研究文章，使中国有了首批 DRG 研究成果。但由于缺乏能够应用于 DRG 和开展相关分析的电子数据，1994 年以后的 10 年间，中国没有出现大规模的 DRG 研究。

随着国内全民医疗保障制度的逐渐形成，医保基金使用的合理性监管尤为重要，因此，DRG 研究得以再次重启。2004 年，北京市财政出资支持以张修梅为顾问、胡牧为主要负责人的北京市 DRG-PPS 项目研究。2008 年底，项目组综合了美国 AP-DRG 和澳大利亚 AR-DRG 等多个成熟 DRG 版本的病例组合理念，成功研发了我国第一个本土化的 DRG 版本，命名为北京版疾病诊断相关分组（BJ-DRG）。

BJ-DRG 被北京市卫生局陆续应用于北京地区医院绩效评价、临床重点专科评价、城乡医院对口支援效果评价等。2011 年，北京市人力资源和社会保障局启动 DRG-PPS 付费试点工作，在 6 家三级甲等综合医院选择了 108 个 DRG 组进行医保付费试点，北京成为全国首个使用 DRG 付费试点的城市并取得了较好效果，6 家医院 DRG 结算的病例住院费用得到了有效控制，且临床医生接受度高。

2012 年 4 月，DRG-PPS 项目组被正式纳入北京市公共卫生信息中心暨北京市医院管理研究所管理，对 BJ-DRG 分组器进行动态维护。

（二）CN-DRG

2015 年，北京市公共卫生信息中心作为国家 DRG 质控中心，开展全国 DRG 研究与推广工作。同年，以 BJ-DRG 方案为基础，在国内首次公开出版发行了《CN-DRGs 分组方案（2014 版）》，DRG 方案调整到 751 组。2016 版 DRG 方案调整到 782 组。2018 年，基于临床实践反馈的问题调整到 804 组。目前，CN-DRG 主要用于全国公立医院绩效考核。

（三）CHS-DRG

2019 年，国家医疗保障局委托北京市医疗保障局承担了 DRG 付费国家试点技术标准的制定工作，编制了国家医疗保障疾病诊断相关分组（China Healthcare Security Diagnosis Related Groups，CHS-DRG）分组方案。当年 10 月，国家医疗保障局下发《关于印发疾病诊断相关分组（DRG）付费国家试点技术规范和分组方案的通知》，正式公布了《国家医疗保障 DRG 分组与付费技术规范》和《国家医疗保障 DRG（CHS-DRG）分组方案》两个技术标准。在此基础上，《医疗保障疾病诊断相关分组（CHS-DRG）细分组方案（1.0 版）》于 2020 年 6 月正式发布，共包括 618 个 DRG，分为 229 个外科手术操作组，26 个非手术室操作组及 363 个内科诊断组。CHS-DRG 的制定标志着我国 DRG 付费国家试点顶层设计的完成。

各主流版本分组设计特征比较见表 12-3。

表 12-3　我国主流 DRG 版本分组设计特征比较表

项目		BJ-DRG	CN-DRG	CHS-DRG
推出年份		2008 年	2015 年	2019 年
主导部门		北京医疗保险协会	国家卫生健康委医政医管局和北京市卫生健康委信息中心	国家医疗保障局
编码系统	诊断编码	ICD-10 国家临床版	ICD-10 国家临床版	ICD-10 医保版
	操作编码	ICD-9-CM-3 国家临床版	ICD-9-CM-3 国家临床版	ICD-9-CM-3 医保版
分组设计	MDC	26	26	26
	ADR 组数	393	415	376
	DRG 组数	2014 版 751 组	2018 版 804 组	1.0 版 618 组
主要应用领域		费用支付 医疗服务质量评价	医疗服务质量评价	费用支付

【思考题】

简述 DRG 的起源及其在国内的研究历程？

（宋　萍）

第二节　DRG 原理

DRG 是众多病例组合中的一种，不同的病例组合有不同的病例分类原则和逻辑，这些原则和逻辑直接影响病例组合的实现过程，并进一步影响其应用的范围。

一、分组理念

1. 分组理念　DRG 遵循的基本理念是疾病类型不同，通过“疾病诊断”区分开；同类病例但治疗方式不同，通过“手术与操作”区分开；同类病例同类治疗方式，但病例个体特征不同，通过年龄、性别、出生体重（新生儿病例）等“个体变量”区分开。最终形成不同的 DRG 组。

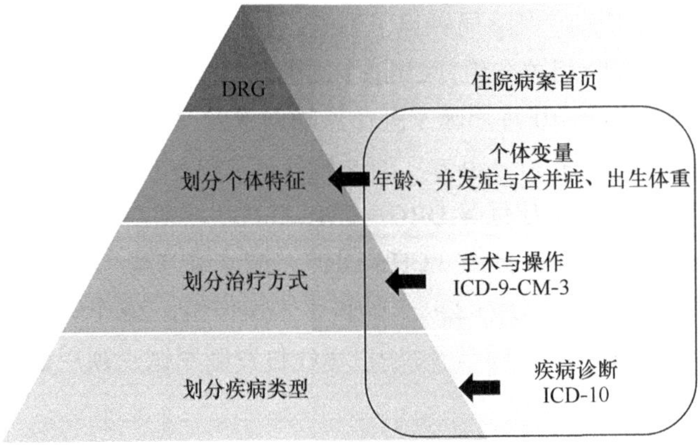

图 12-1　DRG 的分组理念及数据来源

2. 数据来源　DRG 需要包括病情严重程度和复杂性、医疗需要及使用强度、医疗结果及资源消耗等多个维度的信息。由于 DRG 病例数和类型众多，分类过程需要借助计算机完成，而使用计算机则需要对这些过程进行“编码化”。由于诊断、操作及病例其他重要个体特征信息都可以从住院病案首页中获得，因此电子化的住院病案首页便成为 DRG 的基础数据源（图 12-1）。

二、分组原则

（1）大类概括、逐层细化。DRG 将所有疾病先进行大类划分，再往下逐层细分。

（2）临床过程相似，资源消耗相近。分组过程遵循兼顾临床过程（疾病、手术或操作）和资源消耗的二维分组模式。

（3）临床经验与数据验证结合。分组过程中既考虑临床医生的意见，又遵循数据科学。

（4）兼顾医保支付的管理要求和医疗服务的实际需要。在分组过程中，既要考虑医保支付管理的要求，也必须兼顾临床服务的合理需要，确保医疗服务的顺利开展。

三、纳入条件

DRG 主要用于急性住院病例，对门诊病例、康复病例、需要长期住院的病例不适用。各版本 DRG 都会建立病例数据的排除标准，其中住院时间是普遍采用的指标之一。各版本均要求“住院天数大于 1 天，小于 60 天”。

四、分组思路

（1）以住院病案首页主要诊断为依据，以解剖和生理系统为主要分类特征，参照 ICD-10 将病例划分入 MDC。

（2）根据主要诊断主要治疗方式，参照 ICD-10 和 ICD-9-CM-3，将各 MDC 进一步生成手术、非手术室操作和内科的 ADRG。

（3）综合考虑病例的其他个体特征、合并症和并发症，将 ADRG 再细分为各 DRG。

在划分 MDC 和 ADRG 时主要以临床经验分类为主，考虑临床过程的相似性，辅以数据验证。细分 DRG 过程中，主要依据统计分析寻找分类节点，考虑资源消耗的相似性，辅以临床经验（图 12-2）。

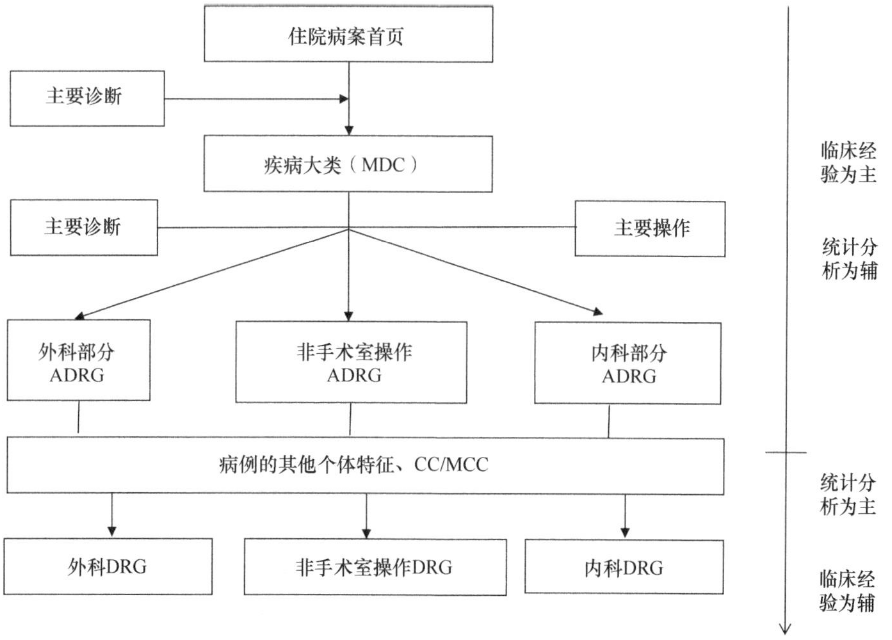

图 12-2　DRG 的分组思路

五、分组编码规则

DRG 病组的编码由 2 位字母加 2 位数字共 4 位码组成（图 12-3），DRG 各编码的具体含义如下：

第一位字母，表示 MDC 类别，由 26 个英文字母 A～Z 表示。

第二位字母，表示 ADRG 病组的类型。用英文字母表示，其中外科部分由字母 A～J 表示；非手术室操作部分由字母 K～Q 表示；内科部分由字母 R～Z 表示。

第三位数字，表示 ADRG 的顺序码，用阿拉伯数字 1～9 表示。

第四位数字，表示是否有合并症和并发症或年龄、转归等情况，用阿拉伯数字 0～9 表示。其中：

“1”表示伴有严重并发症与合并症；

“3”表示伴有一般并发症与合并症；

“5”表示不伴有并发症与合并症；

“7”表示死亡或转院；

“9”表示未做区分的情况；

“0”表示小于 17 岁组；

其他数字表示其他需单独分组的情况。

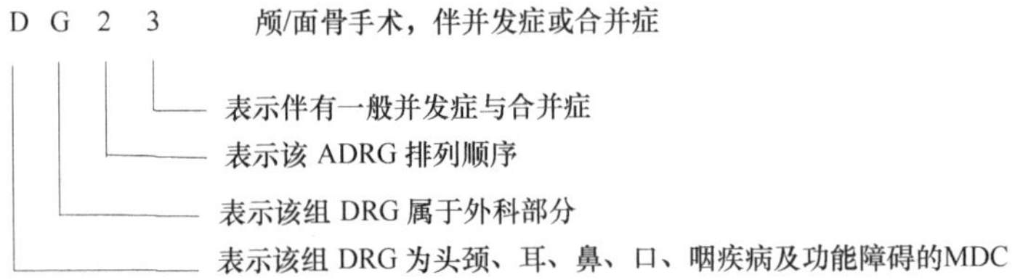

图 12-3　DRG 编码举例

六、分组过程和方法

（一）MDC 的确定原则及方法

1. 优先分组　为确保 DRG 的科学性，将消耗大量医疗资源的病例或特殊的病例单独成组，减少对整体分组效能的影响。由于 MDCA（先期分组疾病及相关操作）的资源消耗很大，MDCP（新生儿及其他围产期新生儿疾病）需考虑病例的年龄，MDCY（HIV 感染疾病及相关操作）和 MDCZ（多发严重创伤）均需同时考虑主要诊断和其他诊断，因此需要优先考虑（表 12-4）。

表 12-4　优先分组目录

MDC 编码	MDC 名称	内容
MDCA	先期分组疾病及相关操作	器官、骨髓或造血干细胞移植 气管切开伴呼吸机支持超过 96 小时 ECMO
MDCP	新生儿及其他围产期新生儿疾病	出生<29 天内的新生儿 其他伴随围产期的新生儿疾病
MDCY	HIV 感染疾病及相关操作	主要诊断或其他诊断为 HIV 的病例
MDCZ	多发严重创伤	发生二处及以上严重创伤的病例

2. 其他 MDC 组　除外优先分组的其他 22 个 MDC，由临床专家根据病例的主要诊断区分疾病大类，主要以解剖、病因和临床表现为主要分类特征（表 12-5）。

表 12-5　主要诊断大类（MDC）列表

序号	MDC 编码	MDC 名称
1	MDCA	先期分组疾病及相关操作
2	MDCB	神经系统疾病及功能障碍
3	MDCC	眼疾病及功能障碍
4	MDCD	头颈、耳、鼻、口、咽疾病及功能障碍
5	MDCE	呼吸系统疾病及功能障碍
6	MDCF	循环系统疾病及功能障碍
7	MDCG	消化系统及功能障碍
8	MDCH	肝、胆、胰疾病及功能障碍
9	MDCI	肌肉、骨骼疾病及功能障碍
10	MDCJ	皮肤、皮下组织及乳腺疾病及功能障碍
11	MDCK	内分泌、营养、代谢疾病及功能障碍
12	MDCL	肾脏及泌尿系统疾病及功能障碍
13	MDCM	男性生殖系统疾病及功能障碍
14	MDCN	女性生殖系统疾病及功能障碍
15	MDCO	妊娠、分娩及产褥期
16	MDCP	新生儿及其他围产期新生儿疾病
17	MDCQ	血液、造血器官及免疫疾病和功能障碍
18	MDCR	骨髓增生疾病和功能障碍，低分化肿瘤
19	MDCS	感染及寄生虫病（全身性或不明确部位的）
20	MDCT	精神疾病及功能障碍
21	MDCU	酒精/药物使用及引起的器质性精神功能障碍
22	MDCV	创伤、中毒及药物毒性反应
23	MDCW	烧伤
24	MDCX	影响健康因素及其他就医情况
25	MDCY	HIV 感染疾病及相关操作
26	MDCZ	多发严重创伤

MDC 入组规则：优先分组先于其他 22 个 MDC 入组，其中优先分组按 MDCA、MDCP、MACY、MDCZ 顺序入组，其他 22 个 MDC 按字母顺序由 B～Z 依次入组。

（二）ADRG 的确定原则与方法

1. 分组方法　临床专家对历史数据中的每一个 MDC 中的病例，按诊断和临床过程的相似性，参照 ICD-10 和 ICD-9-CM-3 编码对疾病和手术操作进行划分，分为外科 ADRG、非手术室操作 ADRG 和内科 ADRG。

2. 分组过程　先由专家初步分组，再测算各 ADRG 的平均资源消耗，反馈临床进行论证，如此多轮临床论证和数据验证结合后得出最终的分组结果（图 12-4）。

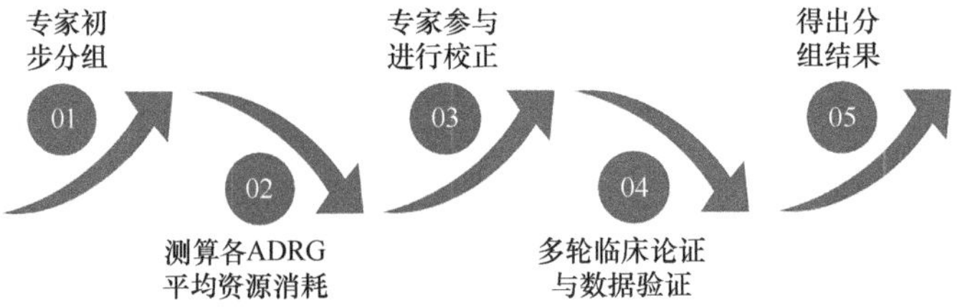

图 12-4　ADRG 的分组过程

ADRG 的入组及排序规则：先外科组，再非手术室操作组，最后为内科组。其中，外科和非手术室操作按复杂程度由复杂至简单，内科按疾病严重程度由重至轻。

（三）细分 DRG 的原则与方法

为提高 DRG 的科学性以及体现临床病例的差异性，需要考虑年龄、出生体重、合并症、并发症等对 ADRG 再行细分，即疾病的严重程度或个体特征对资源消耗有较大影响时均需要进一步细分。细分 DRG 主要依据疾病组内病例资源消耗是否相近，衡量指标是住院费用或住院时间。判断组内一致性的标志是采用变异系数（coefficient of variation，CV），计算公式为：

$$\text{住院费用（或住院时间）的变异系数CV} = \frac{\text{住院费用（或住院时间）的标准差}}{\text{住院费用（或住院时间）的平均数}}$$

1. 细分标准　细分 DRG，国内外比较认可的标准为：

（1）若某 ADRG 组内住院费用或住院时间的 CV＜1，可认为该组内资源消耗的一致性高。

（2）若某 ADRG 组内住院费用或住院时间的 CV≥1，则认为该组内病例消耗的资源不同，应该按照影响的因素（年龄，合并症和并发症等）进一步细分，直到组内 CV＜1 为止。

（3）若某 ADRG 的主要影响因素指标都用尽，仍然 CV≥1，则需要通过临床专家讨论判断确定是否单独成组（图 12-5）。

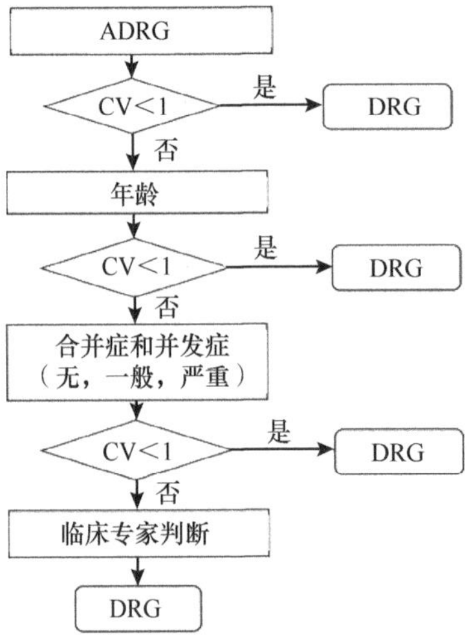

图 12-5　ADRG 细分过程

扩展阅读："中耳炎及上呼吸道感染"组内 CV＞1，临床专家判断举例

临床反馈：从疾病特征和病灶部分来看确实是一类疾病。目前临床未形成统一治疗方案，有些控制住症状后，患者回家休息；有些倾向于使用抗生素治疗；有些会提供小的操作。因治疗手段不同，组内变异较大。将来采用基于 DRG 的固定额度付费，治疗手段将趋于一致，到时组内变异很可能大幅度缩小。

2. CC 和 MCC 的确定　细分过程中应充分考虑合并症和并发症对疾病组资源消耗的贡献，生成 MCC 表和 CC 表，以提高分组准确性。

CHS-DRG 以线性回归控制病例的性别、年龄、入院途径、离院方式等因素，仅观测病例的 CC（用病例的其他诊断来标记）对医疗费用的影响，选出导致医疗费用增长超过 20% 的 CC 并按照其影响程度高低进行排序。按照黄金分割原则，将对医疗费用影响最大的前 38.2% 的疾病列为 MCC，其余 61.8% 列为 CC。将计算结果提交专家组讨论，并根据专家意见修订。CHS-DRG1.0 版本共形成 2379 个 MCC 和 7882 个 CC。

3. CC 和 MCC 的排除　由于一些其他诊断与主要诊断关系密切，因此，CHS-DRG1.0 版编制了并发症或合并症的排除表，共包括 27017 个主要诊断，分为 198 个子列表。每个排除表中都包含若干疾病诊断，表示当这些疾病诊断作为主要诊断出现的时候，相应的 MCC/CC 应该被排除，即不被视为有效的 MCC/CC。

4. 分组结果判断标准　细分 DRG 组时需同时满足以下条件，才能单独成组。

（1）组内病例数不少于 100 例。

（2）组内变异系数 CV＜1（临床专家判断成组除外）。

（3）同一 ADRG 内细分的 DRG 组间平均费用的相对差异不低于 20%。

扩展阅读：分组过程举例

主要诊断：胃息肉 K31.703。

其他诊断：食管静脉瘤 I85.901，慢性萎缩性胃炎 K29.400，高血压 I10.x00x002，反流性食管炎 K21.001，脑血栓形成 I66.903。

手术操作：内镜下胃黏膜切除术 [EMR]43.4108。

分组过程：

第一步：依据主要诊断 K31.703 进入 MDCG（消化系统疾病及功能障碍）。

第二步：依据手术操作 43.4108 进入 GJ1（消化系统其他手术）。

第三步：分别与 CC 和 MCC 表进行匹配，I85.901、K29.400 和 I66.903 为非 CC/MCC；I10.x00x002 和 K21.001 为 CC。

第四步：主要诊断与编码排除列表匹配，K21.001 被排除，I10.x00x002 为 CC。

入组 QJ13（消化系统其他手术，伴并发症或合并症）。

七、分组效能的评价

分组过程中需要不断对分组结果进行分组效能评价，衡量分组方案是否满足 DRG 的分组和付费需要，评价结果是指导分组方案修改和完善的主要依据。CHS-DRG 分组效能评价的主要指标包括：① ADRG 组数；② DRG 组数；③总体病例入组率=入组病例数/收集病例数×100%；④规范病例入组率=入组病例数/数据审核后保留病例数×100%；⑤CV＜1组数占比=CV＜1的DRG组数/DRG组数；⑥CV＜0.8组数占比=CV＜0.8的DRG组数/DRG组数；⑦合理入组病例数占比=同时满足所有细分组标准的DRG组的入组病例数/数据审核后保留病例数×100%；⑧总体方差减少系数（RIV）是子集离均差平方和与总体离均差平方和的比值。

组内差异由CV值判断，变异系数CV越小，变异越小，分组效果越好。组间差异由RIV值判断，RIV值越大，异质性强，分组效果越好。

【思考题】
DRG的分组过程是什么？

（宋 萍）

第三节 DRG相对权重计算与调整

DRG的分组完成以后，需要给每个DRG组赋一个权重值，以量化各组之间的资源消耗程度以及各组之间技术难度的差异。

一、相对权重定义

DRG相对权重（related weight，RW）是指对每一个DRG依据其资源消耗程度所赋予的权值，反映该DRG的资源消耗相对于其他病组的程度。RW是反映不同DRG组资源消耗程度的相对值，数值越高，反映该病组的资源消耗越高，反之则越低。

二、相对权重设定原则

（1）考虑到数据的分布和其他外部影响因素，权重设定时需要去除特殊数据点、剔除不合理费用、采用作业成本校正等方法，调整初步权重。

（2）权重调整完成后，由专家委员会综合评价其合理性，即不同DRG组的权重设定是否恰当地反映了不同DRG组之间技术难度、资源消耗等方面的差别以及医保政策的重点。

三、相对权重计算方法

相对权重是该DRG组内病例的例均费用与全部病例例均费用的比值，比值大于1说明该组资源消耗大于平均水平，比值小于1则说明该组资源消耗小于平均水平。权重计算公式：

$$\text{某DRG的权重} = \frac{\text{该DRG组内病例的例均费用}}{\text{全体病例的例均费用}}$$

（一）病例例均费用数据来源

1. 历史数据法 采用前3年住院病例的历史费用或成本数据计算权重。由于医疗费用数据比医疗成本数据更易获取，目前大多数DRG方案均采用医疗费用历史数据法计算基础权重。

2. 作业成本法 当前我国医疗服务收费价格不能很好地体现医务人员技术劳动价值，

实际住院费用的结构并不能真实地反映医疗服务的成本结构。因此，作业成本法按照医疗服务的过程，将住院费用按"医疗""护理""医技""药耗""管理"，对照国际成本结构，参考临床路径或专家意见调整内部结构，提高反映医务人员劳动价值部分比例，相对降低物耗部分比例，再使用调整后的费用均值计算 DRG 权重值。对比历史数据法，作业成本法能更好地反映出医疗服务的真实成本结构。

（二）权重调整目的

根据费用计算的 DRG 基础权重，在保持总权重不变的前提下对不同 DRG 组的权重进行调整，一是解决医疗费用支出与成本之间的矛盾，使有限的基金能够得到更好的利用，创造更大的价值。二是体现医保政策导向，通过提高疑难重症 DRG 组的权重值，降低轻症 DRG 组的权重值，引导三级医院提高服务能力，积极收治疑难重症，主动将常见病、多发病转诊至二级或社区医院诊治，推动分级诊疗实现。

四、权重的应用

相对权重可应用于两个方面，一是计算病例组合指数（case-mix index，CMI），二是计算费率。

（一）CMI

相对权重反映的是一个 DRG 组的特征，而 CMI 反映的则是一个服务提供单位收治病例的总体特征。CMI 值计算公式：

$$\mathrm{CMI}=\frac{\sum_{i=1}^{k}(\mathrm{DRG}_i\text{的权重}\times\text{该服务提供单位}\mathrm{DRG}_i\text{的病例数})}{\sum_{i=1}^{k}\text{该服务提供单位}\mathrm{DRG}_i\text{的病例数}}$$

国际上将 CMI 值作为评判医疗服务技术难度的重要指标，其基本思想是：如果所有医疗机构治疗此类病例所耗费的医疗资源都较高，说明治疗此类疾病的难度较大。CMI 是评估医疗服务提供单位（医院、科室、医师组等）绩效时常用的指标，同时，在使用其他绩效评价指标时，往往用它进行风险调整。

（二）费率

费率是指单位权重的费用（元）。计算公式为：

$$\text{费率}=\frac{\text{总费用}}{\sum_{1}^{n}\mathrm{DRG}_i\text{权重}\times\mathrm{DRG}_i\text{的病例数}}$$

当总费用是"既定"的（当年住院费用支出总预算），利用历史数据（过去 1 年或 3 年的均值）推算各 DRG 的期望病例数，即可计算费率。

费率的重要含义：如果地区内不发生特殊情况，患者对住院服务的利用比较稳定，则当年的住院服务花费不会突破预先设定的总费用。因此，DRG 不仅能用于质量管理、支付管理，还能应用于预算管理。

【思考题】

DRG 权重的计算方法及其应用领域有哪些？

（宋 萍）

第四节 DRG 与医保支付

医保支付方式是指医疗保险机构对医疗机构提供的医疗服务进行费用补偿（结算）的方式，主要分为后付制和预付制两大类。后付制是指在医疗服务完成之后，根据被保险人实际发生的医疗费用向医疗服务机构进行支付的方式，如按项目付费制。这种模式可能会导致过度医疗，造成医疗费用的不合理上涨，风险全部由医疗保险机构承担。预付制是指医疗保险机构根据在治疗前预先设定的支付标准进行费用补偿的方式，如按人头付费制、总额预付费制、按 DRG 预付费制等。这种模式既能调动医疗机构参与风险管理的积极性，又容易控制医疗费用的不合理增长，正逐渐成为主流的付费方式，但也可能导致医疗服务供给不足。

医保支付方式制度改革是通过不同支付方式所产生的激励作用，改变供需双方行为，调动医务人员积极性，转变医院运行机制的变革。依次经历了数量付费法、质量付费法、价值付费法三个发展阶段，DRG-PPS 也是数量付费法向质量付费法的社会进步。

DRG-PPS 是 DRG 与医保支付方式的结合，指在 DRG 基础上，通过病例“标准化”，为同组病例制定统一的付费标准，并以此对医疗机构进行预支付管理的一种方法，本质上是一种按病组打包的定额付费方式。DRG-PPS 是当今世界公认比较科学的医保支付方式，在医保部门和医疗机构之间实现了“风险分担”与“总量控制”，实现了医、患、保三方共赢。医疗保险机构实现医保基金不超支，使用效率提高，对医疗机构和医保患者的管理更精准；医疗机构诊疗行为更加规范，医疗支出得到合理补偿；参保患者享受高质量的医疗服务，减轻疾病经济负担。

一、DRG 支付体系

DRG 支付方式改革不仅是支付制度的设计，还涉及相关技术保障、配套监管等诸多方面，是一个系统性工程，而建立合理的 DRG 支付体系是保证支付方式改革落地的前提条件。DRG 支付体系核心要素主要包括以下几个方面：

（一）适用范围的界定

不同国家和地区在引入 DRG 支付体系时，都会结合本国和本地区实际情况进行本土化改造。因此构建 DRG 支付体系的首要前提是界定本国或本地区 DRG 支付的适用范围，如适用的病种范围、住院天数范围、医疗机构范围、医疗保险类型等。

（二）数据标准化及收集分析

DRG 的分组方案和权重确定都需要基于病例的医学信息和成本信息两种基础数据。根据住院病案首页的医学信息，确定病例归属到相应 DRG 组。因此住院病案首页数据的统

一、完整、规范、准确及内涵质量，直接影响 DRG 的分组质量。根据成本信息判断 DRG 组内同质性及组间差异性。高质量的成本数据是 DRG 的分组方案及 DRG 相对权重测算的基础，其准确性直接影响 DRG 付费的公平性。为保证数据采集与分析的准确性，各国在启动 DRG 支付体系之前，一般需提前启动住院病案首页、疾病诊断与手术操作分类规则、成本核算规则等标准的统一工作，并对 DRG 支付适用范围内的医学和成本数据进行收集、整理、清洗，构建高质量数据库进行分析。

（三）DRG 的分组方案

DRG 是 DRG 支付体系的核心内容，是一个复杂的系统工程，虽然各国和各地区的 DRG 各具特色，但都需要注意分组标准的统一和分组数量的可控，并不断迭代优化，以更加准确地反映临床实际。

（四）DRG 支付标准

根据 DRG 及前期收集的各种数据，对不同 DRG 进行基础费率和支付标准的测算。再结合极端值的处理、医院等级、教学等特殊情况加成或补贴，并通过协商谈判确定最终的支付标准。DRG 支付标准需要根据成本、物价及新技术等进行动态调整。

我国常用定价方法是：根据当年 DRG 住院统筹基金预算和近年住院人次情况，预测当年 DRG 住院总费用、住院总权重，将当年 DRG 住院总费用分配到每一权重，计算出基础费率。最后根据各 DRG 组的权重和基础费率计算出某 DRG 组的支付标准。DRG 定价流程如图 12-6 所示。

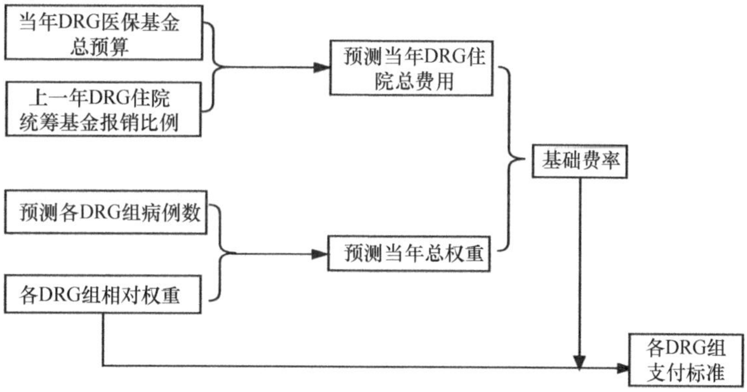

图 12-6　DRG 定价流程示意图

【思考题】

DRG-PPS 的定价受哪些主要因素影响？

（五）DRG 支付监管评价

DRG-PPS 存在可能引发低码高编、分解住院、降低医疗质量、医疗服务不足、转移住院费用、推诿重症患者等情况。针对这些弊端，除了通过建立多元化的混合支付体系外，更重要的是建立一套全面且完善的监管体系。通过构建监管指标体系对数据质量、医疗行为等进行监管评价，并根据监管结果进行相应奖惩，保障 DRG 付费的可持续运行。

2021 年 11 月，国家医疗保障局颁发的《国家医疗保障局关于印发 DRG/DIP 支付方式改革三年行动计划的通知》（医保发〔2021〕48 号）也强调，要健全绩效管理与运行监测机制。加强医疗服务行为的纵向分析与横向比较，建立医保基金使用绩效评价与考核机制，并充分利用考核评价成果建立激励约束机制，真正发挥医保支付“牛鼻子”作用。按照 DRG/DIP 付费国家医疗保障经办管理规程要求，构建“国家-省-市”多层次监测机制，建立高效监测体系。

二、DRG 支付推广情况

DRG 支付在全球范围内得到了广泛应用，具有代表性的如美国、澳大利亚和德国等。美国是世界上最早开发和应用按 DRG 付费的国家，在短期内取得明显实施效果，在推动世界医疗保险付费方式改革的进程中起到了开拓和引领作用。澳大利亚作为世界上首批实行按病种付费的国家，其 DRG 支付制度先后被德国、新加坡等国家引进。德国是目前国际上 DRG 支付份额最高的国家之一，占到住院结算的 98%，医院财务收入中的 85% 来自 DRG 支付。实现了患者及病种的几乎全覆盖，促使了医院尽量缩短患者的住院周期，降低了医疗费用的不合理增长，且达到了医疗质量与费用的合理平衡，成为随后探索实施 DRG 付费制度的成功范例。

我国自 1988 年就开始了大规模的 DRG 研究，但受制于信息化、数据标准化等条件制约，整体进展缓慢。2016 年 10 月，中共中央 国务院《“健康中国 2030”规划纲要》首次在国家政策层面要求积极探索 DRG 支付。2017 年，《国务院办公厅关于进一步深化基本医疗保险支付方式改革的指导意见》（国办发〔2017〕55 号）要求推进按 DRG 付费国家试点，探索建立 DRG 付费体系。目前多个城市和地区也都积极开展了 DRG 支付方式改革尝试。

1. 北京市 DRG 支付改革　2011 年北京市启动 DRG 支付改革试点工作，选取北京 6 家三级甲等医院作为试点医院，组内差异小、病例数较多的 108 个病组为试点病组。改革试点初显成效，规范了医疗行为，控制了医疗费用不合理增长，提升了医疗机构管理水平，提高了医保基金使用效率，优化了医疗卫生资源使用。但由于病种、医疗机构和支付金额覆盖面都太低，对整体医疗费用的控制并未达到预期效果。

2. DRG 支付改革“三+3”试点　2017 年 6 月 2 日，国家卫生和计划生育委员会在深圳市召开 C-DRG 试点启动会，会议确定首先以福建省三明市、广东省深圳市和新疆维吾尔自治区克拉玛依市，以及福建省 3 家医院作为试点城市，开展全国 DRG“三+3”收付费改革试点工作。在全国率先实行了覆盖面最广泛、最深入、最全面的 C-DRG 收付费方式改革。

三明市作为“三+3”收付费改革试点城市之一，从 2018 年 1 月 1 日起，全市 22 家县级以上公立医院全面正式实施 C-DRG 付费改革，实现了“覆盖所有医院”“覆盖所有住院患者”“覆盖所有医保类型”3 个全覆盖。针对日间手术病例、精神科住院患者、ICU 和双侧手术病例均制定特殊支付政策，建立了以 C-DRG 为主的多元复合式的住院付费体系。三明市 C-DRG 还在全国首次做到患者端，即患者住院费用不再区分医保目录范围内和范围外，不设起付线，均按 C-DRG 分组收费标准结算，由个人和统筹基金按比例分担，从制度上确保了不加重患者个人经济负担。三明市支付方式改革，初步取得了医保患三方共赢的成效，减轻了群众看病负担，降低了医疗资源消耗，医保基金平稳可控。

3. 金华市 DRG 支付改革　浙江省金华市在 DRG 支付改革过程中，将淮安版按病种分值付费改造为按“病组点数法”付费。自 2016 年 7 月，金华市 7 家主要医院的住院医疗服务，开展以 DRG 病组付费为核心，综合运用总额预算、点数记分等，实施多元复合式付费试点。随后逐步推广到全市所有住院医疗机构，实现“病组点数法”医保付费改革的全覆盖，2019 年逐渐推广到浙江省全省。试点激发了医院主动控费的内生动力，促进了医院提升质控管理水平，推动了临床路径应用，医疗机构 DRG 管理绩效明显提升；患者自付费用下降，分解住院、频繁转院等现象减少，群众就医保障获得感增强；医保部门精准治理能力加强，实现了医保患三方共赢目标。2020 年 5 月，浙江省金华市医保门诊按人头保干结合 APG 点数法付费改革列入省级法点，逐步实现门诊在住院用支付方式改革的闭环。

4. 国家医疗保障局推行的全国试点 2018 年 5 月 31 日，按照国务院机构改革的统一部署，国务院直属机构国家医疗保障局正式挂牌成立。2018 年 12 月，国家医疗保障局印发了《关于申报按疾病诊断相关分组付费国家试点的通知》（医保办发〔2018〕23 号），提出了 DRG-PPS 按照“顶层设计、模拟测试、实施运行”三步走的工作部署要求各省要积极推动和参与按 DRG 付费国家试点工作。

扩展阅读：病组点数法付费

按病组点数法付费以总额控制和点数法为基础，在一定区域内医保基金支出总额确定的前提下，赋予不同 DRG 组一定点数。医院每收治一位患者即可获得对应病组的点数（也称“分值”），点数之和反映医疗机构服务总量，医保部门根据预算基金总额和区域内总服务点数计算每点可获得的基金价值，再根据各医疗机构的点数对费用进行结算。在点数、支付标准都确定的情况下，如果医院能降低实际发生的医疗成本（例如检查、药品和耗材等费用），产生的结余可以医院留用。解决了医保总额预算下按项目和单病种付费的诸多弊端，建立了更为科学的动态调整机制。

扩展阅读：门诊患者分组（APG）

由于 DRG 付费是针对急症住院患者，如果只实施 DRG 可能存在医疗费用转移至门诊的风险，金华市实施 DRG 后也出现了相似的情况。因此金华市提出在住院费用 DRG 支付方式全覆盖基础上，推动门诊按人头包干结合 APG 支付方式改革，完成医保基金闭环管理。

APG 也是一种组病例组合方式，是以操作为基础，结合诊断对医院门诊病例进行分组，组内患者具有相似的临床资源消耗，不同组间患者资源消耗量通过权重进行比较。分为手术操作 APG、内科服务 APG、辅助服务 APG 三类。APG 点数法，即门诊病例分组结合点数法，采用病例组合的方法，对门诊病例中具有相似的临床特征、资源消耗的病例进行分组，结合病组点数法进行付费的一种支付方式。门诊“APG 点数法”付费改革是在门诊付费方面推行门诊点数与基层签约人头预算和包干使用相结合的付费政策改革。

与 DRG 付费并行推进的国家支付方式改革，还有基于大数据的 DIP。2021 年 11 月 26 日，国家医疗保障局发布《国家医疗保障局关于印发 DRG/DIP 支付方式改革三年行动计划的通知》（医保发〔2021〕48 号），要求在三年试点成效基础上，加快推进 DRG/DIP 支付方式改革全覆盖。到 2025 年底，DRG/DIP 支付方式覆盖所有符合条件的开展住院服务的医疗机构。

扩展阅读：基于大数据的 DIP

DIP 是利用大数据优势所建立的完整管理体系，发掘"疾病诊断+治疗方式"的共性特征对病案数据进行客观分类，在一定区域范围的全样本病例数据中形成每一个疾病与治疗方式组合的标化定位，客观反映疾病严重程度、治疗复杂状态、资源消耗水平与临床行为规范，可应用于医保支付、基金监管、医院管理等领域。在总额预算机制下，根据年度医保支付总额、医保支付比例及各医疗机构病例的总分值计算分值点值。医保部门基于病种分值和分值点值形成支付标准，对医疗机构每一病例实现标准化支付，不再以医疗服务项目费用支付。

三、DRG 支付结算管理实例

2019 年 5 月，国家医疗保障局确定了 30 个 DRG 付费的国家试点城市，其中包括 4 个直辖市（全市纳入）及其他 26 个省的 1 个市。现以某试点城市为例介绍 DRG 支付实际结算管理。

（一）某市 CHS-DRG 1.0 修订版细分组

国家医疗保障局要求各试点城市严格执行国家分组方案，确保 26 个 MDC 和 376 个 ADRG 全国一致，并按照统一的分组操作指南，结合各地实际情况，制定本地的实际情况细分 DRG。各试点城市不得随意更改 MDC 和 ADRG 组别。

该市采集并按照数据质量进行筛选，最终选择 82 家二级及以上医疗机构病案数据作为样本数据，占有效病案数据总量的 90.97%。对数据主要指标完整性、合理性和规范性进一步审核、清洗、极值裁剪，以保证分组合理性，降低组内差异。然后在严格遵循国家 376 个 ADRG 基础上，结合该市样本医院三年历史数据，对 ADRG 组资源消耗的 CV 值大于 1 或者疾病的严重程度（合并症与并发症）对资源消耗有较大影响的进行细分。经模拟运行后，选用国家医保局 CHS-DRG 1.0 修订版进行调整，并经专家论证后，DRG 细分组确定为 792 个。CV 值＞1 的 DRG 组 11 个，占比 1.45%；整体 RIV 值为 0.66。总体效能较好，但还有优化空间。

（二）某市 DRG 定价

1. DRG 相对权重（RW） 该市采用历史数据法进行权重测算，首次权重形成根据前三年历史住院费用，按照 1∶2∶7 的权重进行加权计算，以后年度权重根据上年度费用结构并结合实际适当调整。为使权重更加贴近临床实际及体现医保政策导向，需要组织全市各临床专业专家对测算的权重进行多次论证及调整。一方面，由于采用历史的住院费用数据而非真正的成本测算权重，而医疗费用与成本之间存在差异。另一方面，为了鼓励三级医院收治疑难重症，提高服务能力，推动分级诊疗实现，可以根据政策导向对权重进行倾斜。权重调整的原则是保持总权重不变，而且每个 DRG 组权重调整幅度原则上不超过 5%，最高不超过 10%，同时，内科组向外科组倾斜，普通轻症病组向疑难重症病组倾斜。

2. 基础费率测算 基础费率即每权重的平均费用。2021 年该市 DRG 基础费率为 13919.54 元。根据当年 DRG 住院统筹基金预算、近年住院人次情况、上年住院报销情况测算形成。计算公式为：

$$基础费率=\frac{当年预测DRG住院总费用}{当年预测总权重}$$

其中，$当年预测DRG住院总费用=\frac{当年DRG住院统筹基金预算}{上年住院实际报销比例}$。

$$当年预测总权重=\sum(各DRG组上年或近年住院人次\times增长率\times各DRG组权重)$$

$$上年住院实际报销比例=\frac{上年住院按项目结算统筹基金支出}{上年住院按项目结算实际发生费用}$$

3. 基础组与非基础组　为促进分级诊疗，该市根据医疗机构等级设置二、三级两个等级系数，再结合基础费率确定二、三级医疗机构对应的级别费率。同时将疾病诊治难度不大的常见多发病 DRG 组定为基础组，按照“同城同病同价”原则，以二级级别费率和相应病组权重计算付费标准。除基础组之外的病组称为非基础组，按照“同级同病同价”原则，根据医疗机构对应级别费率分别计算付费标准。2021 年该市在 CHS-DRG1.0 修订版本地化的 792 个 DRG 组中，确定了 45 个基础组（表 12-6），二、三级医院等级系数分别为 0.85 和 1.07。级别费率计算公式为：

$$级别费率=当年\ DRG\ 基础费率\times等级系数$$

其中，$等级系数=\frac{本级别医疗机构住院总费用/本级别医疗机构总权重}{全市医疗机构总住院费用/全市医疗机构总权重}$。

基础组及非基础组支付标准计算公式为：

$$基础组支付标准=当年\ DRG\ 基础费率\times二级等级系数\times该组权重$$

$$非基础组支付标准=当年\ DRG\ 基础费率\times本级等级系数\times该组权重$$

表 12-6　某市 45 个基础组及其支付标准

ADRG	DRG	DRG 名称	相对权重值	等级系数	2021 年基础费率	支付标准
BR2	BR25	脑缺血性疾患，不伴合并症或并发症	0.4627	0.85	13919.54	5474.49
BV1	BV15	癫痫，不伴合并症或并发症	0.3923	0.85	13919.54	4641.54
BV3	BV39	头痛	0.4576	0.85	13919.54	5414.14
CB3	CB39	晶体手术	0.4700	0.85	13919.54	5560.86
DC2	DC25	耳部其他小手术，不伴合并症或并发症	0.3751	0.85	13919.54	4438.04
DT1	DT19	中耳炎及上呼吸道感染	0.2175	0.85	13919.54	2573.37
DT2	DT29	会厌炎、喉炎及气管炎	0.2900	0.85	13919.54	3431.17
DU1	DU15	头颈、外耳、口、鼻的创伤及变形，不伴合并症或并发症	0.3300	0.85	13919.54	3904.43
DW1	DW15	口腔、牙齿有关疾患，不伴合并症或并发症	0.2200	0.85	13919.54	2602.95
DZ1	DZ15	其他头颈、耳、鼻、咽、口疾患，不伴合并症或并发症	0.2250	0.85	13919.54	2662.11
ER2	ER25	肺栓塞，不伴合并症或并发症	0.6300	0.85	13919.54	7453.91
E1	E15	呼吸系统结核，不伴合并症或并发症	0.5069	0.85	13919.54	5997.44
E2	E25	呼吸系统感染/炎症，不伴合并症或并发症	0.3580	0.85	13919.54	4235.72
ET2	ET25	慢性阻塞性肺疾病，不伴合并症或并发症	0.5049	0.85	13919.54	5973.78

续表

ADRG	DRG	DRG 名称	相对权重值	等级系数	2021 年基础费率	支付标准
EV1	EV15	呼吸系统症状、体征，不伴合并症或并发症	0.4931	0.85	13919.54	5834.17
EX1	EX15	哮喘及喘息性支气管炎，不伴合并症或并发症	0.3844	0.85	13919.54	4548.07
EX2	EX25	百日咳及急性支气管炎，不伴合并症或并发症	0.2734	0.85	13919.54	3234.76
FV2	FV29	高血压	0.4272	0.85	13919.54	5054.46
FV4	FV49	胸痛	0.3597	0.85	13919.54	4255.83
GD2	GD29	阑尾切除术	0.8791	0.85	13919.54	10401.17
GE1	GE19	腹股沟及腹疝手术	0.8785	0.85	13919.54	10394.07
GK2	GK25	胃镜治疗操作，不伴合并症或并发症	0.4621	0.85	13919.54	5467.39
GK3	GK39	结肠镜治疗操作	0.6411	0.85	13919.54	7585.24
GU2	GU29	其他消化溃疡	0.4494	0.85	13919.54	5317.13
GW1	GW19	食管炎、胃肠炎	0.3476	0.85	13919.54	4112.67
HC3	HC35	胆囊切除手术，不伴合并症或并发症	0.9745	0.85	13919.54	11529.90
IF5	IF59	骨科固定装置去除/修正术	0.5703	0.85	13919.54	6747.57
I1	I15	前臂、腕、手或足损伤，不伴合并症或并发症	0.3252	0.85	13919.54	3847.64
I2	I25	除前臂、腕、手足外的损伤，不伴合并症或并发症	0.3935	0.85	13919.54	4655.74
IT2	IT29	慢性炎症性肌肉骨骼结缔组织疾患	0.6264	0.85	13919.54	7411.32
IU1	IU19	骨病及其他关节病	0.4558	0.85	13919.54	5392.85
IU2	IU29	颈腰背疾患	0.4591	0.85	13919.54	5431.89
IZ2	IZ29	骨骼、肌肉、肌腱、结缔组织的其他疾患	0.3892	0.85	13919.54	4604.86
JJ1	JJ15	皮肤、皮下组织的其他手术，不伴合并症或并发症	0.4619	0.85	13919.54	5465.02
JT1	JT19	乳房、皮肤、皮下组织创伤	0.3629	0.85	13919.54	4293.69
JU1	JU15	感染性皮肤病，不伴合并症或并发症	0.3561	0.85	13919.54	4213.24
K1	K15	糖尿病，不伴合并症或并发症	0.4869	0.85	13919.54	5760.81
LK1	LK19	泌尿道结石碎石	1.3606	0.85	13919.54	16098.09
LU1	LU15	肾及尿路感染，不伴合并症或并发症	0.2500	0.85	13919.54	2957.90
LX1	LX15	尿路结石、阻塞及尿道狭窄，不伴合并症或并发症	0.2945	0.85	13919.54	3484.41
M1	M19	男性生殖系统炎症	0.2475	0.85	13919.54	2928.32
MZ1	MZ15	其他男性生殖系统疾患，不伴合并症或并发症	0.2355	0.85	13919.54	2786.34
OB1	OB19	剖宫产术	0.8000	0.85	13919.54	9465.29
U1	U15	病毒性疾患，不伴合并症或并发症	0.2488	0.85	13919.54	2943.70
V2	V25	药物中毒或毒性反应，不伴合并症或并发症	0.2526	0.85	13919.54	2988.66

（三）某市 DRG 结算管理

该市 DRG 付费在总额预算前提下，建立预算与结算管理，医保部门与定点医疗机构间按照“月度结算、年终清算”的方式进行医疗费用结算。参保人在定点医疗机构的报销结算方式不变，仍按相关医保报销政策规定执行。

1. 医保基金总额预算 DRG 付费预算总额包括 DRG 年度住院统筹基金预算和 DRG 住院风险金预算，是在医保基金总预算控制前提下，由市级经办机构分别编制职工基本医疗保险和城乡居民基本医疗保险的 DRG 付费预算总额。DRG 年度住院统筹基金预算确定后，除发生范围较大的突发事件、重大政策调整等影响因素外，原则上不再调整。

2. 月度结算 该市医疗保障局根据医疗机构当月收治患者情况进行 DRG 结算，并将月度结算金额的 97% 拨付给定点医疗机构，其余 3% 作为质量保证金预留到年终考核清算后，根据考核结果拨付。医保基金 DRG 应支付住院费用计算公式为：

医保基金 DRG 应支付住院费用=∑［（参保患者住院所属 DRG 组支付标准–全自费费用–先自付费用–起付线–进入大额范围费用）×综合报销比例］

其中，综合报销比例=参保患者住院按项目统筹基金支付费用/（政策范围内医疗费用–进入大额范围费用–起付线）

结算过程中执行以下特殊病例处理规则：

（1）已实行按单病种、床日、日间手术结算的病例按原支付方式与定点医疗机构结算。

（2）住院天数小于 2 天或大于 60 天的病例原则上按项目进行月度结算。

（3）高于 DRG 支付标准 3 倍的病例称为费用极高病例，低于 DRG 支付标准 30% 的病例称为费用极低病例。对费用极高病例在本院该病组人次 5% 以内的按项目付费。超过 5% 的，按费用从高到低取 5% 按项目付费方式结算，其余按 DRG 付费标准结算。费用极低病例直接按项目付费方式结算。

（4）测算用的历史数据中，全年病例小于等于 10 例的 DRG 组称为不稳定病组。暂按权重值 1 进行月度结算支付，年底若该病组超过 10 例，则重新测算权重后纳入年度清算补拨（退）；如果仍低于或等于 10 例，则按项目结算付费。

（5）以下数据问题病例按所有 DRG 组中的最低权重结算支付：未按规定时间上传的病例；因数据质量导致不能正常入组的病例；疾病诊断/手术或操作编码不规范等原因导致不能正常入组的病例；手术或操作编码与主要诊断不匹配导致不能正常入组的病例。

3. 年终清算 年终除对年初确定的不稳定病组根据当年实际情况进行清算外，主要是针对基础组和非基础组分别对照预算进行清算，从而实现医疗保障部门与医疗机构之间“结余共享、超支共担”。

4. DRG 考核评价 为保障 DRG 付费可持续运行，保证参保人员受益水平，避免可能存在的医疗机构选择轻症患者、推诿重症患者和医疗服务不足等现象，建立相应的考核评价机制。结合日常监管及年终评价，对组织管理与制度建设、医保数据管理、医疗服务能力与服务效率、医疗行为规范与医疗安全、质量管理、费用控制多方面对医疗机构上年执行 DRG 付费情况进行绩效评价，并按照评价结果拨付质量保证金。

（四）DRG 支付结算举例

例：某三甲医院收治以下两位住院患者，具体住院情况见表 12-7，其结算计算过程大致如下。

首先，据诊疗信息，患者 A 和患者 B 分别入 DRG“FV29 高血压”组及“GU15 伴出血或穿孔的消化溃疡不伴合并症或并发症”组，前者为基础组，后者为普通组，根据两组等级系数、基础费率、相对权重计算出两组 DRG 支付标准（表 12-8）。

其次，患者与医院结算时，按患者医保类型所享受的现有报销政策支付需要自己承担的部分。根据其医保结算结果可得到患者本次住院起付线、全自费费用、先自付费用、进入大额范围费用，及若按项目付费医保统筹基金应支付金额。根据前述公式，可计算两位患者医保基金 DRG 应支付住院费用依次为 2584.30 元、3956.43 元（表 12-9），医疗保障机构扣除 3% 的质量保证金，则当月结算支付给医院的医疗费用为 6344.51 元。医院结余情况见表 12-10。

表 12-7 两位患者住院情况

患者	年龄	性别	险种类型	出院科别	主要诊断编码	主要诊断名称	其他诊断名称	手术操作名称	住院天数（天）	住院总费用（元）（A）
患者 A	76	男	职工	心血管内科	I10.x14	高血压亚急症	—	—	5	6167.05
患者 B	31	女	职工	消化内科	K26.401	十二指肠球部溃疡伴出血	—	—	5	6402.20

表 12-8 两位患者 DRG 入组及支付标准

患者	DRG 编码	DRG 名称	病例结算类型	相对权重（B）	基础费率（C）	等级系数（D）	DRG 支付标准（元）（E）*
患者 A	FV29	高血压	基础组	0.4272	13919.54	0.85	5054.46
患者 B	GU15	伴出血或穿孔的消化溃疡不伴合并症或并发症	普通组	0.5186	13919.54	1.07	7723.98

备注：*E=B×C×D

表 12-9 两位患者医保结算情况 单位：元

患者	医保统筹基金支付（F）	全自费费用（G）	先自付费用（H）	起付线（I）	职工大额补助（J）	符合范围金额（K）	综合报销比例（L）*	月度预拨金额（M）**
患者 A	3635.06	806.6	631.49	880	0	4728.96	0.944	2584.30
患者 B	2824.3	1379.89	844.9	880	0	4177.41	0.857	3956.43

备注：*L=F/(K–J–I)；**M=(E–G–H–I–J)*[F/(K–I–J)]

表 12-10 医疗机构结余情况 单位：元

患者	患者承担（N=A–F–J）	医院收入（O=M+N）	医院结余（P=O–A）
患者 A	2531.99	5116.29	–1050.76
患者 B	3577.9	7534.33	1132.13

（周小兰）

第五节 DRG 与医院管理

DRG 不仅可用于医疗保险支付，还可用于医疗机构间的服务水平评价，医院内部的绩效评价、质量成本控制、人力资源管理等。另外，DRG 支付将住院花费由收入转变为成本，医院主动控制医疗成本及提质增效的压力，也对医院精细化管理提出了严峻考验和挑战。医疗机构应充分认识到，DRG 付费管理并不是孤立的医保管理，而是要以 DRG 为抓手，从医疗质量管理、成本管理、服务流程管理各个方面对医疗过程进行精细化的闭环管理。

一、DRG 与绩效管理

DRG 作为一种病例组合方案，将病例按照“临床过程相似、资源消耗相近”的原则进行组合管理，实质上是一种标化过程，这样使得不同医院之间、不同科室之间、不同医生之间的医疗服务具有可比性，评价结果更具科学性和公平性。

（一）国家层面 DRG 绩效评价

国家层面可以利用 DRG 指标体系对不同区域、不同医院进行绩效评价。如国家卫生健康委员会在《三级医院评审标准（2020 年版）》及《三级医院评审标准（2022 年版）》均采用 DRG 组数、CMI 值、时间指数、费用指数以及低风险组死亡率来反映医疗机构医疗服务能力与质量安全。另外，在《公立医院高质量发展评价指标（试行）操作手册 2022 版》中，也将 RW 值、CMI 值、时间消耗指数、费用消耗指数、低风险组病例死亡率这些 DRG 指标，纳入能力提升及创新增效两个维度的评价指标体系。在三级公立医院绩效考核国家监测指标中，同样将低风险组死亡率作为“医疗质量安全”评价指标，同时还将 CMI 值纳入 DDD 值等部分监测指标的校正。除了卫生行政部门对医疗机构的绩效评价外，部分省市医疗保险部门在 DRG 支付改革中，也将上述 DRG 指标纳入对医疗机构执行 DRG 付费情况的绩效评价体系。

（二）医院内部 DRG 绩效评价

在院内也可用 DRG 指标体系对不同专业、不同医生进行科学的综合评价。例如，某医院基于 DRG 的科室绩效评价情况，通过对产能、效率、质量安全三方面 DRG 指标的统计，再对相应评分规则及各维度权重进行设定，则可计算各科室综合得分，对各科室进行综合评价及排名（表 12-11），同样的方法也可以用于诊疗组之间、医生之间的绩效评价。

表 12-11　某医院 2020 年 1 月各科室 DRG 评价

科室	综合情况		各维度得分			产能指标			效率指标		质量安全指标
	综合排名	综合得分	产能得分	效率得分	质量安全得分	组数	总权重	CMI	费用消耗指数	时间消耗指数	低风险组死亡率（%）
心血管内科	1	4.97	2.84	1.13	1.00	91	678.30	1.10	0.79	1.00	0.00
肝胆外科	2	4.5	2.3	1.2	1.00	65	632.40	1.09	0.81	0.86	0.00
胃肠肛肠外科	3	4.34	2.03	1.31	1.00	67	545.40	0.95	0.73	0.80	0.00
呼吸内科	4	4.29	2.16	1.13	1.00	54	597.80	1.22	0.82	0.96	0.00
急救部	5	3.82	1.64	1.18	1.00	72	222.30	1.42	0.75	0.95	0.00
骨科	6	3.79	1.89	0.9	1.00	71	342.90	1.25	0.98	1.25	0.00
消化内科	7	3.74	1.59	1.15	1.00	58	387.60	0.95	0.79	0.96	0.00
神经外科	8	3.61	1.66	0.95	1.00	42	266.00	2.09	1.15	0.97	0.00
感染病科	9	3.49	1.52	0.97	1.00	50	373.40	1.05	1.00	1.06	0.00
神经内科	10	3.47	1.42	1.05	1.00	54	332.70	0.95	0.96	0.95	0.001

由于 DRG 评价结果更具公平性，因此还可以将科学的绩效评价结果或者部分 DRG 指标直接运用于院内绩效分配。2020 年 12 月，国家卫生健康委、国家发展改革委等八部委联合发布《关于进一步规范医疗行为促进合理医疗检查的指导意见》，明确指出要借鉴疾病诊断相关分组（DRG）、以资源为基础的相对价值比率（RBRVs）等方法和经验，将技术水平、疑难系数、工作质量、检查结果阳性率、患者满意度等作为绩效分配重点考核指标，使医务人员收入真正体现劳动价值和技术价值，实现优绩优酬。

若将 DRG 相关指标如 CMI、费用消耗指数、时间消耗指数等引入到科室之间、诊疗小组之间、医生之间进行横向对比，可以清晰地看出工作能力和效率的差距，充分调动每个医生的主动性。虽然 DRG 指标引入绩效考核及分配，可以让医疗资源更加合理分配，但也存在相对权重与技术含量和工作量相偏离的情况，以及存在可能因控费阻碍医学技术发展的弊端。因此还需要在 DRG 基础上，采用更加合理完善的绩效考核方案，并完善内部薪酬分配方案，着力体现医务人员技术劳动价值，以增加知识价值为导向进行分配，推动医院科学管理。例如，某些医院在内科系统采用 DRG 评价体系，在外科体系采用相对价值比率（resource-based relative value scale，RBRV）评估系统，同时根据医院管理需要，增设部分其他关键指标，形成一套全面科学的绩效评价及薪酬分配制度。

扩展阅读：RBRV 绩效评估

目前，国际上医疗机构普遍采用以资源消耗为基础的 RBRV 作为绩效考核工具。RBRV 是以医疗资源消耗为基础，以相对价值为尺度，支付医师劳务费的方法，由美国萧庆伦团队于 1985 年研究开发。1992 年，美国基于 RBRV 设计出一套能够体现医师资源投入的医师劳务支付体系，并每年更新其价值表。该理论也被各国广泛接受，德国、加拿大、日本等均引进并进行了本土化探索。早在 1992 年，我国台湾地区便引入 RBRV 用于医务人员的薪酬分配。RBRV 引入了相对值的概念，根据医生提供医疗服务所需资源投入：医生的工作量（包含工作时间、服务的复杂度，即所需要的技巧和强度）、医疗项目所需要的成本（包括办公室房租、设备折旧、水、电、人员工资等）、责任成本（指可能的医疗纠纷或医疗事故所造成的机会成本）等给不同的服务以不同的点数，用点数的高低反映不同服务价值（或服务成本）的差异。

评估系统常先选择一个在该学科常见的服务或操作作为基准，让医生比较其他服务或操作与基准的差别，进而确定其他医疗服务的相对值。然后根据相对价值表用于医生绩效。例如，假设单纯阑尾切除的工作量用 100 点表示，如果结肠癌根治术的工作量是前者的 1.5 倍，则用 150 点表示。例如某医院确定的部分项目价值表如下：

项目名称	点数
阑尾切除术	100
坏疽性阑尾切除术	116
结肠癌根治性切除术	150
结肠癌扩大根治性切除术	181
经腹腔镜结肠癌根治性切除术	144
……	……

二、DRG 与医疗质量管理

医院核心竞争力是医疗服务质量，DRG 与医疗质量之间存在相互关联和相互矛盾的复杂关系。首先，DRG 是一种可用于评价医疗质量的工具；其次，DRG 支付对控费的强调，可能会出现一些影响医疗质量的弊端；再次，保证医疗质量可以提升医疗效率、缩短住院时间及控制医疗费用，而出现医疗质量问题又会反过来延长住院时间增加不必要的医疗费用；最后，对医疗质量的监管是 DRG 支付改革中重要的监管内容。为保证医疗质量与 DRG 控费的平衡，可以通过制定临床路径规范诊疗流程和诊疗项目来保证医疗质量，同时完善医疗质量监测、评价和控制等配套措施。

（一）基于 DRG 的医疗质量评价

美国 20 世纪 60 年代末开始探索 DRG 研究，之后 DRG 广泛应用到世界各国医院绩效及质量评价。最常见用于医疗质量安全评价的 DRG 指标为低风险组死亡率。客观来说导致患者死亡的原因大致可以分为临床过程和疾病本身两类。低风险组病例提示很可能是“疾病本身”不至于导致死亡的病患，因此，此类病例的死亡与临床过程的失误密切相关。利用各 DRG 病例的住院死亡率对不同 DRG 进行死亡风险分级。除此以外，各项传统医疗质量指标还可以借助反映疾病复杂程度的 CMI 值进行校正，使评价更加科学客观。

（二）基于 DRG 的临床路径管理

“临床路径管理”是指针对一个病种，以循证医学证据和指南为指导，制定出医务人员必须遵循的标准化的诊疗模式与程序，使患者从入院到出院依照该模式接受检查、手术、治疗、护理等医疗服务，促进治疗和疾病管理的方法。临床路径管理是为应对 DRG 支付而产生的，美国政府 1983 年 10 月 1 日确定了 DRG-PPS 用于老年医疗保险的住院医疗费的支付，1985 年美国马萨诸塞州波士顿新英格兰医疗中心（The New England Medical Center，NEMC）的护士 Karen Zander 提出了临床路径（clinical pathway，CP），这种方法被证实既可缩短住院天数，节约护理费用，又可以达到预期的医疗质量。在美国、澳大利亚等国家，临床路径成为医疗机构应对 DRG 付费改革行之有效的管理工具。

我国卫生健康行政部门早在 2009 年就开始推行临床路径管理工作，累计发布超过 1000 个临床路径。但是用传统的临床路径去控制 DRG 的成本显然是不现实的，可以通过对病历进行大数据分析，对临床路径所消耗的资源进行对比分析，基于 DRG 盈亏测算建立盈利与亏损的对照组，从而进一步实施基于 DRG 的临床路径。

> **【思考题】**
>
> 查阅相关资料，思考为什么实施临床路径既可以促进医疗资源优化，又可以保证医疗质量？

（三）基于 DRG 的医疗质量监管

后付制可能导致过度医疗，DRG 支付等预付费制则又可能出现减少服务项目、提前出院等医疗不足导致医疗质量问题。因此对医疗机构提供的医疗服务质量进行科学完善的监管和评价，是 DRG 支付体系的重要内容。美国 DRG 支付的重要经验就包括成立独立的第三方监管机构，用于监督医院拒收患者或者拒收转诊患者、骗保等情况，严格监管医院的医疗服务质量。第三方机构的深度参与，使医保支付过程更为透明，可以大大减少上面提到的负面影响。

目前在我国医疗保障局实施的医保飞行检查制度仅针对医保欺诈行为进行检查，在DRG、DIP试点方面相关行为监管措施还在不断完善。但国家卫生健康委员会通过等级评审、公立医院绩效考核、公立医院高质量发展试点等多个维度对低风险死亡等医疗质量安全指标进行评价，强化医疗质量要求。

三、DRG与成本管理

（一）DRG与成本管理的关系

成本核算是DRG支付体系重要内容，也是DRG及支付标准制定的基础，关系到DRG付费的客观性及公平性，影响DRG支付的可持续开展，也是保障公立医院实现最优综合效益、改善民生的关键所在。另一方面，在DRG-PPS制度下，医疗机构为了获得利润只能主动降低成本，医院将DRG这一病例组合工具运用到成本管理中，进行基于DRG的成本分析、管理及控制等，从而更科学合理地控制医疗成本，提升医院营运能力和管理效率，促进医院质量管理、经济管理、信息管理等学科发展。

（二）基于DRG成本管理内容

基于DRG成本管理体系，是对每个DRG组按照成本核算模型计算标准费用，分析标准费用与实际住院费用差异性，并深入分析差异背后的原因，制定基于DRG成本分析报告，实现成本控制。再结合预算管理和绩效考核，达到医院综合效益的最优化。该体系是医院成本管理的指导系统，包括DRG成本核算、DRG成本分析、DRG成本控制手段几个方面。

基于DRG的成本核算，指在DRG数据和医院费用信息基础上，对分组病例进行成本标准的确定，是成本管理的最重要阶段。医院成本属性是在一定时期内，按照不同的用途、功能或者支出性质将医院各项成本支出进行分类，对不同成本支出核算结果进行分析。例如，按照成本属性可以将各项成本分为药品费用、医用材料费、人员经费、固定资产折旧费等。

基于DRG成本分析，指在每组DRG成本标准确定的基础上，结合预算分析，按照每组DRG病例资源消耗，找出与标准费用间的差异及背后的可控点，包括：医疗服务成本、医用材料成本趋势分析；药占比趋势分析；人员经费占总成本比例趋势分析。根据分析结果对其进行控制工作，医院成本分析在成本管理中起到至关重要作用，是成本控制的必要条件。

基于DRG成本控制手段、预算管理和绩效考评，在医院的经济管理中有许多相同点，应将三者有机结合起来，提高医院成本管理水平。在编制科室预算时，应充分考虑DRG成本核算数据，将其纳入支出预算编制。例如，在购买设备时，应从经济角度考虑收回成本时间，不能让预算脱离成本控制。

总体来讲，DRG在医院的成本管理、绩效管理、质量管理三大方面相辅相成，密切关联。医院以临床路径过程管理为抓手，形成费用控制、绩效考核、质量评价三结合的闭环管理。通过制定实施合理且控制成本的诊疗路径，起到规范医疗行为，控制医疗成本，提高医疗质量的作用。再将其与绩效管理、薪酬分配相结合，增强激发医务人员的积极性和主动性。

（周小兰）

第十三章 医学学术文献获取

【内容提要】

本章提供中、外文学术文献数据库的功能和资源概述，文献信息检索方法，以及文献检索结果处理等。

第一节 中文学术文献获取

常用中文学术文献检索工具包括中国生物医学文献服务系统（SinoMed）、万方医学网、中国医院知识仓库（CHKD）、百度学术等。

医学信息用户检索文献信息的步骤：分析检索课题→选择检索工具→确定检索策略→执行文献检索→获取文献线索或下载文献全文。

确定检索策略需要在文献检索工具中确定检索方式（快速检索、高级检索等）、检索路径（题名、关键词、摘要等）、检索方法（顺查法、倒查法、抽查法、追溯法）以及检索技术（布尔逻辑组配、通配符截词检索、精确或模糊匹配）等。

一、中国生物医学文献服务系统

（一）资源和功能概述

中国生物医学文献服务系统（SinoMed）是由中国医学科学院医学信息研究所图书馆研制，于2008年首次上线服务，它整合了中国生物医学文献数据库（CBM）、中国生物医学引文数据库（CBMCI）、中国医学科普文献数据库（CPM）、北京协和医学院博硕学位论文库（PUMCD）、西文生物医学文献数据库（WBM）等资源，它集文献检索、引文检索、文献获取以及个性化服务等功能于一体，其主要特点：文献数据标引准确规范又深入，主要参照美国国立医学图书馆《医学主题词表（MeSH）》（中译本）、中国中医科学院中医药信息研究所《中国中医药学主题词表》以及《中国图书馆分类法·医学专业分类表》对收录文献进行主题标引和分类标引；文献检索功能强大又易用，既能单库检索又能跨库检索，既有快速一框式检索又有高级检索，既有主题检索又有分类检索；全文服务方式多样又快捷高效，既可以在线直接下载部分全文又可申请付费方式获取全文；提供个性化服务，用户通过注册个人账号获得“我的空间”，可保存检索策略、保存检索结果、邮箱订阅、引文跟踪、反馈问题等。

1. 中国生物医学文献数据库 收录1978年至今的国内出版的生物医学学术期刊2900余种，文献题录总量超过1000万篇，对全部题录进行了主题标引、分类标引，同时还对作者、作者机构、发文期刊、基金信息等进行规范处理；从2019年起，还新增2015年以来发表文章的通讯作者，并全面整合中文的DOI号以便更好地发现和获取文献。

2. 中国生物医学引文数据库 收录1989年以来国内生物医学学术期刊文献的原始引文超过2000万篇，经过数据归一化处理之后，引文总量超过600万篇，所有引文与其原始文献题录关联，便于更好地进行多维度检索和引证分析。

3. 中国医学科普文献数据库 收录1989年以来近百种国内出版的医学科普期刊，文献总量超过43万篇，内容涵盖养生保健、医学美容、生殖健康、心理健康、运动健身、食品营养、婚姻家庭等。

4. 北京协和医学院博硕学位论文库 收录1981年以来北京协和医学院培养的博士、硕士的学位论文全文。

5. 西文生物医学文献数据库 收录世界各国出版的重要生物医学期刊文献题录超过2900万篇，其中免费期刊2600余种，收录期刊的年代跨度大，部分期刊可回溯至创刊年。

（二）检索方法

在SinoMed中，按照数据库资源不同分为单库检索和跨库检索，按检索方式不同分为快速检索、高级检索、主题检索及分类检索。在检索过程中，融入了智能检索、逻辑运算、精确检索、限定检索、过滤筛选等技术。以下主要以中国生物医学文献数据库为例进行阐述和展示。

1. 跨库文献检索 进入到SinoMed首页，呈现的就是跨库检索界面（图13-1），其中的检索输入框就是跨库检索框，右侧即是跨库的高级检索入口。

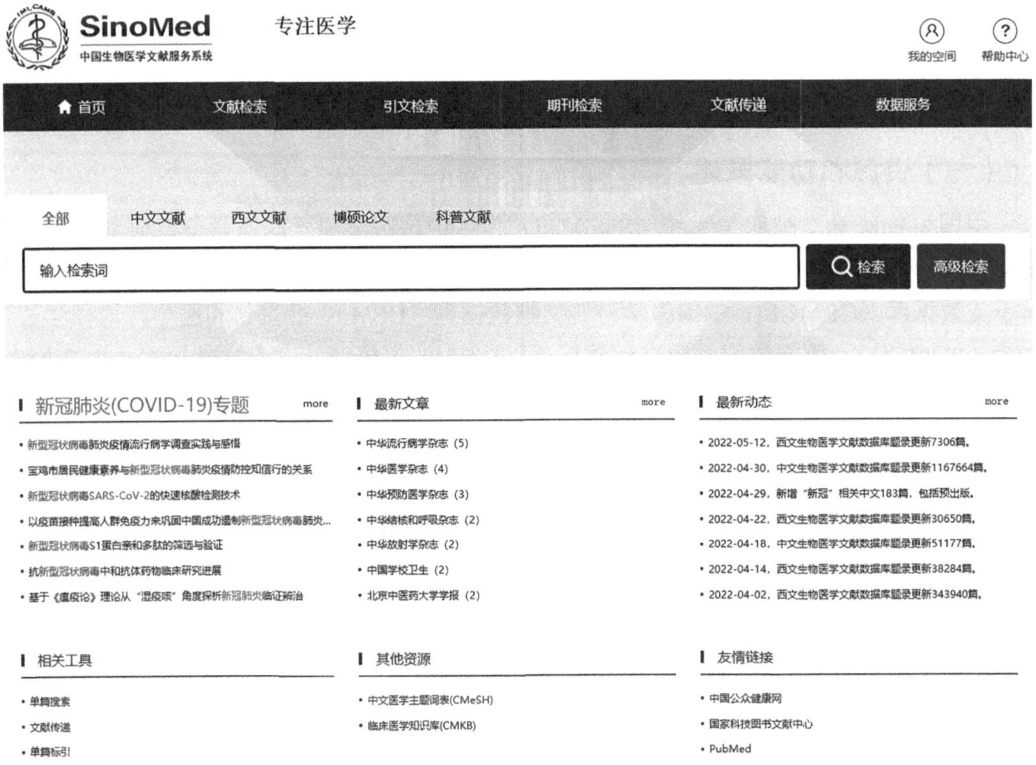

图13-1 跨库检索

2. 单库快速检索 选中首页顶端“文献检索”下的“中国生物医学文献数据库”，进入快速检索界面（图13-2）。在检索框中可以一次输入一个或多个检索词，支持布尔逻辑组配、截词检索，其中用“AND”表示并且，用“OR”表示或者，用“NOT”表示不包含；词间空格默认表示逻辑符“AND”，检索词含有“-”“(”等特殊符号时需要用英文半角双引号进行标识。

快速检索默认在全部字段执行智能检索，它是基于词表系统，把输入的检索词转换成表达同一概念的一组词的检索。例如，输入癌症，系统里实际执行的检索式为（“癌症”[全部字段]OR“肿瘤”[全部字段]OR“恶性肿瘤”[全部字段]OR“瘤”[全部字段]OR“肿瘤”[主题词]）。

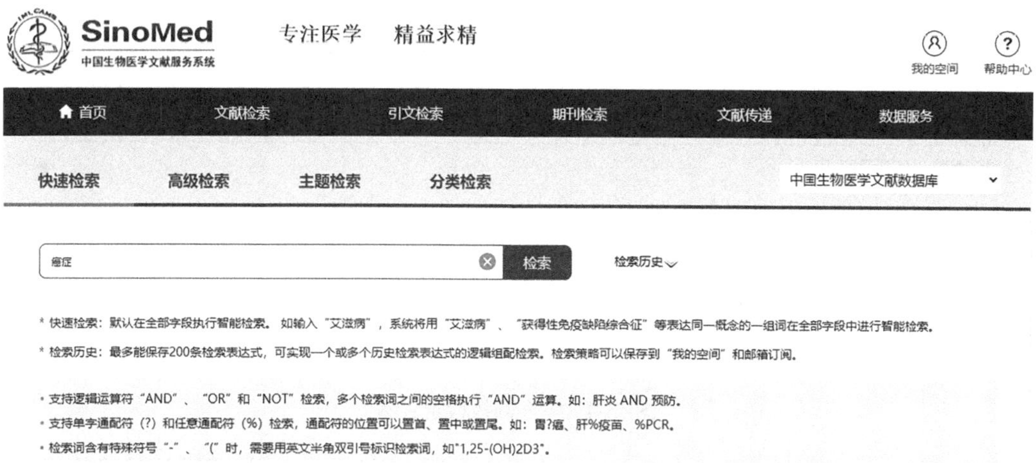

图 13-2　单库快速检索

3. 单库高级检索　SinoMed 的高级检索提供多个检索字段即检索路径入口（图 13-3），包括常用字段和核心字段，其中核心字段包括标题、关键词、主题词，相比常用字段，它剔除了“摘要”项，目的是提高查准率。

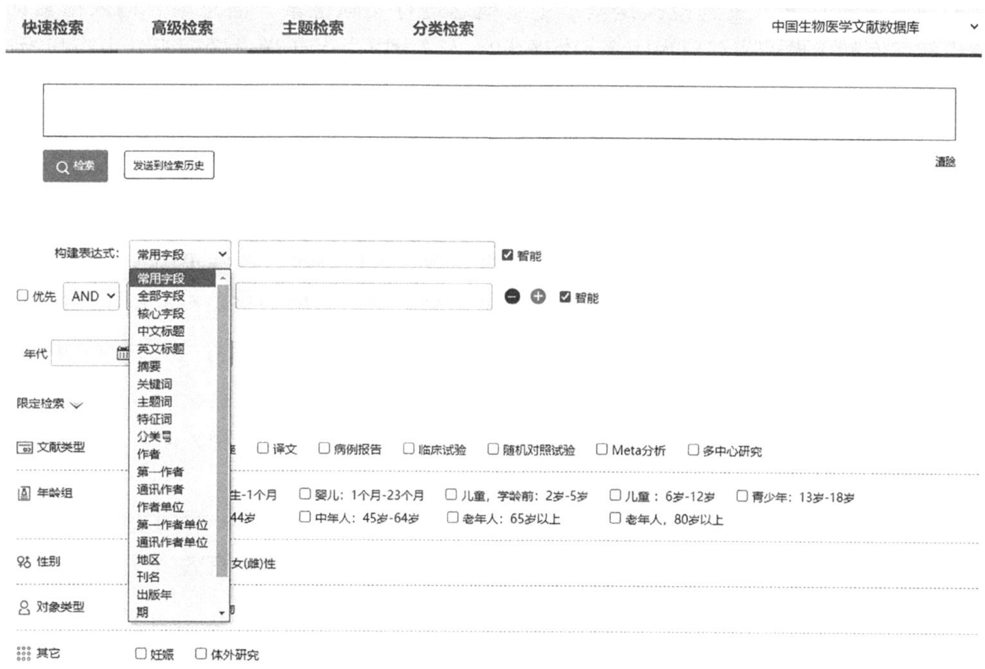

图 13-3　单库高级检索

用户可通过选择字段，采用合适的逻辑组配方式构建检索式，并在检索框编辑窗口实时显示。在高级检索界面还提供了文献类型、年龄组、性别、对象类型等常用限定条件，用户在检索时可进行具体设置，以便对检索结果进行限定，可减少二次检索操作，提高检索效率。

例如，在中国生物医学文献数据库中查找钟南山院士作为第一作者发表的慢性阻塞性肺疾病的文献（图 13-4），检索步骤如下：

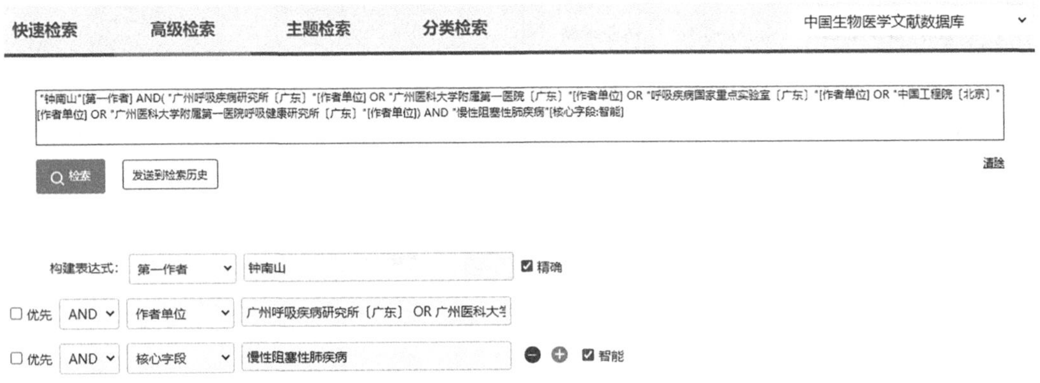

图 13-4 单库高级检索实例

第一步，在构建表达式中选择“第一作者”，输入“钟南山”，这里默认精确检索，此时在右侧有智能提示其相应单位，信息用户选择其所在单位名称就在“作者单位”字段后的检索框显示。

第二步，增加检索框，选择“核心字段”，在检索框输入“慢性阻塞性肺疾病”，三个检索词之间采用“AND”组配，再点击“检索”即可执行检索。

4. 单库主题检索 主题检索是基于主题概念进行文献检索。信息用户输入检索词后，系统将在《医学主题词表（MeSH）》（中译本）及《中国中医药学主题词表》中查找对应的中文主题词；也可在“主题导航”区域，通过浏览主题词树查找所需要的主题词。在副主题词区设置加权检索以便用户提高查准率，设置扩展检索以便用户提高查全率。例如，在中国生物医学文献数据库的“主题检索”中检索“糖尿病并发症糖尿病足的治疗”方面的文献（图 13-5），其检索步骤如下：

第一步，在主题查找框中输入“糖尿病并发症”执行查找，在结果中点击主题词“糖尿病并发症”，进入到主题词注释详细页面，其中显示了该主题词可组配的副主题词、主题词的详细解释和所在的树形结构，根据检索需要，选择副主题词“治疗”，选择不加权扩展，然后点击“发送到检索框”，生成第一个检索式。

第二步，按第一步操作方法，检索糖尿病足治疗，生成第二个检索式，在发送到检索框前要选择“AND”组配。

第三步，点击“检索”即可检索出所需文献。注：加权检索是一种对主题词加权，使其与文献核心内容的关联性更紧密而缩小检索范围以提高查准率的有效方法；扩展检索是一种对主题词及其下位词进行扩大检索范围以提高查全率的方法。

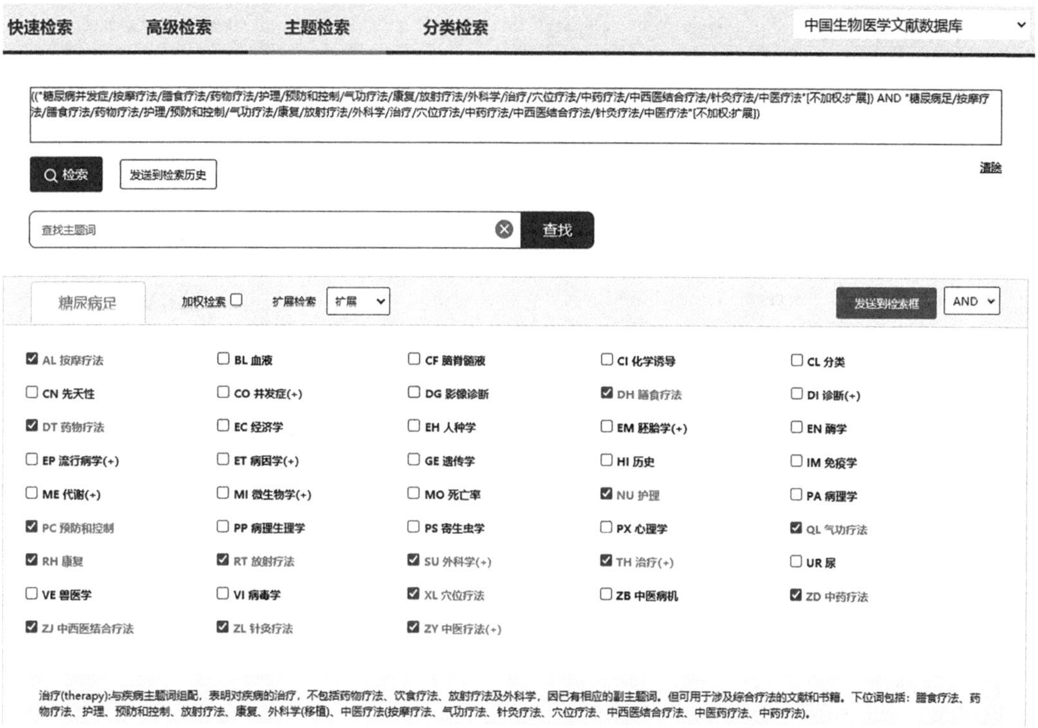

图 13-5　主题检索实例

> **【思考题】**
>
> 请思考中国生物医学文献数据库的“主题检索”下的加权检索、扩展检索的意义，能否同时选择。

5. 分类检索　分类检索是基于文献所属学科的角度进行检索。可用类名或分类导航定位具体类目，选择复分号以及是否扩展，使检索结果符合用户要求。

例如，在中国生物医学文献数据库的“分类检索”中检索“肝肿瘤的药物治疗”方面的文献（图 13-6），检索步骤如下：

第一步，先在分类名查找框中输入“肝肿瘤”执行查找，在结果中点击分类名“肝肿瘤”进入分类词注释详细页面，其中显示了该分类可组配的复分号、详细解释和所在的树形结构。

第二步，在复分号下选“053 药物疗法、化学疗法”，然后点击“发送到检索框”生成检索式，再点击“检索”，即可检索出所需文献。

6. 引文检索　引文检索支持用户从被引文献的题名、主题、作者/第一作者、出处、机构/第一机构、资助基金等途径查找引文，以便用户了解其被引用情况。例如，检索“重庆医科大学附属第一医院在 2017～2022 年发表文献的被引用情况”（图 13-7），在引文检索路径选择“被引文献机构”，输入“重庆医科大学”，在右侧弹出的提示框中选择“重庆医科大学附属第一医院〔重庆〕”，在发表起止年代处选择“2017”和“2022”，点击“检索”，即可查看到所需结果。

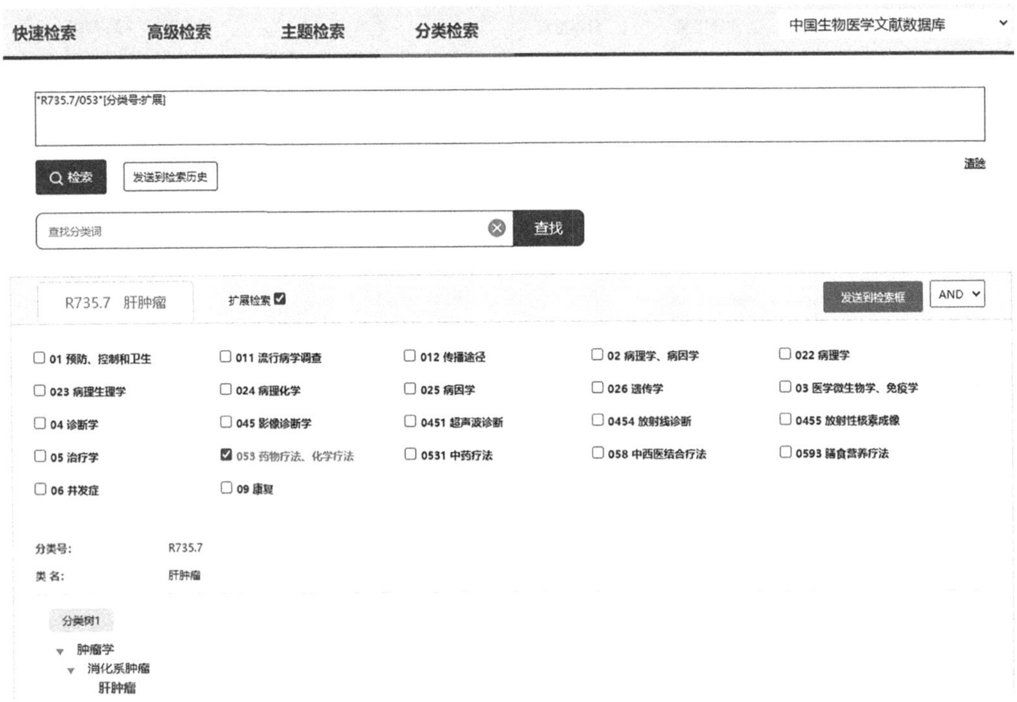

图 13-6 分类检索实例

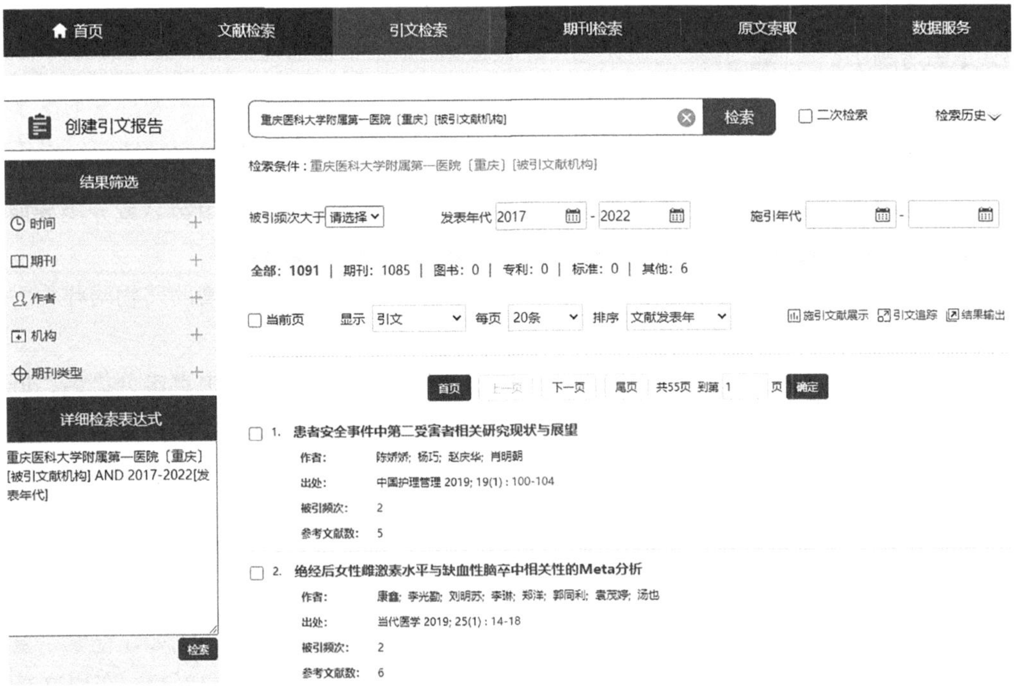

图 13-7 引文检索实例

7. 期刊检索 支持用户对中文学术期刊、科普期刊及西文学术期刊进行一站式检索，既可以在检索框输入期刊名进行检索，又可以通过按期刊的“首字母导航”浏览查找期刊（图 13-8）。

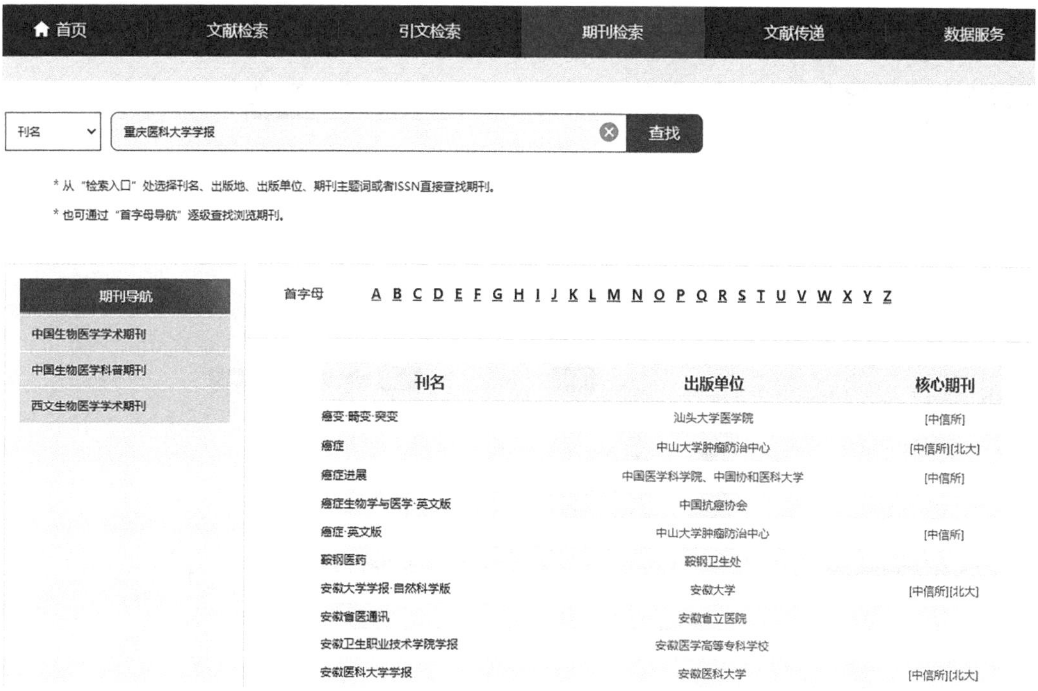
首页
文献检索
引文检索
期刊检索
文献传递
数据服务
刊名
重庆医科大学学报
查找
* 从"检索入口"处选择刊名、出版地、出版单位、期刊主题词或者ISSN直接查找期刊。
* 也可通过"首字母导航"逐级查找浏览期刊。
期刊导航
中国生物医学学术期刊
中国生物医学科普期刊
西文生物医学学术期刊
首字母
A B C D E F G H I J K L M N O P Q R S T U V W X Y Z
刊名
出版单位
核心期刊
癌变·畸变·突变
汕头大学医学院
[中信所]
癌症
中山大学肿瘤防治中心
[中信所][北大]
癌症进展
中国医学科学院、中国协和医科大学
[中信所]
癌症生物学与医学·英文版
中国抗癌协会
癌症·英文版
中山大学肿瘤防治中心
[中信所]
鞍钢医药
鞍钢卫生处
安徽大学学报·自然科学版
安徽大学
[中信所][北大]
安徽省医通讯
安徽省立医院
安徽卫生职业技术学院学报
安徽医学高等专科学校
安徽医科大学学报
安徽医科大学
[中信所][北大]

图 13-8　期刊检索界面 1

（三）检索结果处理

用户根据文献、引文、期刊检索结果界面，结合问题导向及目标需求，针对性进行文献全文下载、引文报告获取以及期刊相关信息查找。

1. 文献检索结果处理　按单库高级检索得到检索结果概览页，用户可进行 7 种处理：①设置文献显示规则，包括显示题录或文摘格式、每页显示条数、排序规则，还可进行翻页和指定页数跳转操作；②聚类筛选文献，在结果筛选区，用户可以按主题、学科、时间、期刊、作者、机构、基金等条件筛选精炼文献，不同数据库显示的筛选条件略有不同，其本质是根据需要缩小范围以提高筛选效率；③浏览分组情况，在文献显示设置区上方可见分组情况，便于用户筛选结果；④输出题录信息，用户根据需要进行设置，包括输出方式、输出范围、保存格式，其输出方式有 SinoMed、NoteExpress、EndNote、RefWorks、NoteFirst，以便后续借助软件进行文献管理；⑤获取“事实信息”，用户在检索结果概览页每篇文献题名后，点击文章题名即进入检索结果细览页，其中可找到第一作者、通讯作者信息，以及该文的参考文献、施引文献、共引相关文献、主题相关文献、作者相关文献等信息，用户在部分文章题名后可见 DOI 图标并点击它即可找到该文的 DOI 号；⑥获取全文，在检索结果概览页每篇文献题目之后，用户找到并点击 PDF 图标进行文献下载，或者点文献传递获取全文；⑦个性化服务设置，注册登录“我的空间”，从图 13-9 的检索历史中选中所需的“检索表达方式”，并在提示窗口命名检索策略，点“保存”后即可保存（图 13-10），在“我的空间”中找到“我的检索策略”并进行重新检索或推送到邮箱，找到“我的数据库”中已保存的文献，找到“邮箱订阅”设置定期推送更新的文献等。

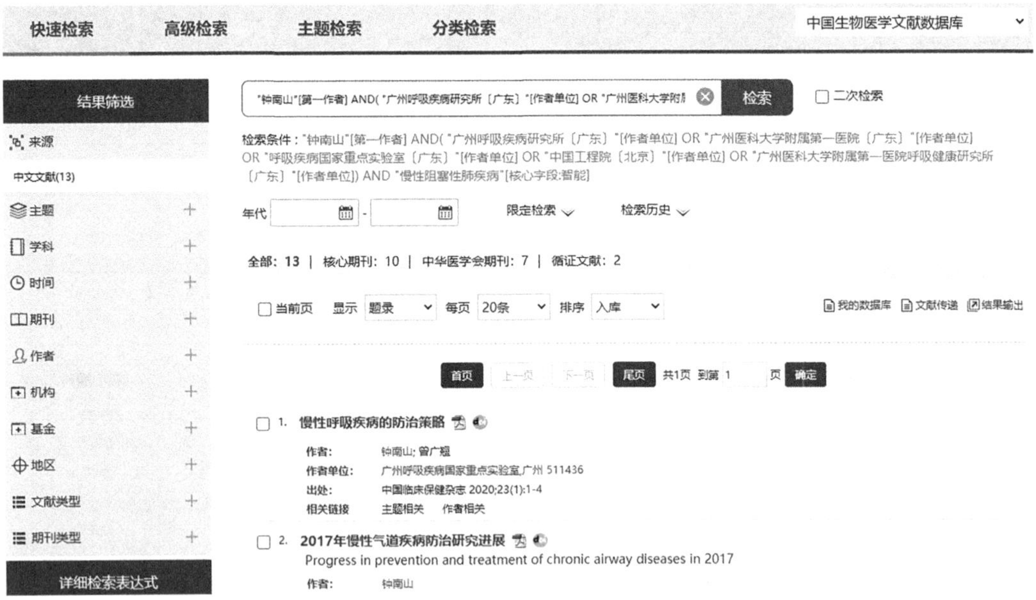

图 13-9　文献检索结果处理实例

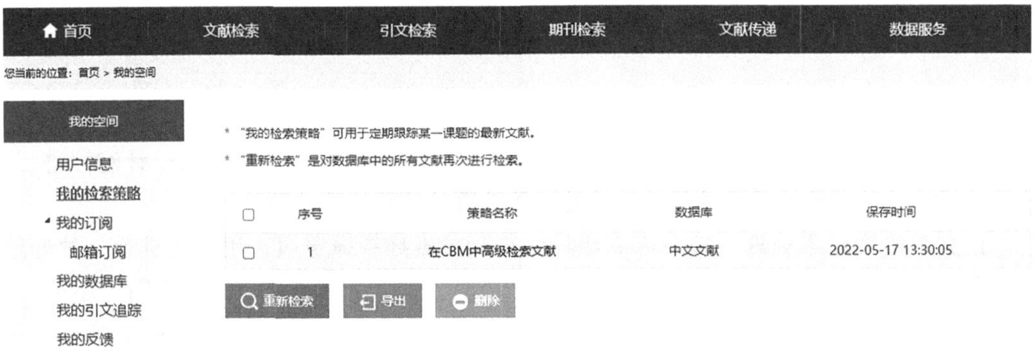

图 13-10　个性化设置

2. 引文检索结果处理　引文检索结果概览页界面（图 13-7），用户除了可按文献检索结果的 7 种处理方式对其进行操作，还可进行 2 项特殊处理：①展示施引情况，用户选中一篇文献后，点击“施引文献”展示，即可见文献的施引期刊、施引作者、施引时间等情况；②分析引文情况，用户点击“创建引文报告”，即可见并下载引文分析报告（图 13-11），它包括检索结果集论文的发文和被引时间分布、引证综合指标统计及论文近 5 年被引情况统计等内容。

3. 期刊检索结果处理　用户可查看期刊基础信息，尤其是读者可以找到期刊投稿链接（图 13-12）；按期查看期刊文章，还可以在期刊中检索文献；进行期刊分析，包括发文时间、施引时间、发文地区、发文机构、研究主题、研究学科分布等。

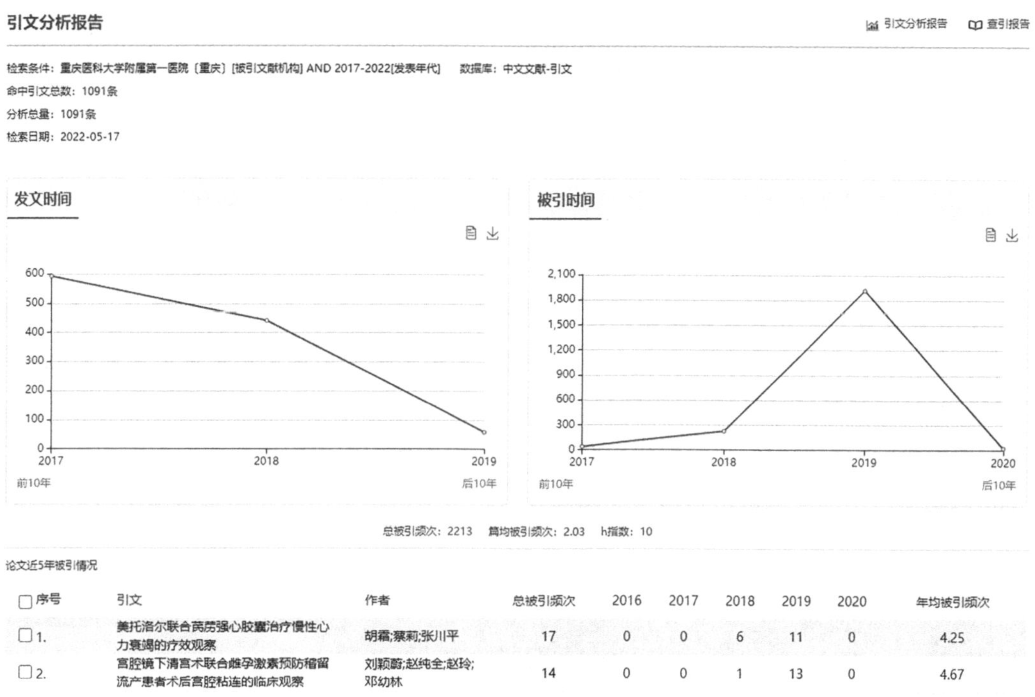

图 13-11　引文分析报告

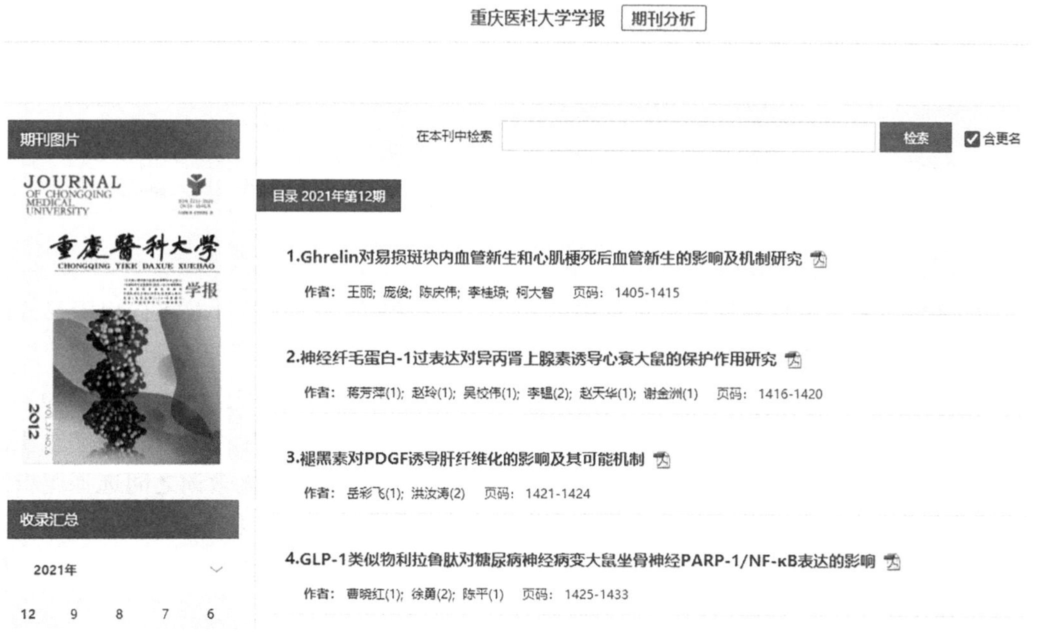

重庆医科大学学报　期刊分析
期刊图片
在本刊中检索　检索　含更名
目录 2021年第12期
1.Ghrelin对易损斑块内血管新生和心肌梗死后血管新生的影响及机制研究
作者：王丽；庞俊；陈庆伟；李桂琼；柯大智　页码：1405-1415
2.神经纤毛蛋白-1过表达对异丙肾上腺素诱导心衰大鼠的保护作用研究
作者：蒋芳萍(1)；赵玲(1)；吴校伟(1)；李韫(2)；赵天华(1)；谢金洲(1)　页码：1416-1420
3.褪黑素对PDGF诱导肝纤维化的影响及其可能机制
作者：岳彩飞(1)；洪汝涛(2)　页码：1421-1424
4.GLP-1类似物利拉鲁肽对糖尿病神经病变大鼠坐骨神经PARP-1/NF-κB表达的影响
作者：曹晓红(1)；徐勇(2)；陈平(1)　页码：1425-1433
收录汇总
2021年
12　9　8　7　6

图 13-12　期刊检索结果界面 1

二、万方医学网

（一）资源和功能概述

万方医学网收录高质量的中外文医学信息资源，拥有 1000 余种中文生物医学期刊、2

万余种外文医学期刊文献，收录全国重点医学院校、科研院所博硕士学位论文，收录中华医学会、中国医师协会及中国医学科学院、中国中医科学院等重要医学科研院所主办的学术会议论文，还收录有专利、标准、成果、法规等文献。

万方医学网为科研提供信息资源支撑，为临床提供决策参考支持，为管理提供学术分析与展示。它的主要检索功能包括快速检索、高级检索、专业检索、期刊检索等。

（二）文献检索方法

1. 快速检索 在快速检索框输入检索词“糖尿病”进行检索，得到结果如图 13-13 所示，这种检索默认的是在标题、关键词、主题词、机构等字段中进行检索。如果输入期刊名重庆医科大学学报，用户点击智能弹出的期刊=重庆医科大学学报，则特指检索在该期刊上的文献。输入多个检索词，用空格隔开时，其逻辑组配方式是“AND”。

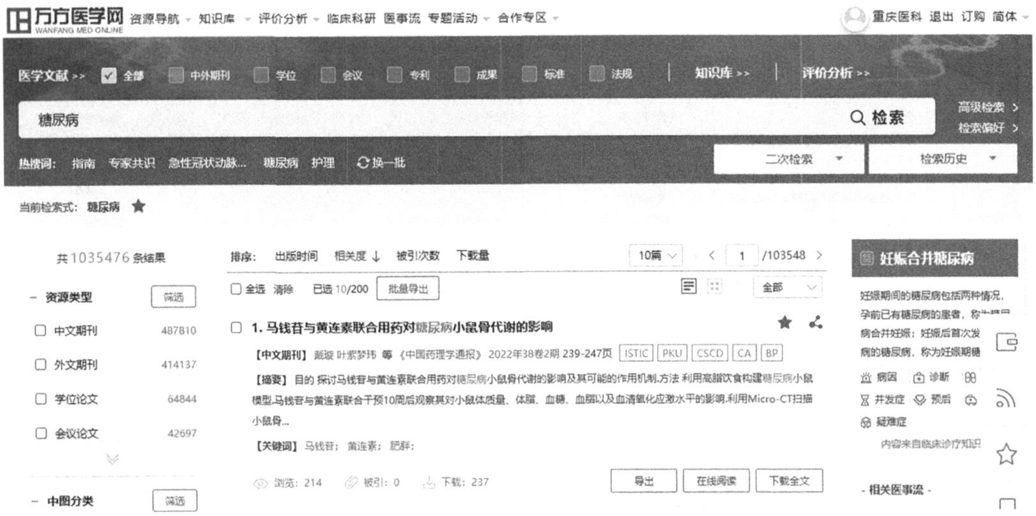

图 13-13 快速检索

2. 高级检索 用户根据需要选择中外期刊、学位论文、会议论文等不同出版形式的文献，一次可选一种或多种出版形式，其中选一种类似“单库检索”，选多种类似“跨库检索”。例如，检索重庆医科大学附属第一医院发表的糖尿病方面的文献（图 13-14），第一步，用户可选择检索字段“关键词”，输入相应检索词“糖尿病”；再选择检索字段“作者单位”，输入相应检索词“重庆医科大学附属第一医院”；两个检索词之间选择逻辑组配方式“与”，匹配方式选择“精确”，在检索框编辑窗口实时显示检索式（关键词=“糖尿病”）AND 作者单位=“重庆医科大学附属第一医院”；第二步，点击“检索”，即可检索出所需文献。

万方医学网的高级检索中，检索词间逻辑组配方式包括“与”表示并且、“或”表示或者、“非”表示不包含，检索词匹配方式包括精确、模糊。为提高检索效率，万方医学网提供限定检索（图 13-15），用户可对文献的时间、语种、分类、主题等进行限定，这些限定条件不在检索框编辑窗口中显示。注意：不同出版形式的文献，其限定检索条件不尽相同，每次检索需要重新设置。

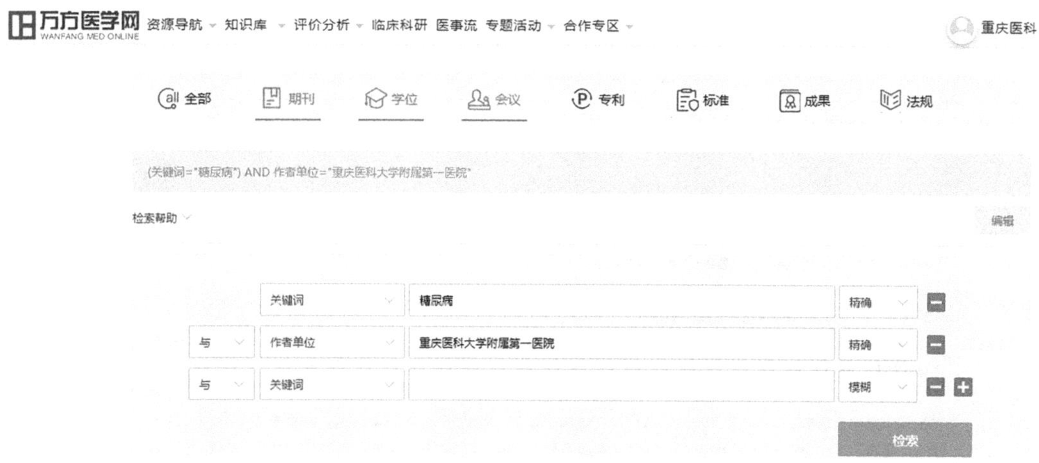

图 13-14　高级检索

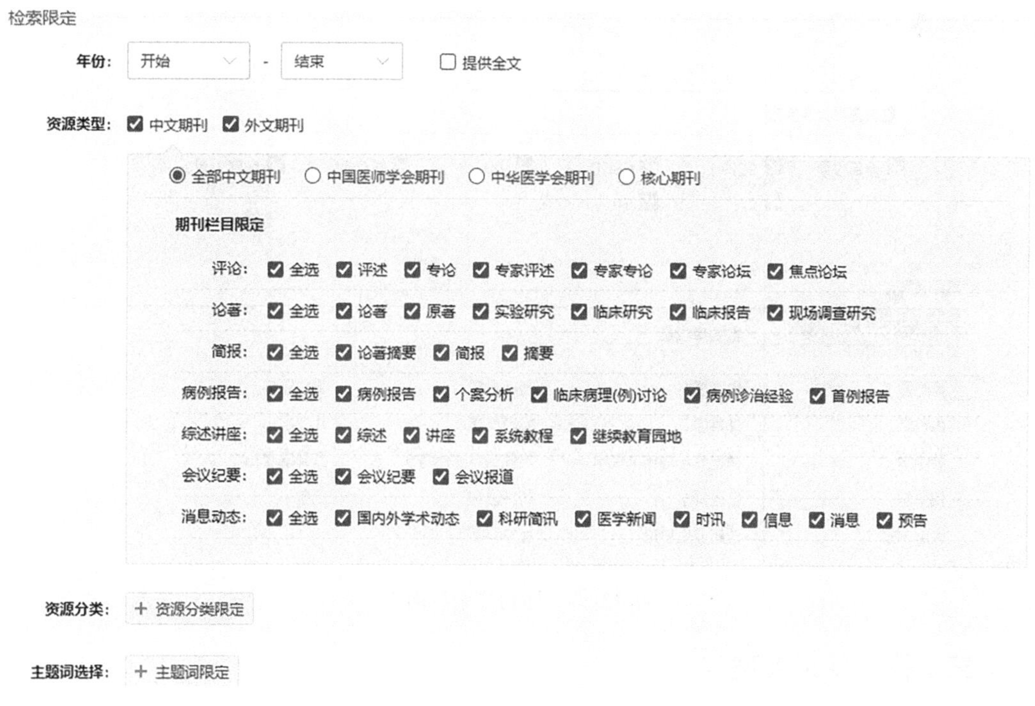

图 13-15　限定检索界面

3. 专业检索　高级检索界面的检索框编辑窗口也是专业检索框，进入检索框（图 13-16），用户根据其中的字段格式、运算符以及语法规则，构建检索式 AU=钟南山 AND KW=“慢性阻塞性肺疾病”，执行检索即可检索到钟南山院士发表的关键词中含有慢性阻塞性肺疾病的文章。

4. 期刊检索　用户从顶端点击“期刊”后出现如图 13-17 所示的界面，在检索框中输入刊名、国际标准连续出版物号（International Standard Serial Number，ISSN）、CN 或主办单位，则可执行检索；用户也可按学科或数据库收录情况进行浏览查找期刊。

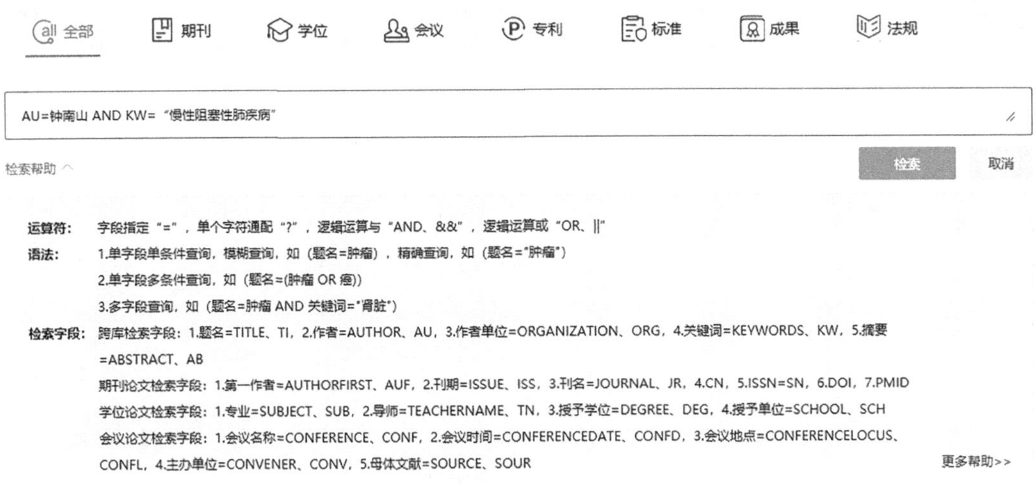

图 13-16　专业检索实例

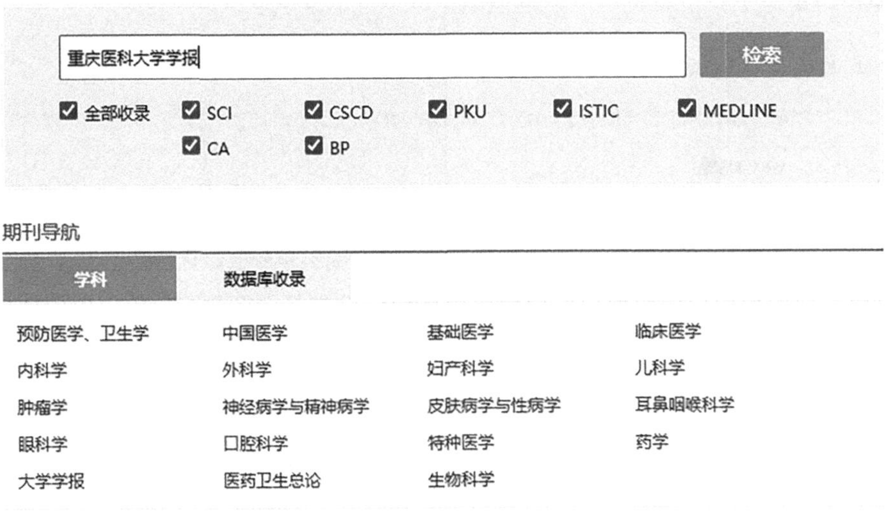

图 13-17　期刊检索界面 2

（三）检索结果处理

1. 文献检索结果处理　用户检索出文献后可进行 6 种操作（图 13-18）：①设置文献显示规则，按出版时间、相关度、被引次数、下载量排序，设置横式或表式显示方式，设置每页显示篇数；②聚类筛选文献，在左侧的结果筛选区，用户可以按资源类型、中图分类、年份、关键词、刊名等条件筛选精炼文献，不同出版格式的文献的筛选条件略有不同；③获取全文，用户可在线阅读或下载全文；④获取封面目录，对于年份较新的文章，选中某篇论文，点击其“年卷期”链接，查找并下载封面目录；⑤输出题录信息，用户根据需要选择文献后，点击“批量导出”，导出参考文献、NoteExpress、EndNote、RefWorks、NoteFirst 等格式的题录信息，以便后续进行文献管理；⑥个性化设置，用户注册万方医学获得个人账户，或者在机构账户下检索文献，可收藏保存检索式以及订阅邮箱推送。

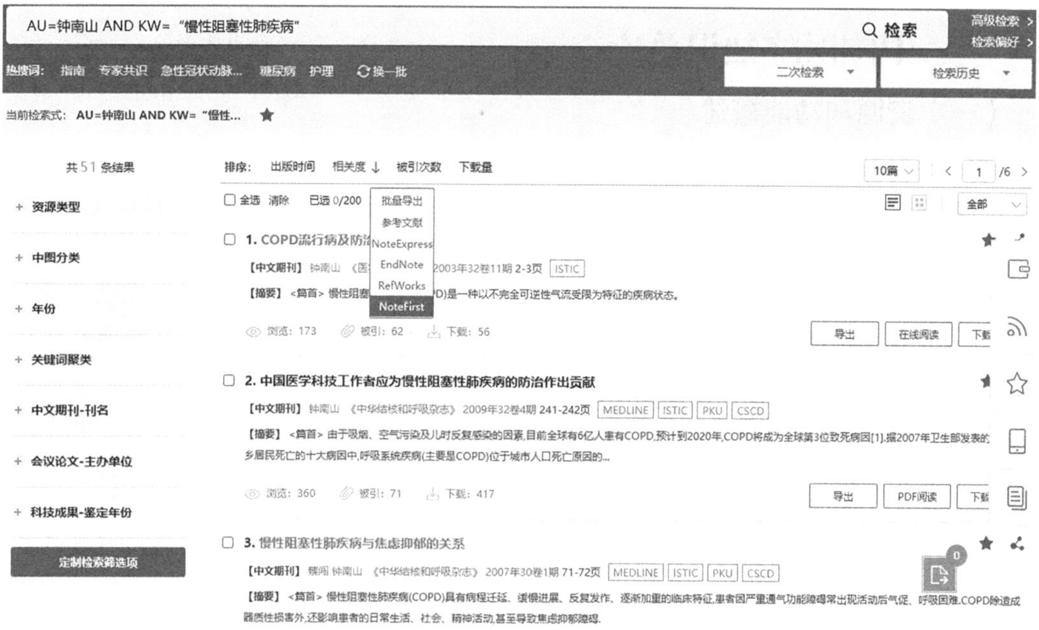

图 13-18　论文检索结果处理

2. 期刊检索结果处理　用户检索到期刊后，在期刊基本信息页面上继续点该刊图标进入（图 13-19），在其中可以按年、期数进行浏览，其中年份较近的期刊文章还有封面目录可以下载；查找期刊的统计信息，包括主题、作者、机构、基金等分析指标；查找期刊信息，包括官网址、联系方式等。

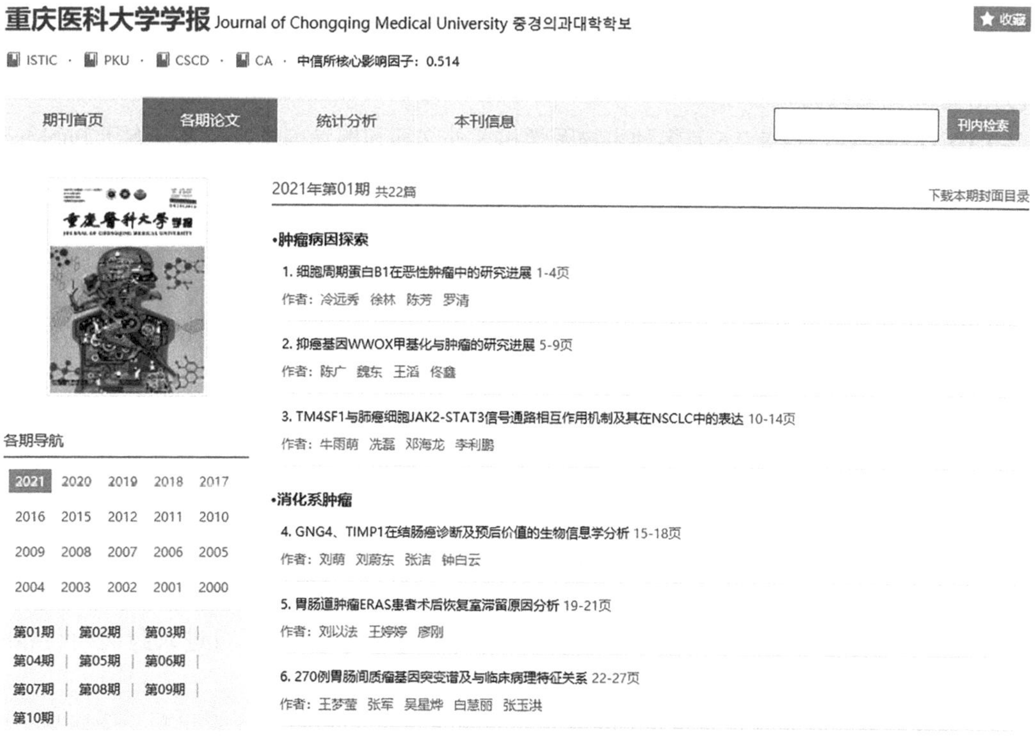

图 13-19　期刊检索结果处理界面

三、中国医院知识总库

（一）资源和功能概述

中国医院知识总库（CHKD）是 CNKI 系列数据库中的重要专业知识资源总库之一，它包含期刊、博硕论文、会议、报纸、外文、成果、年鉴、专利、标准、国标、行标等 11 个单库，支持快速检索和高级检索，具有较强的数据统计分析功能。它与 PubMed 实现统一检索，有效满足读者一站式获取中外文医学文献需求。它有“网络首发”文献功能，以数字出版方式优先出版学术期刊论文，同时提供网络首发筛选项，便于用户快速查找发现的最新文献。

CHKD 期刊全文数据库是我国第一套具有医学专业主题词、分类号智能系统的中文全文期刊数据库，它收录中国 1915 年至今公开出版发行的医学相关期刊 1600 多种，累计收录文献量超过 1400 万篇，部分期刊回溯至创刊。

CHKD 博硕士学位论文全文数据库，收录 1984 年至今，80 家医学院校以及 400 多家其他院校的博硕士论文，文献量总共 60 多万本，年更新量达 41 000 篇。

CHKD 会议论文全文数据库，收录我国二级以上医药卫生类学会、协会、高校的学术会议及在国内召开的国际会议论文，收录 1953 年至今的会议论文集近万本，年更新 7.5 万篇。CHKD 报纸全文数据库，收录 2000 年至今医药卫生类报纸 15 种，相关报纸 500 多种，年更新 6 万篇。

CHKD 国家科技成果数据库，主要收录正式登记的医学相关中国科技成果；CHKD 专利全文数据库收录医药相关发明专利、实用新型专利、外观设计专利；CHKD 标准数据库，收录医药相关的国家标准（GB）、国家建设标准（GBJ）、中国行业标准的题录信息。CHKD 年鉴网络出版总库，收录 1912 年至今正式出版的年鉴中医药卫生相关信息。

CHKD 外文库，收录 2.6 万多种生物医学相关外文期刊题录信息，主要来源于 PubMed、含 MEDLINE，全文下载、浏览跳转至 PubMed 平台。

（二）文献检索方法

1. 快速检索 文献快速检索默认是在期刊、博硕、会议、报纸、外文等数据库中进行检索，用户可以在右上角点击“跨库选择”，在弹出的界面调整数据库范围（图 13-20）。用户选择数据库后，根据检索需要，选择合适的检索字段以提高查准率，不同数据库的检索字段不尽相同，默认字段为智能检索，就是默认在标题、关键词、主题词等多字段中进行检索。

在检索框输入检索词，用户可见智能提示，系统能识别大小写拼音字母以及拼音首字母并智能提示，例如，输入 tangniaobing 或 tnb 或 TNB，即可自动提示含有糖尿病相关的一些词，以便用户直接选择，提高检索效率；智能检索字段下，输入重庆，会自动提示含有重庆的一些实体机构名称，如重庆医科大学学报图标，点击它即可进入到该期刊导航界面。

2. 高级检索 在单库或跨库中均能进行高级检索。用户在快速检索状态，选择某个单库，点击进入“高级检索”（图 13-21），用户可点击“跨库选择”弹出选择框，根据需要调

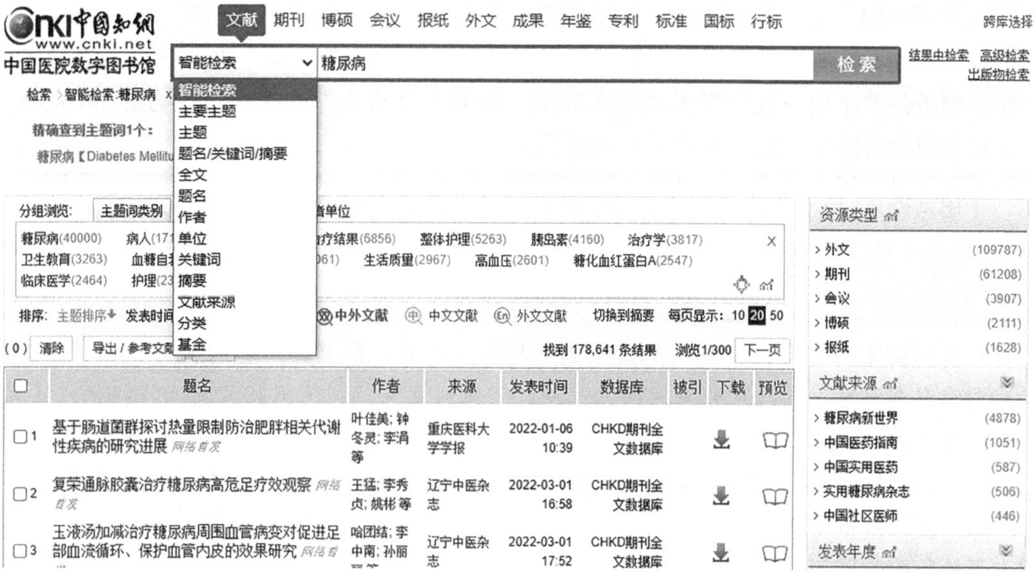

图 13-20　跨库快速检索界面

整数据库范围。在内容检索条件中，可在主要主题、主题、分类检索字段输入任意的中文或英文检索词、分类号、类目名称进行主题或分类检索，还可在左侧的知识导航、分类导航内根据需要自行限定后再进行检索，或者在知识导航、分类导航间进行组配限定后再检索；其中布尔逻辑组配方式包括并且、或者、不包含。例如，检索糖尿病主题方面的文献，在内容检索条件中选主要主题字段，在检索框中输入糖尿病进行检索即可。为提高检索效

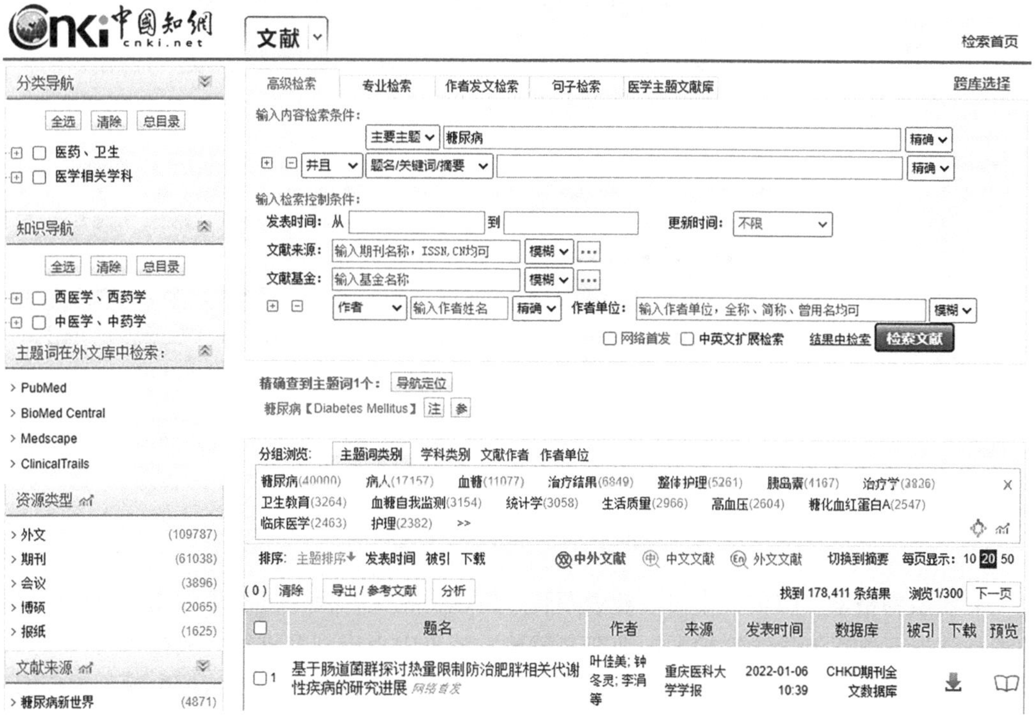

图 13-21　跨库高级检索界面

率，用户可以输入检索控制条件，如文献的时间跨度、文献来源、文献基金、作者姓名及单位；CHKD 还提供检索词精确或模糊匹配。注意：用户选择不同的数据库，内容检索条件和控制条件的字段及其呈现形式略有不同；“作者发文检索”的操作与控制条件中的作者字段相应的检索操作类似，在此不单独展示。

【思考题】

请思考内容检索条件中的主题、分类检索与左侧的知识导航、分类导航功能有何区别、联系。

3. 专业检索　专业检索是较为复杂的一种检索方式，需要用户自行构建检索式进行检索，为确保准确性，用户需要掌握检索语法。CHKD 每个库的专业检索都有详细语法说明，用户可以点击右侧“检索表达式语法”进行查看。例如，检索重庆医科大学附属第一医院在 2017 年 1 月 1 日至 2022 年 5 月 18 日发表的糖尿病方面的文献（图 13-22），选择文献库即跨库，在检索框输入 SU=糖尿病 AND AF=重庆医科大学附属第一医院，同时限定发文时间，再执行检索即可。

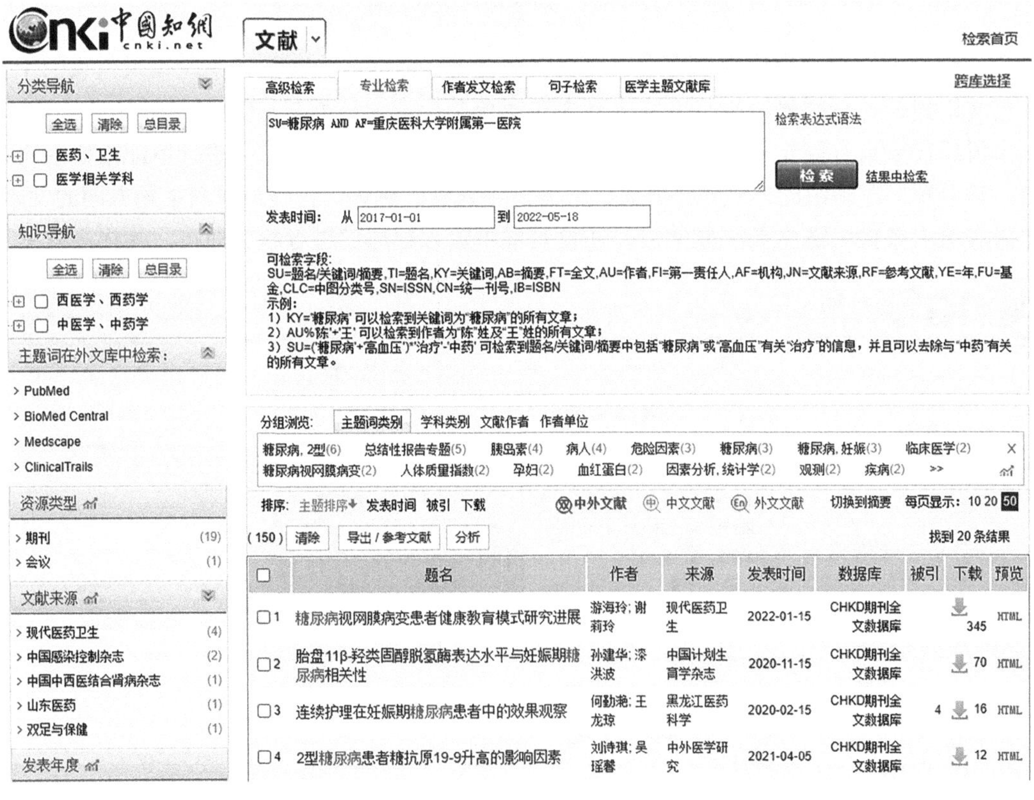

图 13-22　专业检索界面

4. 出版物检索　CHKD 中可以检索期刊、博硕士论文以及年鉴等出版物。用户可以从快速检索框右侧点击出版物检索，或在文献检索结果中点击刊名进行，或在知网节点点击刊名进入出版物检索界面（图 13-23），用户可以选来源名称字段，检索框中输入重庆医科大学学报，执行检索即可得到该学报的基本信息页面。用户也可以点击学科导航，逐一浏览检索到目标出版物。

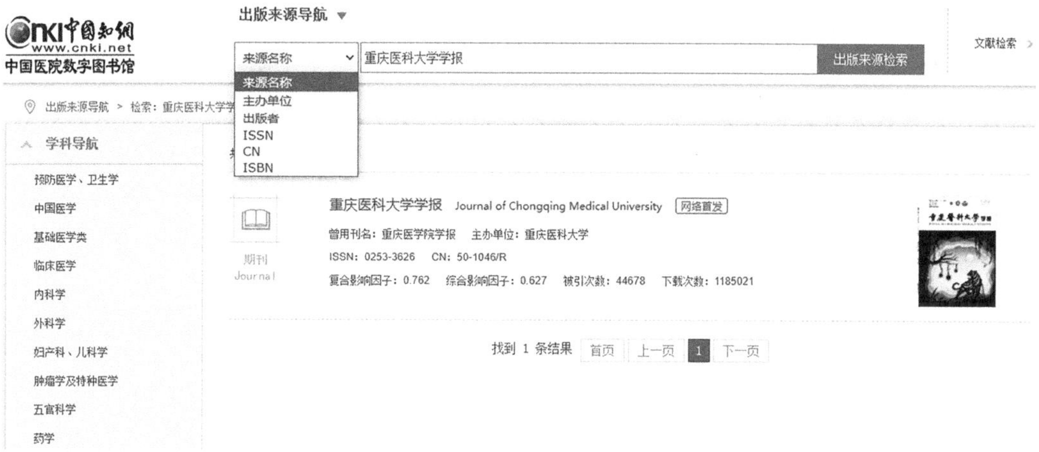

图 13-23　出版物检索界面

5. 医学主题词库检索　点击医学主题文献库（图 13-24），用户可在检索框输入中英文主题词进行检索，或按英文主题词首字母导航进行浏览选择目标主题词，点击英文或中文主题词即可查找到该主题词注释，可能是 MeSH 中英对照注释、中医药主题词注释、药学注释、化学药物备注等信息。例如，用户输入腺淋巴瘤主题词检索到该主题词，点开它即可看到其注释。

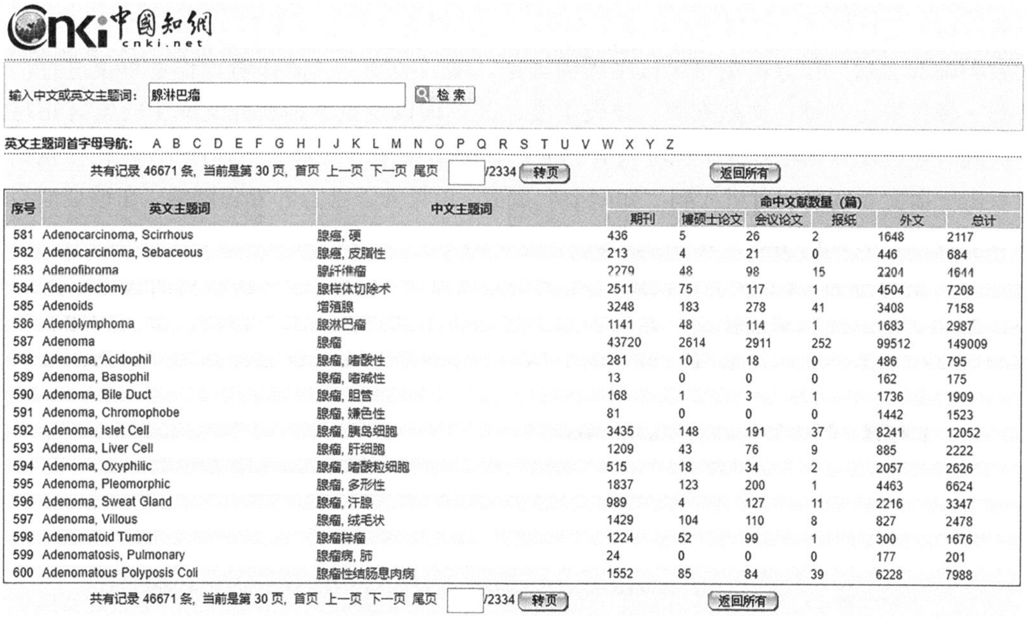

序号	英文主题词	中文主题词	命中文献数量（篇）					
			期刊	博硕士论文	会议论文	报纸	外文	总计
581	Adenocarcinoma, Scirrhous	腺癌，硬	436	5	26	2	1648	2117
582	Adenocarcinoma, Sebaceous	腺癌，皮脂性	213	4	21	0	446	684
583	Adenofibroma	腺纤维瘤	2279	48	98	15	2204	4641
584	Adenoidectomy	腺样体切除术	2511	75	117	1	4504	7208
585	Adenoids	增殖腺	3248	183	278	41	3408	7158
586	Adenolymphoma	腺淋巴瘤	1141	48	114	1	1683	2987
587	Adenoma	腺瘤	43720	2614	2911	252	99512	149009
588	Adenoma, Acidophil	腺瘤，嗜酸性	281	10	18	0	486	795
589	Adenoma, Basophil	腺瘤，嗜碱性	13	0	0	0	162	175
590	Adenoma, Bile Duct	腺瘤，胆管	168	1	3	1	1736	1909
591	Adenoma, Chromophobe	腺瘤，嫌色性	81	0	0	0	1442	1523
592	Adenoma, Islet Cell	腺瘤，胰岛细胞	3435	148	191	37	8241	12052
593	Adenoma, Liver Cell	腺瘤，肝细胞	1209	43	76	9	885	2222
594	Adenoma, Oxyphilic	腺瘤，嗜酸粒细胞	515	18	34	2	2057	2626
595	Adenoma, Pleomorphic	腺瘤，多形性	1837	123	200	1	4463	6624
596	Adenoma, Sweat Gland	腺瘤，汗腺	989	4	127	11	2216	3347
597	Adenoma, Villous	腺瘤，绒毛状	1429	104	110	8	827	2478
598	Adenomatoid Tumor	腺瘤样瘤	1224	52	99	1	300	1676
599	Adenomatosis, Pulmonary	腺瘤病，肺	24	0	0	0	177	201
600	Adenomatous Polyposis Coli	腺瘤性结肠息肉病	1552	85	84	39	6228	7988

共有记录 46671 条，当前是第 30 页，首页 上一页 下一页 尾页 /2334 转页　返回所有

图 13-24　主题词库检索实例

（三）检索结果处理

1. 文献检索结果处理　在智能检索、主要主题、主题、分类字段检索，得到检索结果（图 13-25），用户可进行 8 种操作：①在精确查到的主题词或有“注”“树”“参”，用户点击“注”可见主题词注释、知识导航，以及主题词的参照词；精确查到的分类条目右侧有“树”，点击它即可见分类导航；在知识导航或分类导航中，用户可伸缩知识或分类导航进行同位、上位、下位类的限定及检索。②设置文献显示规则，按主题、发表时间、被引、

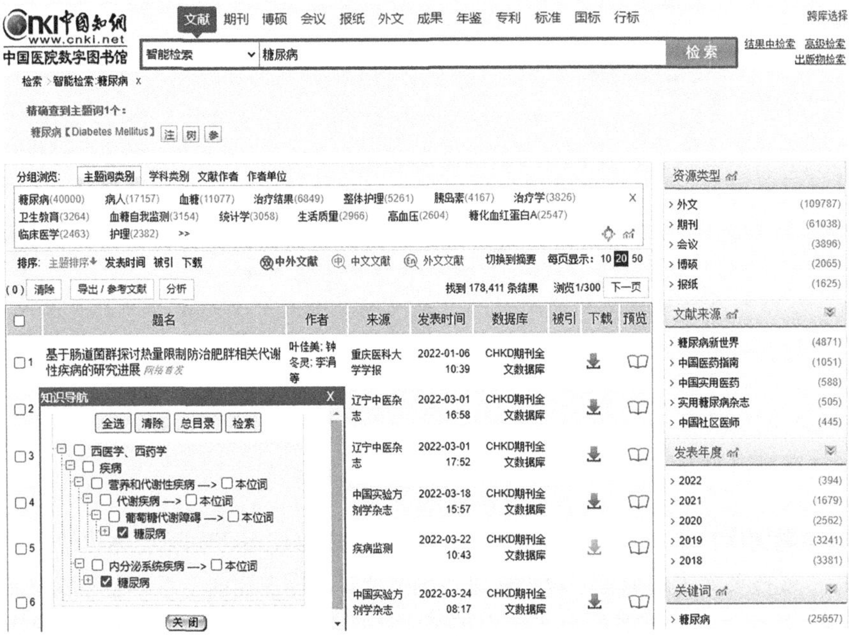

图 13-25 文献检索结果界面

下载等指标进行排序，设置摘要或表式显示方式，设置每页显示篇数 10 篇、20 篇、50 篇。③聚类筛选文献，在分组浏览区按主题词类别、学科类别、文献作者、作者单位进行，在右侧区域按资源类型、文献来源、发表年度、关键词以及主题词在外文库中检索等指标进行，同时还可以点击相应分析图标查看相应统计分析结果。④查看“知网节”，在检索结果中点击一篇文章题名即可进入到“知网节”页面，可见知识结点和知识网络，在该页面点击作者名进入作者知网节、点击单位名进入机构知网节、点击基金名进入基金知网节。⑤获取全文，用户拥有 CHKD 下载权限，可在线阅读或下载全文。⑥获取封面目录，对于年份较新的文章，选中某篇论文，在检索结果界面点击其“期刊名”链接，进入查找并下载封面目录的界面。⑦输出题录信息（图 13-26），用户根据需要选择文献后，再导出查新格

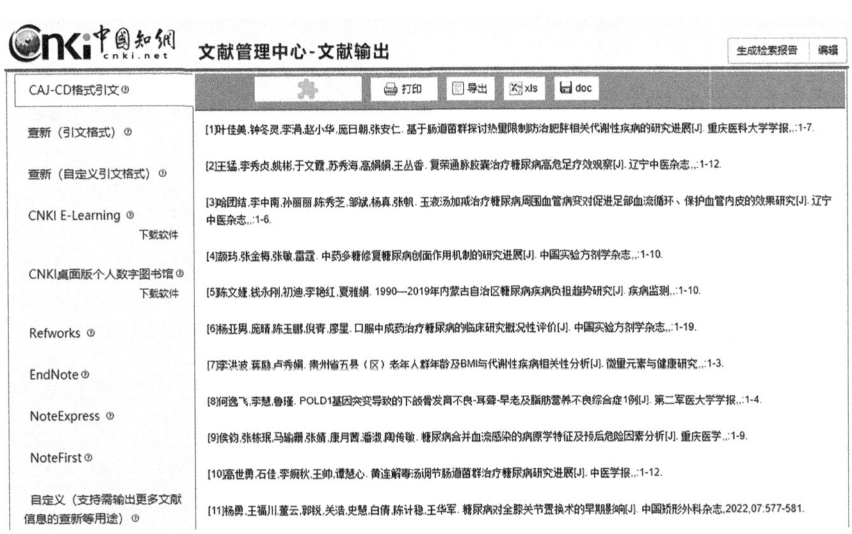

图 13-26 CHKD 导出文献题录

式、NoteExpress、EndNote、NoteFirst 等格式的题录信息，以便后续进行文献管理，一次最多导出 500 条记录，可自动生成检索报告，但每次执行导出前需要清除之前选择的文献。⑧文献计量可视化分析（图 13-27），包括指标分析，如文献数、总参考数、总被引数、总下载数等；关系网络展示，如文献互引网络、关键词共现网络、作者合作网络等；还有资源类型、学科、来源期刊、基金、机构分布情况，一次最多分析 150 篇。

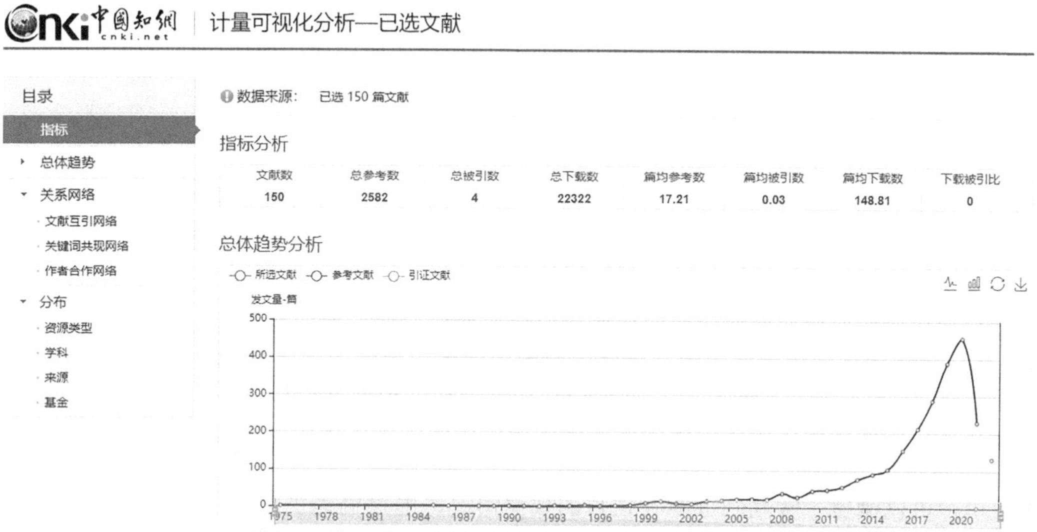

图 13-27　文献计量可视化分析

【思考题】
请思考如何解读文献计量可视化分析结果。

2. 主题词检索结果处理　用户点击检出结果命中的外文，跳转到图 13-28，其中可以点题名末尾处的“译”图标即可翻译题名，点击获取全文即跳转到 PubMed 进行全文下载。

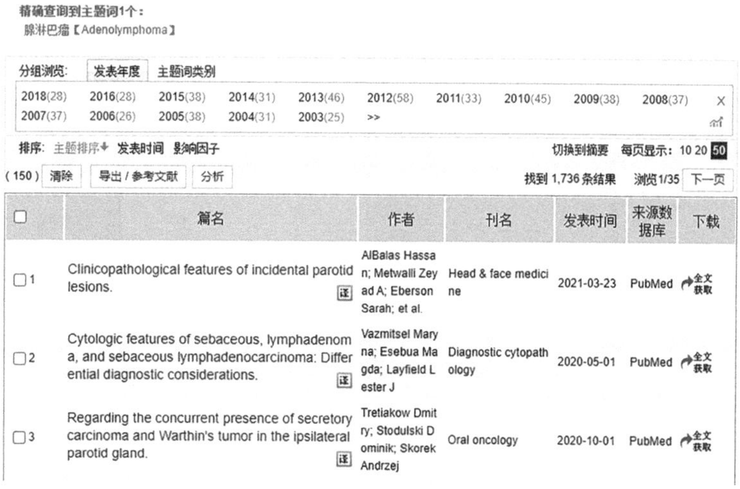
精确查询到主题词1个：
腺淋巴瘤【Adenolymphoma】

分组浏览：发表年度　主题词类别

2018(28)　2016(28)　2015(38)　2014(31)　2013(46)　2012(58)　2011(33)　2010(45)　2009(38)　2008(37)
2007(37)　2006(26)　2005(38)　2004(31)　2003(25)　>>

排序：主题排序　发表时间　影响因子　　切换到摘要　每页显示：10 20 50

(150) 清除　导出 / 参考文献　分析　　找到 1,736 条结果　浏览1/35　下一页

	篇名	作者	刊名	发表时间	来源数据库	下载
1	Clinicopathological features of incidental parotid lesions. 译	AlBalas Hassan; Metwalli Zeyad A; Eberson Sarah; et al.	Head & face medicine	2021-03-23	PubMed	全文获取
2	Cytologic features of sebaceous, lymphadenoma, and sebaceous lymphadenocarcinoma: Differential diagnostic considerations. 译	Vazmitsel Maryna; Esebua Magda; Layfield Lester J	Diagnostic cytopathology	2020-05-01	PubMed	全文获取
3	Regarding the concurrent presence of secretory carcinoma and Warthin's tumor in the ipsilateral parotid gland. 译	Tretiakow Dmitry; Stodulski Dominik; Skorek Andrzej	Oral oncology	2020-10-01	PubMed	全文获取

图 13-28　主题词检索命中的外文

3. 出版物检索结果处理　检索出期刊后，用户可以查看期刊的基本信息、出版信息、

评价信息，可以按“年期”进行浏览，尤其是获取封面和目录（图 13-29）。

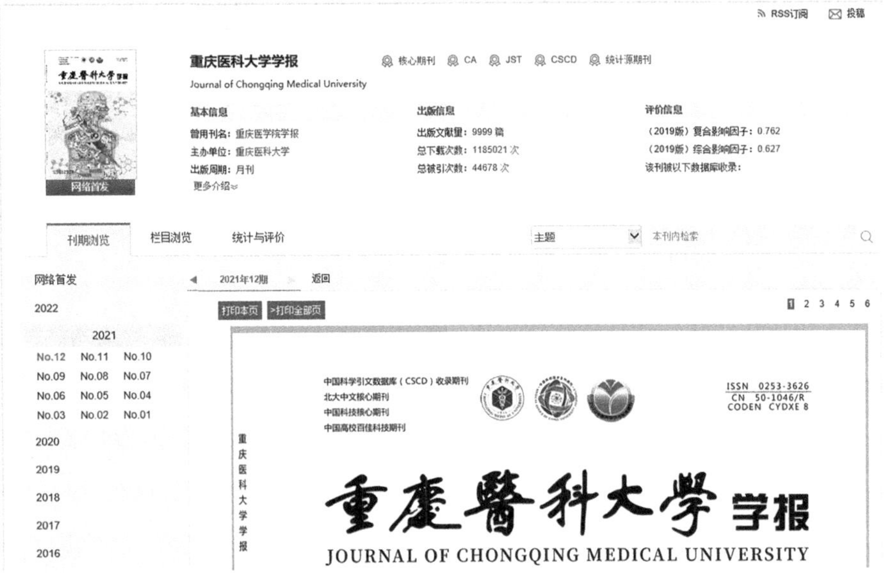

图 13-29　获取期刊封面目录

用户可以浏览了解期刊近年各栏目的载文情况，为投稿提供参考。可以点击统计与评价，了解期刊年度出版情况，包括总文献量、基金资助文献量等；还有学术热点动态，近十年文献的学科分布及关键词分布。用户可以在该期刊内，按主题、篇名、关键词、作者等字段进行直接检索文献。点击投稿，还可以链接到该期刊的投稿平台（图 13-30）。

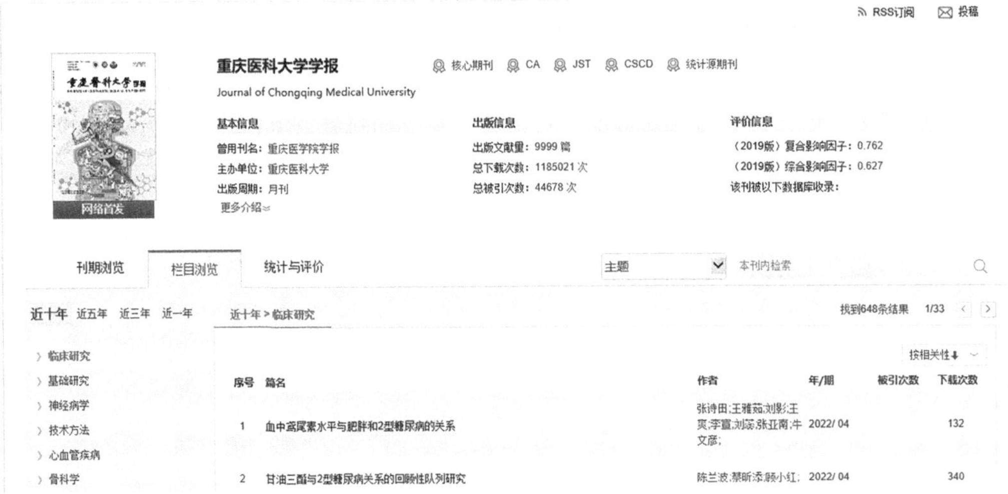

图 13-30　期刊栏目浏览

四、百度学术

（一）资源和功能概述

百度学术是百度旗下免费的学术资源检索平台，收录了 CNKI、万方、维普、爱思唯尔（Elsevier）、Springer、Wiley、NCBI 等 120 万余个国内外学术站点，索引了超过 12 亿的学术资源页面，建设了包括图书、学术期刊、学位论文、会议论文、专利等出版类型的学术文献 6.8 亿多篇，免费全文资源 1.6 亿多篇，成为全球文献覆盖最大的平台，在其基础上，构建了 1.9 万多个中外文期刊主页的期刊库和 400 多万个中国学者主页的学者库。

百度学术为信息用户提供三大主要服务：学术检索服务，支持用户进行快速检索和高级检索、期刊检索、学者检索；学术主页服务，提供站内主要功能和常用数据库导航的入口，期刊频道、推送热门论文、兴趣内容、常见问题、论文知识、学术视界等；学术研究服务，支持用户“订阅”感兴趣的关键词、“收藏”有价值的文献、“单篇购买”或“文献互助”获取文献、进行“开题分析”、进行毕业论文“查重”、进行“学术分析”等。

（二）文献检索方法

1. 快速检索　在百度学术首页（图 13-31），用户在检索框中输入检索词即可进行快速检索，检索词包括关键词或主题词、标题、DOI 号、参考文献格式的信息，其特点就是速度快、查得全，用户不需要做太多设置即可进行检索。在检索框输入检索词有智能提示，比如输入糖尿病，会同时自动显示含有糖尿病的词，以便用户快速选择，提高检索效率，也会拓展用户检索词汇量。

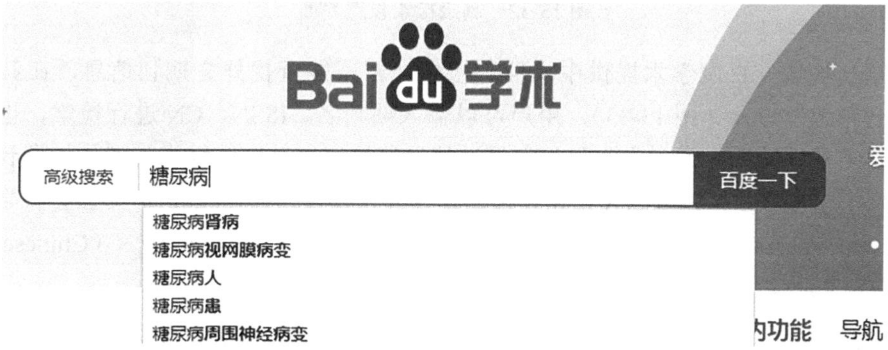

图 13-31　百度学术快速检索实例

2. 高级检索　用户点击高级检索进入检索设置界面（图 13-32），信息用户在“包含全部检索词”框中输入检索词“糖尿病，老年患者，肾病”，可检索出含有相关检索词的文献结果，这里的每个检索词可以再拆分，如老年患者在检索时可能被拆分为老年、患者这两个词，这些检索词之间以逻辑 OR 的方式进行组配检索；在“包含精确检索词”框中输入检索词“糖尿病，老年患者”，可检索出含有“糖尿病”“老年患者”的相关文献，这里的每个检索词都不可拆分，检索词之间以逻辑 AND 的方式进行组配检索；在“包含至少一个检索词”框中输入检索词“糖尿病，老年患者”，可检索出含有“糖尿病”或“老年患者”的相关文献，检索词之间以逻辑 OR 的方式进行组配检索；在“不包含检索词”框中输入检索词“老年患者”，在“包含精确检索词”框中输入检索词“糖尿病”，可检索到含有“糖尿病”但不包含“老年患者”的相关文献。百度学术高级检索的可选检索路径有限，用户仅能选文章标题或任何位置；它提供限定检索，包括作者、机构、出版物、发表时间、中外文语种等限定条件，其中出版物可选期刊、会议。

3. 专业检索　在百度快速检索框中，用户可以自行构建检索式进行专业检索，如构建

检索式 intitle:((糖尿病 | 老年患者))，可检索到标题中含有“糖尿病”或“老年患者”的相关文献；构建检索式 intitle:(“糖尿病”“老年患者”)，可检索到标题中含有“糖尿病”“老年患者”的相关文献；构建检索式 intitle:(糖尿病-(老年患者))，可检索到标题中含有“糖尿病”但不包含“老年患者”的相关文献。

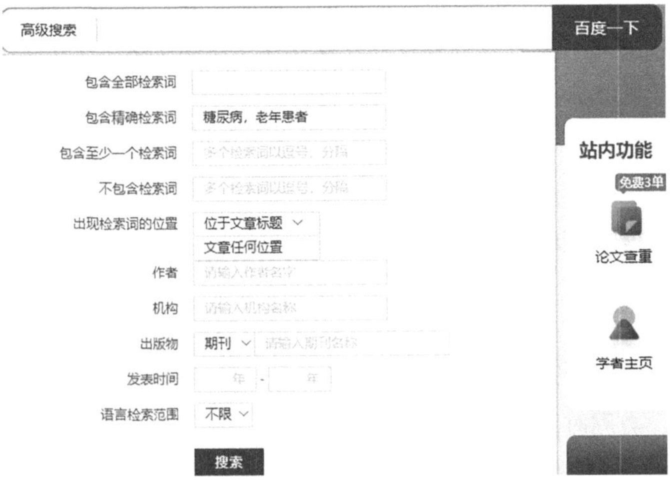

图 13-32　高级检索设置界面

4. 期刊检索　百度学术提供中文期刊检索，暂不能查找外文期刊信息，在其首页点击“期刊频道”进入（图 13-33），用户可以输入期刊名、ISSN、CN 进行检索，也可以按期刊学科类别、数据库类型或期刊首字母进行浏览检索，其中数据库类型是指期刊收录数据库如科学引文索引（Science Citation Index，SCI）、北大中文核心、中文社会科学引文索引（Chinese Social Sciences Citation Index，CSSCI）、中国科学引文数据库（Chinese Science Citation Database，CSCD）等。

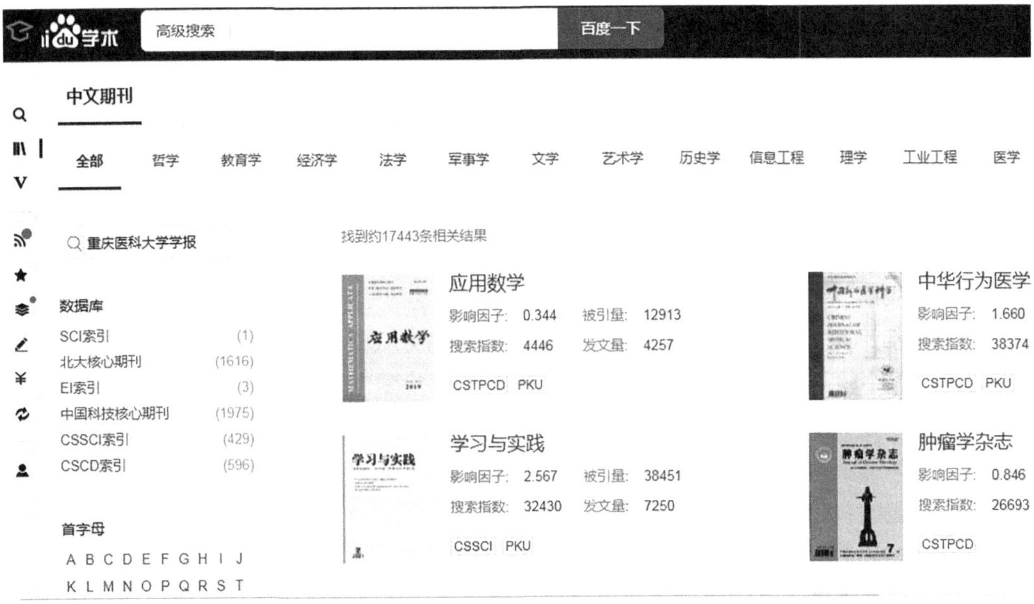

图 13-33　期刊检索界面

（三）检索结果处理

1. 文献检索结果处理　用户检索出文献后可进行 5 种操作（图 13-34）：①设置文献显示规则，按相关性、被引量、时间等指标进行升序或降序显示；②聚类筛选文献，在左侧的结果筛选区，用户可以按时间、学科领域、收录数据库类别、获取方式、关键词、文献出版形式、作者、机构等条件筛选精炼文献，其中时间还可以自行设置起止年份；③获取全文，用户可在检索结果界面点击数据库链接、免费下载链接进行全文下载，数据库需要有使用权限，如不能下载，用户可点击左侧隐藏栏并找到“文献互助”，提交相关信息再等待获取文献；④输出题录信息，用户根据需要选择文献后，点击“引用”即可导出 GB T/7714 参考文献供用户复制，或者选择导出 BibTeX、EndNote、RefMan、NoteFirst、NoteExpress 格式的题录信息，以便后续借助文献管理软件进行管理；⑤个性化设置，用户注册百度学术获得个人账户，可收藏保存检索结果，还可以进行关键词、期刊、学者订阅设置，动态获得相关新信息。

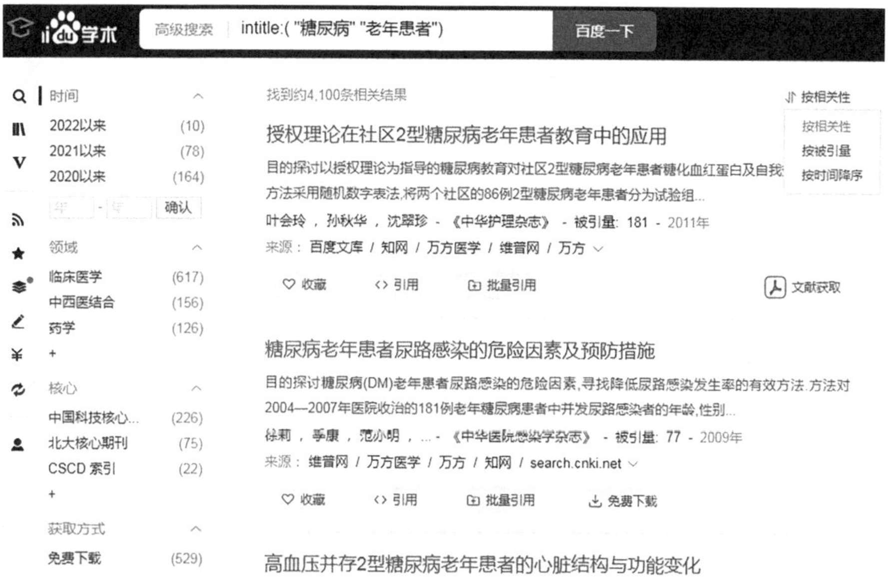

图 13-34　文献检索结果界面

2. 期刊检索结果处理　用户可点击官网网站、在线投稿进入期刊的官网（图 13-35），可以按左侧区域的筛选条件筛选在期刊发表的文献，可点击左侧隐藏栏并找到“收藏”该期刊；可点击期刊图标进入期刊的论文浏览页面，在其中可以看到在期刊发表的经典论文，以及按“年期”进行浏览论文。

（四）学术分析

百度学术的学术统计分析系统，不是对特定的检索结果进行分析，而是基于百度学术的海量数据资源进行统计、分析，目前能实现学科分析、学者分析、期刊分析，主要以可视化方式展现，能帮助用户遴选出行业内优秀的科研成果、科研学者、学术期刊等。机构分析和地域分析尚未运行。

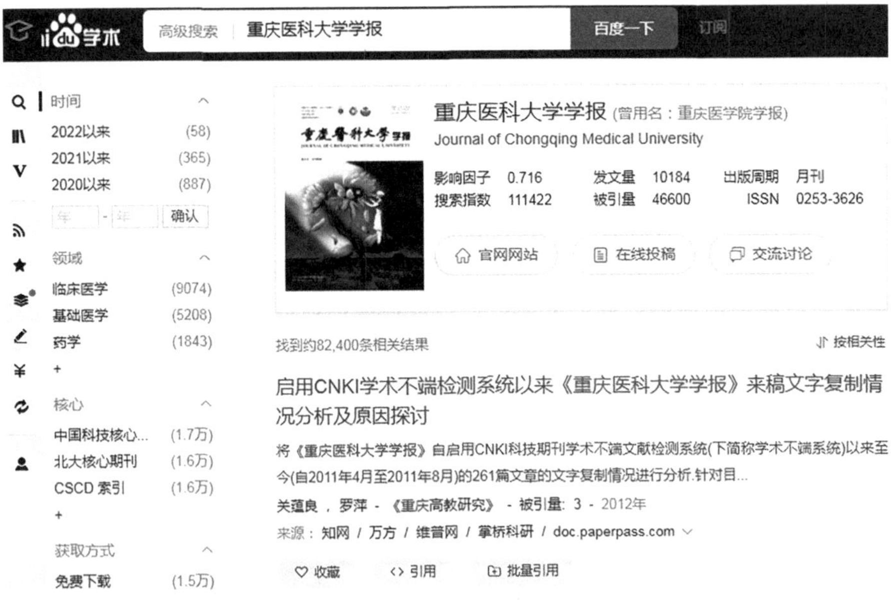
学术
高级搜索
重庆医科大学学报
百度一下
订阅
时间
2022以来 (58)
2021以来 (365)
2020以来 (887)
确认
领域
临床医学 (9074)
基础医学 (5208)
药学 (1843)
核心
中国科技核心... (1.7万)
北大核心期刊 (1.6万)
CSCD 索引 (1.6万)
获取方式
免费下载 (1.5万)
重庆医科大学学报 (曾用名：重庆医学院学报)
Journal of Chongqing Medical University
影响因子 0.716
发文量 10184
出版周期 月刊
搜索指数 111422
被引量 46600
ISSN 0253-3626
官网网站
在线投稿
交流讨论
找到约82,400条相关结果
按相关性
启用CNKI学术不端检测系统以来《重庆医科大学学报》来稿文字复制情况分析及原因探讨
将《重庆医科大学学报》自启用CNKI科技期刊学术不端文献检测系统(下简称学术不端系统)以来至今(自2011年4月至2011年8月)的261篇文章的文字复制情况进行分析.针对目...
关蓮良，罗萍 - 《重庆高教研究》 - 被引量: 3 - 2012年
来源：知网 / 万方 / 维普网 / 掌桥科研 / doc.paperpass.com
收藏
引用
批量引用

图 13-35 期刊检索结果界面 2

用户点击学科分析即可筛选一、二级学科并查找到分析结果（图 13-36），内容包括统计总览即学术产出力、学术影响力、合作共创力及科研学者力，还有详细分析即发文趋势、被引趋势、研究主题、学科渗透、代表机构、代表学者、代表期刊。学者分析：用户输入作者姓名和机构进行分析，内容包括统计总览即学术产出力、学术影响力、合作共创力，还有详细分析即发文趋势、被引趋势、研究主题、学科渗透、合作作者、合作机构、学者被引和学者引用。期刊分析：用户输入期刊名、ISSN、CN 找到期刊并点击进入分析，内容包括统计总览即学术产出力、期刊影响力、科研综合力，还有详细分析即发文趋势、被引趋势、研究主题、学科分布、代表机构、代表学者、期刊被引、期刊引用。这三种分析均有相关推荐，包括最高被引文献、最新发布文献。

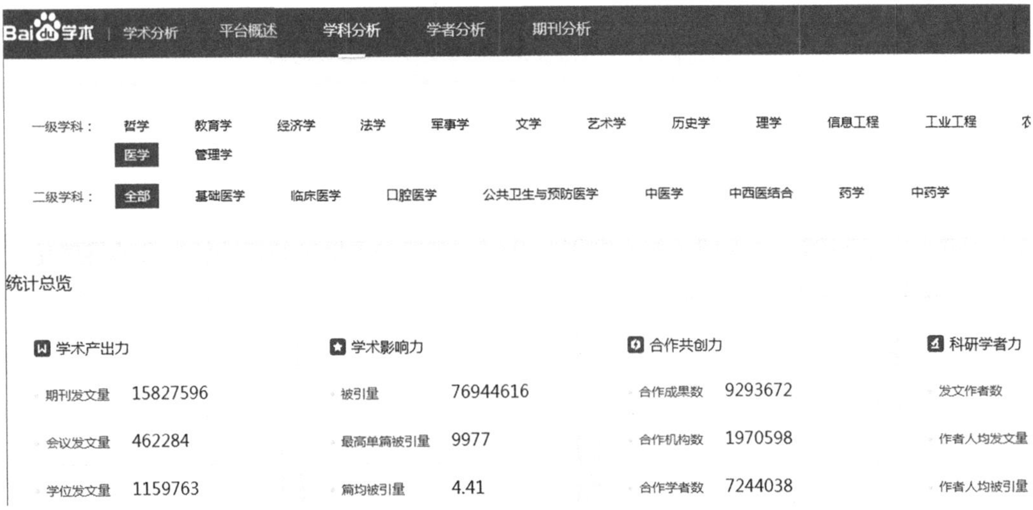
学术
学术分析
平台概述
学科分析
学者分析
期刊分析
一级学科：
哲学 教育学 经济学 法学 军事学 文学 艺术学 历史学 理学 信息工程 工业工程
医学 管理学
二级学科：
全部 基础医学 临床医学 口腔医学 公共卫生与预防医学 中医学 中西医结合 药学 中药学
统计总览
学术产出力
期刊发文量 15827596
会议发文量 462284
学位发文量 1159763
学术影响力
被引量 76944616
最高单篇被引量 9977
篇均被引量 4.41
合作共创力
合作成果数 9293672
合作机构数 1970598
合作学者数 7244038
科研学者力
发文作者数
作者人均发文量
作者人均被引量

图 13-36 百度学术的学术可视化分析界面

【思考题】

请思考百度学术分析对于学科分析有什么意义。

五、小结

SinoMed、万方医学网、CHKD、百度学术等中文检索工具各有所长，用户按需选择即可，其比较情况如下。

检索功能：均提供快速检索、高级检索、期刊检索，但 SinoMed 和 CHKD 提供主题检索、分类检索，万方医学网、CHKD、百度学术提供专业检索，在 SinoMed 还提供引文检索，这些提示用户根据检索功能需求而精准选择数据库。

文献形式：万方医学网、CHKD、百度学术提供诸如期刊、学位论文、报纸、标准等多种出版形式的文献，而 SinoMed 提供期刊、学位论文等文献。

检索语种：SinoMed、万方医学网、CHKD、百度学术均有中外文语种，既可以不限制语种而在检索结果中通过聚类筛选功能筛选出外文文献，又可以先限制语种再执行检索，例如，在 SinoMed 中选择西文生物医学文献数据库、在万方医学网限定检索的资源类型中选择外文期刊、在 CHKD 中选外文数据库、在百度学术高级检索中限定英文即可检索外文文献。

文献结果：用户可进行显示设置，可进行聚类筛选以精炼文献，可导出各种格式的题录信息以便后续借助软件进行文献管理，但在 CHKD 中的文献检索结果可进行可视化分析。

期刊结果：用户可找到期刊基本信息，找到投稿链接等，根据"年期"进行文献浏览，查找期刊计量分析，但在万方医学网、CHKD 中的期刊检索结果中还可以下载获取期刊封面目录，在 CHKD 中的期刊还提供期刊栏目统计分析，这些结果对于用户选刊投稿有参考意义。

【思考题】

请思考 SinoMed、CHKD、万方医学网、百度学术等中文文献数据库该如何综合起来使用。

（田　杰）

第二节　外文学术文献数据库

一、PubMed 数据库

（一）资源和功能概述

PubMed 是美国国立医学图书馆下属的 NCBI 建立的生物医学文献检索系统，可检索全世界范围内的生物医学期刊论文，部分文献可免费获取全文。

1. 收录情况　PubMed 收录的期刊最早可追溯至 1865 年，共 70 多个国家 5400 多种生物医学期刊的书目索引和摘要，每年增加约 60 余万条文献记录，1997 年 6 月开始面向全球免费开放（图 13-37）。PubMed 的全部记录中有 76% 的文献为英文；2000 年以来的记录中有 90% 的文献为英文，共计收录中国出版的期刊近 200 种，包括临床医学、基础医学、护理学、牙科学、兽医学、药理学、环境和公共卫生等。

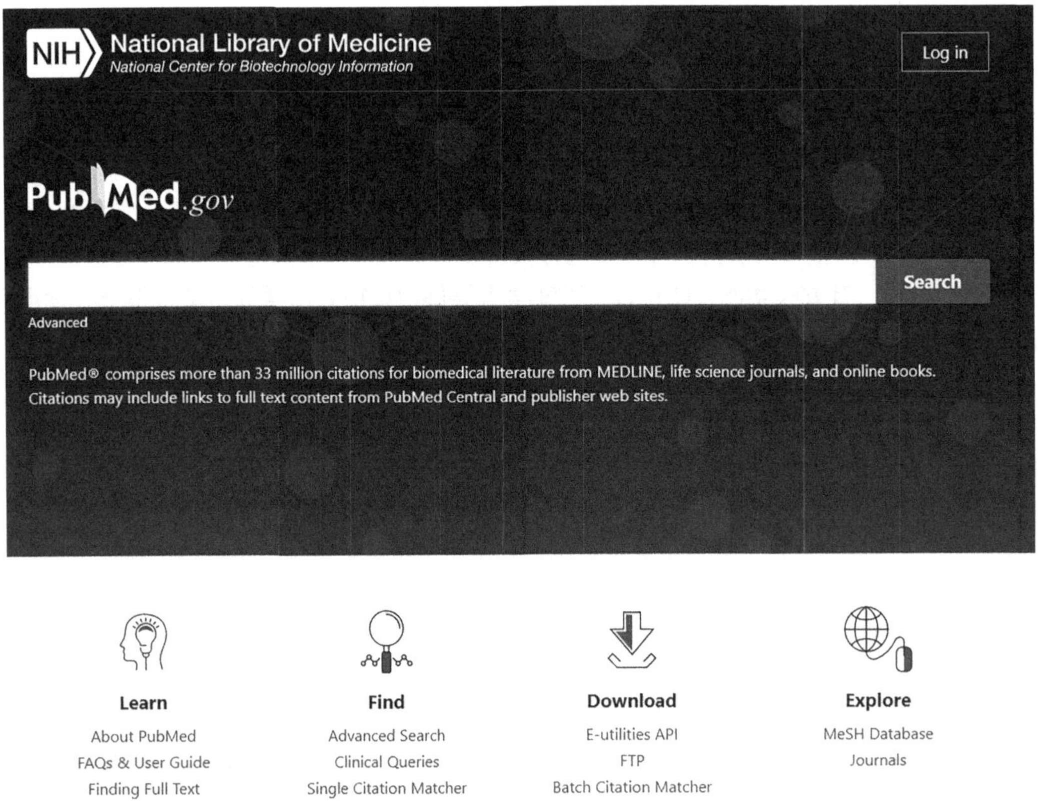

图 13-37 PubMed 主页

2. 数据来源 PubMed 数据来源主要包括 Medline、PreMedline、Record Supplied by Publisher、OldMedline。

（1）Medline：5000 余种生物医学期刊，内容涉及医学、护理、牙科、兽医、健康保健系统等学科。这些期刊来源于世界上 70 多个国家和地区。文献量达 2000 多万条记录，并回溯到 1966 年。

（2）PreMedline：正在加工处理的文献记录组成的数据库，部分还未标引主题词的文献，暂时放在这个数据库中。一旦分配 MeSH 词，并进入 Medline 库。

（3）Record Supplied by Publisher：出版商直接向 PubMed 提供电子记录，包括 Medline 未收录的部分记录，这个库中的记录每天都向 PreMedline 转送。

（4）OldMedline：1948～1965 年发表的 200 多万篇文献（没有 MeSH 字段和摘要）存放于这个库中。

（二）检索方法

1. 检索的基本规则 PubMed 检索时，支持自动转换匹配、截词检索、限定检索、精确检索。

（1）自动转换匹配：对于输入的检索词，PubMed 先按一定的词表顺序进行对照匹配和转换，再进行检索。词表匹配转换顺序是：MeSH 词表→期刊刊名表→短语表→作者索引表。如果在以上 4 个表中都找不到相匹配的词，PubMed 将把短语分开，以单词为单位，分别重复以上过程，检索时各个词之间是 AND 的逻辑关系。如果仍找不到相匹配的词，则用单个词在所有字段查找，各个词之间也是 AND 的逻辑关系。

（2）截词检索：PubMed 检索时，可以在词的末尾加 *，能够检索出以该词为词根的所有词，但不包括词组。如“nurs*”可检索出含有“nurse”“nurser”“nursing”等词的文献，但不能检索出“nurse student”这样的文献。使用截词检索的时候，将自动关闭自动转换匹配功能。

（3）限定检索：PubMed 检索时，为了精炼检索结果，可将检索词限定在一个或多个特定字段中，并用逻辑词进行组配。常用的检索字段如下：

Affiliation [AD]：检索作者单位。

All Fields [ALL]：全字段检索。

Author [AU]：检索作者。

Book [book]：检索 PubMed 中的电子书。

ISBN [ISBN]：国际标准书号。

Issue [IP]：期。

Journal [TA]：刊名。

MeSH Date [MHDA]：被标引主题词的日期。

MeSH Major Topic [MAJR]：主要主题词。

MeSH Subheadings [SH]：副主题词。

MeSH Terms [MH]：主题词。

PMID [PMID]：PMID 号。

Publication Date [DP]：出版日期。

Publication Type [PT]：文献类型。

Text Words [TW]：检索标题、摘要、主题词、副主题词、文献类型、物质名、作者名等。

Title [TI]：检索标题。

Title/Abstract [TIAB]：检索标题和摘要。

Volume [VI]：卷。

（4）精确检索：PubMed 检索时，双引号（“”）可实现精确检索，词组作为整体在检索结果中出现，不会被拆分，使用双引号精确检索时，双引号必须是英文状态下输入，将自动关闭自动转换匹配功能。

2. 基本检索　在浏览器中输入 PubMed 数据库的网址，即可进入 PubMed 新版主页，在检索框中输入检索词，按回车键或点击“Search”按钮即可。检索时可按截词检索、限定检索和精确检索的相关功能对检索词进行限定，以达到精确检索目的。

例如，在 PubMed 中检索重庆医科大学发表的宫颈癌方面的文献。

第一步，提炼检索项：检索工具为 PubMed；检索词为重庆医科大学、宫颈癌。

第二步，确定检索词之间的逻辑关系为 AND，可采用限定检索，将检索词限定在某些检索字段中，此例中将宫颈癌限定在标题和摘要中进行检索，构建检索式为 cervical cancer[tiab] AND Chongqing Medical University[ad]，实施检索，检索结果有 117 条（图 13-38）。

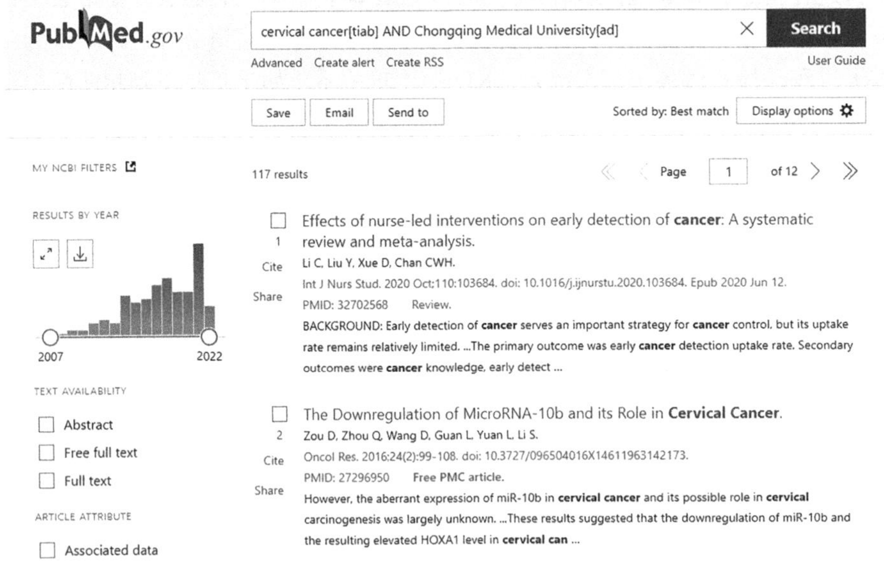

图 13-38 检索式构造及检索结果

扩展阅读：布尔逻辑运算符

布尔逻辑是一套完整的逻辑代数系统，得名于英国数学家乔治·布尔（George Boole），布尔逻辑运算符是计算机检索中常用的运算符号，可利用布尔逻辑运算符对若干检索词进行组配，得到不同的检索结果。常见的布尔逻辑运算符共有三种：逻辑与、逻辑或、逻辑非。

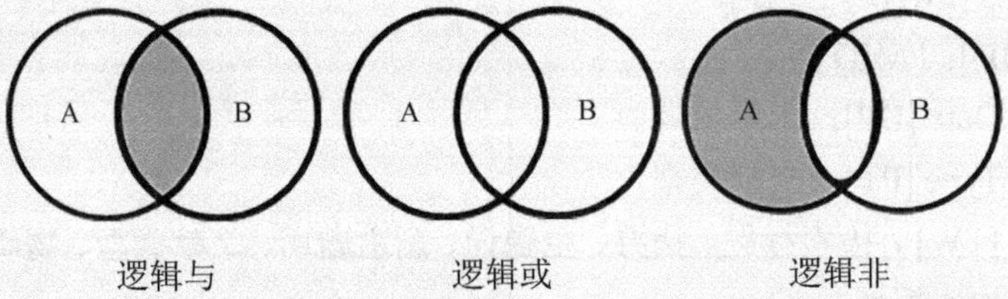

运算符一：逻辑与

“与”可缩小检索范围，提高查准率。不同数据库用以表示“与”的符号有“AND”“and”“&”“※”以及空格等。

A 与 B 作为两个独立的检索词，进行逻辑“与”运算，阴影部分表示检索结果，既包含检索词 A，也包含检索词 B。

运算符二：逻辑或

“或”可扩大检索范围，提高查全率。不同数据库用以表示“或”的符号有“OR”“or”“|”“+”等。

进行逻辑“或”运算，检索结果既可以同时包含 A 和 B，又可以只包含其中一个。

运算符三：逻辑非

“非”可缩小检索范围，提高查准率。不同数据库中用以表示“非”的符号主要有“NOT”“not”“!”“-”。

进行逻辑“非”运算，检索结果仅包含 A，同时不包含 A 和 B 的交集。

【思考题】
利用 PubMed 数据库查找小细胞肺癌的研究进展。

3. 高级检索　实际检索过程中，遇到的情况往往无法仅通过基本检索就能完成，此时需要通过高级检索页面实施检索，高级检索页面，可按需选择检索字段，构建检索词之间的逻辑关系。

在 PubMed 检索页面点击检索框下的“Advanced”即可进入高级检索页面（图 13-39）。PubMed 的高级检索页面包含三部分：检索词输入框（Add terms to the query box）、检索表达式构建框（Query box）、检索历史和检索详情（History and Search Details）。检索词输入框可选择检索字段，输入检索词，点击“ADD”选择逻辑组配关系 AND、OR 或者 NOT；检索表达式构建框可自动构建表达式；检索历史和检索详情主要是呈现之前的检索详情，可选择相应的检索条目再进行逻辑组配。具体方式为在检索表达式构建框中输入第一个检索条目“#1”，用 AND 或者 OR 连接，再输入第二个检索条目“#2”，点击“Search”即可完成检索。点击 Details 下方的右三角按钮，可看到检索词在数据库中被自动转换成的检索词、检索的具体字段以及逻辑组配关系。

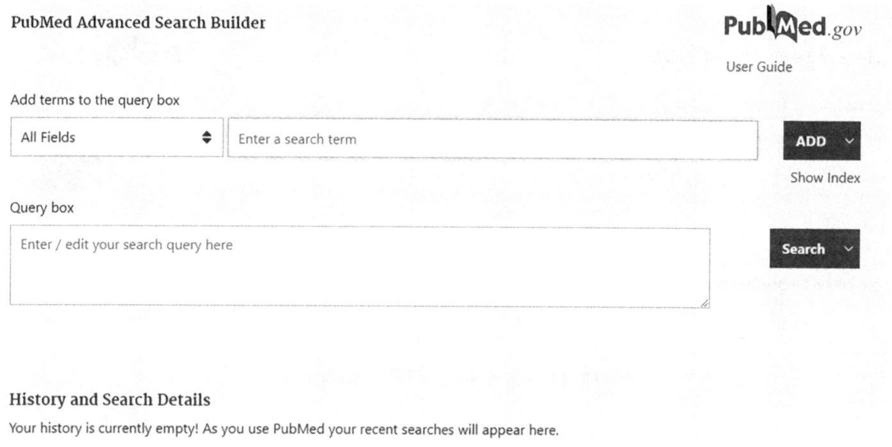

图 13-39　PubMed 高级检索页面

例如，利用 PubMed 高级检索查找重庆医科大学发表的有关腹腔镜在不孕症诊治方面的文献。

第一步，提炼检索项，检索工具为 PubMed，检索方法为高级检索，检索词为：腹腔镜 laparoscope、peritoneoscope，不孕症 infertility、sterility、female infertility，重庆医科大学 Chongqing Medical University。

第二步，进入 PubMed 高级检索页面，检索字段选择 All fields，输入 laparoscope、peritoneoscope，用逻辑或连接，点击“Search”，检索结果显示有 161 549 条（图 13-40）。

第三步，检索字段选择 All Fields，输入 infertility、sterility、female Infertility，用逻辑或连接，点击“Search”（图 13-41），获取检索结果。

第四步，检索字段选择 Affiliation，输入 Chongqing Medical University，点击“Search”（图 13-42），获取检索结果。

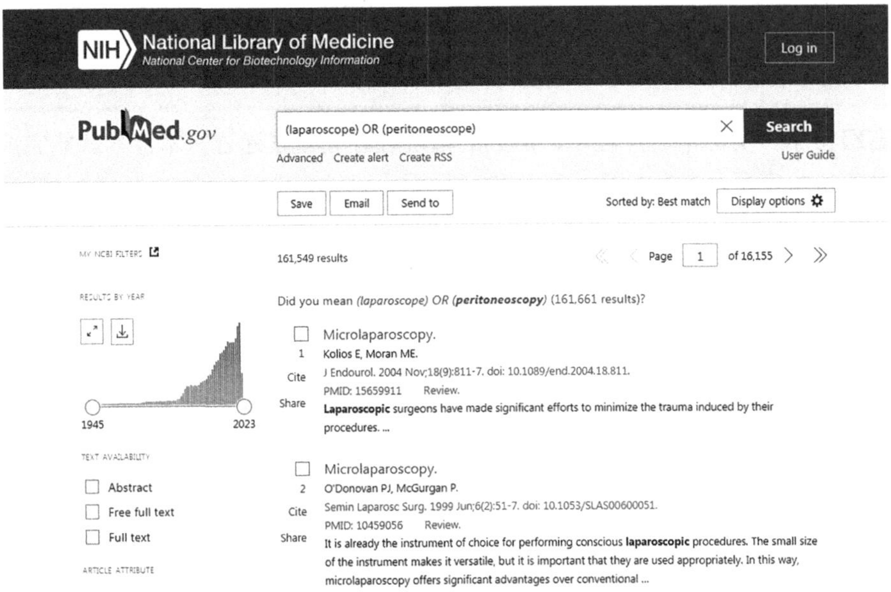

图 13-40 PubMed 检索结果

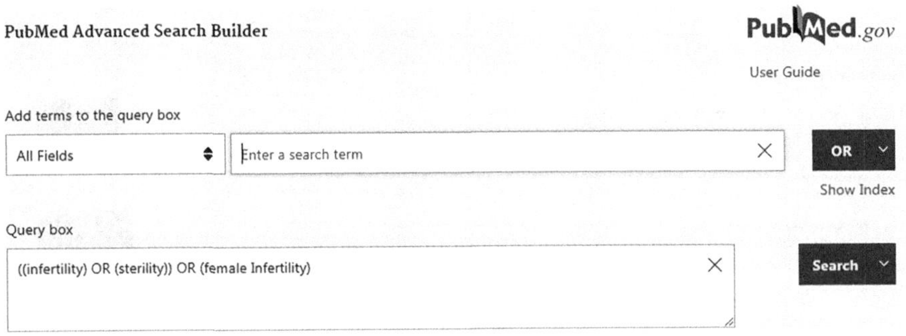

图 13-41 多个检索词逻辑组配检索

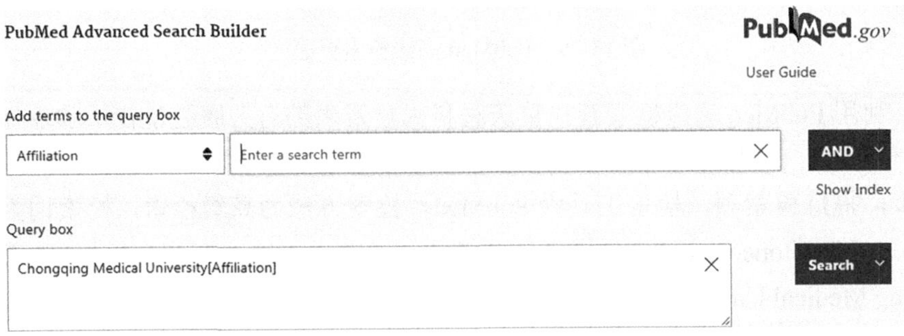

图 13-42 机构字段限制检索

第五步，在检索历史中，将第二步到第四步的检索结果用逻辑 AND 连接，点击“Search”（图 13-43），获取检索结果。

4. 主题检索 主题检索是指从主题词途径入手检索文献，可以对主题词进一步限制，使其检索的专指性更强，结果更精准。主题检索的入口在 PubMed 主页中间位置，点击“MeSH Database”即可进入检索页面（图 13-37）。

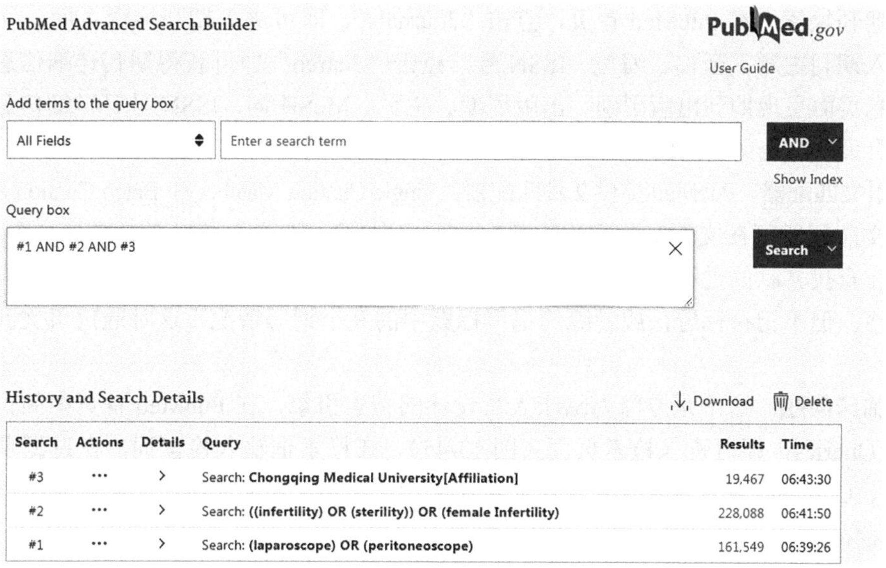

图 13-43　多个检索式联合检索

例如，利用 PubMed 的主题检索查找甲硝唑治疗阴道炎的相关文献。

第一步，分析检索课题：对于甲硝唑来说，是利用其治疗阴道炎，应组配副主题词“治疗应用”（therapeutic use）；对于阴道炎来说，是利用药物来治疗，应组配副主题词“药物疗法”（drug therapy）。同时这两个概念之间是逻辑 AND 的关系。

第二步，在 MeSH 检索页面，输入 vaginitis，选择匹配的主题词，在副主题词页面勾选 drug therapy，并增加到检索框，点击“Search PubMed”（图 13-44），实施检索。

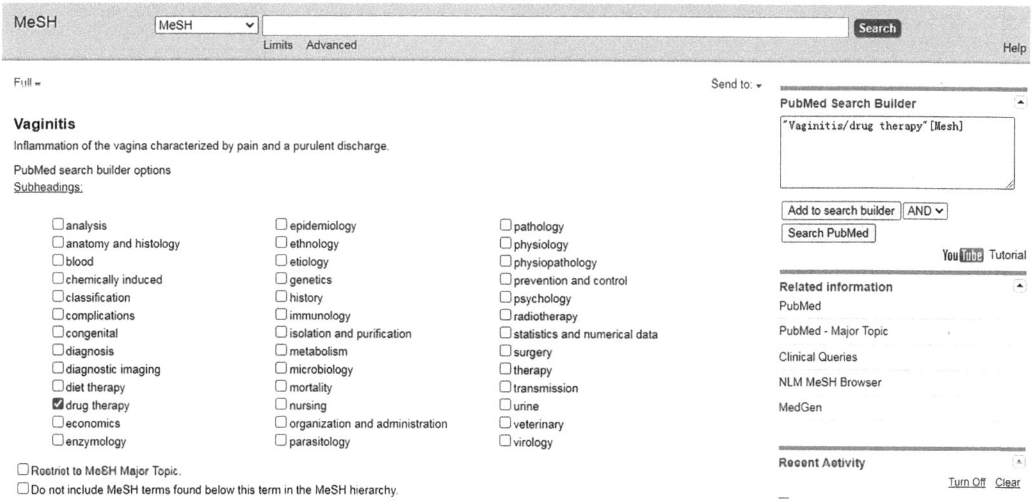

图 13-44　主题检索页面

第三步，在 MeSH 检索页面，输入 metronidazole，选择匹配的主题词，在副主题词页面勾选 therapeutic use，并增加到检索框，点击“Search PubMed”，实施检索。

第四步，在检索历史页面，将上述主题检索结果用逻辑 AND 连接起来，并实施检索（图 13-43）。

5. 期刊检索 在 PubMed 首页，点击“Journals”，即可进入期刊检索页面。在检索框中可输入期刊主题、全称、缩写、ISSN 号，点击“Search”即可获得期刊详细信息。期刊详细信息页面呈现期刊出版国别、出版周期、主页、MeSH 词、ISSN 号等详细信息。通过期刊主页可获取全文、投稿链接等详细内容。

6. 引文匹配器 PubMed 提供 2 种匹配器，Single Citation Matcher 和 Batch Citation Matcher，利用引文匹配器可在文献某些字段信息缺失的条件下，精准获得想要的文献（图 13-44）。例如，在查找文献的过程中，可能只记得某篇文献发表的期刊和作者，甚至是只有文中的某个表格，但不记得标题，或者隐约记得标题中的某个词等情况，这时通过引文匹配器可以实现。

7. 临床问题 这个是专门为临床人员设计的搜索引擎，在 PubMed 首页中间位置点击 Clinical Queries，即可进入检索页面（图 13-45）。在检索框输入检索词，在过滤项中选择 Therapy、Clinical Prediction Guides、Diagnosis、Etiology、Prognosis，点击“Search”即可显示检索结果。

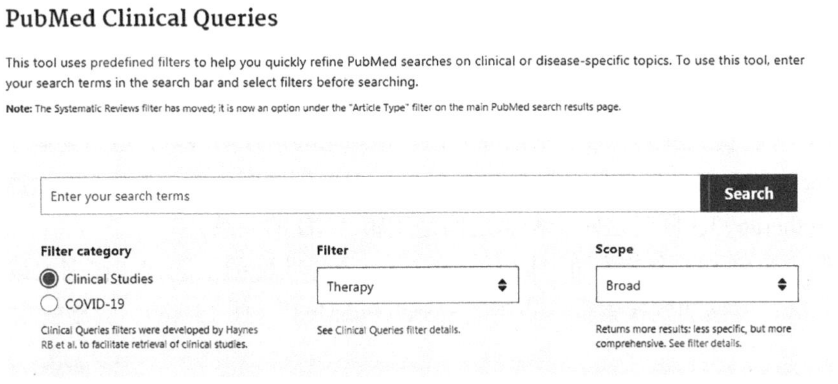

图 13-45 临床问题检索页面

（三）检索结果处理

1. 检索结果的显示 PubMed 的检索结果默认 Best match 显示，可按 Best match、Most recent、Publication Date、First Author、Journal 排序。显示格式有 Summary、Abstract、PubMed 和 PMID 4 种形式（图 13-46）。

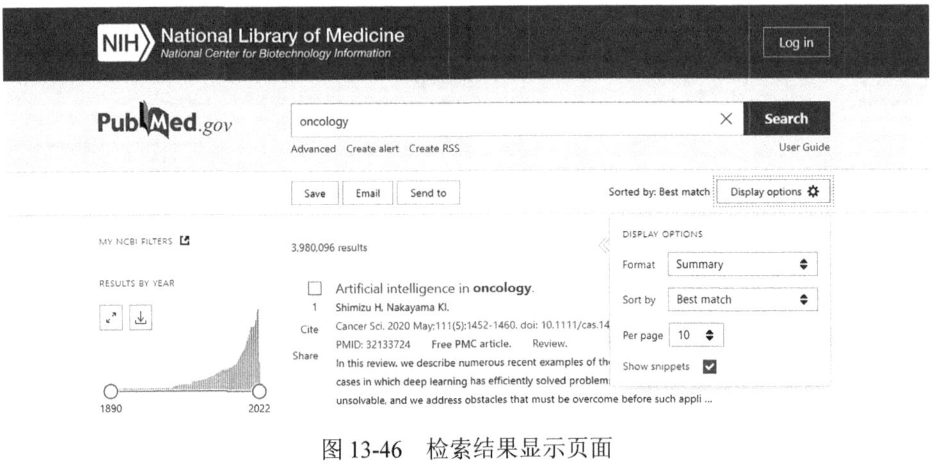

图 13-46 检索结果显示页面

（1）Summary：默认显示格式。显示的信息包括文献的标题、著者、出处、PMID、文献类型、免费全文等信息。

（2）Abstract：显示信息除了文献标题、著者、出处等基本信息外，还包括摘要信息，以便用户了解文献详细内容。

（3）PubMed：以数据库的著录格式显示检索结果，字段包括 PMID、题目、摘要、作者、作者地址、语种、出版类型、出处、MeSH、文献 ID、出版状态等。

（4）PMID：显示文献的 PMID 号。

2. 检索结果的筛选　检索结果的左侧，显示的是检索结果的筛选项，数据库默认提供的筛选项有 results by year、text availability、article attribute、article type、publication date，点击左下角的“Additional filters”，按 SPECIES、LANGUAGE、SEX、JOURNAL、AGE 分类显示各个筛选项。根据检索需求，勾选筛选项，检索结果将做进一步限定（图 13-47）。

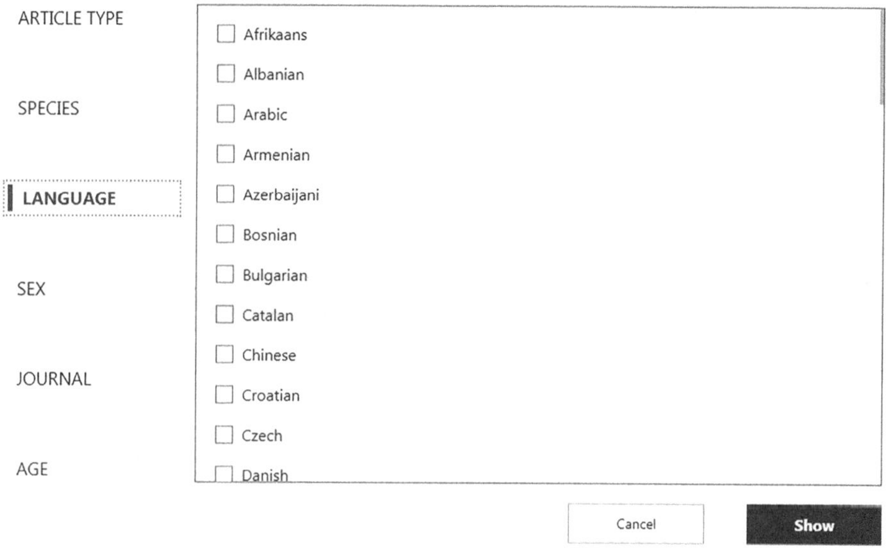

图 13-47　过滤筛选项

3. 检索结果的保存　点击“save”，选择保存条目和格式（Summary/RIS/PMID/Abstract/CSV），点击“Creat file”，完成将记录保存为文件。选择“E-mail”，则可将结果发送至邮箱。在检索结果显示页面可将某一次检索的全部记录或标记记录保存；而“Clipboard”页面可用于保存一次或多次检索的结果记录。Clipboard（剪贴板）是短期保存，最多 500 条，8 小时。长期保存可将结果保存到 My Bibliography 和 Collections，这个需要注册 MY NCBI 个人账号。

二、BIOSIS Previews 数据库

（一）资源和功能概述

生命科学索引数据库（BIOSIS Previews）是由美国生物科学信息服务社（BIOSIS）出版的有关生命科学领域的文摘索引数据库，内容来源于《生物学文摘》（*Biological Abstracts*）、《生物学文摘——报告、综述、会议》[*Biological Abstracts/RRM*（*Reports, Review, Meetings*）] 和《生物研究索引》（*BioResearch Index*）。

1. 收录情况　BIOSIS Previews 收录内容涵盖了生物学（植物学、生态学、动物学等）、解剖学、细菌学、行为科学、生物化学、生物工程、生物物理、生物技术、植物学、临床医学、实验医学、遗传学、免疫学、微生物学、营养学、职业健康、寄生虫学、病理学、公共卫生、药理学、生理学、毒理学、病毒学、农学、兽医学及交叉科学（生物化学、生物医学、生物技术等）等研究领域。内容偏重于基础和理论方法的研究，可以使用户对生命科学和生物医学文献进行深入调研。BIOSIS Previews 涵盖了 100 多个国家 5500 多种生命科学期刊和 1650 多种非期刊文献如学术会议、研讨会、评论文章、美国专利、书籍、书籍章节以及软件评论的超过 1800 万条（1926 年至今）的记录。数据每月更新。该数据库目前是 Web of Science 数据库的一个子库。

2. 主要功能　BIOSIS Previews 数据库除了常见的检索功能外，还提供了文献分析功能和定题跟踪功能。文献分析功能能够帮助科研人员分析某研究领域的研究现状、进展和动态。例如，获得该领域文献年度分布情况、高产作者、高产单位、核心期刊以及涉及的主要研究方向，帮助研究者找准研究选题、寻求合作伙伴以及研究思路。定题跟踪功能可对已完成检索的检索式进行保存，并创建定题跟踪，持续跟踪某检索式的最新文献。创建定题跟踪服务后，数据库会将某项检索式的最新研究文献以电子邮件形式进行发送，便于研究者精准掌握某领域的最新研究进展（图 13-48）。

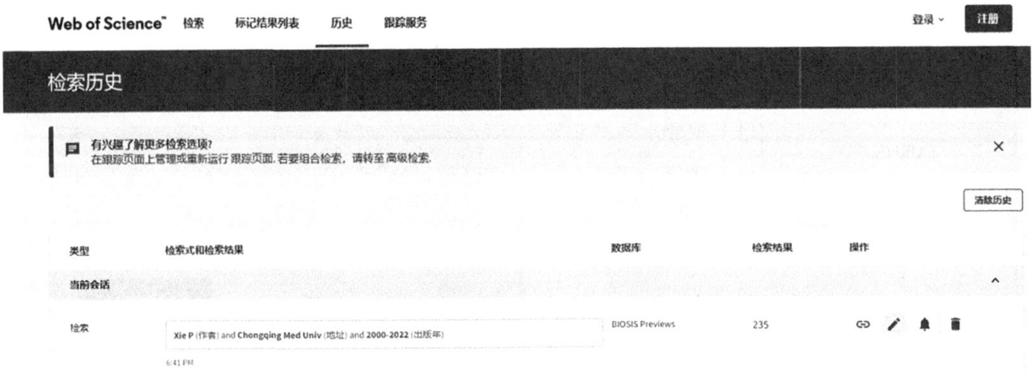

图 13-48　定题跟踪设置页面

（二）检索方法

1. 基本检索　BIOSIS Previews 是 Web of Science 的一个子库，适合 Web of Science 的检索规则，检索中，可用逻辑运算符 AND（逻辑与）、OR（逻辑或）、NOT（逻辑非）、位置算符和截词符。

在浏览器中输入网址，即可进入 Web of Science 主页，在所有数据库中选择 BIOSIS Previews，即可进入数据库检索页面。基本检索中，可以检索特定的研究主题、标题、作者、出版物、地址、会议信息、文献类型、化学成分等，获取您所需要的生物学及生命科学领域的文献信息（图 13-49）。

例如，在 BIOSIS Previews 中检索 2015 年至今发表的患者安全相关的文献。

第一步，根据检索要求，提炼检索项。检索工具为 BIOSIS Previews，发表时间为 2015 年以后，主题为患者安全 patient safety。

扩展阅读：位置算符和截词检索

1. 位置算符　是用来表示检索词间位置关系的符号，可以表示检索词间的距离，也可以表示检索词的先后顺序等。常见的位置算符有：

NEAR：用“NEAR”连接两个检索词时，表示两个词出现在同一句中，但不要求前后顺序。

同时可以用“NEARn”（*n* 表示一个正整数）来限定两词之间可以间隔的单词数，如“sepsis NEAR5 diagnosis”表示 sepsis 和 diagnosis 之间最多可以有 4 个单词存在（*n*–1）。

WITH：用“WITH”连接两个检索词时，要求两词出现在同一句中，但同样不要求前后顺序。

ADJ：“ADJ”与“NEAR”功能类似，但“ADJ”对连接的两词有前后顺序的限定。如“mi ADJ computer”表示 minicomputer，mictrocomputer 等。

2. 截词检索　是预防漏检、提高查全率的一种常用检索方法，大多数系统都提供截词检索功能。截词是指在检索词的合适位置进行截断，然后使用截词符进行处理，提高查全率。分为有限截词（即一个截词符只代表一个字符）和无限截词（一个截词符可代表多个字符），不同的系统支持的截词符不同，常用的有？、$、* 等。以无限截词举例说明：

（1）后截断，前方一致。如 comput? 表示 computer、computers、computing 等。

（2）前截断，后方一致。如？ computer 表示 minicomputer、microcomputer 等。

（3）中截断，中间一致。如？ comput? 表示 minicomputer、microcomputers 等。

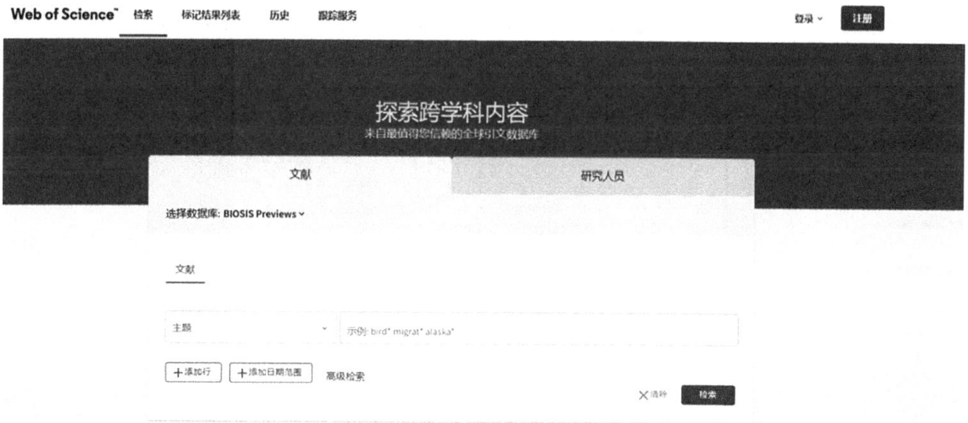

图 13-49　BIOSIS 基本检索页面

第二步，进入数据库主页，选择检索字段为主题，在检索框输入 patient safety，点击“添加日期范围”，选择出版日期中的自定义，输入 2015-01-01 至 2022-05-09，点击检索获取检索结果。

2. 高级检索　BIOSIS Previews 包含主题、标题、作者、出版物标题、出版年、出版日期等 23 个检索字段。高级检索往往由多个字段组成，字段之间允许使用逻辑运算符和通配符。鼠标点到某一字段，即可显示输入的检索词检索的范围，这种直观的检索方式提供了很好的检索向导，如选择“作者”这个检索字段，则在记录中检索作者、书籍作者、书籍团体作者以及团体作者（图 13-50）。

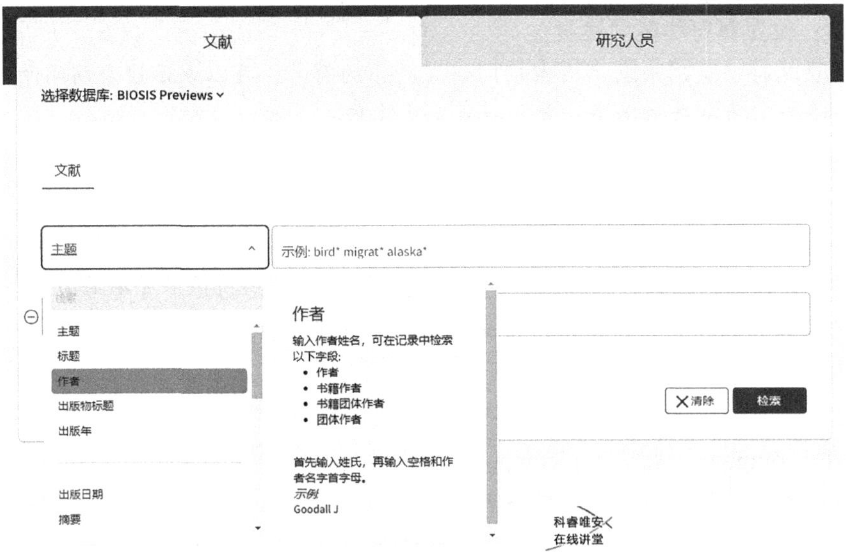

图 13-50　BIOSIS 高级检索页面

（三）检索结果处理

1. 检索结果的精炼　精炼主要用于对检索结果的第二次筛选，相当于二次检索或结果中检索，但是精炼的项目及功能远远大于二次检索。

精炼项目在检索结果的左侧，包括出版年、文献类型、主要概念、作者、出版物标题、国家地区等 10 余项，常见精炼字段的含义表示为发表文献在各个精炼字段的分布情况。默认界面仅呈现了部分类别，可点击“全部查看”，会呈现全部的分类结果。分类结果按文献的多少排序。勾选具体的分类结果，点击“精炼”，即可完成检索结果的进一步筛选（图 13-51）。

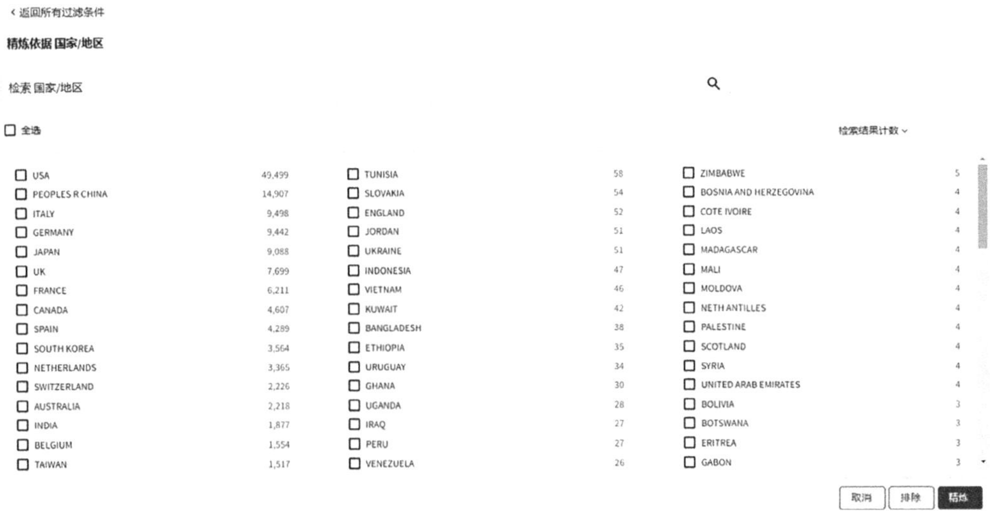

图 13-51　BIOSIS 检索结果按国家/地区精炼页面

2. 检索结果的查看和导出　每一条检索结果呈现的字段有篇名、作者、卷期页、来源出版物、DOI、出版时间、索引时间、文献类型、摘要、作者信息、文献信息、期刊信息、被引频次等（图 13-52）。可以从检索结果页面上的“出版商处的免费全文”按钮获取全文。Web of Science 中提供多种导出方式，可将检索结果按 EndNote Online、EndNote Desktop、纯文本文件、RefWorks、电子邮件等方式进行导出。

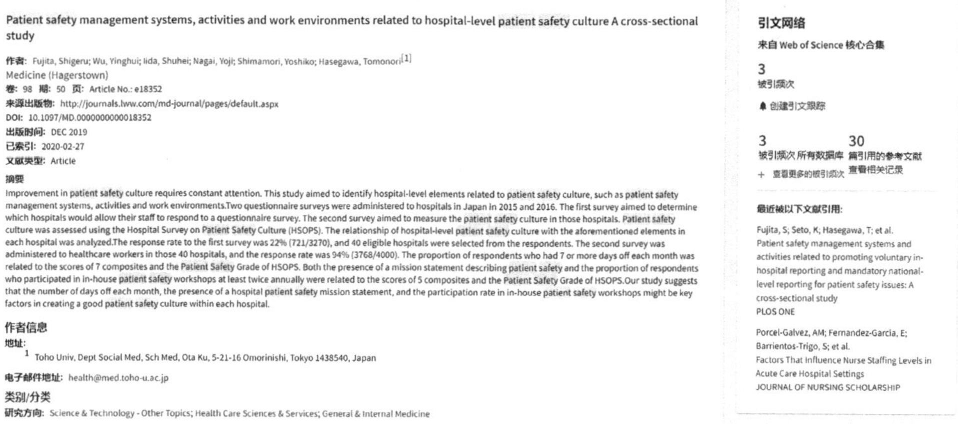
Patient safety management systems, activities and work environments related to hospital-level patient safety culture A cross-sectional study

作者：Fujita, Shigeru; Wu, Yinghui; Iida, Shuhei; Nagai, Yoji; Shimamori, Yoshiko; Hasegawa, Tomonori[1]
Medicine (Hagerstown)
卷：98　期：50　页：Article No.: e18352
来源出版物：http://journals.lww.com/md-journal/pages/default.aspx
DOI：10.1097/MD.0000000000018352
出版时间：DEC 2019
已索引：2020-02-27
文献类型：Article

摘要

Improvement in patient safety culture requires constant attention. This study aimed to identify hospital-level elements related to patient safety culture, such as patient safety management systems, activities and work environments.Two questionnaire surveys were administered to hospitals in Japan in 2015 and 2016. The first survey aimed to determine which hospitals would allow their staff to respond to a questionnaire survey. The second survey aimed to measure the patient safety culture in those hospitals. Patient safety culture was assessed using the Hospital Survey on Patient Safety Culture (HSOPS). The relationship of hospital-level patient safety culture with the aforementioned elements in each hospital was analyzed.The response rate to the first survey was 22% (721/3270), and 40 eligible hospitals were selected from the respondents. The second survey was administered to healthcare workers in those 40 hospitals, and the response rate was 94% (3768/4000). The proportion of respondents who had 7 or more days off each month was related to the scores of 7 composites and the Patient Safety Grade of HSOPS. Both the presence of a mission statement describing patient safety and the proportion of respondents who participated in in-house patient safety workshops at least twice annually were related to the scores of 5 composites and the Patient Safety Grade of HSOPS.Our study suggests that the number of days off each month, the presence of a hospital patient safety mission statement, and the participation rate in in-house patient safety workshops might be key factors in creating a good patient safety culture within each hospital.

作者信息

地址：

1 Toho Univ, Dept Social Med, Sch Med, Ota Ku, 5-21-16 Omorinishi, Tokyo 1438540, Japan

电子邮件地址：health@med.toho-u.ac.jp

类别/分类

研究方向：Science & Technology - Other Topics; Health Care Sciences & Services; General & Internal Medicine

引文网络

来自 Web of Science 核心合集

3
被引频次

创建引文跟踪

3
被引频次 所有数据库
+ 查看更多的被引频次

30
篇引用的参考文献
查看相关记录

最近被以下文献引用：

Fujita, S; Seto, K; Hasegawa, T; et al.
Patient safety management systems and activities related to promoting voluntary in-hospital reporting and mandatory national-level reporting for patient safety issues: A cross-sectional study
PLOS ONE

Porcel-Galvez, AM; Fernandez-Garcia, E; Barrientos-Trigo, S; et al.
Factors That Influence Nurse Staffing Levels in Acute Care Hospital Settings
JOURNAL OF NURSING SCHOLARSHIP

图 13-52　BIOSIS 检索结果详细页面（部分）

3. 检索结果的分析　数据库提供检索结果的分析功能，分析的点主要包括文献类型、主要概念、作者、出版物标题、专利权人、开放获取等 15 个指标，点击检索框旁边的“分析检索结果”，可自动生成检索结果的分析报告。通过分析报告，研究者可以快速掌握某一领域的研究现状，把握研究趋势和进展。常用分析项主要包括：

出版年：帮助研究者掌握该领域文献随时间变化的发表情况，是否值得继续关注。

作者：帮助研究者掌握该领域的高产作者，寻求合作方。

国家/地区：帮助研究者了解该领域的研究主要来自哪些国家，掌握各个国家的研究现状。

机构：帮助研究者掌握该领域的高产机构有哪些，寻求进一步的合作。

来源出版物：帮助研究者掌握该领域的文献都发表在哪些期刊中，便于同领域文章的选刊投稿。

文献类型：帮助研究者掌握该领域的文献，主要以何种体裁呈现。

分析结果可按柱状图或树状图形式呈现，以及具体的记录数及百分比（图 13-53、图 13-54、图 13-55）。

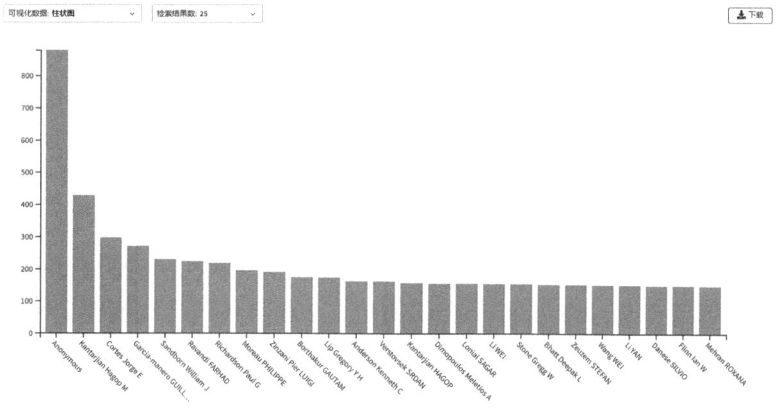

图 13-53　柱状图呈现分析结果

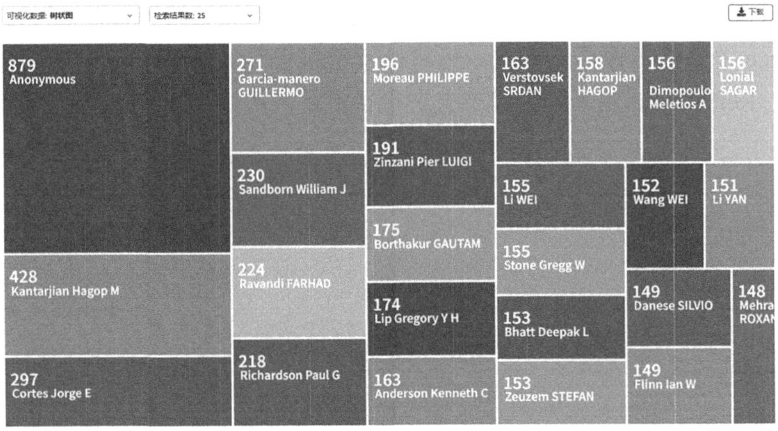

图 13-54　树状图呈现分析结果

全选	字段: 作者	记录数	162,809的百分位
☐	Anonymous	879	0.540%
☐	Kantarjian Hagop M	428	0.263%
☐	Cortes Jorge E	297	0.182%
☐	Garcia-manero GUILLERMO	271	0.166%
☐	Sandborn William J	230	0.141%
☐	Ravandi FARHAD	224	0.138%
☐	Richardson Paul G	218	0.134%
☐	Moreau PHILIPPE	196	0.120%
☐	Zinzani Pier LUIGI	191	0.117%
☐	Borthakur GAUTAM	175	0.107%
☐	Lip Gregory Y H	174	0.107%
☐	Anderson Kenneth C	163	0.100%
☐	Verstovsek SRDAN	163	0.100%
☐	Kantarjian HAGOP	158	0.097%
☐	Dimopoulos Meletios A	156	0.096%

图 13-55　分析结果的具体信息

三、Embase 数据库

（一）资源和功能概述

Embase 是由爱思唯尔公司出品的医学文摘在线数据库，是多用途、实时更新且高度通用的生物医学数据库，能够帮助发现药物与疾病的关系、药物与药物的相互作用、类似病理中使用的治疗方法，以及适合试验的动物模型。该数据库源自 70 个国家，涉及的领域包含药理学 & 毒理学、临床医学、遗传学，生化 & 分子生物学、神经病学 & 行为医学、微生物 & 传染病学、心脏病学 & 血液学、精神病 & 精神卫生、肿瘤学、公共卫生等相关学科，覆盖超过 8600 种期刊，其中包含 Medline 的所有期刊，2800 种未被 Medline 收录的期刊，以及会议资源，每年有来自约 7000 个会议的超过 295 万条的会议摘要更新。基于 Emtree 词库的索引量是 MeSH 的 2.5 倍，具备深入的词库索引功能，全方位支持生物医学文献研究，帮助科研人员进一步找到最具相关度的内容。

1. 常见检索字段　Embase 数据库有 50 多个检索字段，常见字段及其含义如下：

ab：Abstract 文摘

kw：Author Keyword 关键词

ti：Article Title 题名

au：Author Name 作者姓名

cn：Clinical Trial Number 临床试验数

cy：Country of Journal 出版国家

pd：Publication Date 出版日期

tn：Drug Trade Name 药品商品名

dv：Device Trade Name 仪器商品名

is：ISSN 国际标准连续出版物编号

de：Index Term 索引词

vl：Volume 卷

py：Publication Year 出版年

2. Emtree 生命科学辞典　Emtree 生命科学辞典是 Embase 数据库中对生物医学文献进行主题分析、标引和检索时使用的规范性词表，创建于 1988 年。该词表有 7.5 万个主题词汇和 29 万个同义词汇。Emtree 每年更新 3 次最新的药物、疾病等相关的索引，包括 FDA 与欧洲药品管理局（European Medicines Agency，EMA）记录的药物名称和世界卫生组织从 2000 年起记录的所有国际非专利名称（INNS）。

Emtree 借鉴了 MeSH 的树状层级结构，与 Medline 一样，具有下位词扩检功能，可提高查全率。由于 Emtree 与 MeSH 分别属于不同主题词体系，在 Medline 中是主题词，但在 Emtree 中不一定是主题词。在 Medline 中，有些概念只用一个主题词表达，而在 Emtree 中，则可能会有多个词。比如查询胃肿瘤方面的文献时，在 Medline 中只需要输入“stomach neoplasms”一个主题词即可，而在 Embase 中则需输入胃和肿瘤组合的多个主题词，如 stomach cancer、stomach carcinoma、stomach sarcoma、stomach tumor 等均是 Embase 的正式主题词。Medline 中 Aspirin 是正式主题词，而在 Embase 中，只能用 acetylsalicylic acid。

3. 副主题词　Embase 的副主题词也被称为连接词，其中疾病有 14 个副主题词，药物有 19 个副主题词。药物治疗（drug therapy）是两者共同的副主题词。与 MeSH 不同的是，Emtree 仅疾病、药物或设备类主题词才搭配副主题词。疾病的 14 个副主题词为：

Complication（并发症）

Etiology（病因学）

Congenital disorder（先天性异常）

Prevention（预防）

Diagnosis（诊断）

Radiotherapy（放射治疗）

Disease management（疾病处理）

Rehabilitation（康复）

Drug resistance（抗药性）

Side effect（不良反应）

Drug therapy（药物治疗）

Surgery（外科手术）

Epidemiology（流行病学）

Therapy（治疗）

药物的 19 个副主题词为：

Adverse drug reaction 药物副作用

Drug interaction 药物相互作用

Clinical trial 临床试验

Drug therapy 药物治疗

Drug administration 投药方式

Drug toxicity 药物毒性

Drug analysis 药物分析

Endogenous compound 内源性物质

Drug combination 药物联用

Pharmaceutics 制药学

Drug comparison 药物对比

Pharmacoeconomics 药物经济学

Drug concentration 药物浓度

Pharmacokinetics 药代动力学

Drug development 药物开发

Pharmacology 药理学

Drug dose 药物剂量

Special situation for pharmacovigliance 药物警戒特殊情况

Unexpected outcome of drug treatment 药物治疗的意外结果

4. 主要功能 Embase 数据库独特之处在于支持药物、器械和疾病检索，支持系统评价研究，主要功能阐述如下。

（1）同义词映射功能：Emtree 包含药物（包括化学名、商品名和通用名）、医疗器械（包括商品名称和制造商名称）、疾病以及相关症状（如高血压、中风、胸痛等）的主题词表，能够识别一个特定词表的所有同义词汇。同义词可自动映射，例如，对“valium”“loratadine”进行检索将自动映射到“diazepam”，确保所有相关记录都能够被检索出来。

（2）专门支持药物、医疗器械和疾病检索：Embase 为药物、医疗器械和疾病检索提供了专用检索表单及检索参数。检索参数如下：

“Drug”检索表单中的检索参数 drug fields、drug subheadings 和 routes（图 13-56）。

“Device”检索表单中的检索参数 device fields 和 device subheadings（图 13-57）。

“Disease”检索表单中的检索参数 disease subheadings（图 13-58）。

Subheadings 副主题词是 Embase 中一个非常有用的功能，能够将检索出来的记录限定到特定的预选主题下，包括药物不良反应、医疗器械不良事件、毒性、临床试验或并发症等。例如，根据名称对某一种药物进行检索时，选择“Clinical trial”副主题词，检索出来的记录将是包含这种药物临床试验的记录。

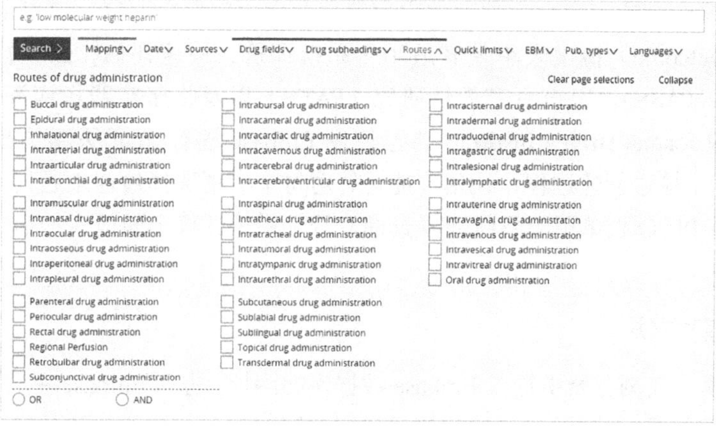

图 13-56　药物检索

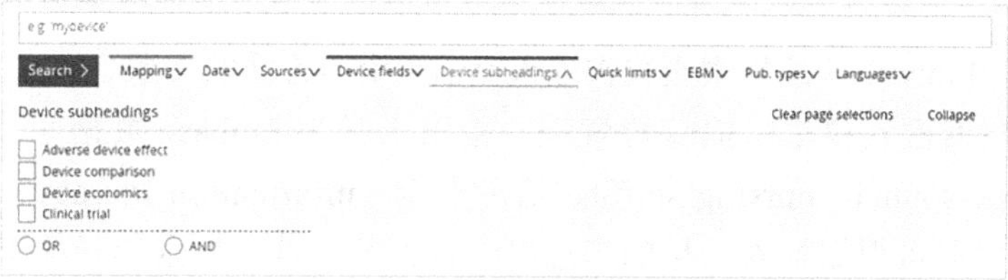

图 13-57　设备检索

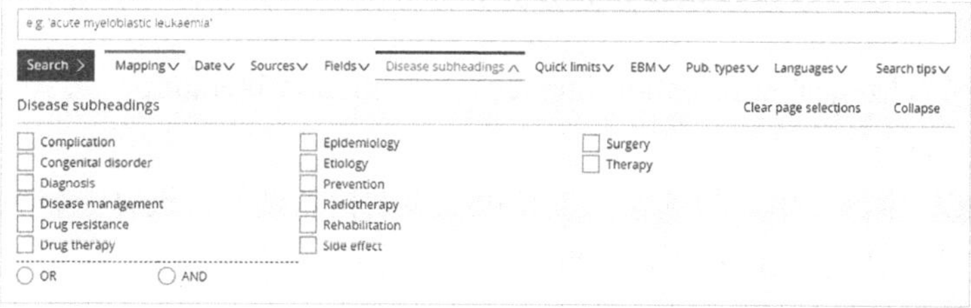

图 13-58　疾病检索

（3）支持药物警戒研究：PV Wizard 是一个专门针对药物警戒开发的检索表单，通过提供一个结构化的框架来简化检索策略创建过程，实现了高查全率、高精准度的文献检索查询，用于药物警戒文献监测。PV Wizard 与欧洲药品管理局的医学文献监测检索策略数据库 EudraVigilance 互联，一键点击便能够获取欧洲药品管理局监测的 400 个活性物质群检索策略的完整列表（图 13-59）。

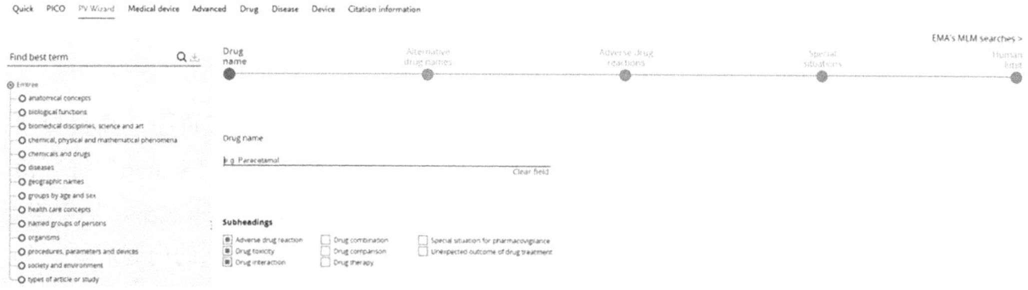

图 13-59　PV Wizard 药物警戒查询

（4）系统评价指导：Embase 独有的内容覆盖和专用的 PICO（Population、Intervention、Comparison、Outcome）检索表单使其适用于系统评价、快速评估、卫生技术评估、上市后安全性研究（PASS）、上市后有效性研究（PAES）以及临床实践指南等。The Cochrane Collaboration 和 Joanna Briggs Institute 推荐使用 Embase 进行循证医学方面的系统评价。PICO 表单简化了检索创建过程，让用户能够针对每个类别选择最佳主题词，稍做点选便能制定检索策略。PICO 表单用于系统评价查询，符合系统评价全面检索的需求，为循证医学提供支持。

（二）检索方法

1. 快速检索　在浏览器中输入 Embase 数据库的网址，进入 Embase 主页，点击“Quick”可进入快速检索页面。点击“Add field”可添加检索字段，选择逻辑组配关系，在检索框内输入检索词即可完成检索，检索词可根据输入的部分内容从数据库提供的检索词或词组中进行选择。

例如，利用 Embase 快速检索查找护理人员信息素养方面的文献。

第一步，根据检索要求，提炼检索项。检索工具为 Embase 数据库，检索词为护理人员（nursing personnel、nursing staff）、信息素养（information literacy、information literature），检索字段可根据检索结果的满意度进行调整，首次检索选择检索字段为 Title or Abstract。

第二步，进入 Embase 数据库主页，进入快速检索页面，选择检索字段，输入检索词 nursing personnel、nursing staff，选择逻辑组配 OR 进行检索。

第三步，输入检索词 information literacy、information literature，选择逻辑组配 OR 进行检索。

第四步，在检索历史中，勾选第二步和第三步的检索结果，选择逻辑组配 AND，点击“Combine”，检索结果有 5 条（图 13-60）。

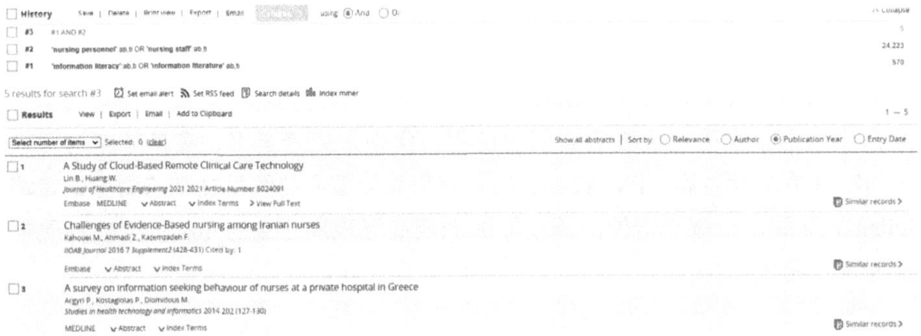
History
#3 #1 AND #2
#2 'nursing personnel':ab,ti OR 'nursing staff':ab,ti
#1 'information literacy':ab,ti OR 'information literature':ab,ti
5
24,223
570
5 results for search #3
Results
A Study of Cloud-Based Remote Clinical Care Technology
Challenges of Evidence-Based nursing among Iranian nurses
A survey on information seeking behaviour of nurses at a private hospital in Greece

图 13-60　第四步检索结果

2. 高级检索　进入 Embase 主页，点击“Advanced”进入高级检索页面，高级检索需要自行构建检索式，检索式的构建方法可参照检索框中的事例，点击“Search”进行检索（图 13-61）。用户可根据高级检索中的选项来进行组合检索，如术语对照检索、扩展检索、以关键词为重点内容的文章或检索特定日期以来新增的记录。限制选项的内容广泛，如学科、出版物类型、人类、性别、年龄、语言、人类与动物研究类型等。如某一用户想搜索特定的学科，可单击学科列表，找到所需要的学科即可。

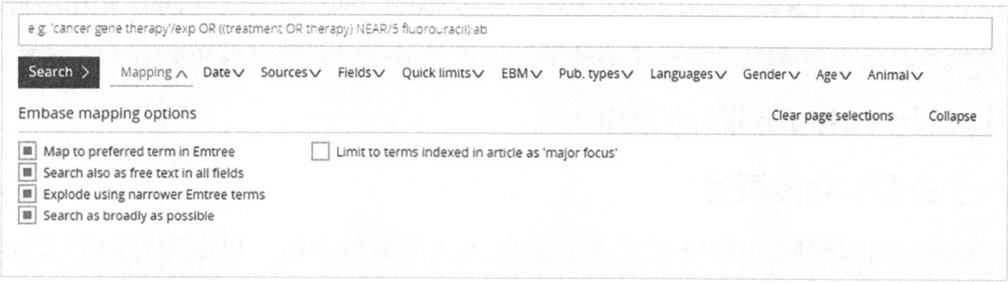

图 13-61　高级检索页面

例如，利用 Embase 高级检索查找有关白内障治疗相关的文献。

第一步，根据检索要求，提炼检索项。检索工具为 Embase 数据库高级检索，检索词为白内障（cataract）、治疗（treatment、therapy），检索字段可根据检索结果进行调整。

第二步，构建检索表达式：cataract:ti AND (treatment:ti OR therapy:ti)，实施检索。检索字段选择不同，检索结果差异很大。

3. 主题检索　进入 Embase 主页，点击“Emtree”即可进入主题检索页面。Embase 提供不同于 Medline 的独立主题词表系统 Emtree。点击“浏览术语”选项后，显示出 Emtree 的 15 个组成部分，再点击任意所需浏览的术语，该术语的上下位类词将像树干的分支一样层层出现，直至最小的不能再细分的术语。

例如，利用 Embase 主题检索查找肝脏切除术后运动康复相关的文献。

第一步，根据检索要求，提炼检索项。检索工具为主题检索，检索词为肝脏切除术（liver resection）、运动康复（exercise recovery）。

第二步，在主题检索页面，输入主题词 liver resection，进行检索，点击“Add to Query Builder”增加到检索框。

第三步，在主题检索页面，输入主题词 exercise recovery，进行检索，点击“Add to Query Builder”增加到检索框。

第四步，选择逻辑组配 AND，构建检索表达式：'liver resection'/exp AND'exercise recovery'/exp 点击“Search”获取检索结果。

【思考题】

利用 Embase 数据库查找急性出血性卒中早期预后相关的文献。

（三）检索结果处理

1. 检索结果的过滤　检索结果可按 Sources、Drugs、Diseases、Devices、Floating Subheadings 等 17 个条目进行筛选，每个条目又有若干个统计分析条目，从而获得更多细节性内容。

2. 检索结果的处理　根据以上检索过程，获得文献的检索结果，与所有数据库一样，每条记录均包括题名、作者、刊名、出处、全文链接标识等信息。如需阅读文章，可单击文章的标题，以所提供的最为合适的格式来阅读文章。在浏览检索结果后，可对所选定的文献进行标记，选择好标记后，点击“Selected”按钮，屏幕上方出现将记录以 E-mail 发送到指定的地址。也可直接将记录按以下格式输出 RIS format（Mendeley，EndNote）、RefWorks Direct Export、CSV、Plain Text、XML、MS Word、MS Excel 、PDF，输出字段可自行勾选。在检索结果页面底部“每页显示结果”下拉菜单，可调整每页显示的文献数量。

四、UpToDate 临床顾问

（一）资源和功能概述

UpToDate 临床顾问（图 13-62）是一款临床决策支持系统，以临床专题的方式，通过计算机和移动设备向医务人员提供公正无偏倚、随时更新和切实可行的在线临床医疗信息，方便快速地解答医生遇见的临床问题并提供相应的处理建议。

UpToDate 移动端支持在手机及平板电脑上使用，内容、功能与 PC 端无异，方便用户随时进行检索查询。iOS 或安卓系统应用商店下载 UpToDate 客户端，登录账号后即可正常使用。微信公众号（UpToDate 临床顾问）提供检索入口，用户也可直接在微信公众号中进行检索。

1. 资源情况　UpToDate 覆盖 25 个专科，即变态反应和免疫学、麻醉学、心血管学、皮肤病学、急救医学（成人和儿童）、内分泌学和糖尿病、家庭医学和全科医学、胃肠病学和肝脏病学、普通外科学、老年病学、血液病学、医院医学、感染病学、肾脏病学和高血压、神经病学、产科学、妇科学和女性健康、肿瘤学、舒缓医学、儿科学、初级保健（成人）、初级保健运动医学（青少年和成人）、精神病学、肺脏病学和重症医学、风湿病学、睡眠医学，超过 1.21 万篇临床专论，包含大部分疾病的诊断治疗方法和用药指导。该库还包含 3.5 万多张图表（或视频）资料、49.5 万多条附有 PubMed 链接的英文参考文献、190 个医学计算器、6900 多种英文药物专论和 1400 种中文药物专论、3400 篇药物说明书，以及 1500 篇患者教育材料。目前全世界 190 多个国家和地区的 3.85 万多家医疗机构都在使用 UpToDate。

2. 主要功能

（1）智能搜索：UpToDate 采用 9 种语言进行搜索、显示导航栏和菜单。检索页面的摘要按常见搜索引擎显示搜索结果的形式，将与用户搜索关键词最相关的内容优先显示出来。检索页面左侧提供导航，可快速定位到相应的内容。用户可自行选择是否显示搜索结果页面的“专题提纲”也可以在具体的专题内对某个检索词进行再次检索，并高亮出关键词。

（2）图表搜索：临床医生可以在 UpToDate 临床顾问中实现对图片、图表、视频、插图的搜索。在搜索框中输入关键词，在检索结果页面选择“图表”，所有与该关键词相关的图表缩略图将会快速地呈现在用户面前。点击任何的缩略图，即可查看该图标的详细内容（图 13-62）。

（3）患者教育：分为两种类型。基础篇：通俗易懂，可以解答关于某种疾病患者可能想了解的4～5个关键问题。基础篇更适合想了解疾病概况且喜欢阅读简短易读资料的患者。基础篇仅提供给 UpToDate 临床顾问的付费用户。目前已有数百篇基础篇被翻译成了中文。高级篇：篇幅较长，内容更深入详尽；适合想深入了解并且能接受一些医学术语的患者。

（4）计算器：帮助临床医生进行快速和准确的医学计算。190 多个的医学计算器可以快速进行准确的医学计算。

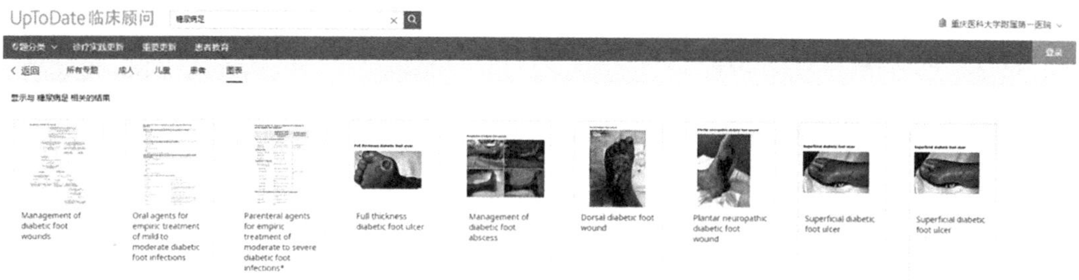

图 13-62　图表显示页面

（5）药物专论和药物相互作用：包括中英文药物的详细专论以及药物之间的相互作用。药物专论通常包含以下内容：一般给药推荐和疾病特有的给药推荐，包括超适应证用药；肾肝功能、肥胖或毒性的剂量调整推荐；新生儿和儿童给药剂量和给药方式；药物不良反应、警告和注意事项，包括具体的细节，如给药前推荐和患者监测参数；药物给予细节，包括商品名、有效含量和剂型信息。

（二）检索方法

UpToDate 数据库主页类似于搜索引擎，除提供简单的检索框外，还提供了“专题分类”“诊疗实践更新”“重要更新”“患者教育”板块。直接在检索框中输入检索词，进行搜索即可。在输入检索词过程中，UpToDate 提供可供选择的检索词，检索词可为疾病、药物、症状等。用户可根据需要进行选择。检索结果页面，用户可按需要选择浏览，分为成人、儿童、患者以及图表。

例如，利用 UpToDate 数据库查找儿童白内障相关的文献，获得儿童白内障病因、临床特征、治疗方案相关的资料。

第一步，进入 UpToDate 数据库主页，在检索框中输入白内障。

第二步，根据检索结果提供的专题信息，点击儿童，获取相关资料。

第三步，点击“图表”，可获得儿童白内障相关的图表信息。

第四步，在总结与推荐中，可获得临床诊疗推荐。

（三）检索结果处理

1. 参考文献链接到了 PubMed 中　UpToDate 提供的参考文献链接到了 PubMed 数据库，点击某一条参考文献，即可进入 PubMed 链接页面，点击 PubMed 或者 PMID 号，即可进入 PubMed 数据库中，可对文章的具体信息进行查看或下载。

2. 图片导出至 PowerPoint　在任何一个图表页面，点击下图所示“导出至 PowerPoint”，即可将图表导出保存成 PPT（图 13-63）。

3. 视频下载　在图表页面，找到需要的视频，可点击“分享”或“下载”，对视频进行相关处理。分享主要以邮件的形式进行。

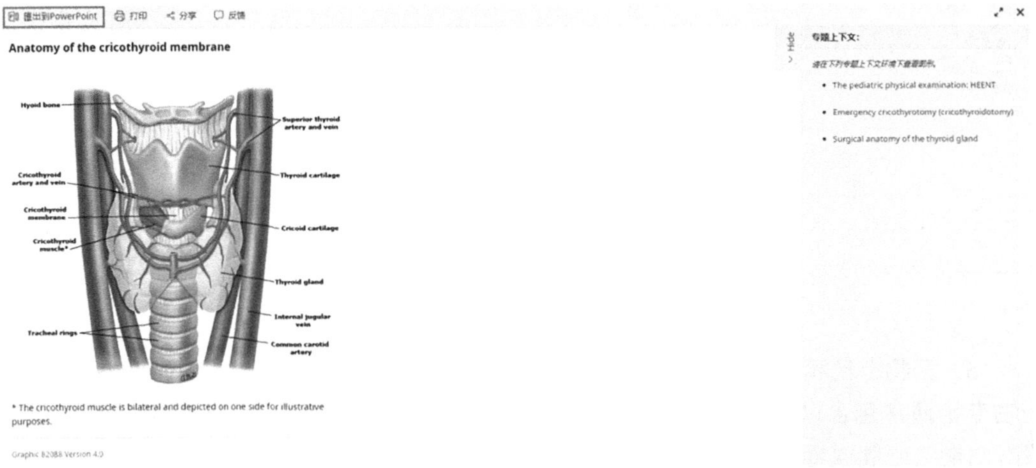

图 13-63　导出至 PPT 页面

> **【思考题】**
> 利用 UpToDate 数据库查找胸痛的类别及如何确诊。

五、小结

本章围绕 PubMed 数据库、BIOSIS Previews 数据库、Embase 数据库、UpToDate 临床顾问这 4 个数据库的资源情况、功能介绍、检索方法及检索结果处理等方面进行了详细介绍，总结如下。

1. 资源收录情况　PubMed 数据库、BIOSIS Previews 数据库、Embase 数据库 3 个数据库均为外文数据库，收录内容有重叠部分，检索时可相互补充。UpToDate 临床顾问在大量外文文献基础上，以临床专题形式进行梳理、总结，提供推荐意见。

2. 检索方法　PubMed 数据库、BIOSIS Previews 数据库、Embase 数据库 3 个数据库提供基本检索/快速检索，通过选择检索字段和组配关系实现高级检索，PubMed、Embase 两个数据库支持主题检索，UpToDate 临床顾问借鉴搜索引擎的方式实现一站式智能检索，支持图片检索。

3. 检索结果处理　每个数据库都有特定的检索结果处理方式，支持多种格式导出、打印等功能，BIOSIS Previews、Embase 数据库具有检索结果分析功能，帮助研究者快速掌握某一研究领域的研究热点、高产机构和高产作者等，UpToDate 临床顾问支持图片和视频导出至 PPT 中。

（姚海燕）

第十四章　学 术 评 价

【内容提要】

本章简要介绍了学术评价的相关概念、原则、方式与常用指标，并介绍了国内外常用的学术评价系统。

第一节　学术评价概述

评价，即评定、估量、比较价值，是人把握价值的主要精神形式。在人类社会的各类评价活动中，学术评价是其中最为重要的类型之一。学术评价是一种价值判断，是对一定理论、学说、观点、方法的学术价值或理论价值的评估和预测。学术评价所要把握的价值是研究成果的学术价值，是它对人类知识体系的贡献，因此对机构、团队或学者的评价往往都是通过对研究成果学术价值的评价来实现的。当然，对研究成果学术价值的评价不一定等到研究工作完成之后，它也包括对研究项目计划、研究机构目标的预测。

通常意义上的学术评价包含两个方面的含义：一方面是指对科研成果学术价值的评价，即学术创新程度、科学价值的高低和真伪；另一方面是指对科研人员科研业绩的评价，即科研成果数量和质量的评价。因此对科研成果及科研人员的学术评价的总和构成了其科研工作业绩的综合评价。有效的学术评价工作对于促进学术发展、维护学术秩序以及合理分配各类学术资源等，更是发挥着不可或缺的重要作用。

一、学术评价的主体

评价主体是指评价的实施者，如对评价对象发表评价意见的个人、团体、社会及媒体等。在现行的学术评价实践中评价主体是多元的，可以是学者、专家、同行个人或群体、学术机构、学术期刊、报纸、网站、电视、科研管理部门等，他们都按照一定的标准对评价对象发表自己的看法，都能发挥不同的评价作用，但起主导作用的应该是学术共同体的评价或同行评价。

“学术共同体”亦称“科学共同体”（scientific community），是指有着共同学术目标、有着专门学术训练、以学术研究为志业、大体自治的学者组成的群体，即志同道合的学者遵守共同的道德规范，相互尊重、相互联系、相互影响，推动学术的发展，从而形成的群体。

二、学术评价的客体

学术评价的客体是指被评价的对象，包括研究人员和学者、学术机构、研究项目和计划、学术成果、学术媒体等。根据不同的划分标准，各个评价对象又可以划分成不同的层次。如研究人员有高级、中级和初级之分；机构有课题组、院系、大学（科学院）之分；还可以按行政管理系统分成高校、科学院、党校、军事和党政机关的研究咨询机构；按行政区划，又有市、省、区域、国家之分。学术媒体包括学术期刊、学术报纸或报纸学术专版、学术网站、电视的学术专栏等。成果可分为论文、专著、研究咨询报告、教材、工具书、资料、翻译、科普、创作作品或工艺品评价等。

学者和学术成果是最重要的评价客体，因为学者是推动和引导科学学术研究和学术发展的关键，其中学者的品质和科学精神至关重要。学术成果则是评价人员、机构，乃至国家研究实力的基础。只有确定被评价的对象具有可比性和比较的条件，才能按照一定的标准和方法进行评价。

三、学术评价的原则

学术的本质是求真，学术评价标准是学术目的的具体化，学术研究内在地包含着学术评价。

首先，学术评价的权威性来源于中立、公正和客观性。学术评价是一种价值判断，其积极作用可促进学术规范和学术发展，其消极作用则可能滋生学术腐败。学术评价规范也是学术规范的一个重要组成部分，因此建立科学、公正、客观的学术评价机制，对于促进学术发展、遏制学术腐败具有重要意义。

其次，学术评价的标准应该具备多样性特征，不仅是指基础研究的评价侧重学术价值和创新，应用研究和对策研究的评价侧重社会效益，更重要的是指不同学科评价标准的差异性，例如，哲学、文学等人文学科的评价标准可能与经济学、社会学、法学等社会科学的评价标准大不相同。

最后，学术评价应该具有可操作性。一方面，要在破除陈规的同时，制定出科学合理、操作性强的新规；另一方面，不同的评价目的决定着不同的评价标准和指标、不同的评价方法和评价专家的选择以及评价程序的确定。例如，学术期刊的质量分级评价是要达到按质分级、各得其位、按位配置资源、优化管理的目的，按此目的应以内容评价、效用评价为主，形式评价可以参考，如果仅以形式评价来分级，就达不到评价的目的，就会出现期刊片面追求某些指标、背离办刊宗旨、功能等异化现象。

第二节　学术评价方式与常用指标

目前对于学术评价主要存在两种方式：一种方式是基于同行评议法在学术共同体范围内进行学术评价的“专业模式”，或称“学术社区模式”，即由学科或行业的有关专家对论文选题的内容、学术水平、理论创新和成果价值等进行评议打分，同行评议不仅早已成为科学界的一个惯例，而且始终处于科学检查、评审过程的中心地位。但专家自身的学术水平和主观倾向性仍旧对评判结果产生较大的影响；同时，作为科研管理的基础性工作，专门组织专家对每一篇论文进行评审也是不现实的。另一种方式就是在科研评价体系中运用科学计量法对一些研究成果进行自我评价或者“第三方评价模式”。第二种方式强调评价标准的客观性及可量化特点，目前其依据主要是在论文引文计量分析的基础上形成的对期刊的综合评价分级结果，以形成不同等级层次，即以刊登论文的期刊分级作为论文的学术价值评价基准。这种方式较多地依赖于期刊的分级，科研机构和高校运用起来比较方便，客观性强且效率高，因而被广泛采用。

一、同行评议

（一）定义

同行评议（peer review），是指某一或若干领域的专家采用一种评价标准，共同对涉及相关领域的一项事物进行评价的活动。peer 是指具有相同资格及能力的人，review 是指鉴定性、评价性的审查与检视。从广义上说，是指某一或若干领域的一些专家共同对涉及上述领域的一项知识产品进行评价的活动，不仅如此，广义的同行评议还包括由专门组成的审议小组对文章发表后的交流和应用效果进行评议，其中也包括对投稿阶段的评审意见进行探讨，这在医学科学类期刊尤为普遍。近年来新兴的免费期刊开创的公开评议或有些论文网站采纳的自荐评议，也属于广义的同行评议。国内讨论较多的是狭义的同行评议，即作者投稿以后，由刊物主编或纳稿编辑邀请具有专业知识或造诣的学者，评议论文的学术和文字质量，提出意见和判定，主编按评议的结果决定是否适合在本刊发表，其本质上是对学术成果的定性评价。

同行评议活动最早出现在《英国皇家学会哲学会刊》（*Philosophical Transactions of the Royal Society*）的论文评审中，这种评审方式被视为早期的同行评议活动。随后，美国开始将同行评议应用到科学研究项目的申报评审中，至此，同行评议活动开始逐渐走出编辑行业范畴，被普遍应用于科学基金的评审，并逐渐成为一种重要的学术评价方式。在同行评议活动中，同行专家、评价标准和评价客体是同行评议活动的三个重要组成部分。

扩展阅读:《英国皇家学会哲学会刊》——世界上最早的同行评议期刊

2011 年 10 月 26 日，世界上最早的科学出版机构英国皇家学会宣布，即日起，将永久免费在线开放其历史悠久的期刊档案库，公开资料中包括最早的同行评议期刊——《英国皇家学会哲学会刊》。该刊由英国皇家学会出版，创建于 1665 年，是世界上第一本科学研究方面的专门性期刊，也是世界上最早的同行评议期刊。该刊之所以在刊名中保留了“哲学”这个说法，是因为其早期刊载的文章是“自然哲学”方面的内容，而“自然哲学”这个词现在已经被改为“科学”。

（二）形式

同行评议的具体形式，可以根据作者与评议人之间的了解程度，大致分为三种：一种是单隐（single-blind review，single masked review）；二是双隐（double-blind review，double masked review）；三是公开评议。

单隐即单向隐匿，指作者不知道谁在审自己的稿子，可评议人知道作者姓名。审查的目的是保证评议人的姓名不被暴露，其中包括消除评议人发出评议意见使用的计算机的 ID/IP，以及其他任何可能被追踪的电子信息。它既具有一定的保密性，手续又不过于复杂，编辑部运作过程中出错率相对较低。

双隐即双向隐匿，指作者和评议人双方均不了解对方是谁，故也可形象地称为“盲评”。双隐与单隐相比，最大的优点是双方互不知晓，评议人只能就事论事，不容易掺杂个人成见，看起来更公平些。

公开评议，最早开始于 1996 年，*Journal of Interactive Media in Education* 在作者和评

议专家的同意下，部分或者完全地公开作者与评议专家身份及整个同行评议过程，包括评议意见及建议、作者的修改及回复、评议结果等的评审制度。有研究认为开放式同行评议可以提升论文的质量，减少学术不端，也可以避免专家的权力滥用，还可以削弱作者与专家的不平等关系和期刊的垄断行为。开放式同行评议主要有发表前开放评议、发表后开放评议两种类型。①发表前开放评议，如 BioMed Central 旗下的医学系列期刊在发表前实现评议过程的全部开放；*Atmospheric Chemistry and Physics* 采取同行评议与大众评议结合的模式。②发表后开放评议，如 *PLoS ONE* 将发表后同行评议作为传统同行评议的补充；F1000 Research 实施得更为彻底，论文经简单的格式与文字编辑及内容审查后立即在线发表，发表后再等待同行评议。

在同行评议中，为了更客观地进行评价，结构化同行评议出现。结构化同行评议指的是在同行评议过程中，对作者、评议专家、编辑的行为提出明确要求和详细规范。在理想的状态下，严格按照结构化同行评议的制度规范执行，所有期刊的同行评议将会变得顺畅且高效。可见，结构化同行评议本质上希望设计出同行评议的标准化流程。

【思考题】

请查阅资料，看看除了期刊论文的评审之外，还有哪些场景会采用同行评议？

二、科学计量学与信息计量学及相关指标

（一）科学计量学与信息计量学的定义

“科学计量学”（scientometrics）于 1969 年由苏联学者 Nalimov 和 Mulchenko 提出，他们认为科学计量学是对科学发展中各种信息过程的定量研究。也有学者认为：科学计量学是运用数学方法对科学活动中科研人员、科研成果等进行量化统计，揭示科学发展进程，为科学决策与管理提供科学依据的学科，如采用引文分析等计量学方法对科学研究活动进行评估，进而对科学政策等进行指导。

随着科学研究内容的深入和计算机技术的发展，德国学者 Nacke 于 1979 年提出“信息计量学”（informetric）这一术语。Tague-Sutcliffe 在 1992 年提出将信息计量学扩展为任何形式信息的定量研究，不仅限于书目记录或者任何社会团体，也不仅限于科学家，这一定义扩大了信息计量学的研究范围和内容。我国学者邱均平认为信息计量学应该分为广义和狭义两方面，广义的信息计量学研究范围十分之广，狭义的信息计量学主要从定量的角度运用数学、统计学等定量方法研究信息的特性和规律。在信息计量学领域，经典的三大定律包括布拉德福定律、洛特卡定律与齐普夫定律，它们分别揭示了科学论文在期刊发表的集中与离散分布规律、文献作者分布规律以及词频分布规律。

扩展阅读：科学计量学与信息计量学的最高奖项——普赖斯奖

普赖斯奖（The Derekde Solla Price Award），是为了纪念世界著名科学计量学家、情报学家、已故美国耶鲁大学教授、被誉为科学计量学之父的普赖斯博士而设立并命名的，是科学计量学领域的国际最高奖。该奖由组委会以及历届获得普赖斯奖的科学家共同提名构成获奖人提名名单。每两年颁发一次，每次授予一位在国际科学计量学领域做出突出贡献的科学家。

（二）计量学角度对学术进行客观评价的常用指标

1. 文献与期刊评价常用指标

（1）自引与他引：①自引，某作者（学科、期刊等）在一定时期内自己引用自己的文章。自引率是某作者（学科、期刊等）在一定时期内自引次数在该作者（学科、期刊）总被引次数中所占的比例。②他引，文献被除作者及合作者以外的其他人引用的现象，即引用文献和被引用文献中没有相同的作者。他引率等于被其他论文引用的次数除以论文被引用的总次数。

（2）半衰期：是人们研究文献老化规律时借用的物理学中的一个概念。文献半衰期又称文献半生期，是衡量文献老化速度的指标之一，指某一学科文献从出版到50%的文献因内容老化，而失去参考价值所经历的时间。

（3）期刊影响力：影响因子（impact factor，IF）是期刊引证报告（journal citation reports，JCR）中的一项数据。即某期刊前两年发表的论文在该报告年份（JCR year）中被引用总次数除以该期刊在这两年内发表的论文总数。这是一个国际上通行的期刊评价指标，它不仅是一种测度期刊有用性和显示度的指标，而且也是测度期刊的学术水平，乃至论文质量的重要指标。但影响因子是一个相对统计量，因为它是以年为单位进行计算的。以2020年的某一期刊影响因子为例，IF(2020年)=A/B，其中，

A=该期刊2018年至2019年所有文章在2020年中被引用的次数。

B=该期刊2018年至2019年所有文章数。

影响因子被公认为是学术期刊影响力的重要评价标准，在国内学术界也得到充分认可，因而一度造成国内一些科研人员盲目追求在高影响因子的期刊上发表论文。但单纯以期刊的影响因子高低来衡量论文水平的高低是片面和不准确的，影响因子主要针对期刊而言，并非是普遍适用的指标。因此它被作为定量评估指标，其适用范围是有限的。所以对影响因子的全面理解以及正确运用是一个值得不断探讨的课题。也就是说，必须在正确理解影响因子及其存在有关问题的基础上，合理地、科学地使用这一指标。在业绩考核和科研评估时，如果单凭影响因子，往往具有片面性甚至得出错误的结论。

（4）补充评价指标（Altmetric）：Altmetric评价指标的出现是为了满足当今社会化分享的大趋势。有的论文发表以后，被大家广泛转载，在网络媒体上报道，在推特或者G+上评论和分享，这时，影响因子就不能反映这些指标了。Altmetric就是在这种情况下出现的，它可以反映一篇文章的分享程度，可以反映某一篇论文分享、下载、阅读的情况和认可程度。

Altmetric代表了学术产出的社会传播指标，可协助期刊编辑、作者和出版社追溯研究产出和期刊出版。它通过抓取社交媒体的分享、引用文献的数据，更快、更直接、更大范围地获知文献的影响力。Altmetric收录了专利、图书、政策、文献管理工具、专家推荐、新闻、博客、社交媒体等多处数据。综合各种数据来源的论文引用或提及情况，Altmetric为每篇论文计算综合得分及相对学科影响力。但需要注意的是，Altmetric指数只能一定意义地反映文献受欢迎程度，但它无法直接衡量文献的学术价值。

Altmetric的计算方法：评分根据不同社交媒体引用文献的次数，一般包括新闻、专利、博客、微博、推特、论坛等，主要从三个方面进行考量，分别是被引用量、引用源和引用作者。

【思考题】
试着找找有哪些评价系统采用了 Altmetric 指标。

2. 学术机构评价常用指标与工具

（1）ESI：是基本科学指标数据库（Essential Science Indicators）的简称，是由世界著名的学术信息出版机构美国科技信息研究所（Institute for Scientific Information，ISI）于 2001 年推出的衡量科学研究绩效、跟踪科学发展趋势的基本分析评价工具，是基于科学引文索引（Science Citation Index，SCI）和社会科学引文索引（Social Science Citation Index，SSCI）等所收录的全球 11 000 多种学术期刊的 1000 多万条文献记录而建立的计量分析数据库，已成为当今世界范围内普遍用以评价高校、学术机构、国家/地区国际学术水平及影响力的重要评价指标工具之一。ESI 对全球所有高校及科研机构的 SCI、SSCI 库中近 11 年的论文数据进行统计，按被引频次的高低确定出衡量研究绩效的阈值，分别排出居世界前 1% 的研究机构、科学家、研究论文，居世界前 50% 的国家/地区和居前 0.1% 的热点论文。ESI 针对 22 个专业领域，通过论文数、论文被引频次、论文篇均被引频次、高被引论文、热点论文和前沿论文等六大指标，从各个角度对国家/地区科研水平、机构学术声誉、科学家学术影响力以及期刊学术水平进行全面衡量。所有统计数字每两个月更新一次。

ESI 设置的 22 个学科为：生物学与生物化学、化学、计算机科学、经济与商业、工程学、地球科学、材料科学、数学、综合交叉学科、物理学、社会科学总论、空间科学、农业科学、临床医学、分子生物学与遗传学、神经系统学与行为学、免疫学、精神病学与心理学、微生物学、环境科学与生态学、植物学与动物学、药理学和毒理学。

（2）SIR：是 Scimago 机构排名（Scimago Institutions Rankings）的简称，是 Scimago 与科学出版社爱思唯尔合作发布的全球学术机构排名，面向全球各类研究机构（包括政府类、高等教育类、医药健康类及私人机构等），全面提供它们在科技产出、学术表现及学术声誉等方面的研究分析服务。提供包括 Scimago Journal & Country Rank (SJR) reports、Scimago Institutions Rankings (SIR) reports 和 SJR indicator 等报告。作为一项针对世界各国科研机构进行学术评价的大型活动（或项目），SIR 是一个典型的基于“第三方评价模式”的评价实例。

传统的学术机构评价工作使用的主要评价指标包括发表论文数、引文数、篇均引文数、重要论文数以及重要论文的引文数等，以及由 H 指数（H-index）衍生而来的一些 H 型指数。但 SIR 报告并没有完全沿用上述比较传统的机构评价指标，而是以 Elsevier Scopus 数据库作为数据源，新研制了一个自用评价指标体系，具体由以下 8 个量化指标构成：科研产出（output）、国际合作率（international collaboration）、归一化影响（normalized impact）、高质量出版物比率（high quality publications）、专业化指数（specialization index）、优秀率（excellence rate）、学术领导力（scientific leadership）和领导力优秀率（excellence with leadership）。目前，前 4 个指标可用于 SIR 报告的查询排序输出。

SIR 所构建的 8 个评价指标，既有对传统指标的简单继承，更有对传统指标含义的精细化解释和规定，以及新指标的应用。总体上看，这个评价体系的构建仍然是紧紧围绕着“发文数”和“引文数”这两个传统核心评价要素展开和形成的，并较为全面地涵盖了学术机构评价的主要方面，如科研产出规模、学术表现与影响力、国际化水平等。

（3）WRWU：世界大学排名（Ranking Web of Universities，WRWU）最初名为 World Universities'Ranking on the Web，现改称为 Ranking Web of Universities。基于对网络环境下学术研究活动的全面考察和分析，WRWU 认为，网络的开放性，不仅能全面地反映研究人员的活动和成果，也提供了更多非正式学术交流的可能性，且这种可能性在传统纸质出版物中是无法获得的；学术论文的网络出版，不仅保持了同行评议的高质量标准，而且成本更低，潜在的读者群也更大；开放获取运动更加快了学术研究成果向全社会及广大发展中国家扩散、传播及利用的速度和效率。

鉴于此，WRWU 将其大学评价及排名工作进行了明确定位，强调它们的排名目标及研究初衷主要是以大学网站域名为分析对象，致力于对大学的网络学术表现进行评价，以促进学术研究成果在网络环境中的公开、分享和自由获取。一旦大学的网络表现评价低于其学术成就的期望水平，大学就应当重新考虑自身的网络政策，并增加、提高学校网络出版物的数量和质量。

扩展阅读：我国高校学科评估

我国的学科评估（China Discipline Ranking）是指一级学科整体水平评估。评估的目的是：服务大局、服务高校、服务社会。自 2002 年开始，教育部学位与研究生教育发展中心对全国具有博士学位授予权、硕士学位授予权的一级学科进行了整体水平评估，简称学科评估。2014 年开始，教育部学位与研究生教育发展中心开展“专业学位水平评估”。该中心开展的学科评估侧重于学术型学位，专业学位水平评估是学科评估的专业学位部分。

公布评估结果旨在为参评单位了解学科现状、促进学科内涵建设、提高研究生培养和学位授予质量提供客观信息；为学生选报学科、专业提供参考；同时，也便于社会各界了解有关学校和科研机构学科建设状况。

3. 学者评价常用指标

（1）H 指数：是一个混合量化指标，可用于评估研究人员的学术产出数量与学术产出水平。H 指数是 2005 年由美国加利福尼亚大学圣地亚哥分校的物理学家乔治·赫希（Jorge Hirsch）提出的，又称 H 因子、高引用次数等。赫希对 H 指数的原始定义是，一名科学家的 H 指数是指其发表的 Np 篇论文中有 *h* 篇每篇至少被引 *h* 次、而其余 Np-*h* 篇论文每篇被引均小于或等于 *h* 次“A scientist has index h if h of his or her Np papers have at least *h* citation search and the other (Np-h) papers have≤h citation each”。

H 指数被认为是对先前众多衡量指标的一大改进；先前的衡量指标都倾向于关注科研人员发表论文的期刊，因而，它们都假定作者的贡献等同于期刊的平均值。如果一位科学家的出版成果以它们被引生命周期的数字进行排序的话，那么 H 指数就是一个最大值，这个最大值是指每篇论文至少被引了 *h* 次的 *h* 篇文章。

（2）G 指数：2006 年，Egghe 在分析 H 指数评价效果时，提出了一种基于学者以往贡献的 G 指数，主要是弥补 H 指数不能很好反映高被引论文的缺陷。G 指数定义为：论文按被引次数排序后相对排前的累积被引至少 g^2 次的最大论文序次 g，即第 $(g+1)$ 序次论文对应的累积引文数将小于 $(g+1)^2$。从定义可以看出，$g \geqslant h$，而按被引量排序靠前的文章的被引次数越大，G 指数越大，说明该学者的学术影响力越大、学术成就越高，通常作为指数的补充或提高。科研活动离不开定量评价，我们需要客观指标，但不能滥用或误用客观指标，如在对高校、科研机构以及科研人员个人的成果进行评价时，不能一味地只看影响因子等量化指标，一种标准定乾坤。

第三节　国内外常用学术评价系统

一、国内常用评价系统

（一）CSCD

1. 概况　CSCD 创建于 1989 年，收录我国数学、物理、化学、天文学、地学、生物学、农林科学、医药卫生、工程技术和环境科学等领域出版的中英文科技核心期刊和优秀期刊千余种。CSCD 具有建库历史最为悠久、专业性强、数据准确规范、检索方式多样和完整、方便等特点。CSCD 提供著者、关键词、机构、文献名称等检索点，满足作者论著被引、专题文献被引、期刊、专著等文献被引、机构论著被引、个人和机构发表论文等情况的检索。字典式检索方式和命令检索方式为用户留出了灵活使用数据库、满足特殊检索需求的空间。系统除具备一般的检索功能外，还提供新型的索引关系——引文索引，使用该功能，用户可迅速从数百万条引文中查询到某篇科技文献被引用的详细情况，还可以从一篇早期的重要文献或著者姓名入手，检索到一批近期发表的相关文献，对交叉学科和新学科的发展研究具有十分重要的参考价值。CSCD 除提供文献检索功能外，其派生出来的中国科学计量指标数据库等产品，也成为我国科学文献计量和引文分析研究的强大工具。

2. 收录规模　CSCD 来源期刊每两年遴选一次。每次遴选均采用定量与定性相结合的方法，定量数据来自 CSCD，定性评价则通过聘请国内专家定性评估对期刊进行评审。定量与定性综合评估结果构成了 CSCD 来源期刊。

2023～2024 年度 CSCD 收录来源期刊 1341 种，其中中国出版的英文期刊 317 种，中文期刊 1024 种。CSCD 来源期刊分为核心库和扩展库两部分，其中核心库 996 种（以备注栏中 C 为标记）；扩展库 345 种（以备注栏中 E 为标记）。

3. 应用领域　CSCD 已在我国科研院所、高等学校的课题查新、基金资助、项目评估、成果申报、人才选拔以及文献计量与评价研究等多方面作为权威文献检索工具获得广泛应用。主要包括：

（1）自然基金委国家杰出青年科学基金指定查询库。

（2）中国青年科学家奖申报人指定查询库。

（3）自然基金委资助项目后期绩效评估指定查询库。

（4）众多高校及科研机构职称评审、成果申报、晋级考评指定查询库。

（5）自然基金委国家重点实验室评估查询库。

（6）中国科学院院士推选人查询库。

（7）教育部学科评估查询库。

（二）CSSCI（Chinese Social Sciences Citation Index）

1. 概况　CSSCI 是由南京大学中国社会科学研究评价中心开发研制的数据库，用来检索中文社会科学领域的论文和文献。

2. 收录规模 来源期刊600余种，是根据期刊的影响因子、被引总次数等数量指标与各学科专家意见而确定的。确定之后，每年根据期刊质量的情况，进行增删、调整。具体确定来源期刊的原则有：

（1）入选的刊物应能反映当前我国社会科学界各个学科中最新研究成果，且学术水平较高、影响较大、编辑出版较为规范的学术刊物。

（2）入选的刊物必须是正式公开出版发行，且具有ISSN或CN号。

（3）入选的刊物其所刊载的学术文章应多数列有参考文献。

（4）凡属索引、文摘等二次文献类的刊物不予收入。

（5）译丛和以发表译文为主的刊物，暂不收入。

（6）通俗刊物，以发表文艺作品为主的个体文艺刊物，暂不收入。参照美国SCI选用期刊占世界科技期刊总量的比例与CSCD选用期刊占我国科技期刊总量的比例，结合我国社科期刊出版发行的情况，确定CSSCI的来源期刊数量占我国正式刊行的社科期刊总数的8%～15%。

数据库覆盖的25类学科范围，包括教育学、环境科学、管理学、法学、经济学、考古学、历史学、马克思主义、民族学、社会学、体育学、统计学、心理学、艺术学、哲学、政治学、宗教学、外国文学、语言学、综合性社会科学等。

3. 应用领域 对于社会科学研究者，CSSCI从来源文献和被引文献两个方面向研究人员提供相关研究领域的前沿信息和各学科学术研究发展的脉搏，通过不同学科、领域的相关逻辑组配检索，挖掘学科新的生长点，展示实现知识创新的途径。

对于社会科学管理者，CSSCI提供地区、机构、学科、学者等多种类型的统计分析数据，从而为制定科学研究发展规划、科研政策提供科学合理的决策参考。

对于期刊研究与管理者，CSSCI提供多种定量数据包括被引频次、影响因子、即年指标、期刊影响广度、地域分布、半衰期等，通过多种定量指标的分析统计，可为期刊评价、栏目设置、组稿选题等提供科学依据。CSSCI也可为出版社与各学科著作的学术评价提供定量依据。

（三）《中文核心期刊要目总览》

1. 概况 《中文核心期刊要目总览》主要是为图书情报部门对中文学术期刊的评估与订购、为读者导读提供参考依据。它对核心期刊评价的基础理论、评价方法、评价软件、核心期刊的作用与影响等问题进行了深入研究，在此基础上，进一步改进评价方法，使之更加科学合理，力求使评价结果尽可能更准确地揭示中文期刊的实际情况。

2. 收录规模 采用定量评价，采用了被索量、被摘量、被引量、他引量、被摘率、影响因子、获国家奖或被国内外重要检索工具收录、基金论文比、Web下载量等9个评价指标，选作评价指标统计源的数据库及文摘刊物达80余种，统计文献量达32 400余万篇次，涉及期刊12 400余种。

（四）中国科学技术信息研究所统计源核心

1. 概况 《中国科技论文统计源期刊》是中国科学技术信息研究所（Institute of Scientific

and Technical Information of China，ISTIC）受科技部委托，按照美国科学情报研究所 JCR 的模式，在与国际接轨的同时，结合中国科技期刊发展的实际情况，确定了在中国出版的 1405 种科技期刊作为统计源期刊，选择了总被引频次、影响因子、平均引用率、基金资助论文比例等十几种期刊评价指标，利用中国科技论文与引文数据库十几年积累的丰富数据出版的。

对中国广大科技工作者、期刊编辑部和科研管理部门能够快速地评价期刊，客观准确地选择和利用期刊提供了依据，也为广大科研人员和科技期刊客观了解自身的学术影响力，提供了公正、合理、客观、科学的评价依据。

2. 收录规模

（1）选刊标准：统计源期刊的选刊标准有 17 项，它们是总被引频次、影响因子、年指标、自引率、他引率、普赖斯指数、引用半衰期、被引半衰期、老化系数、来源文献量、参考文献量、平均引用率、平均作者数、地区分布数、机构数、国际论文比、基金论文比。

（2）遴选原则：①科技“核心期刊”实行三年动态管理，三年评定一次，一次评定三年有效。这对所有科技期刊都是一个动态激励机制，也给科技“核心期刊”管理和评定办法的进一步改进留有一定空间。②严格控制科技“核心期刊”学科领域总量指标，同一学科领域最多一两种“核心期刊”，宁缺毋滥，使评定出来的“核心期刊”真正起到该学科领域的风向标作用。③确保学术专家对科技“核心期刊”评定的权威性，在期刊管理部门的组织下成立科技“核心期刊”评定动态专家委员会，某个学科领域的科技期刊的学术水平如何，一定要是科学学术专家说了算，不能由期刊管理部门独家评定。每次期刊评定，专家委员会人员应该有所调整，不能固定，以保证科技“核心期刊”的学术质量。

（五）百度学术搜索

百度学术搜索是为用户提供“一站式”中英文检索的学术搜索平台，旨在为国内外用户提供便捷的学术搜索服务。涵盖了来自中国知网、万方、维普三大数据库的中文期刊文献信息，同时还包括了来自爱思唯尔、Springer、IEEEXplorer、Libra.msra.cn、ResearchGate 等许多数据库的外文期刊信息。因此，百度学术搜索可检索到收费和免费的学术论文，并通过时间筛选、标题、关键字、摘要、作者、出版物、文献类型、被引用次数等细化指标提高检索的精准性。在百度搜索页面下，会针对用户搜索的学术内容，呈现出百度学术搜索提供的合适结果。用户可以选择查看学术论文的详细信息，也可以选择跳转至百度学术搜索页面查看更多相关论文，让用户自由选择。用户还可以选择将搜索结果按照“相关性”“被引频次”“发表时间”三个维度分别排序，以满足不同的需求。除了基本的检索功能之外，百度学术搜索还具有论文查重、学术分析、开题分析、学者主页、期刊频道、文献互助等功能。

以“学者主页”功能为例，百度学术会根据全网文章数据，自动帮学者聚合学术成果，生成自己的学者主页，学者只需要认证自己的主页即可使用相关功能，并实施全网文章更新，当学者文章被引用时，会及时告知学者。因此，学者可在百度学术持续维护自己的学者主页，将其打造成自己的学术名片，通过主页分享增加自己在学术界的影响力。见图 14-1。

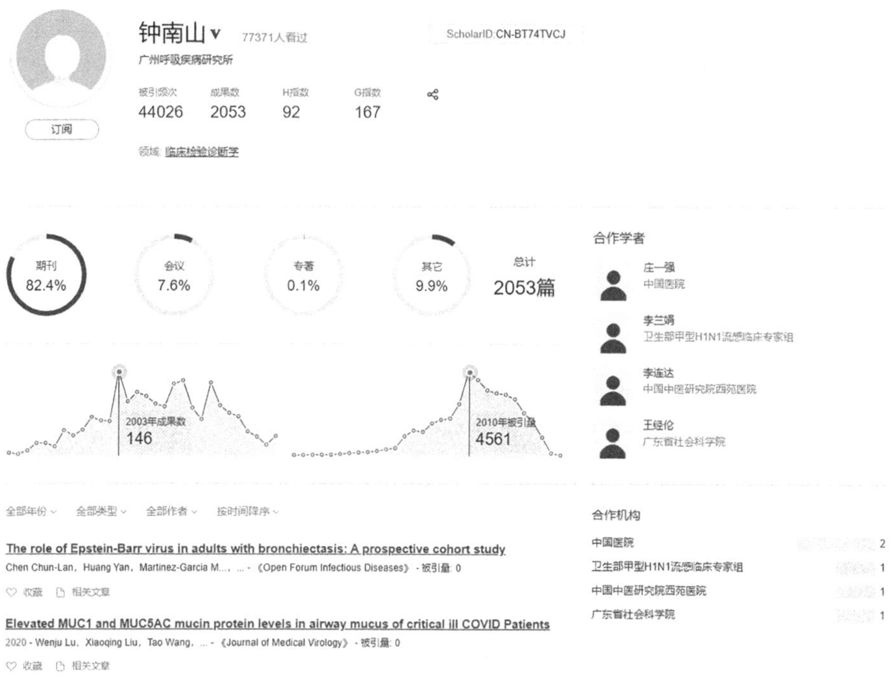

图 14-1　百度学术学者主页

【思考题】

请结合实际，看一看百度学术是如何对学者影响力进行评价的？

二、国外常用评价系统

（一）Web of Science

1. 概况　1997 年，汤森路透（Thomson Reuters）公司将 SCI、SSCI 以及艺术与人文引文索引（Arts & Humanities Citation Index，A&HCI）整合，利用互联网开放环境，创建了网络版的多学科文献数据库——Web of Science（WOS）2016 年 7 月，Onex Corporate 与 Baring Private Equity Asia 完成对 Thomson Scientific 的收购，将其更名为科睿唯安（Clarivate Analytics）。

ISI Web of Science 收录了 11 000 多种世界权威的、高影响力的学术期刊，内容涵盖自然科学、工程技术、生物医学、社会科学、艺术与人文等领域，最早回溯至 1900 年。Web of Science 推出的影响因子现已成为国际上通用的期刊评价指标，它不仅是一种测度期刊有用性和显示度的指标，而且也是测度期刊学术水平的指标。Web of Science 收录了论文中所引用的参考文献并按照被引作者、出处和出版年代编制成独特的引文索引。

扩展阅读："SCI 之父" 加菲尔德

尤金·加菲尔德（Eugene Garfield，1925 年 9 月 16 日—2017 年 2 月 26 日），是美国著名的情报学家和科学计量学家，是 SCI 及 ISI 的创始人。他于 1955 年提出了引文索引和引文技术的概念，开创了从引文角度来研究文献及科学发展动态的新领域。因其对世界科学研究的杰出贡献，加菲尔德博士被科学界誉为“SCI之父”。他改变了全球数千万研究人员的研究过程，使他们能够利用引文索引进行深入研究，跟踪科研发展趋势，评估研究成果。

但近些年来，SCI也备受争议，国内学术界在进行科研评价时把SCI作为重要甚至是唯一指标。针对这一现象，加菲尔德博士在2009年出席北京见面会时强调：“SCI的初衷主要是为了改进传统的信息检索方法，虽然在某种意义上具有评估研究影响力的作用，但它只能作为评价工作中的一个角度，不能代表被评价对象的全部，永远要记住SCI的主要功能是用于检索的。”

2. 平台构成　Web of Science是科睿唯安的学术信息整合平台，其核心合集是获取全球学术信息的重要数据库，由以下几个重要部分组成：

（1）Science Citation Index-Expanded ™（SCI-Expanded，科学引文索引）：1900年—

（2）Social Sciences Citation Index ™（SSCI，社会科学引文索引）：1900年—

（3）Arts & Humanities Citation Index®（A&HCI，艺术与人文引文索引）：1975年—

（4）Conference Proceedings Citation Index ™（CPCI，会议论文引文索引）：1990年—

（5）Current Chemical Reactions®：收录了1840年以来的化学反应的事实性数据。

（6）Index Chemicus®：收录了1993年以来的化学物质的事实性数据。

3. 功能

（1）论文检索：支持关键词、作者、标题、DOI等多种方式的检索，集成了年份、数据库、作者名字、地址、文献类型、研究领域、出版物名称、研究方向等细分方式；可以检索引用了个人著作的参考文献；与文献管理软件Endnote无缝对接，可以创建自己的私人文献库，方便论文管理。基本检索界面如图14-2所示。

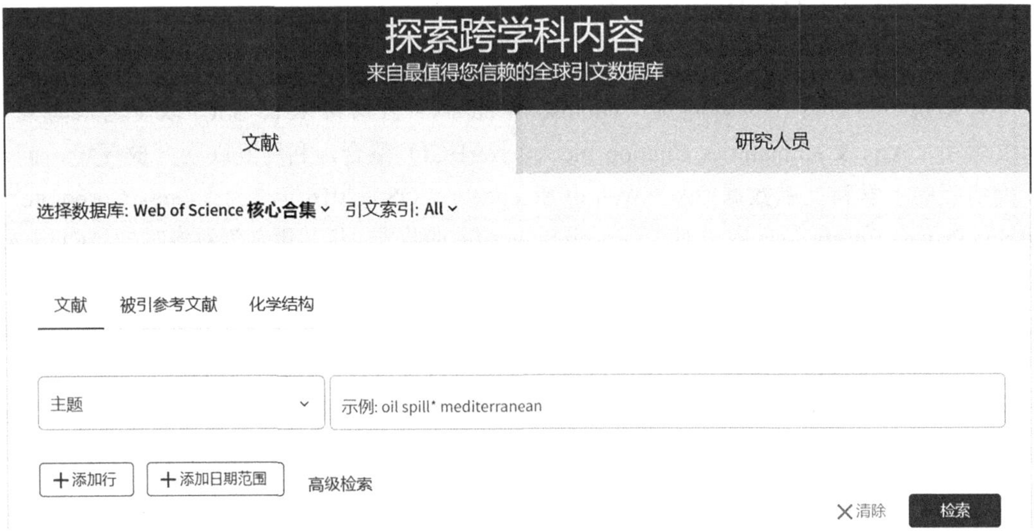

图14-2　Web of Science核心合集基本检索界面

（2）领域发展趋势与科研动态追踪：通过对检索结果进行分析，利用引文报告功能可以查看每年该领域发文数目等信息，判断领域的发展趋势，同时也可以很方便地知道该领域最具影响力的论文（包括领域中的高被引论文以及热点论文等）、主要研究机构、领域内的知名研究人员等；通过创建检索历史跟踪服务（电子邮件定题服务）可以很方便地知道所检索内容的最新进展；也可以追踪某一期刊的最新论文等。

①高被引论文：过去 10 年发表的被引用次数在同年同学科发表的论文中进入全球前 1% 的论文。

②热点论文：过去 2 年中所发表的在最近两个月中其影响力排在某学科前 0.1% 的论文。

（3）收录与引用查询：可以很方便地知道论文是否被收录、论文自引、他引次数等信息。论文的收录引用情况在申请基金，申报职称时都必不可少。

（4）期刊学术水平的影响评价：科睿唯安每年都会推出 JCR 报告，发布各期刊新一年的影响因子。一种期刊的影响因子，指的是该刊前两年发表的文献在当年的平均被引用次数。一种期刊的影响因子越高，也即其刊载的文献被引用率越高，一方面说明这些文献报道的研究成果影响力大，另一方面也反映该刊物的学术水平高。因此，JCR 以其大量的期刊统计数据及计算的影响因子等指数，而成为一种期刊评价工具。图书馆可根据 JCR 提供的数据制定期刊引进政策；论文作者可根据期刊的影响因子排名决定投稿方向。图 14-3 展示了 CA-A CANCER JOURNAL FOR CLINICIANS 的 JCR 表现。

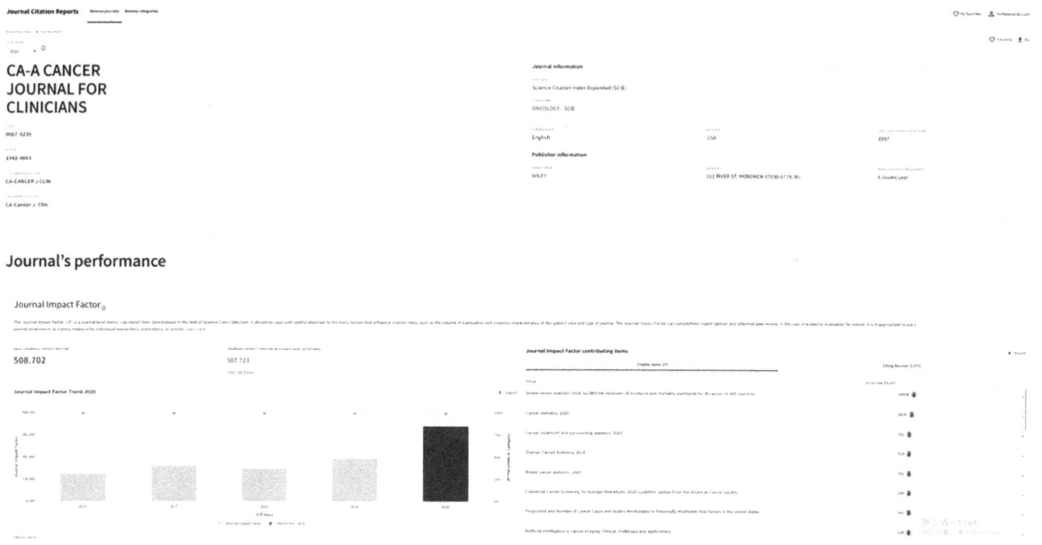

图 14-3　期刊在 JCR 中的主页信息

随着开放获取期刊数量的增加，在线发表也显得越来越重要，因此 JCR 在 2021 年对影响因子的计算中，特别涵盖了在线发表文章的数据。

扩展阅读：期刊分区的不同标准

1. JCR 分区　科睿唯安公司制定的分区，来自其每年发布的 JCR。JCR 分区首先把所有期刊按各个学科领域分类，然后把某个学科的期刊都按照上一年的影响因子降序排列，最后平均 4 等分（各 25%），分别是 Q1、Q2、Q3、Q4。SCI 期刊影响因子一般是在每年的 6 月下旬发布前一年的 JCR，比如 2020 年的 6 月发布的是 JCR 2019。要注意的是，同一个期刊可能出现在多个学科中，在某个学科为 Q1 区，但在另外一个学科中则可能为 Q2 区。

2. 中国科学院分区　中国科学院文献情报中心制定的分区，包括大类分区表和小类分区表。大类分区表是将期刊按照13个领域类目所做的分区，小类则和JCR学科分类保持一致。其分区基于各类期刊3年平均影响因子排名，同一类按梯度分为一区、二区、三区、四区共4个等级。一区刊：各类期刊三年平均影响因子的前5%；二区刊：前6%～20%；三区刊：前21%～50%；四区刊：后51%～100%。

目前，中国科学院分区有基础版和升级版。2020年1月13日，中国科学院文献情报中心正式发布分区表升级版（试行），升级版采用期刊超越指数替代3年平均影响因子，增加了SSCI期刊，设置了18个大类。两版分区表均属正式发布，2019～2021年，3年过渡期会同时发布基础版和升级版，便于用户单位过渡、调整，2022年开始，将只发布升级版。

3. 中国科学技术信息研究所分区　中国科学技术信息研究所制定的分区。中国科学技术信息研究所的分区虽然也是以影响因子为依据，但总体标准比较模糊，而且可以根据所服务单位的具体要求而进行调整，所以实质上没有一个统一标准，不同单位之间所采用的中国科学技术信息研究所分区有可能是不一样的。目前中国科学技术信息研究所分区影响力有限，仅在少数科研单位有所应用。

（二）Scopus

1. 概况　Scopus是爱思唯尔旗下的文献摘要和引文数据库，覆盖面广，内容详尽，收录的文献均经同行评议，包括科学期刊、图书和会议论文集。Scopus提供科学、技术、医药、社会科学、艺术和人文领域的世界科研成果全面概览，是可以追踪、分析和可视化研究成果的智能工具，是全世界最大的摘要和引文数据库，涵盖了15 000种科学、技术及医学方面的期刊。Scopus不仅为用户提供了其收录文章的引文信息，还直接从简单明了的界面整合了网络和专利检索，直接链接到全文、图书馆资源及其他应用程序如参考文献管理软件。检索界面如图14-4所示。

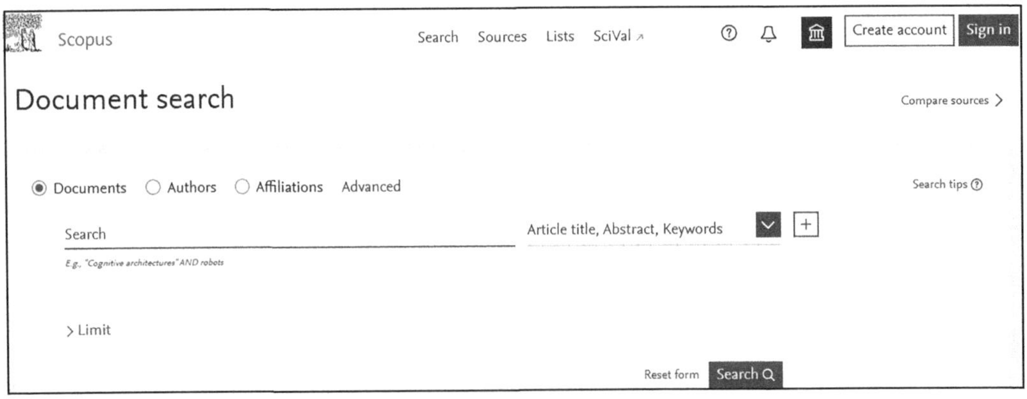

图14-4　Scopus检索界面

2. 多元化评价指标　Scopus数据库提供许多不同类型的多元指标，供使用者针对研究文献、期刊、研究者从不同角度评估文献与期刊的影响力、研究的学术产出。

（1）期刊指标

A. 引用分（CiteScore™）：以4年区间为基准来计算每本期刊的平均被引用次数，并提供期刊领域排名、期刊分区的相关信息，可以清楚期刊在其领域的重要性和趋势分析，作为投稿期刊影响力的参考。

B. SJR（SCImago Journal Rank）：是由来自西班牙国家研究机构的 Félix de Moya 教授等所在的 SCImago 研究团队提出，其核心概念来自 Google 的 PageRank 计算法，根据引用权衡表以及复杂且性质不同的网络资源引用，如 Scopus 使用的特征向量中心性来决定学术期刊的排名。SJR 指标是不受体量影响的计量方法，旨在衡量期刊目前的“文章平均声望”。

C. SNIP（Source Normalized Impact per Paper，标准化影响系数）：由荷兰莱顿大学（University of Leiden）Centre for Science and Technology Studies（CWTS）团队 Henk Moed 教授提出，其根据某个主题领域的总引用次数、给予引用权重，进而衡量上下文引用所造成的影响。这个方法就是找出每篇论文中期刊引用的数目与主题领域内引用的可能性之间的比例。其目的为可以直接比较不同主题领域内的文献，以此可以突破传统影响因子无法考量不同研究领域的引用情形。

（2）文献指标：文献指标可协助使用者评估研究文献的影响力。

A. FWCI（Field-Weighted Citation Impact，领域权重引用影响力指数）：是显示一篇文献与类似文献相比之下的引用频率，考虑的因素为出版年份、文献类型及与出处相关的学科。世界平均值为 1，高于 1 则表示文献表现优于世界水准，反之亦然。

B. Plum Metrics：利用主流媒体、学术社交媒体以及大众社交媒体的曝光程度来分析研究文献的媒体影响力。

C. 研究者指标：研究者指标协助认识研究者的学术产出与学术影响力。

Scopus 采用的是赫希教授所发展的混合量化指标 H 指数，用于评估研究者的学术产出数量与学术产出影响力。

扩展阅读：Scopus 与 WOS 的评价指标比较

	Scopus	WOS
出版公司	爱思唯尔	科睿唯安
数据库类型	引文、文摘数据库	引文数据库
评价指标	多元指标，期刊评价指标主要为 CiteScore、SJR、SNIP 三个指标	主要为影响因子及 5 年影响因子两个指标
评价指标优点	致力于消除学科与研究类型对评价指标的影响	计算方法简单直观，被多年采用后，目前认可度比较高
评价指标缺点	CiteScore 指标简洁，其他指标计算方法复杂	无法消除学科差异与研究类型差异，统计不参考会议，对交叉学科统计不够准确

【思考题】

请对本章提到的评价系统 Scopus 与 WOS 的异同进行梳理，可以从收录范围、作用和评价指标三方面考虑。

（三）谷歌学术搜索

1. 概况　谷歌学术搜索（Google Scholar）由计算机专家 Anurag Acharya 开发，2004 年 11 月，谷歌第一次发布了谷歌学术搜索的试用版。它包括了世界上绝大部分出版的学术期刊。谷歌学术搜索能够帮助用户查找包括期刊论文、学位论文、书籍、预印本、文摘和技术报告在内的学术文献，是一个专业性强、功能强大、覆盖范围广泛全面、使用简便、准确、快捷的互联网学术文献搜索工具。

与前文的两个引文数据库（Scopus 和 Web of Science）不同的是，谷歌学术搜索是可以免费访问的，这使得它吸引了大量图书馆员和信息专业人士的注意，因为它有潜力成为多学科文献的免费在线搜索引擎。同时它也是一个引文分析工具，如何有效利用谷歌学术搜索，充分发挥其作用，成为学者关注的一个焦点话题。

谷歌学术搜索主要通过三种方式组建其引文系统。首先，谷歌学术搜索使用专有算法来识别那些在其内容和格式中看起来像学术的可公开访问的网络文档，例如，期刊文章、预印本、论文和技术报告等，以这种方式识别的材料包括全文文档和带有摘要的引文。其次，谷歌学术搜索增加了其合作伙伴——期刊出版商、学术团体，数据库供应商和学术机构提供的内容，此类材料大多是经许可后从大学内部网或出版商的限制访问网站获取的，该部分内容是无法通过常规的谷歌界面访问的，主要包含摘要和引文。最后，谷歌学术搜索从提供的文档参考列表中提取引文。

2. 功能

（1）获取学术文献：谷歌学术搜索不同于其他普通文献数据库，它可以说是各种专业文献数据库的集大成者，其覆盖范围的广泛性与全面性是其他任何一个数据库所无法相比的。它本身并不提供文献的内容，而只是对互联网上各类学术文献资源的相关信息进行索引，根据用户的需求提供文献的线索，用超文本链接的方式告诉用户到何处（通常是文献出版商、各类学会等机构的网站，也可能是个人网站）可以在线获取文献本身，整个过程可由用户通过点击鼠标完成。谷歌学术搜索目前收录的专业学术文献以外文为主，覆盖几乎所有的研究领域。它不但可以进行笼统的文献检索，而且可以精确检索某一篇特定的文章。通过其指引，相当大比例的外文期刊文献可以轻易地在线获取免费全文，其他则免费提供摘要，并得到取得全文的方法。

（2）了解有关某一研究领域的概况：输入某一研究领域的关键词，从谷歌学术搜索返回的搜索结果中，可以知道该研究领域有哪些重要的著作（包括论文、专著、研究报告等），从事该领域研究的主要学者有哪些，通过这些著作的年代分布、相互引用的情况等，就可以大致了解该研究领域的历史和概况。

（3）通过了解某一学者的著述，对其学术地位进行评价：输入某个学者的名字，谷歌学术搜索可以搜索出其全部在网上的学术著作（包括论文和专著等）的数量及详细清单，并且可以知道其论文在什么样的刊物上发表、被哪些数据库收录，其专著由什么出版机构出版、被哪些图书馆所收藏；还可以了解其著述被其他哪些论文和专著所引用等。同时输入某学者研究领域的关键词，可以了解其著述在谷歌学术搜索中搜索结果的排名情况。这些都是可以用来判断该学者学术地位的重要指标。

（4）了解某文献被引用情况，判断其学术价值和影响：某一学术著作被其他高质量论文和专著引用的情况，是判断其学术价值和影响的重要指标，受到学术界及科研管理机构的极大重视。谷歌学术搜索的搜索结果中，每一条记录都有关于其被引用次数统计及其详细情况，因此其本身也是一个大型的引文数据库，拥有自成体系的引文连接系统。

（侯筱蓉）

第十五章　文献数据处理与分析

【内容提要】

本章主要介绍文献管理工具的原理以及 EndNote 使用，以及文献信息分析方法与文献信息处理工具。

第一节　文 献 管 理

一、文献管理工具

（一）文献管理工具的定义

科研工作者经常需要通过检索、查阅和下载文献来解决一些与教学、科研或临床工作相关的问题。他们在阅读文献的过程中常常需要记录大量的笔记，传统的记录方式通常是用笔写在纸质的笔记本上，但是随着时间的推移，看过的文献、记过的笔记会越来越多，笔记本也会越来越厚，这可能也会带来一些困扰：某篇文献好像看过，却又想不起来在哪里看过，对文献资料的管理越来越力不从心，尤其是在撰写课题申报书、论文或专著等出版物的时候，需要引用别人的文献，插入和编辑参考文献，以及将文中的参考文献的格式调整为与对应的期刊或图书所要求的格式时就比较费时费力。文献管理工具的出现，将科研工作者从费时费力的文献管理中解放出来。

文献管理软件又被称为书目管理软件，是一种具有高效的文献检索、管理、分析和嵌入字处理功能的软件，可以辅助论文写作时的引文插入、编辑和参考文献格式化处理。目前国内常见的参考文献管理软件有 NoteExpress、NoteFirst、医学文献王、知网研学等。国外常见的参考文献管理软件有 EndNote、EndNote Web、RefViz、RefWorks、Reference Manager、QUOSA、Mendeley、Zotero 等，其中 EndNote Web、RefWorks、Zotero 是基于浏览器的文献管理软件，NoteFirst 具有云存储的功能，可以在线分享和评论，更适合于科研团队使用。总的来说，国内开发的文献管理软件对中英文参考文献管理，尤其是在论文写作时参考文献的插入与管理支持度较好，而国外文献管理软件对英文参考文献较好，对中文参考文献的支持度较差。

（二）文献管理软件的原理

文献管理软件的实质是一种具有数据库功能的软件，主要是将不同数据库、不同格式的文献通过连接文件（过滤器）转换为符合文献管理软件导入格式的文件并导入到数据库中形成个人文献库，以便使用者查重、检索、做笔记以及论文写作中的参考文献插入与格式调整等（图 15-1）。

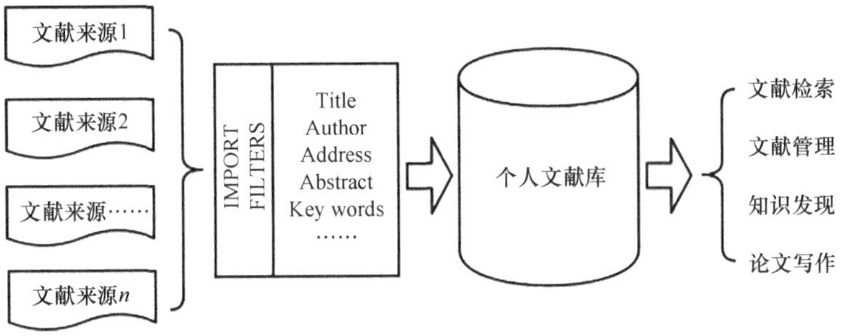

图 15-1　文献管理软件原理

（三）文献管理软件的基本要素

个人文献库（library）：文献管理软件中用于存储个人搜集的文献信息库。

文献分组（group）：是在个人文献库中建立的文献分组及其亚组，用于存储不同主题的文献，方便文献的管理。

文献题录（references）：添加到个人文献库中的一条条文献记录，其格式一般包括作者、文献标题、年份、刊名、年卷期页码等信息。

在线数据库（online database）：文献管理软件已经配置好的一些可以在文献管理软件中进行检索的数据库，其检索结果可以直接添加到个人文献库中。

导入过滤器（import filter）：用于将导入的文件中的一条条文献记录信息的标题、作者、年份、摘要、刊名等信息解析出来并保存到个人文献库中的连接文件。

输出样式（output style）：用于对文献管理软件中题录显示格式或论文撰写中的参考文献格式进行批量格式化的工具。

附件（file attachments）：科研工作者在进行文献阅读时将与题录相关的 Word 文件、PPT、图片等多种格式的文件。

笔记（notes）：科研工作者在进行文献阅读时在文献管理软件中做的记录。

（四）文献管理软件的主要功能

1. 文献收集　个人文献库的创建、在线数据库检索功能、文献信息导入、全文导入、网页文献信息抓取等。

2. 文献管理　文献分组、查重、排序、做标识、做笔记、题录编辑、附件管理等。

3. 文献分析与利用　文献统计分析、期刊论文写作中的模板套用、论文写作中的参考文献插入与参考文献格式化等。

二、文献管理软件 EndNote

EndNote 是科睿唯安公司发布的文献管理软件。其有两个版本：EndNote 桌面版和 Web 版本。EndNote 桌面版是收费软件，必须购买得到授权才能使用。购买了科睿唯安的 Web of Science 等产品的单位用户可以免费注册使用 EndNote Web 版。EndNote 20 具有较为强大的功能，包括在线数据库检索、文献查重、标记、附件管理、笔记管理、统计分析、文献分享、与 EndNote Web 数据同步、参考文献插入等功能。

（一）EndNote 的安装

从 EndNote 官方下载最新的 EndNote 版本，下载后双击 EN20Inst.exe，点击“Next”按钮，已经购买的用户可以直接输入“product key”，未购买用户可以选择“a 30 day free trial”，继续点击“Next”，就可以完成安装。安装前需要注意关闭字处理软件，因为在 EndNote 安装过程中需要向这些字处理软件中安装插件，否则可能安装不成功。

（二）EndNote 的界面

EndNote 的界面大体可以分为上下两部分，上部分是菜单栏，下部分是功能界面（图 15-2）。下部分又大体可以分为三栏，左侧栏是功能选择区，包括个人文献库管理、共享的文献、在线检索等功能选择，中间栏包含了文献检索、文献列表和工具栏，右侧栏是单篇详细信息和文献显示格式。

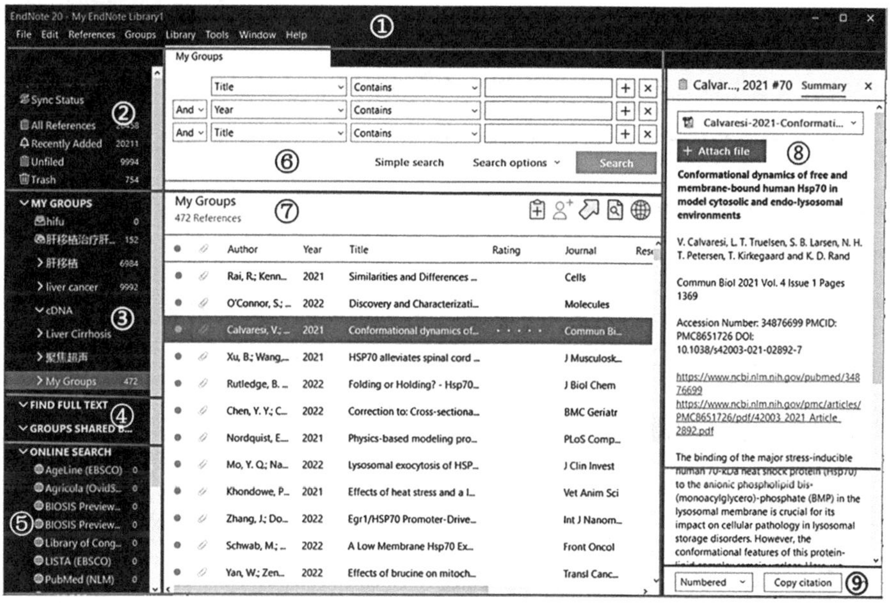

图 15-2　EndNote 20 界面

①菜单栏；②数据库；③文献分组；④查找全文与数据库共享；⑤在线检索；⑥检索工具栏；⑦文献列表与快捷工具栏；⑧文献详细信息与记录编辑；⑨文献显示格式

（三）EndNote 的使用

1. 个人文献库的创建　第一次使用 EndNote 软件，安装后系统会出现对话框，提示用户“Open an existing library”打开一个已经存在的个人文献库或“Create a new library”创建一个新的个人文献库。

2. 建立文献分组　个人文献库的建立，仅仅是建立了一个数据库，而对于文献管理最重要的手段是建立不同的分组，对文献进行分组管理。鼠标右键点击“MY GROUPS”，可以建立分组，在对话框中可以选择不同的建立分组方式（图 15-3）：

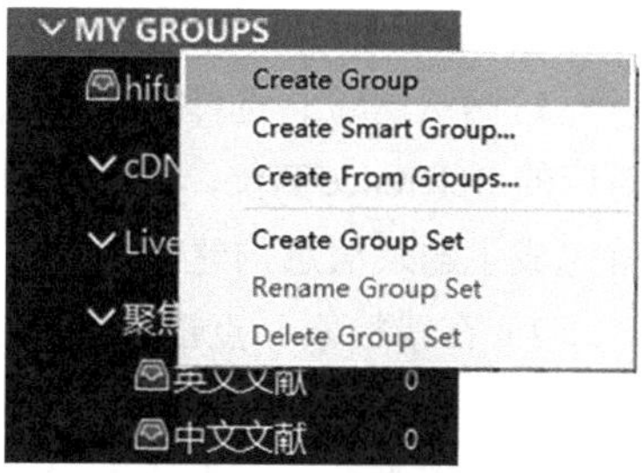

图 15-3　创建文献分组

（1）直接建立分组：对话框选择“Create Group”直接在“MY GROUPS”下建立文献分组。

（2）创建智能分组：适用于已经将文献导入到 EndNote 中，通过对题录信息的检索匹配自动生成一个组。在对话框中选择“Create Smart Group…”系统会自动弹出另一个对话框（图 15-4），输入智能分组的组名，根据需要选择检索条件，输入检索词语，点击“Create”系统会自动生成对应的文献分组。

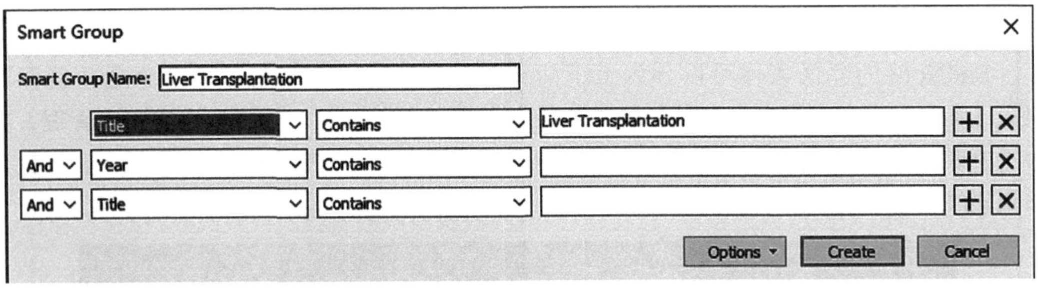

图 15-4　创建智能分组

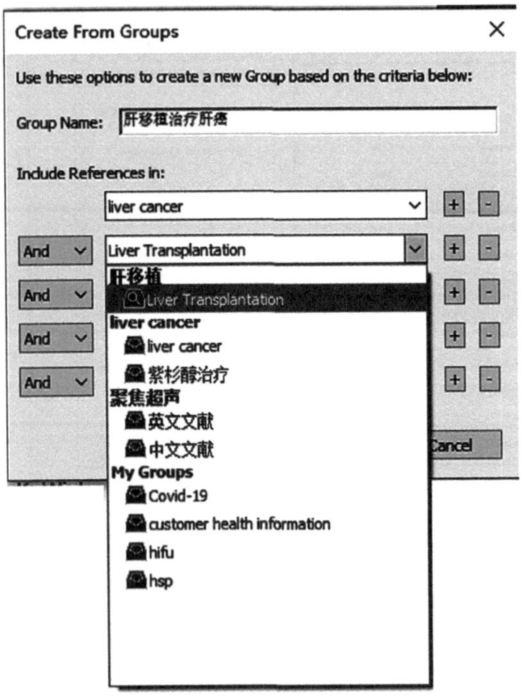

图 15-5　从其他组集合中创建组

（3）从其他组集合中创建组：适合于已经建立了不同的组集，并在组集下建立有分组的情况。点击“Create From Groups…”出现对话框（图 15-5），再输入组名，分别选择不同组集下的组和逻辑关系（And/Or/Not），点击“Create”即完成建立分组。

对于创建的组或组集，使用者均可以进行删除或更名，也可以将文献组共享给其他研究者，但是创建的智能分组不能进行共享。

3.EndNote 个人文献库的管理　个人文献库的管理包括题录建立、文献分组、查重、做笔记、标注、附件管理、文献分级、附件管理、查找全文等。

（1）题录建立：题录是指存储在 EndNote 个人文献库中的一篇篇文献。题录的建立通常有以下几种方式。

1）手工建立：选择需要保存的文件夹，点击菜单“References”==>“New Reference”，选择对应的 Reference Type，输入 Author、Title、Journal 等信息，然后点击菜单“file”==>“Save”就完成了题录信息构建。

2）在线检索：点击左侧栏的在线检索区域（ONLINE SEARCH）（图 15-6），双击需要检索的数据库（如 PubMed，收费数据库需要使用 ID 和密码）（对于界面上没有的数据库，也可以点击“more…”进入对话框进行选择），软件中间栏顶部会出现高级检索界面，选择合适的字段，输入对应的检索词，选择逻辑运算符号（AND、OR、NOT），再选择其他字段，输入检索词，点击 Search 按钮进行检索，在中间栏的中下部分会显示检索结果列表，选择需要保存的题录，然后点击加号⊕按钮，将题录添加保存到“Recently Added”中，再点击“Recently Added”，然后选择所有题录，点击鼠标右键，出现对话框（图 15-7），选择“Add References To”，点击对话框中的需要的文献分组，就可以完成将检索结果保存到文献分组中；也可以在检索结果中选择需要的结果后，直接在题录上点击鼠标右键，在出现的对话框中（图 15-7）选择“Add References To”，点击对话框中的需要的文献分组，完成题录保存。

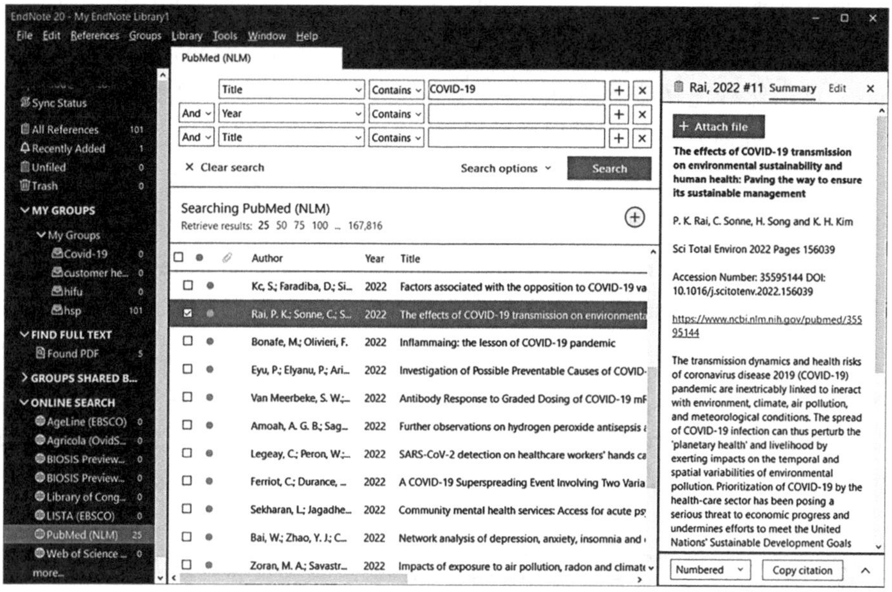

图 15-6　EndNote 在线检索界面

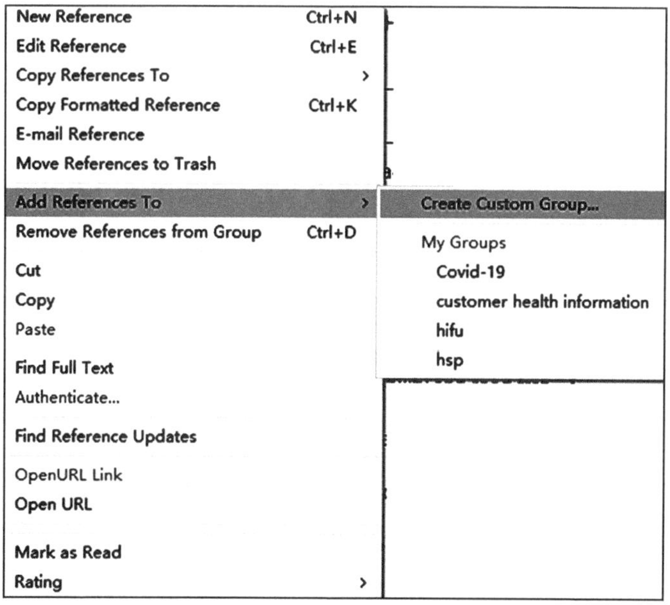

图 15-7　保存检索结果到文献分组

【思考题】

如果读者浏览到某一网站的某一页面内容与其研究内容密切相关，如何在 EndNote 添加网页类参考文献？

3）网站检索结果导入：当用户在数据库网站检索并导出了检索结果的时候，就可以使用过滤器将检索结果导入到个人文献数据库的文献分组。例如，① Web of Science 数据库可直接导入文献信息至 EndNote，勾选相关文献信息 => 保存至 EndNote Desktop，选择合适的记录选项和内容选项，点击“导出”生成 .ciw 文件，鼠标点击 .ciw 文件可自动导入 EndNote（也可以通过“file” => “import” => “file”，选择过滤器 ISI-CE 完成题录导入）；② PubMed 网站检索结果导出时选择“Send to” => “Citation Manager” => “Create file”生成 .nbib 文件，然后选择菜单“file” => “import” => “file”，选择下载的文件，选择过滤器 PubMed（NLM）就完成题录导入；③ CNKI 检索结果导出时，依次完成“选择记录” => “导出与分析” => “导出文献” => “EndNote” => “导出”就可以完成文献导出（同样对于重庆维普、万方数据的结果导出时，文献格式选择 EndNote 格式），在导入题录时，过滤器选择“EndNote Import”完成题录导入；④ ScienceDirect 检索结果不提供批量导出，仅提供单篇文献导出，选择“Cite” => “Export citation to RIS”生成 .ris 文件，依次选择“file” => “import” => “file”，选择文件，过滤器选择“Reference Manager(RIS)”即可完成题录导入；⑤ SpringerLink 数据库提供单篇题录下载功能，在文献标题下面点击“Cite this article” => “Download citation”系统会自动将结果下载为 .ris 文件，点击文件完成题录导入（备注：对于 EndNote，下载后的 *.enw、*.ris、*.ciw、*.nbib 格式文件均可以自动导入）。

4）PDF 全文导入：如果用户在本地电脑上有文献全文的 PDF 文件，可以单篇或批量导入 PDF 文件至 EndNote。依次选择“file” => “import” => “Folder”或“File”，导入选项（Import Option）选择 PDF（图 15-8），在联网的状态下，软件会自动联网解析 PDF 文件内容，将文件导入至 EndNote，并将 PDF 作为题录附件。

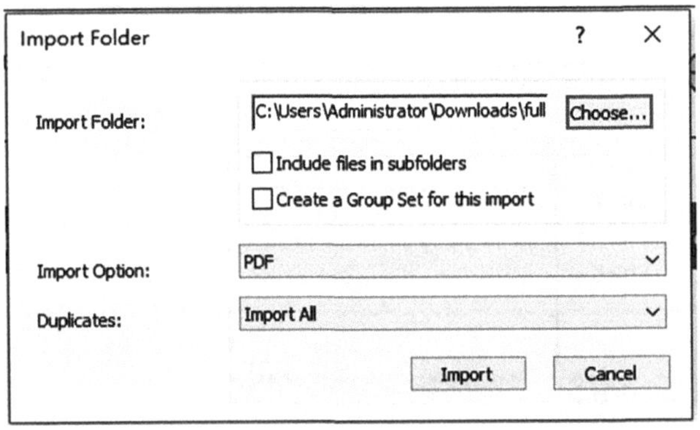

图 15-8　PDF 全文导入

（2）文献分组管理：对于已经导入进 EndNote 的文献，可以点击“Imported Refer…”或“All References”查看，为了便于管理，需要及时将其转到不同的分组或组集中。

（3）查重：点击菜单“Library” => “Find Duplicates”，系统会自动识别出重复的文献，并将重复的文献详细展示在对话框中，由用户判断需要保留哪一条文献记录（Keep This Record），并删除重复记录；也可以直接跳过（或取消）这一步，系统会自动将选中重复记录，然后在重复记录上点击鼠标右键，选择“Move References to Trash”将重复记录删除并放到回收站。

（4）阅读标记：对于文献，可以在文献上点击鼠标右键，选择“Mark as Read”标记为已读，或选择“Mark as Unread”标记为未读，也可以直接双击文献记录前面的灰色小点进行标记（图 15-9）。

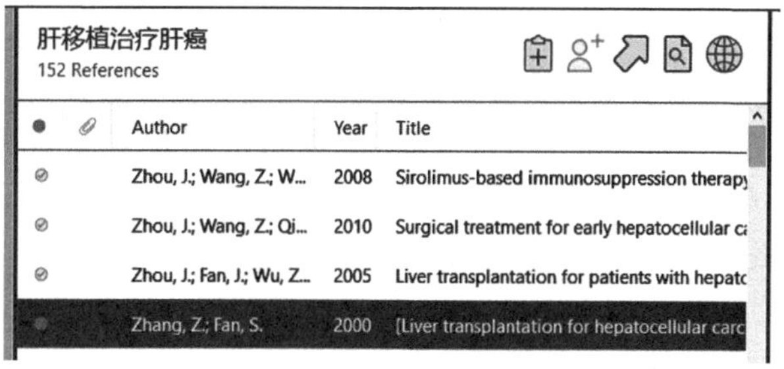

图 15-9　文献阅读标记

（5）文献检索：这里的文献检索是对个人文献库中的文献记录信息进行检索。分为简单检索（Simple Search）和高级检索（Advanced Search）。不管是哪种检索，首先需要选择检索范围（选择组集或组），简单检索时输入检索词，系统会自动将检索词进行全记录匹配。高级检索（图 15-10）与在线检索界面一致，选择字段，输入检索词，选择逻辑关系，即可完成检索。在高级检索中还可以设定笔记（Research Notes）和文献分级（Rating）。

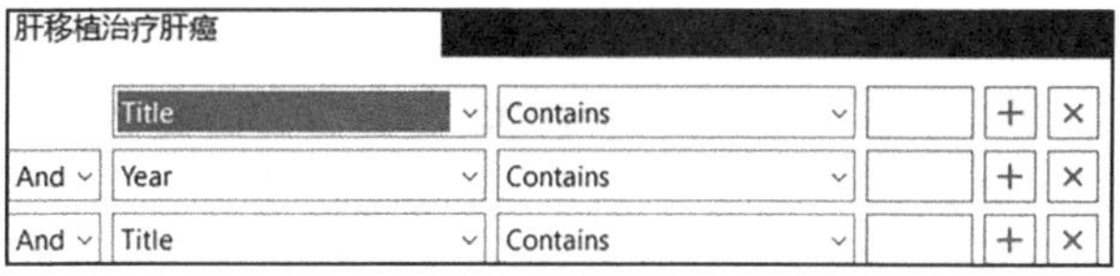

图 15-10　高级检索界面

（6）做笔记：在中间栏的文献记录列表中点击一篇文献，右侧栏会显示该文献记录的题录（Summary）信息，点击 Edit 对题录进行编辑，将右侧滚动条下拉到 Research Notes 字段位置，在该字段做笔记，并可以检索和显示（图 15-11）。点击菜单“Edit”==>“Preferences”==>“Display Fields”，在显示字段中添加上 Research Notes 字段就可以在文献列表中显示笔记。在高级检索界面选择 Research Notes 字段，输入关键词可以实现对笔记的检索。

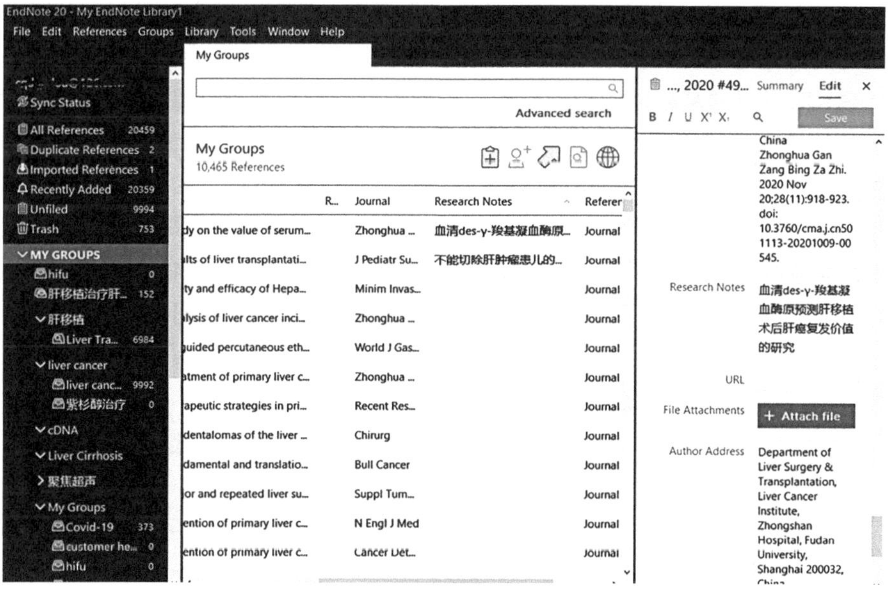

图 15-11　笔记记录与显示

（7）附件管理：可以将附件与文献记录进行关联，附件类型可以是 PDF、Excel、PPT、Word、音频、视频等各类文献。一条文献记录可添加无上限的相关附件（容量取决于设备存储空间）。点击中间栏文献记录列表中的某条记录，并点击右侧栏的“Summary”，点击“+Attach file”添加附件。当导入的附件被删除或位置移动而导致附件丢失时，可以通过菜单“Library”==>“Find Broken Attachment Links”的功能来查找对应的文献，然后重新添加附件。

（8）文献分级：文献阅读后，用户可以根据文献的重要性对文献进行五星分级（☆☆☆☆☆），点击文献列表中的Rating对其进行分级。文献分级后，用户可以对文献按照分级进行排序，便于查找与阅读。

（9）找全文：EndNote可帮助对用户已订阅的数据库和免费资源进行全文PDF搜索。所找到的文章将自动与用户文献库中的原始参考文献相关联，做到对文献题录信息一键式轻松查找全文。

（10）记录编辑与更新：编辑单篇文献时，点击文献列表中需编辑的文献，再点击右侧栏的“Edit”，对记录的字段手动进行编辑更新；EndNote也提供对文献进行批量更新，选择需要更新的文献，或直接点击相应分组，然后点击菜单“Reference”==>“Find Reference Updates”，或在选中的文献点击鼠标右键，选择“Find Reference Updates”，均可以实现对文献的批量更新。

（11）生成引文报告：EndNote 20与Web of Science集成，订阅Web of Science的用户可一键生成文献的引文报告，分析参考文献的影响力；也可一键式访问Web of Science文献全记录页面及相关记录，了解参考文献的更多详细信息。生成引文报告有两种方式：一种是鼠标右键点击文献分组选择“Create Citation Report”；另一种是在文献列表中选择需要的文献，然后点击文献列表右上角图标⊕对选择的文献生成引文报告。

（12）术语表与统计分析：EndNote提供术语表，术语表可以为统计分析提供基础信息。

1）EndNote术语表：其术语表分别是作者术语表、期刊术语表和关键词术语表，用于存储作者姓名、杂志名称和关键词术语。EndNote提供术语表的好处在于EndNote数据库文献信息输入时可以提高精确性和一致性。另外还可以利用术语表提供杂志的缩写和全称，在输出格式时使用全称或者缩写进行自动替换。另外在搜索EndNote本地数据库时，可以利用术语中的术语进行搜索，更精确一些。点击菜单“Library”==>“Open Term Lists”可以打开术语表，也可以点击“Library”==>“Define Term Lists”建立自己的术语表。用户可以对术语表进行编辑（包括添加新的术语、编辑、删除等），对于期刊术语表，在投稿的时候用得比较多，因为一些期刊要求参考文献的刊名用全称，一些期刊要求参考文献的刊名用

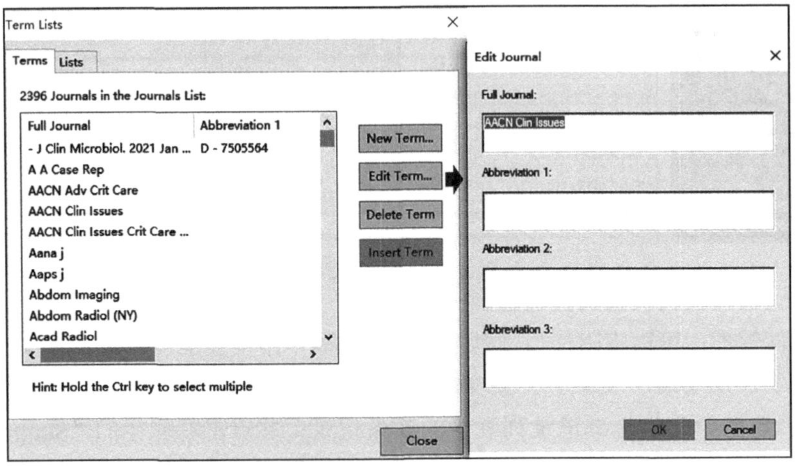

图 15-12　期刊术语表

缩写，EndNote 的期刊术语表提供一个全称（Full Journal）、三个刊名缩写表（图 15-12）。用户可能会不清楚一个期刊的缩写有哪些缩写方式，EndNote 提供了现成的刊名列表（Lists），只是默认情况下是没有显示的，需要用户点击 Lists，可以导入列表（Import List），也可以导出列表（Export List），点击“Import List”按钮，导入完成后重新打开期刊术语表就可以看见期刊刊名完整的规范的缩写（图 15-13），用户在撰写论文时就可以对参考文献格式中期刊名称的全称与缩写进行切换。

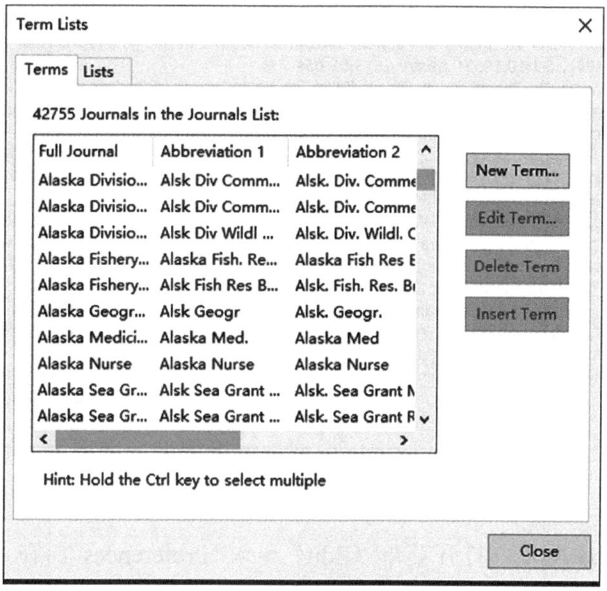

图 15-13　期刊术语表列表

2）统计分析：EndNote 提供书目统计功能，点击菜单“Tools”==>“Subject Bibliography…”，选择对话框中相应的字段，如 Author、Year、KeyWords 等（这里选择 KeyWords），点击 OK 按钮得到关键词的词频统计结果（图 15-14），选择对应关键词，点击 OK 按钮，可以查看对应的文献，并且可以打印预览、打印和保存（图 15-15）。

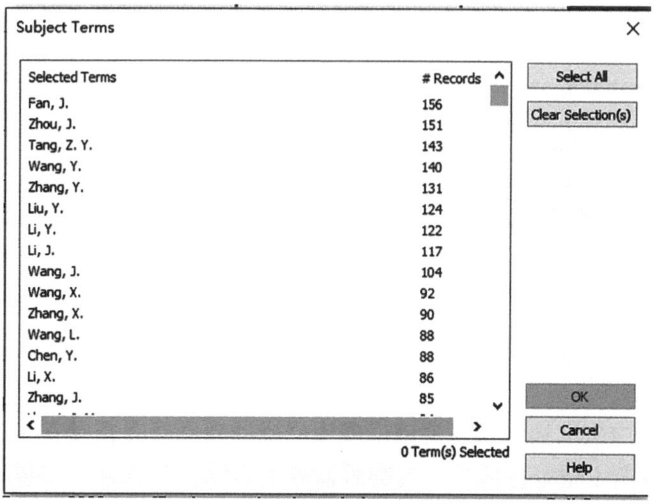

图 15-14　词频统计结果

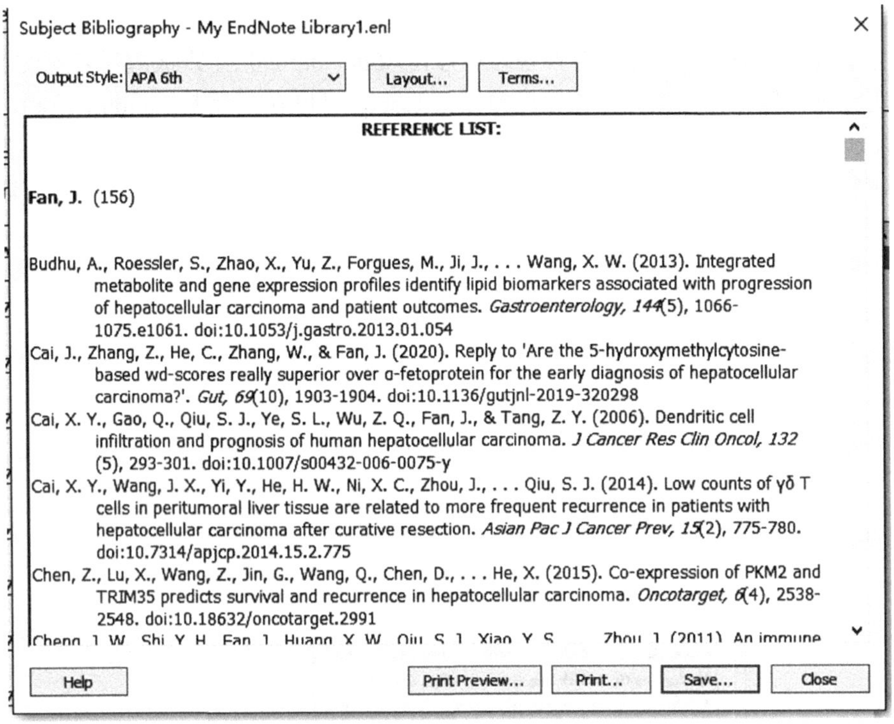

图 15-15　书目统计结果

（13）个人文献库同步：打开菜单“Edit”==>“Preferences”，在“Sync”功能中输入 EndNote Account Credentials 账号和密码。用 EndNote Online 版账户登陆或创建一个新账户。如果用户拥有 Web of Science 账户也可与 EndNote Online 关联，实现账户中的文献同步。

（14）个人文献库共享：个人文献库共享适合于科研团队的文献分享。选择快速菜单栏中的“Share This Group”按钮，邀请团队成员共享 EndNote 文献数据库，可通过设置“只读或读写”权限进行 Library 共享，有读写权限的共享成员可对 Library 进行文献共享、修改、增加、删除、新建组、添加附件、做笔记等任意编辑，可在活动日志里面查看共享成员的活动记录；只读权限的共享成员则仅可查看 Library 中的文献信息不得删改。在项目完成后可以移除共享成员。

> **【思考题】**
> 如何将献管理工具 EndNote 中的参考文献导出并导入到 NoteExpress?

4. 利用 EndNote 撰写论文　在撰写论文方面，EndNote 可以帮助作者找到合适的投稿期刊和插入参考文献。

（1）匹配合适的投稿期刊：在某个分组上方点击右键，选择“Manuscript Matcher”，即可链接到 EndNote 投稿期刊匹配页面。通过输入文章标题、摘要、导入本组参考文献，即可匹配适合投稿的期刊。

（2）论文写作中自动插入参考文献：参考文献的自动插入需要在 Microsoft Word/WPS 等字处理软件中安装 EndNote 插件，安装时需要关闭字处理软件，安装成功后会出现对应的快捷工具（图 15-16）。

图 15-16 字处理软件的 EndNote 插件

插入参考文献的步骤如下。

1）选择文献：先在 Word 中将光标移动到需要插入参考文献位置，回到 EndNote 的文献列表中选择一条文献，也可以按住键盘 Ctrl 或 Shift 键用鼠标选择多条文献，然后按住 Alt+2 在 Word 中插入参考文献，或回到 Word 中，在 EndNote 快捷工具中选择“Insert Selected Citations”插入参考文献；也可以直接在 Word 中选择“Insert Citation”，在出现的对话框中输入需要的检索词来选择一篇或多篇文献记录，然后点击“Insert”插入参考文献（图 15-17）。

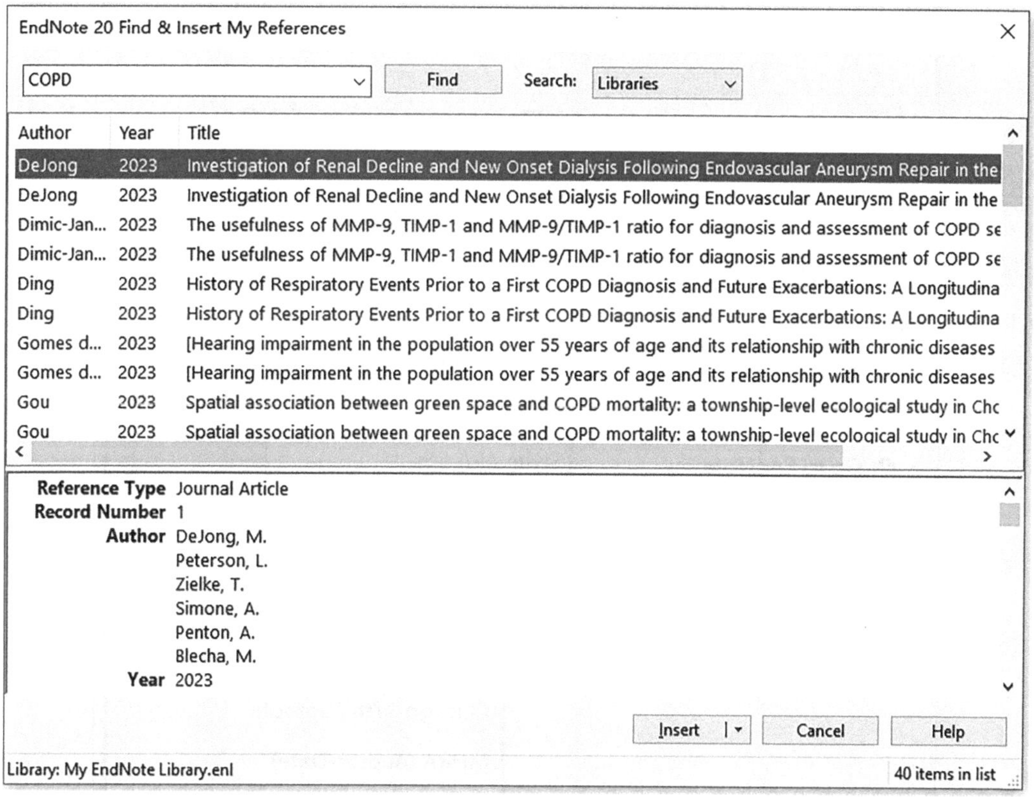

图 15-17 检索插入参考文献

2）参考文献编辑与更新：点击 EndNote 插件中的“Edit & Manage Citations”快捷工具，在弹出的对话框中，对需要的参考文献可以进行编辑更新、删除或插入新的参考文献（图 15-18），也可以直接点击“Update Citations and Bibliography”对所有参考文献进行更新。

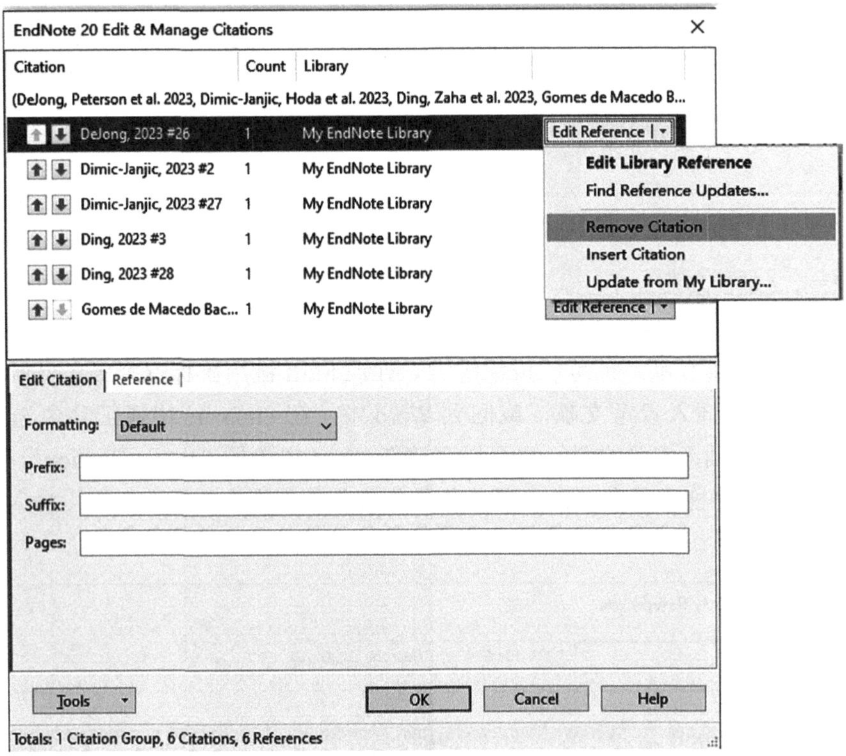

图 15-18　参考文献编辑与更新

3）选择参考文献的样式：点击快捷工具中 Style 选择样式，如果下拉框中没有合适的，可以选择“Select Another Style”选择其他样式（图 15-19）。

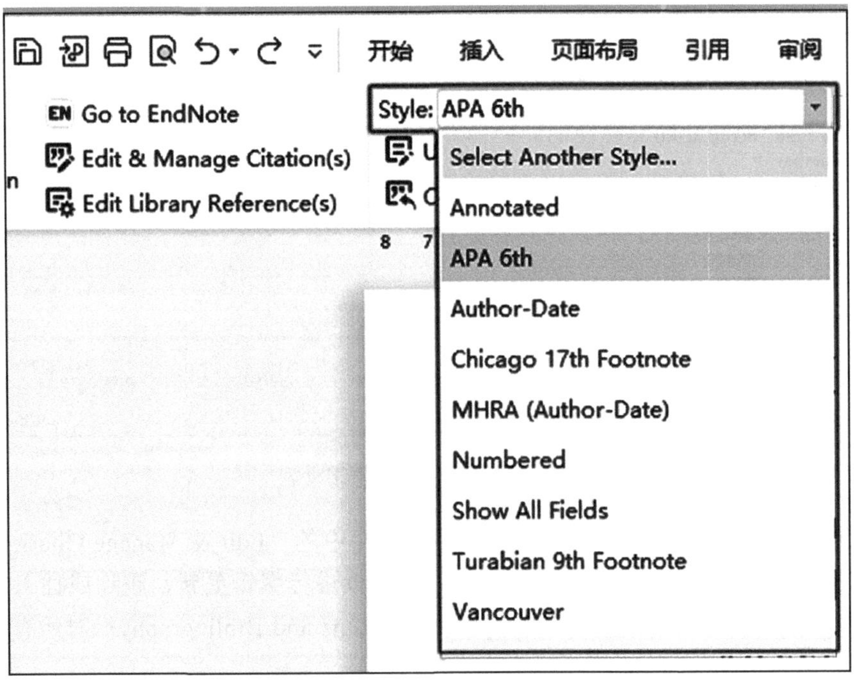

图 15-19　参考文献样式选择

4）保存副本与投稿：若作者使用 EndNote 完成了论文写作并直接投稿时，由于作者用 EndNote 插入的参考文献与其个人文献库相关联的，编辑或审稿专家无法与作者的个人文献库进行关联，就可能出现乱码的情况，因此作者需将文件进行去除格式化清除域代码操作（图 15-20），具体操作为选择 EndNote 快捷工具中的“Convert Citations and Bibliography”==>“Convert to Plain Text(P)”将其参考文献转换为纯文本，这样文中和文末的参考文献就不会因为上述原因出现乱码的情况。此外，考虑作者可能会进行稿件返修，因此建议作者在投稿之前要将文件另存一个副本。

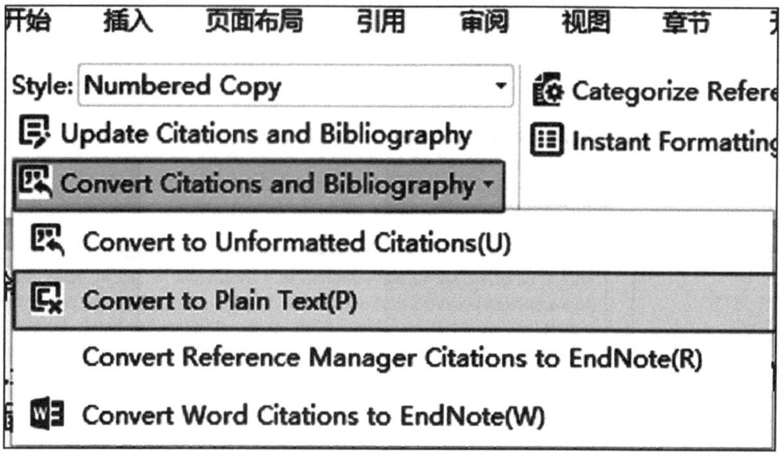

图 15-20　去除格式化

5. EndNote 高级应用　包括个人文献库压缩、利用 DOI 号建立文献记录并查找全文、Output Style 样式编辑。

（1）个人文献库压缩：当用户需要在另一台计算机安装 EndNote 时，可以登录账号进行数据同步，也可以直接将本地计算机的EndNote菜单“File”==>“Compress Library(.enlx)”个人文献库压缩打包（图 15-21），再到另一台计算机解压缩，然后打开该解压个人文献库即可。

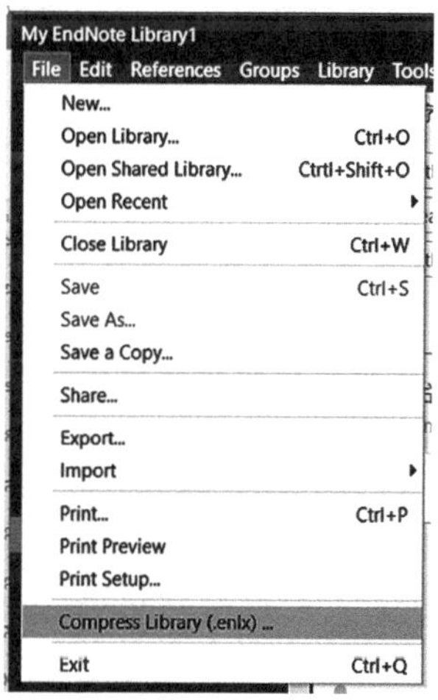

图 15-21　个人文献库压缩打包

（2）利用 DOI 号建立文献记录并查找全文：如果用户手里面有一篇文献的 DOI 号码，则可以直接新建一条参考文献，在 DOI 号码字段输入 DOI 号并保存文献，在文献列表中选中该条文献记录，点击鼠标右键选择“Find Reference Updates”系统会根据 DOI 号码对记录进行自动更新，点击鼠标右键选择“Find Full Text”查找全文。

（3）Output Style 样式编辑：如果用户需要投稿的期刊样式在 EndNote 样式中没有完全相同的样式，可以直接点击“Tools”==>“Output Styles”==>“Open Style Manager”，选择并双击一个与投稿要求相近的样式进行编辑（图 15-22），再根据需要对内容进行编辑调整。

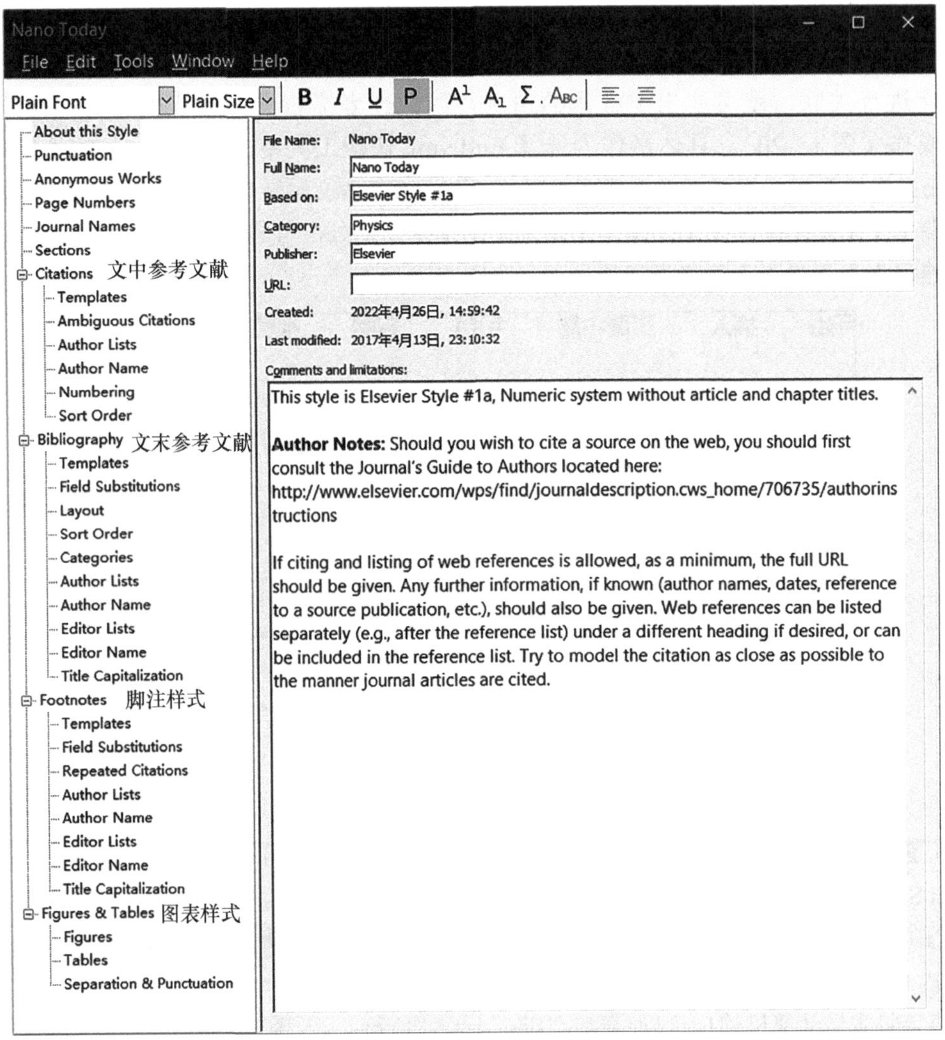

图 15-22 Output Style 样式编辑

1）页码样式：点击“Page Numbers”，Page Numbers 提供了多种类型的参考文献页码的显示样式，根据不同的需求进行选择（图 15-23）。

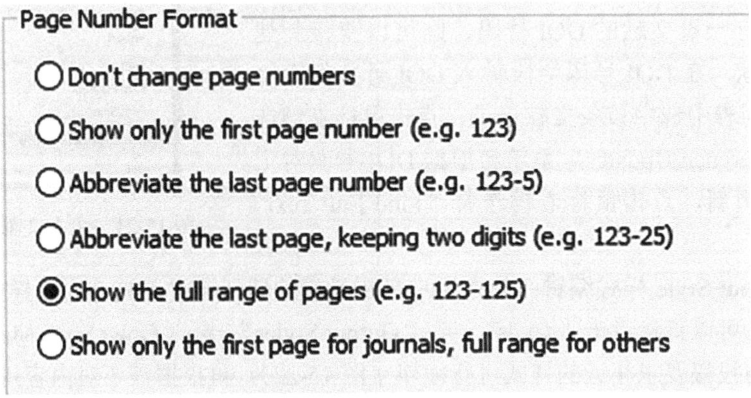

图 15-23 页码样式选择

2）Journal Names 期刊名称格式的选项有“Use Full Journal Name”“Abbreviation 1/2/3”“Don’t Replace”等多个选项，用户可以根据需要进行选择。

3）引文样式（Citation）引文样式也是文中参考文献样式（In-text Citations），点击“Templates”，在 Citation 框中插入需要的字段（如 [Bibliography.Number]），同时也需要对作者显示数量，作者姓名显示方式、参考文献编号方式进行设置。

4）文末参考文献点击“Bibliography”==>“Templates”，点击“Reference Types”添加需要显示的参考文献类型，并点击对应类型，对显示字段和样式进行编辑。编辑时一般需要插入字段或另外添加一些符号，同时为了正确编辑，还需要遵循如下规则。

A. 复数指令（^）：作者或页数数据需标明单复数情况时，可使用单 ^ 复表示。如 p.^pp. ed.^eds.Editor, ed.^eds。

B. 分拆指令（|）：强迫隔开前后两组分，使其独立遵循隶属关系。如 Author. “Title.” Journal Volume|.Issue| (Year)|: Pages|。

C. 对于不是字段内容但是必须每一条参考文献都要显示的字符，则直接打字，但是如果输入的字符与字段同名，则需要添加单引号。如 Editor，如需在编辑者后面加“Editor”，因为 Editor 也是字段名，可用重音符字符标注 `Editor`（图 15-24）。如 Author, Title. In Book Title|, Editor, `Editor`|. Year, Publisher|: City|, p. Pages。

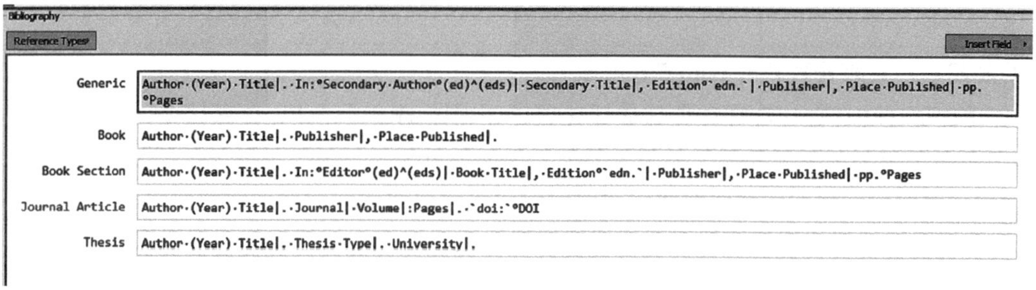

图 15-24　文末参考样式编辑

文末参考文献样式设置，除了对 Templates 设置外，还需要对布局、作者、标题单词大小写等进行设置。点击 Layout 对布局进行设置，选择每一条参考文献开始显示格式（如 Bibliography Number）以及参考文献结尾符号 [如点号（·）]；点击“Author Lists”“Author Name”对作者显示数量、作者姓名显示格式进行设置；点击“Title Capitalization”对标题首字母、标题中单词首字母大写等进行设定。但是这里无法设置参考文献的标识（Reference），该设置可以通过 EndNote20 的 Word 插件来设置（图 15-25），点击“Instant Formatting is On”下方的黑色圆圈处符号，出现对话框后点击“Layout”，根据需要决定是否在“Bibliography title”框中输入“Reference”，点击“Text Format”设置字体，在 Hanging 处设置悬挂距离，点击“Format Bibliography”设置参考文献样式，以及是否添加文中引文与参考文献的链接，以及是否对引文添加下划线。

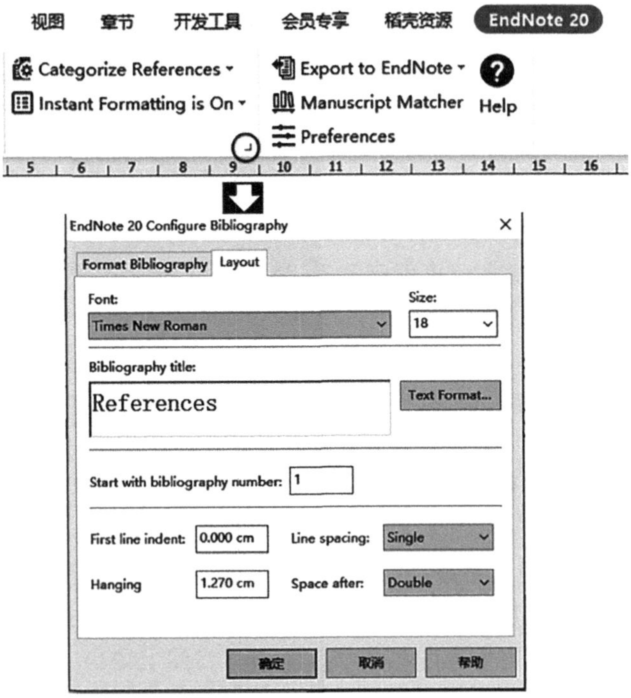

图 15-25 参考文献布局设置

扩展阅读：文献管理软件 NoteExpress

NoteExpress 是一款国产文献管理工具，同时支持金山 WPS 和微软 Word 等主流字处理软件，支持中英文参考文献混合排列。NoteExpress 的主要功能包括以下几个方面。

一、个人文献库压缩与备份

NoteExpress 提供个人文献库压缩与备份功能，如果用户需要在其他计算机上使用自己的数据，可以对个人文献库的所有内容进行压缩形成压缩包，将压缩包拷贝到优盘或发送到邮箱等，到其他计算机解压缩后打开个人文献就可以展现含附件和笔记等全部信息。

二、个人文献库记录添加

NoteExpress 记录添加的方式包括在线数据库（PubMed、CNKI、万方等）检索记录添加、手工添加记录、过滤器导入、全文导入自动更新（通过自动识别文件标题、DOI 号，自动补齐题录信息）等。

三、个人文献管理与统计分析

NoteExpress 个人文献管理包括文献查重、做标记（阅读标记、星标、重要性标记等）、添加附件、记录手动或智能更新、建立文件夹进行文献的分组管理、全文批量自动下载、数据分析［对期刊、作者、关键词（词频统计、词云、词共现分析等）进行可视化分析］。

四、论文写作过程中的参考文献插入与管理

NoteExpress 可以帮助用户在论文写作过程中实现参考文献的选择与插入，编辑，内置了近 5000 种国内外期刊参考文献样式，同时也可以编辑用户需要的样式，轻松实现中英文参考文献的混排，解决了 EndNote 对中文文献支持不友好的问题。

第二节　文献信息分析

一、文献信息分析概述

（一）文献信息分析概念

文献信息分析是指在充分获取文献的基础上对获取的文献进行分析与综合的过程，是根据特定的需要对文献信息进行定向选择和科学抽象的一种研究活动。文献信息分析是从繁杂的原始相关文献信息中抽取共性的、方向性或特征性的内容，为进一步研究或决策提供佐证和依据。

（二）文献信息分析流程

按照文献信息分析流程，文献信息可以分为研究准备阶段、数据采集阶段、数据分析阶段和报告编写阶段。

1. 研究准备阶段　主要包括选择课题，对课题进行分析，结合文献外部特征和内容特征来确定具体的分析目标。例如，想要了解高强度聚焦超声研究发展的轨迹，就应当选择时间、主题词（关键词）作为分析单元。

2. 数据采集阶段　根据分析目标，选择合适的数据源和具体的检索方法，制定详尽的检索策略，尽可能提高文献的查全率，使研究有足够有效的数据支持，从而更具有说服力。同时根据研究工具的特点下载对应格式的文献信息。

3. 数据分析阶段　数据分析阶段是整个流程的核心阶段。首先需要根据不同的研究方法与工具特点对数据进行清洗，删除无用信息，转换数据格式，形成有效数据；其次，要选用合适的研究方法或分析软件，对数据进行处理、加工，对有效数据进行文献数据分析，并形成分析结果和解释。

4. 报告编写阶段　依据课题要求和研究深度，利用分析数据与结果，撰写课题综述、研究报告等。

二、文献信息分析方法

信息分析方法有综合法、分析法、类别法、推理法、演绎法、归纳法、因果法、分类法、相关关系法、回归法和插值法等。文献信息分析方法是信息分析方法在文献领域的发展，其主要有文献计量学方法、文本挖掘和基于文献的知识发现。其中文献计量学的方法又分为书目计量法和引文分析法。

（一）书目计量法

书目计量法分析的指标主要是文献的书目信息，如文献量、作者数、词汇数（如关键词、主题词等）。统计这些信息出现的规律来展示该领域或主题研究活动的特点，对发表论文的期刊数量、作者发文数、作者单位等进行分析来了解该领域的重要期刊、重要作者、重要机构。对文献的这些外部特征进行分析逐步形成了文献计量学领域的重要定律，这些定律也称为文献计量学的主要内容，也是文献计量学分析的主要手段。

1. 布拉德福定律　布拉德福（Bradford）定律是用来描述某一领域、课题、学科的相关论文分布规律的定律。刊载这些相关论文在期刊不是均匀分布，因为某专业领域的论文除了主要发表在本专业的期刊上外，也有大量论文发表在其他相关专业的期刊上。例如有关“新冠肺炎”研究的中文文献，刊载的期刊除了有《中华流行病学杂志》《中国公共卫生》等流行病学专业杂志，还有相当多的论文发表在相关的期刊（如《编辑学报》《科技导报》等杂志）上，这种现象被称作相关论文在期刊上的集中-离散。某个专业领域里发表论文较多的期刊被称为该领域的核心期刊。最早注意到这个现象并对其进行研究的是英国文献学家布拉德福（Samuel Clement Bradford），他在 1934 年选择了应用地球物理学和润滑领域为样本的主题，统计了 1929～1931 年的 490 种期刊，共计 1724 篇论文。他对这些期刊按照发表相关论文的数量多少从高到低排序，按照期刊年平均发表论文 4 篇以上，2～3 篇以下，和 1 篇以及不足 1 篇的标准，将这些期刊分为 3 个区域，结果发现这个区域中的相关论文数量大致相等，而各区的期刊数量成等比数列（表 15-1）。布拉德福发现，尽管学科不同，但它们的论文在相应的期刊中有着同样的分布规律。根据这一有规律性的事实，布拉德福得出了文献分散规律的研究结论，并于 1934 年 1 月在《工程》*Engineering* 周刊的“图书与文献”栏目里面发表了题为《专门学科的情报源》（“Sources of Information on Specific Subject”）一文，首次公开提出来定量描述文献分散规律的经验定律：如果将科技期刊按其刊载某专业论文数量多寡，以递减顺序排列，则可分出一个核心区和相继的几个领域，每区刊载的论文量相等，此时核心期刊和相继区域期刊数量成 $1:n:n^2\cdots$ 的关系，这一发现被后人称为布拉德福定律，也叫文献的分散分布定律。该定律主要描述某一学科论文在相关期刊中的分布规律。它揭示了科学论文在期刊中的集中与离散分布规律，今天仍然具有不可替代的理论价值和实际意义。

表 15-1　两个学科的期刊分布表

分区	期刊载文数量（篇/年）	应用地球物理学		润滑	
		期刊数量/篇	论文数量/篇	期刊数量/篇	论文数量/篇
1	＞4	9	429	8	110
2	1～4	59	499	29	130
3	1	258	404	127	152

布拉德福定律被广泛应用于学科领域的期刊统计研究，尤其是应用于确定核心期刊、制定图书馆文献采购策略、优化馆藏、比较学科的成熟度、检索利用文献、专利信息的集中-分散现象、顾客满意度测定、学术论文分布研究、核心出版社。

2. 洛特卡定律　一个作者的学术能力通常会用其发表的学术论文来衡量，其发表的论文数量往往被当做衡量其科学生产率的一项指标。就一个领域而言，一般大多数作者仅发表 1～2 篇论文，只有少数人发表了大量的专业论文。1926 年，美国统计学家洛特卡对这种现象产生了兴趣，其选择美国《化学文摘》和德国奥尔巴赫《物理学史一览表》为数据源，研究科技工作的论著数量分布。统计分析了 1907～1916 年《化学文摘》10 年累计索引中的部分作者，即姓氏以字母 A 和 B 开头的 6891 位作者，分别列出发表过 1 篇、2 篇，一直到 346 篇论文的人数。《物理学史一览表》包括了 1900 年前物理学领域内出现的 1325 位物理学家及其论著，取其全部数据进行统计。其抽取的样本中发表 1 篇论文的作者化学领域有 3991 人，物理领域有 784 人；发表 2 篇论文的作者分别是 1059 人和 204 人，最多的在化学领域有 1 人发表了 346 篇论文，物理领域 1 人发表了 37 篇论文。将这些作者发表论文数量按照由高到低进行排序，并分别赋予等级排列的序号，通过直线拟合等方法，最后得出数学公式：

$$f(x)=\frac{C}{x^n}$$

其中，$f(x)$ 为写 x 篇论文的作者占作者总数的百分比；x 为论文篇数；C 和 n 为某主题领域的特征常数。洛特卡统计的数据中 n 为 2，对于这个特例 $f(x)=C/x^2$ 就是科学生产率的平方反比率表达式。

洛特卡推论：检验发现，生产 2 篇文章的作者大约是生产 1 篇文章作者的 1/4，生产 3 篇文章的作者大约是生产 1 篇文章作者数的 1/9……写 1 篇文章的作者数是全体作者数量的 60% 左右，因此人们称洛特卡定律为平方反比定律。

洛特卡定律描述了文献作者分布的一个计量学的经验规律，可以描述为某一时期内、某一主题领域内，文献作者的分布情况，对了解某研究领域的核心作者非常重要。

3. 齐普夫定律 人类在使用词汇的时候，有些词汇的使用频率高，有些频率低，这其中有何规律呢？对此的研究中最著名的就是齐普夫定律（Zipf's Law），也叫词频分布规律。

齐普夫是美国哈弗大学著名的语言学家和心理学家，他在 1948 年完成了《人类行为与最省力法则——人类生态学引论》并于 1949 年正式首次出版，其中提出了著名的“最省力法则”（principle of least effort），最省力即为最小努力，例如我们在使用百度、微软必应等搜索引擎搜索资料的时候，不是比较哪个搜索引擎搜索出来的结果数量更多，而是希望能在搜索结果的第 1 页或第 2 页就能找到自己需要的结果，因为更多的人不会有耐心去翻页寻找自己需要的结果，这就是典型的最省力法则的应用。这也是市面上众多的搜索引擎中，却只有极个别的搜索引擎能够占据大量市场份额的原因。

为了说明人类在利用语言表达思想时也在遵循最省力法则，1935 年，在前人研究的基础上，齐普夫以大量统计数据对词频分布规律进行系统研究，他首先检验了贡东关系式的可靠性和 C 的性质。他还根据汉莱为乔伊期的长篇小说《尤利西斯》一书所编的频率词典来进行工作。他在比贡东的规模大得多的基础上检验贡东的结果，并着重研究了 C 是否为一个常数。后来，他还根据其他一些文句中的词频统计得出了类似的结论，从而论证了单参数词频分布公式的正确性。“最省力法则”较好地解释了齐普夫定律的内在成因和机制，是齐普夫定律的理论基础。由于他的贡献，人们称单参数词频分布定律为齐普夫定律。

齐普夫定律的描述为：如果把一篇较长文章中每个词出现的频次统计起来，按照高频词在前、低频词在后的递减顺序排列，并用自然数将这些词编上的等级序号，即频次最高的词等级为 1，频次次之的等级为 2，以此类推，结果发现词的频率和序号数量关系特征呈现双曲线分布，即：

$$fr\times r=C$$

其中，f 表示频次；r 表示序号，则有 $fr=C$（C 为常数）。

研究词频分布对编制词表，制定标引规则，进行词汇分析与控制，分析作者著述特征具有一定意义。经验表明，中频词往往是包含大量有检索意义的关键词。一篇文献全文输入计算机后，计算机是很容易检出中频词的。因此，词频分布也是文献自动分类、自动标引的研究对象。

（二）引文分析法

1. 引文分析法的定义　引文也叫参考文献，是指为撰写或编辑论著而引用或参考的文献资料，通常附在论文、图书或每章、节之后，有时也以注释（附注或注脚）形式出现在正文中。一篇文献被其他文献引用的次数多少可以用来衡量一篇文献的影响力和重要性。引文分析就是利用各种数学方法、统计学方法和比较、归纳、抽象、概括等逻辑方法对学术期刊、论文、作者等分析对象的引用和被引用现象进行分析，以揭示其数量特征和内在规律的一种信息计量研究方法。

引文分析法可通过文献的引用与被引用的链条，找到一系列具有内容相关性的文献，从中可以找出某些学术观点的演化发展脉络；某一领域的研究动态、走向和规律；某一学科的核心作者群；学术研究中的起承转合关系，以及某一名词、概念、方法出现的时间、频次和衰减情况。引文数据库可以提供以引证关系为特征的特殊的文献检索方法，客观准确地揭示文献之间跨时空、跨学科、多领域的网状联系。在科研评价中，引文数据库可以从文献的"数量"（科研产出率）和"质量"（成果影响力）方面提供有关学科分布、作者、机构、期刊和地区的多项统计数据和指标。

2. 引文分析法的类型　引文分析包括耦合分析、同引分析和引文数量分析。耦合分析指的是多篇论文引用同一篇文献，这些论文之间的关系称为耦合。耦合关系的强弱由共同引用的参考文献的篇数测定，揭示学科的内部结构，通过耦合分析可以在学科内部划分出耦合度较高的论文簇。同引分析是指两篇文章同时被后来的文献引用，可用以跟踪学术前沿，映射研究领域。引文数量分析，用于对期刊和论文学术价值的评价。

3. 引文分析法的测度指标　一般来说，对科学期刊进行分析时常用的测度指标有五种：自引率、被自引率、影响因子、引证率与即时指标。在对专业和学科结构进行研究时，除用引证率外，还可用引文耦合和同被引等测度指标。

（1）自引率：在引用文献的过程中，限于主体本身范围内的引用称为"自引"。包括同一类学科文献的自引、同一期刊文献的自引、同一著者文献的自引、同一机构文献的自引、同一种文献的自引、同一时期文献的自引、同一地区文献的自引。自引率就是对主体本身范围内文献引用的次数与主体引用的文献总数的比值。

（2）被自引率：这是被引用现象的一个测度，被自引率就是主体文献被自引的次数与主体被引用的总次数的比值。它反映出被引用中有多少是被自己引用的。

（3）影响因子：主要在研究科技期刊时使用，等于期刊在规定时间内（一般是两年）论文被引量与可引论文总数之比。

（4）引证率：期刊引证率等于该刊中参考文献量除以期刊载文量。这是衡量吸收文献能力的一个相对指标。

（5）即时指标：这是测度期刊被引用速度的指标，它是期刊某年发表的论文当年被引用的次数，除以该刊这一年所发表文章的总数，是衡量期刊重要性的一种依据。

（6）引文耦合：当两篇文章同时引用一篇或多篇相同的文献时，这种现象称引文耦合，这两篇文献就具有耦合关系。引文耦合的文献之间总存在着这样或那样的联系，其联系的程度称为耦合强度。

（7）同被引：当两篇（多篇）论文同时被别的论文引用时，则称这两篇论文具有"同被引”关系，引用它们的论文的多少，即同被引程度，称为同被引强度。

4. 引文分析的应用　引文分析法主要应用在：测定学科的影响和重要性，研究学科动态结构与发展规律，对期刊进行评价，确定核心期刊等，研究文献老化规律，研究信息用户的信息需求特点，评价人才、机构甚至是国家。

（三）文本挖掘方法

文本挖掘是从文本中进行数据挖掘。从这个意义上讲，文本数据挖掘是数据挖掘的一个分支。文本挖掘类型可以分为基于单文档的数据挖掘、基于文档集的数据挖掘。文本挖掘的方法包括文本分类、文本聚类、信息抽取、摘要、压缩等。文本分类和聚类是其中最重要也是最基本的挖掘功能。文本挖掘中常用的工具包括 IBM DB2 Intelligent Miner、SAS Text Miner、SPSS Text Mining、DMC Text Filter（纯文本抽出通用程序库）等。

在科技文献信息处理中，文本挖掘也是重要的研究方法与处理技术，如利用文本挖掘技术来挖掘学科领域文献的研究主题、专利文献，构建专业领域知识库、专业词库等。

（四）基于文献的知识发现

基于文献的知识发现，更确切的术语是基于非相关文献的知识发现，是 1986 年由 Swanson 教授首先提出的，该术语尚无完整的定义，根据 Swanson 历次发表的论文，可将基于文献的知识发现含义归纳为：从公开发表的非相关文献中发现某些知识片段间的隐含联系，并在此基础上提出科学假设或猜想，科研人员进行攻关或实验，从而发现新知识。

发表的非相关文献是指两篇或多篇公开发表的文献不彼此引用或不共引其他文献。所谓知识片段是指知识单元或知识单元集合。最后提出的科学假设只是一种推测，尚需实验佐证，方能生成新知识，为科学界所认可。

Swanson 提出的知识发现方法首先在生物医学中得到应用。1986 年，他发现，雷诺病是一种病因和治疗方法均未知的血液循环紊乱疾病。有的文献记载了部分雷诺病患者血液中有些异常（如血液黏度偏高），又有一些文献记载了食用鱼油能纠正这些异常（如它可降低血液黏度）。Swanson 将 34 篇论述血液变化可导致雷诺病的生物医学文献分为一组（A），而将 25 篇论述食用鱼油可引起血液某种变化的生物医学文献分为另一组（C），通过雷诺病主题词（B）将两组文献放在一起。在此基础上，Swanson 提出科学假设：“食用鱼油会对雷诺病患者有益。”当时，这一假设并未以任何形式公开发表过，学术界尚未发现食用鱼油与雷诺病之间的联系。两年后，这个科学假设被临床试验所证实。后来，Swanson 通过文献研究又发现了偏头痛与镁的 11 条被忽略掉的联系。他在 1998 年发表的文章中提出了“镁的缺乏可能引起偏头痛”的假设，后来也被临床试验和脑中镁含量的检测报告所证实。

Swanson 提出的基于文献的知识发现方法最初根据的是亚里士多德的三段论。三段论一般由两个前提和一个结论构成，即是说，从两个因果关系中可以推导出第三个因果关系。例如，A → B（A 引起 B），B → C（B 引起 C），则 A → C（A 引起 C）。知识的发现是以因果的演绎推理为基础的。然而，这种三段论也有其局限性，必须遵循一定的规则。

三、文献信息分析工具

（一）基于 PubMed 检索结果的文献分析平台

1. NewPubmed 文献分析系统 原名称为 PubMedPlus（即 PubMed 分面检索与聚类分析系统），是一个收费数据库，不同等级用户的权限不同，普通检索者可以游客登录使用。

NewPubmed 文献分析系统支持中文检索，其检索规则同 PubMed，检索方法有文献检索、高级检索、学者检索、机构检索，支持中文关键词检索。其通过对检索结果进行动态多维分类组织，从而辅助用户快速发现定位和发现检索结果。通过过滤条件进行二次过滤，辅助用户进一步缩小查找范围，再通过聚类项对检索的结果进行分析。二次过滤项包括文献分类、收录年份、循证医学、出版类型、发表语言、学科分类，根据需求勾选，点击“精炼”按钮可以快速筛选出高质量的文献（图 15-26）。

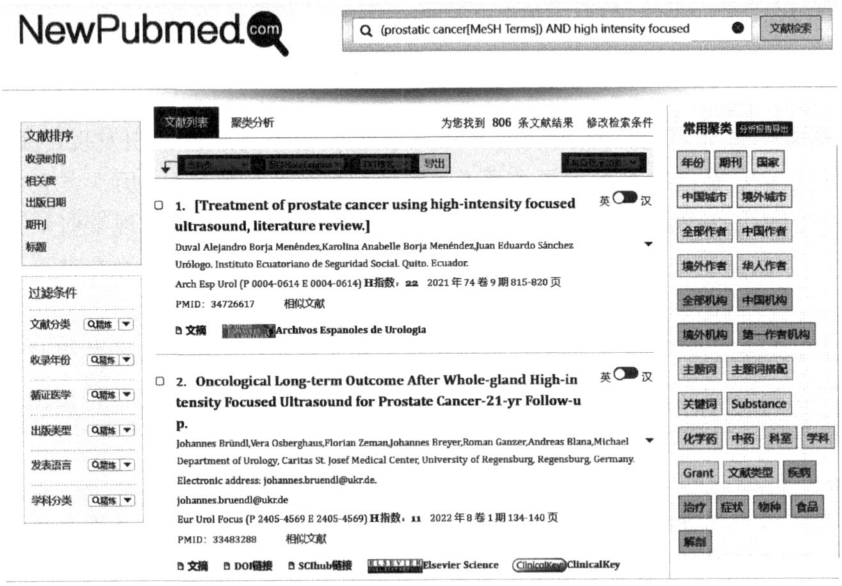

图 15-26 NewPubmed 检索界面

其聚类项包括：年份、期刊、国家、中国城市、境外城市、全部作者、中国作者、境外作者、华人作者、全部机构、中国机构、境外机构、第一作者机构、主题词、主题词搭配、关键词、Substance、化学药、中药、科室、学科、Grant、文献类型、疾病、治疗、症状、物种、食品、解剖等 30 多项。

其除了提供检索与结果聚类分析功能外，还提供对比分析、本机构对比、投稿指南等高级功能。

对比分析：实现不同机构、不同学者间的对比分析，有助于了解其他不同机构与学者间的差异，以图谱+数据列表的形式展现，并且可以下载图谱。

本机构对比：可以比较两个机构在多个学科领域不同年度的发文数量，并生成曲线图，同时也提供按学科分析的机构排名，通过了解某学科的研究现状及发展趋势，以确定本机构的排名位置，明确本机构未来努力的方向，为相关研究者和决策者适时调整科研策略、发展方向提供参考。

投稿指南：了解某领域的核心期刊，为选择合适期刊发表论文提供途径，且对期刊做了详细分析，标明了该期刊在同类期刊的排名、录用难易度、审稿周期等，使其增加投稿成功率。

2. Anne O'Tate　是美国伊利诺伊大学芝加哥分校开发的基于 PubMed 来源的文献分析系统，其可以对 PubMed 检索结果按照重要词语（图 15-27、图 15-28）、重要短语、重要主题词配对（图 15-29）、所属单位、作者姓名、期刊和出版年进行分组浏览，按照词语进行聚类分析发现研究热点，点击 Mine the Gap 来挖掘一些潜在的联系（图 15-30）。

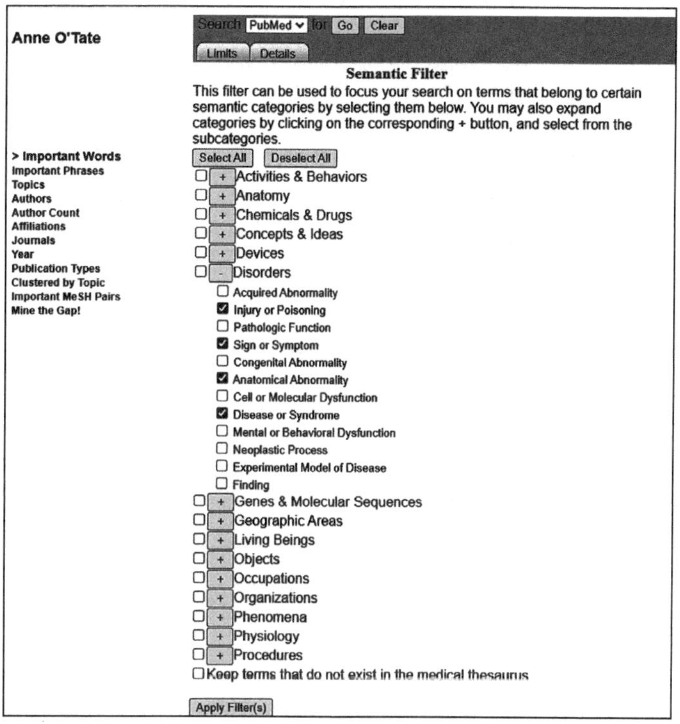

图 15-27　重要词语的语义过滤

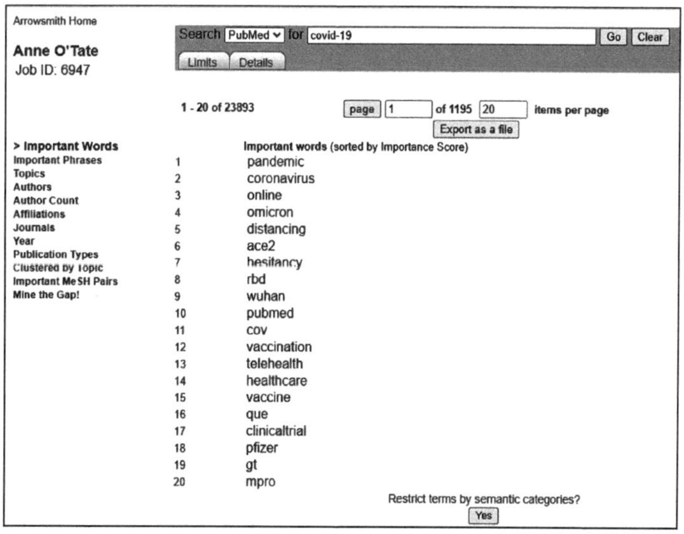

图 15-28　重要词语挖掘

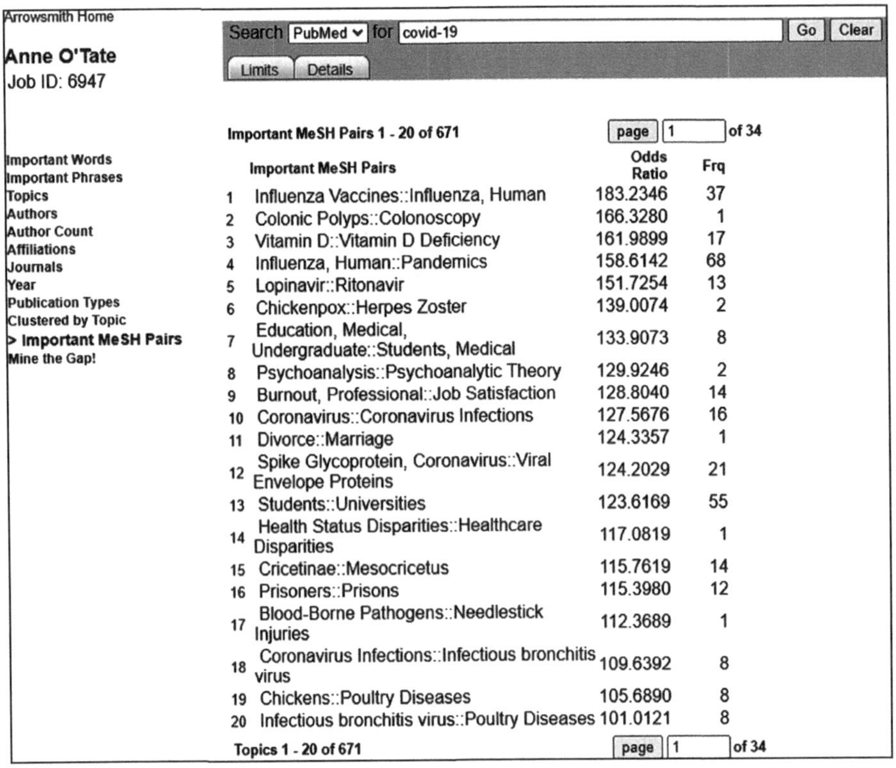

图 15-29　重要 MeSH 词语配对

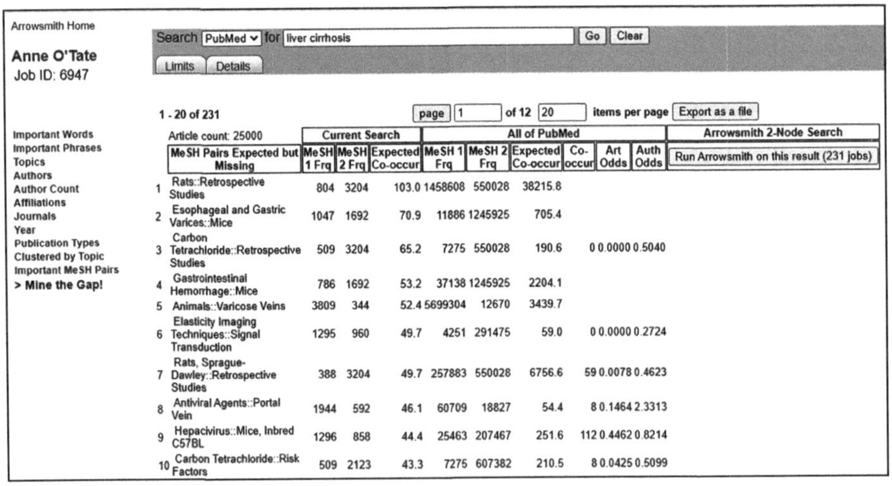

图 15-30　Mine the Gap

3. Coremine Medical　是基于本体的医学信息检索平台，有中文支持。由挪威与中国科学院、中国医学科学院、美国国立医学图书馆等机构联合开发的国际上最先进的医学信息检索平台。其通过本体语言、语义网络、智能分析技术支持相关数据、文献、信息、知识资源的检索、分析和获取。可以将疾病、药物、治疗和医学生物学相关的主题概念全面关联，当检索者通过该平台来探索某一主题概念时，系统能够显示查询概念与其他生物医学概念之间的关系，并且能为检索者提供概念信息的导航。如输入检索词“COVID-19”，平台会提供与之相关的疾病、药物、症状、程序、食品、基因/蛋白、主题词、化学、细胞成分、分子功能、细胞株、传统中医药等概念，点击关注主题概念，浏览细分概念，将其加入到左侧的关系图，鼠标放到对应的词语上就能自动展示该概念词汇与其他词汇的关系（图 15-31）。

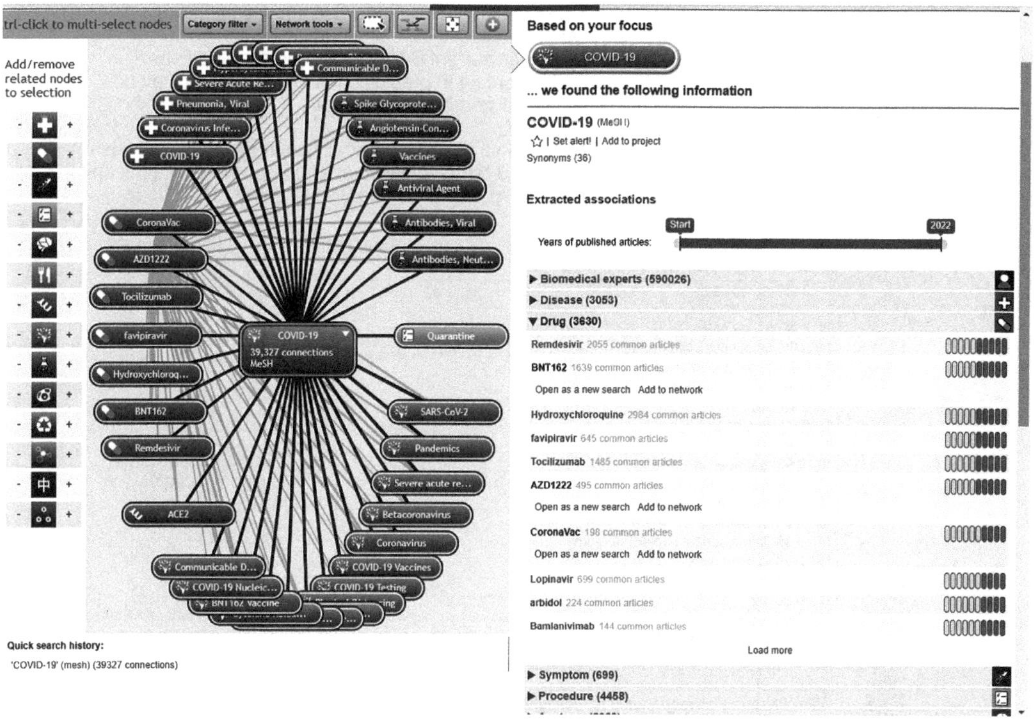

图 15-31　Coremine Medical 检索分析界面

（二）基于文献的知识发现工具

基于文献的知识发现工具主要用于发现和表示文献或概念之间的潜在联系，是一种基于非相关文献的知识发现方法。主要有 Arrowsmith、BITOLA 等。

1. Arrowsmith　由 Swanson 等开发的一个可以在网上免费运行的知识发现软件，通过将不同主题的文献集中共有的标题词列举出来，由此来反映两个表面上无联系的时间或者联系微弱的时间之间的潜在联系（图 15-32）。

2. BITOLA-Biomedical Discovery Support System　BITOLA 由斯洛文尼亚的生物统计与医学信息研究所的 Dimitar Hristovski 与 Borut Peterlin 开发，是一个基于交互式文献的生物医学发现支持系统。该系统的目的是通过发现生物医学概念之间潜在的新关系，帮助生物医学研究人员做出新发现。它整合了来自 Medline 的 MeSH（医学主题标题）、来自人类基因组组织（Human Genome Organization，HUGO）的人类基因名称，以及 OMIM 等资源的候选基因的染色体位置。BITOLA 有两套系统：开放式发现系统和封闭式发现系统。

封闭式发现系统允许输入两个概念（例 1，一种疾病和一种基因；例 2，一种药物和一种副作用），并生成对两个实体之间关系的潜在解释。它通过搜索已发表的文献来找到中间链接。

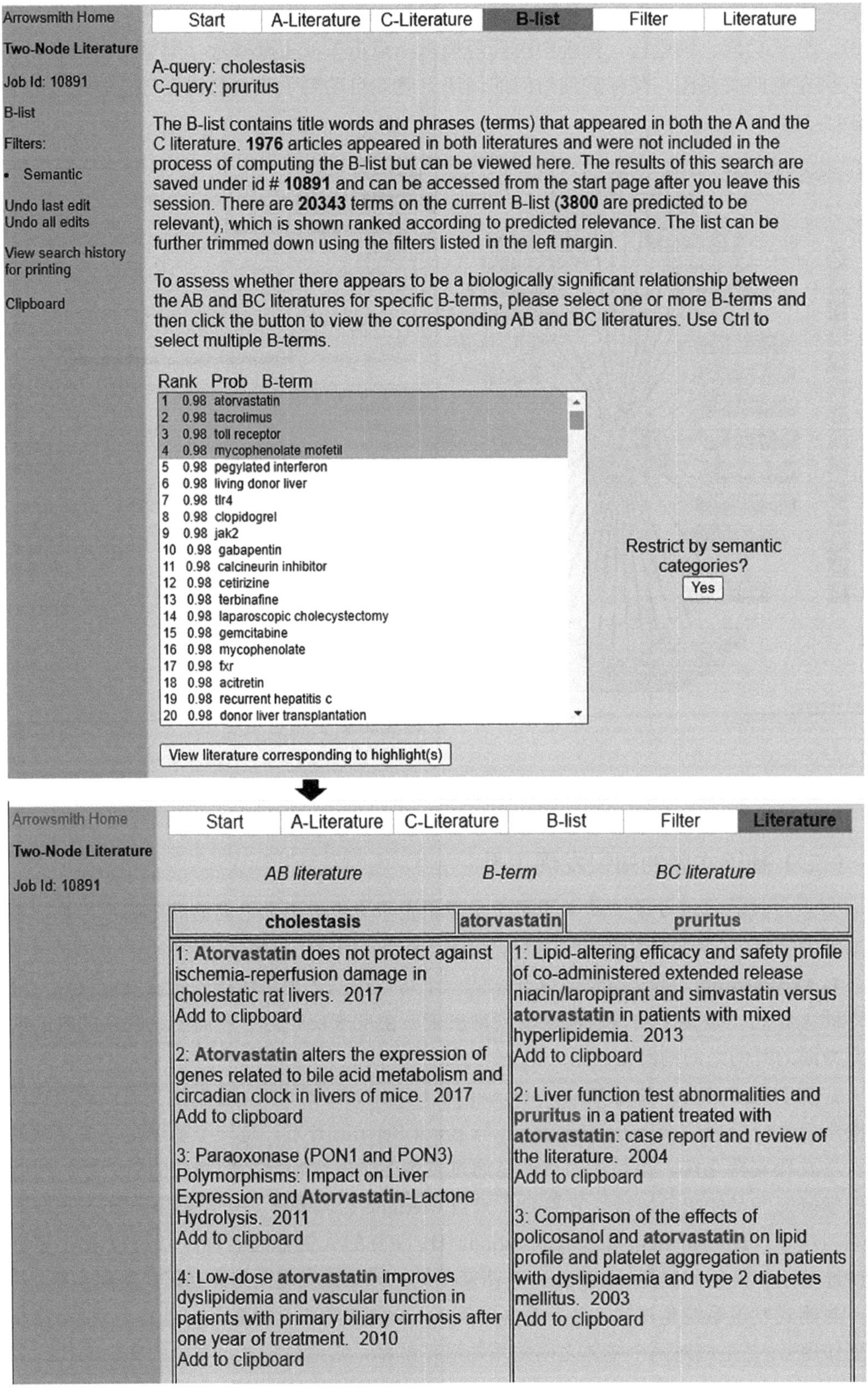

图 15-32 Arrowsmith 知识发现界面

开放式发现系统与封闭式发现系统稍微有点不同，其首先输入第一个词语进行检索，从列表中选择一个概念进行再次检索，然后输入第二个词语检索（Ys）并选择相关概念和语义类型进行检索，最后输入相关的第三个词语（Zs），就可以发现与第一、第二紧密联系的第三个相关文献，并对其进行了排序，点击频次就可以从 PubMed 查看相关文献（图 15-33）。开放式发现系统可以将疾病与相关药物联系起来，将与这些药物相关的基因联系起来，然后测试这些基因是否与疾病相关。因此，开放式发现系统用于新基因、药物的发现。

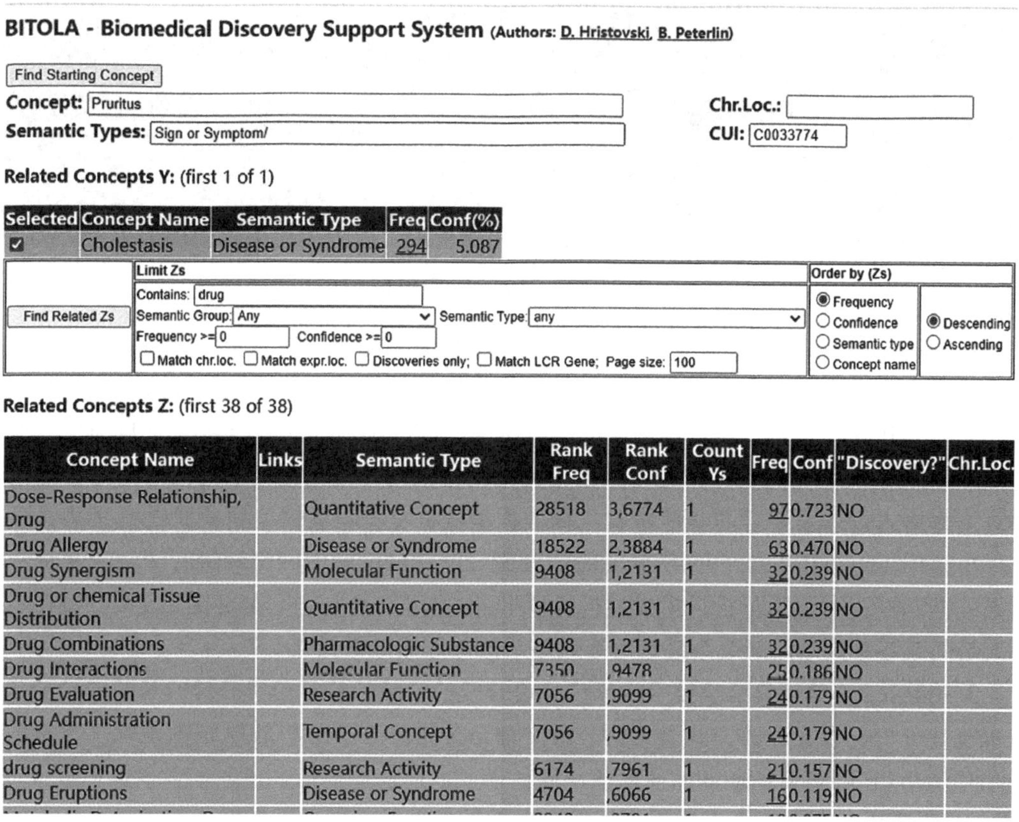

图 15-33　BITOLA 开放式发现系统界面

（三）文献计量分析工具

1. CiteSpace　是美国德雷克赛尔大学信息科学与技术学院陈超美教授开发的一款基于科学计量学、数据可视化而发展起来的一款引文可视化分析软件。由于是通过可视化的手段来呈现科学知识的结构、规律和分布情况的，因此也将通过此类方法分析得到的可视化图形称为“科学知识图谱”。

CiteSpace 是基于 JAVA 平台的一款运用十分广泛的，多元、分时、动态的第三代网络信息可视化分析工具。其主要功能包括了关键词共现分析、作者共引分析、作者合作分析、机构合作分析、文献被引分析，通过聚类视图和时区视图可以快捷清晰地绘制出某一知识领域的研究热点、动向、前沿与发展趋势（图 15-34）。

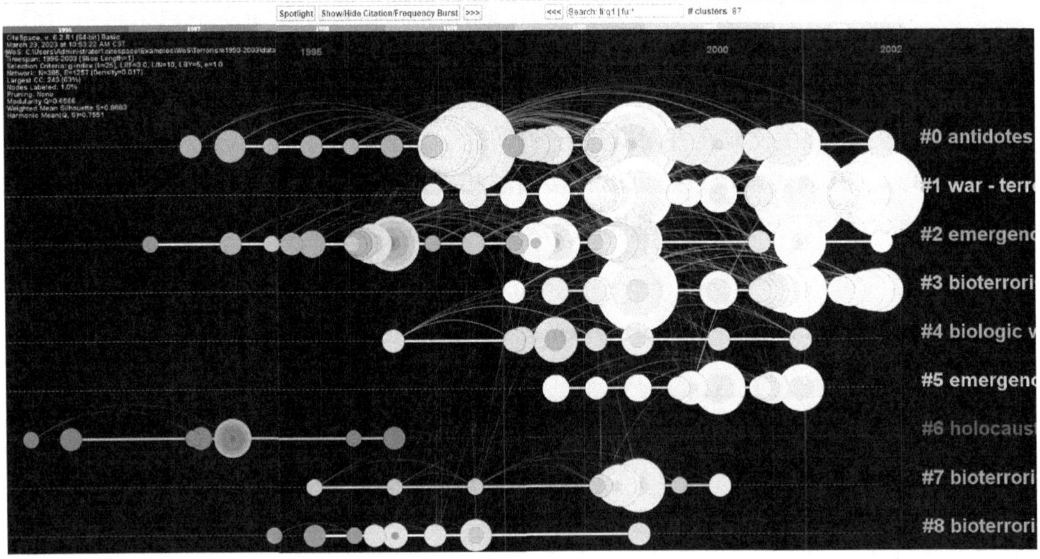

图 15-34　CiteSpace 时区图

2. Thomson Data Analyzer（TDA）　是汤森路透开发的一款文本信息分析和可视化商业软件。其可以对文献信息和数据进行整理、分析和汇总，尤其是数据处理过程中的数据清洗功能有其独特之处。该软件不仅能分析英文文献还能分析中文文献，是目前较为强大的文献信息分析可视化工具。其使用步骤为：①导入可以支持的 Web of Science 提供的各种数据库格式，以及兼容的其他格式；②数据清洗，支持设置多个可维护的叙词表，同时允许自建词表对分析数据中的各字段进行清洗，以及对主题的同义词进行清洗，从而保证结果的准确性；③数据分析，生成共现矩阵和相似矩阵；④分析结果中的国家、机构、科研人员间或各种技术间的关系进行可视化显示，并生成分析报告。

3. Bibexcel　是瑞典科学技术学家皮尔逊开发的文献计量学免费软件，其基本功能包括基本统计分析、引文分析、共引分析、引文耦合分析、聚类分析和绘制图谱等。支持的数据源有 Web of Science、Scopus 等。

4. HistCite　是美国著名情报学家尤金·加菲尔德及其同事开发的一款文献分析可视化工具，它能够用图示的方式展示某一领域不同文献之间的关系，帮助我们快速绘制出一个领域的发展历史，定位出该领域的重要文献，以及最新的重要文献。其主要功能包括：数量统计分析；显示文献时间分布图；搜索研究文章间的引用关系；生成引文矩阵；生产变编年图（图 15-35）。

5. CitNetExplorer　是荷兰莱顿大学（Leiden University）科学技术研究中心的 Van Eck 与 Waltman 及其团队研发的一款科学文献引文网络的网络图谱分析软件（图 15-36）。其特点是：①可以将某一个研究领域最重要的文献可视化，并且显示这些文献之间的引用关系，表明这些文献之间的相互关系；②可以识别某个研究主题的文献，通过识别联系紧密的文献之间的引用关系来描述该领域引文网络的特征；③可以探索某个研究者的所有文献，并将某个研究者的文献引文网络可视化，显示某个研究者的著作是如何影响其他研究者的文献的；④支持文献综述，即可以识别出某个特定文献的被引用或施引文献群，从而实现文献的系统化获取以便于综述。

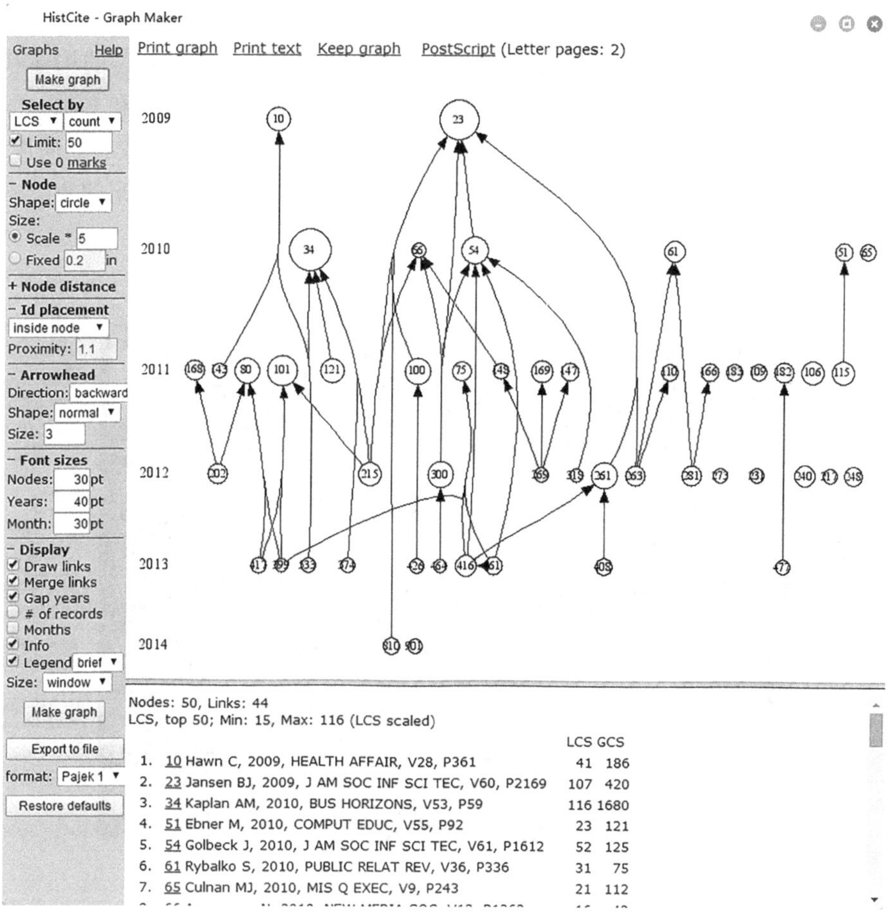

图 15-35　HistCite 结果分析

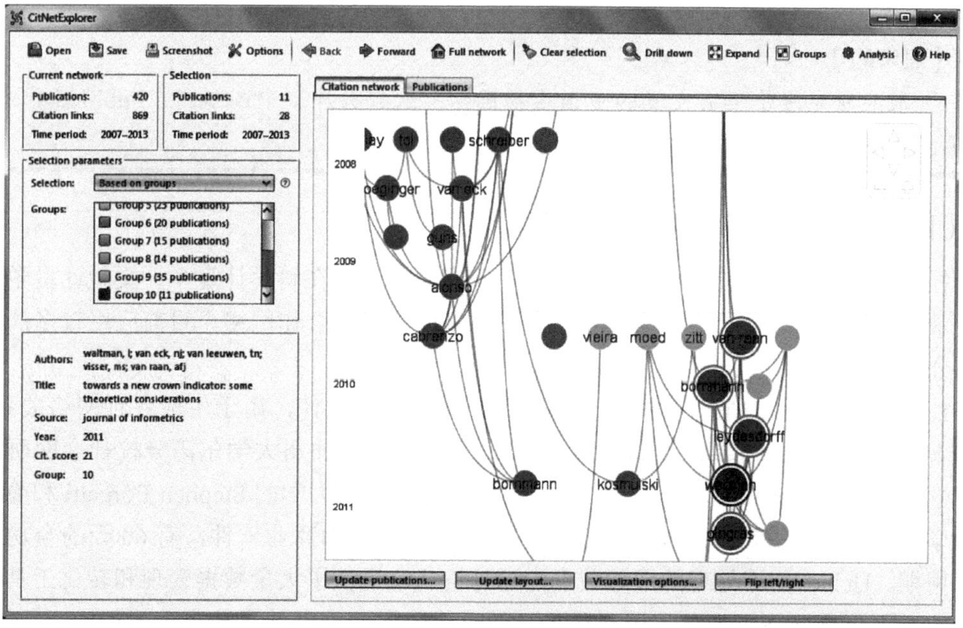

图 15-36　CitNetExplorer 引文网络分析界面

6. VOSviewer　是荷兰莱顿大学科技研究中心（The Centre for Science and Technology Studies，CWTS）的 Van Eck 和 Waltman 于 2009 年开发的一款基于 JAVA 的构建和可视化文献计量网络的免费软件，可以构建和可视化三个实体（杂志、研究者和文献）间的关系网络（图 15-37），这些关系网络的构建主要基于引文、文献耦合、共引或者共同作者关系。还提供文本挖掘的功能，该功能可以用于构建和可视化科学文献提取出来的重要术语间共生网络。

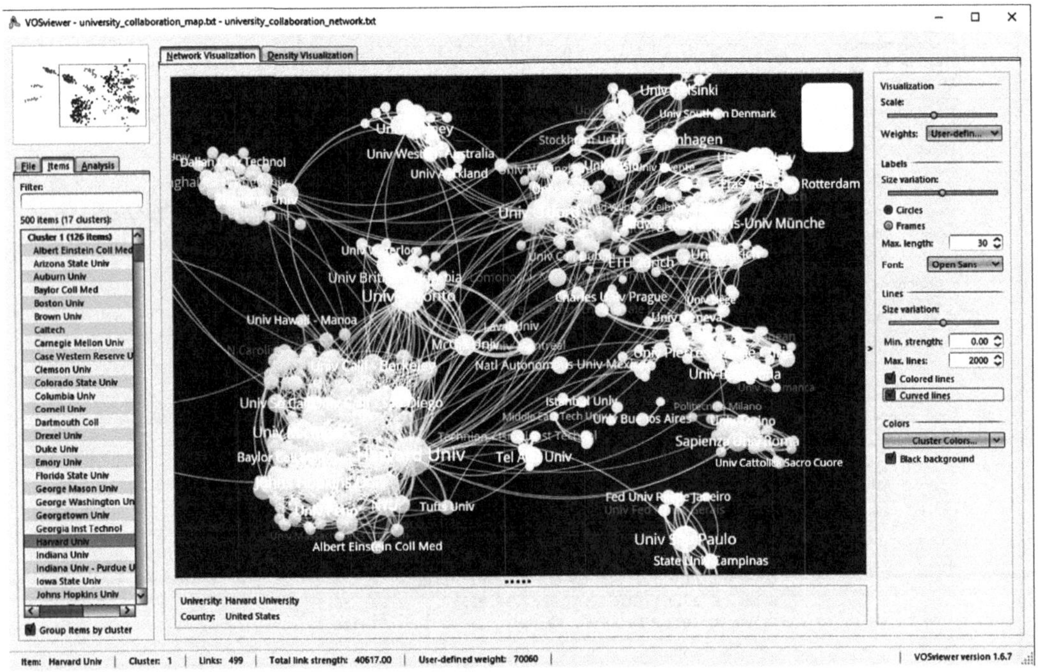

图 15-37　VOSviewer 研究机构合作网络

> **【思考题】**
>
> 如果某研究者手里有大量的中国生物医学文献数据库、中国知网、PubMed 等文献记录，如何利用 VOSviewer 来进行共词分析？

（四）基于社会网络的分析软件

社会网络分析是研究社会关系的一种新兴研究方法，在科学计量学、文献计量学等领域中常借用社会网络分析方法来揭示学科研究领域、科研合作网络。目前应用较多的社会网络分析工具主要有 Ucinet 和 Pajek。

1. Ucinet　是目前最流行的社会网络数据分析集成软件，用于生成各种网络关系图，如作者合作网络、词汇共现网络（图 15-38）等，最初由加州大学尔湾分校社会网研究的权威学者 Linton Freeman 教授编写，后来主要是由肯塔基大学的 Stephen Borgatti 和曼彻斯特大学社会科学学院的 Martin Everett 维护更新。Ucinet 为商业软件，有 60 天的全功能免费试用期。Ucinet 能够处理的原始数据为矩阵格式，提供了大量数据管理和转化工具。该程序本身不包含网络可视化的图形程序，但可将数据和处理结果输出至 NetDraw、Pajek、Mage 和 KrackPlot 等软件作图。Ucinet 包含大量包括探测凝聚子群（cliques、clans、plexes）

和区域（components、cores）、中心性分析（centrality）、个人网络分析和结构洞分析在内的网络分析程序。Ucinet 也包含为数众多的基于过程的分析程序，如聚类分析、多维标度、二模标度（奇异值分解、因子分析和对应分析）、角色和地位分析（结构、角色和正则对等性）和拟合中心–边缘模型。此外，Ucinet 还提供了从简单统计到拟合 p1 模型在内的多种统计程序。

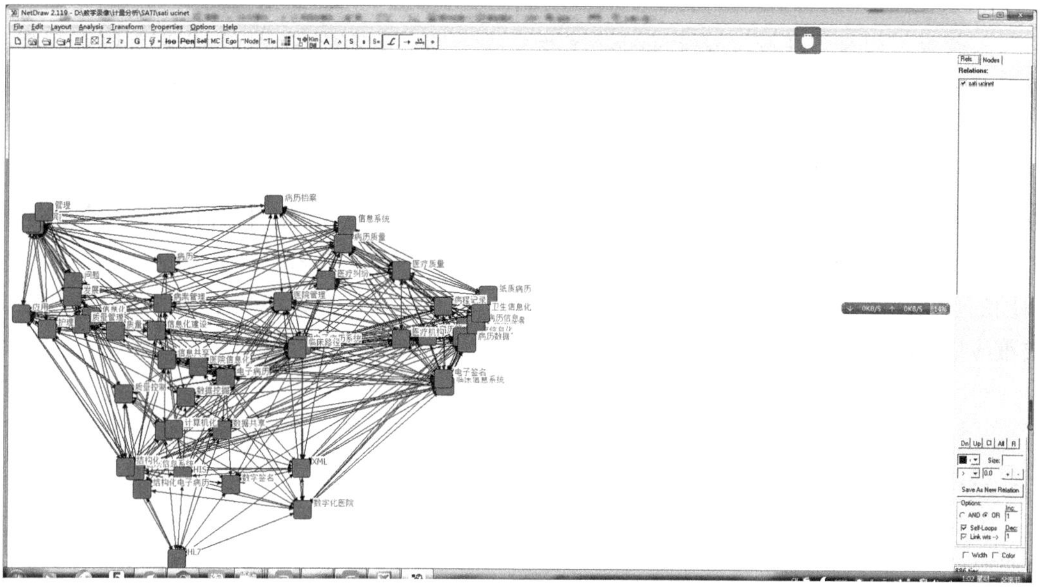

图 15-38　Ucinet 词汇共现网络图

2. Pajek　是一款基于 Windows 的大型网络分析和可视化软件，用于研究目前所存在的各种复杂的非线性网络。Pajek 在 Windows 环境下运行，可实现上千乃至数百万个结点大型网络的分析和可视化操作。

（杜志银）

第十六章　文献数据的利用

【内容提要】

本章重点阐述文献数据在医学科研工作和临床循证决策过程中的相关基本概念、基本理论和方法，包括科技查新、科研项目申报、科研论文撰写、循证医学证据的研究和应用。

文献作为知识的载体，承载着人类智慧的结晶。生物医学文献数据在医学科学研究和临床实践中起到重要作用，是科研工作者和临床医护了解研究前沿和进行临床决策的重要依据。文献信息的利用过程也是医学生、医学科技工作者和临床医护人员优化思维、解决问题的过程，是每一个科研人员应该熟练掌握的一项技能。本章将从医学科研过程和临床决策应用两方面讲解文献数据利用的相关概念、方法和意义。

第一节　科学研究中的文献利用

在科学研究活动中，文献是了解研究现状、分析研究前沿、挖掘研究问题的重要依据。因此，文献数据利用是科学研究必不可少的环节。在科技查新、科研项目申报和科研论文撰写中，文献是极其重要的参考资料，本节从这三个方面介绍科学研究各个环节的文献数据利用。

一、科技查新

科技查新简称查新，是指查新机构根据查新委托人提供的需要，按照《科技查新规范》，围绕项目科学技术要点，查证其新颖性，并作出结论的信息咨询服务工作。根据查新内容和目的可以划分为课题立项查新、科技成果查新、专利申请查新和开题查新等。

科技查新主要利用文献资料验证查新项目的新颖性，其工作内容不同于一般的文献检索，包括文献检索和文献信息调研。通过检索国内外相关文献，综合分析相关文献内容，对比现有研究与查新项目之间的异同，对查新项目的新颖性做出评价。查新对检索年限、范围和程序有要求，强调“查准”。

科技查新的程序包括查新委托、查新受理、文献检索和撰写查新报告。

（一）查新委托

查新委托是查新委托人根据查新项目的专业、科学技术特点、查新目的和要求、需查证其新颖性的科学技术内容选择查新机构，并向机构提交所需材料的过程。

（二）查新受理

查新受理是查新机构接受委托查新项目的过程，主要包括以下几点。

（1）根据《科技查新机构管理办法》和《科技查新规范》规定，判断待查新项目是否属于查新范围，判断查新项目所属专业是否属于本机构承担查新业务的受理范围。

（2）确定查新员和审核员。

（3）初步审查查新委托人提交的资料是否存在缺陷，是否符合要求，内容是否真实、准确。判断查新要求能否实现，时间要求能否满足。初步判断查新项目的新颖性。

（4）若接受查新委托，查新机构按照《科技查新规范》关于查新合同的要求与查新委托人订立查新合同。

（三）文献检索

查新中的文献检索步骤跟一般的文献检索类似，包括检索工具的选择、检索策略的制定和检索结果评价与调整。

1. 检索年限 文献检索是查新工作的重要内容之一，检索文献的年限一般从查新委托之日往前推 10 年左右，对于新兴学科、高新技术项目等年限可缩短，对于较成熟的技术产品、工艺和专利查新年限应酌情延长。

2. 检索工具选择 根据查新项目的内容、性质和查新要求，结合各个数据库收录特点、可获取性和易用性等，选择合适的检索系统和文献数据库。中文的文献数据库如万方、中国知网、维普和中国生物医学文献数据库；英文文献数据库如 PubMed、Web of Science、SpringerLink 和 Science Direct、ClinicalKey、Ovid 等；专利数据库如国家知识产权局专利检索系统、欧洲专利局检索系统（Espacenet）、美国专利商标局检索系统（USTPO）和德温特（Derwent）世界专利索引数据库等。

3. 检索策略制定 根据查新项目进行概念分析，提取主题概念、选择检索词、构建检索表达式。主题概念提取要能够反映查新项目的科技内容和要求，充分考虑主题概念对应的关键词、主题词、近义词和同义词等。在构建检索表达式时，要考虑数据库的检索规则、功能和限制条件，选择合适的检索入口，表达式能准确反映检索的主题内容。如在中国生物医学文献数据库和 PubMed 中可选择主题检索方式，准确获取相关主题文献；在其他数据库可选择高级检索或基本检索，考虑使用字段限制、布尔逻辑运算、截词检索和限制检索等规则。

4. 检索结果的评价和策略调整 通过制定的检索策略检索到文献后，首先应该对检索结果进行评价。根据查新要求，分析、评价检索结果的查准率和查全率。通常需要通过多次检索策略调整才能达到检索需求。当检索的文献结果数量太少时，可扩大检索范围，如增加数据库、增加同义词或近义词、减少限制条件和更换检索字段等。当检索出的文献结果数量较多时，可通过缩小检索范围达到检索目的，如选择主题、关键词、标题字段进行限制，选择主题检索中的加权检索或不扩展检索等。

（四）撰写查新报告

查新报告是查新机构用书面形式将查新事务及其结论向查新委托人所做的正式陈述。查新报告内容包括编号、项目名称、查新委托人名称、查新委托日期、查新机构基本信息、查新目的、项目的科学技术要点、查新点和查新要求、文献检索范围及检索策略、检索结果、查新结论、查新员与审核员声明、附件清单等。查新报告主要内容是以客观事实和文献为依据，描述文献检索范围及检索策略、检索结果和查新结论。文献检索范围及检索策略包括检索系统或数据库、文档类型、年限、检索词等。检索结果应简单描述所检数据库及命中文献数量，对国内外文献分别列出相关文献（分为一般相关文献和密切相关文献），对一般相关文献内容逐篇进行简要描述，对密切相关文献截取部分原文进行说明并以附录形式附上原文。检索附件包括密切相关文献的题目、出处及其原文复制件；一般相关文献的题目、出处及其文摘。查新结论应该对检索结果与项目的科学技术要点进行比较分析，并对项目的新颖性进行判断。

二、科研项目申报

科研项目是指开展科学技术研究的一系列独特的、复杂的并相互关联的活动，这些活动有着一个明确的目标或目的，必须在特定的时间、预算、资源限定内完成。按照资助来源可分为纵向科研项目、横向科研项目和自拟项目。纵向科研项目是指列入国家各级科研主管部门科研发展计划的项目；横向科研项目是指企事业单位委托或合作的项目；自拟项目是指研究者根据自己的工作实际需要，从基础理论与实践中进行项目拟定。在各类项目申报中，研究者根据发布的科研项目指南或通知，将拟开展的研究课题写成文件，呈递给提供科研资助并负责管理的有关部门，以获得批准和资助。科研项目申报中科研选题和科研项目申请书撰写需要利用大量文献信息。

（一）科研选题中的文献利用

科研选题是科研工作的起点和关键，获取和利用文献信息是科研选题的必要环节。无论哪一类科研项目申报，都应该结合项目选题指南或初拟选题进行全面的文献调研，把握相关研究动态、发展前沿、研究程度和不足等信息。因此，在科研选题时要全面检索国内外文献，强调文献的“查全”。对检索到的相关文献，利用文献管理软件和文献分析软件进行归纳、分析和整理，确定具体研究方向。

例如，某研究生拟进行科研选题，其对“儿童多动症治疗”感兴趣，想以此作为自己的研究方向。但由于刚进入该研究领域，对该领域的研究前沿不了解，其具体的研究问题还不明确。因此，该生首先要做的便是全面检索国内外关于“儿童多动症治疗”领域的研究文献，分析和归纳该领域的研究前沿和目前存在的不足，从而确立自己的具体研究选题。具体过程主要包括分析临床问题和制定检索策略、检索和搜集文献、文献整理与分析、归纳和提炼研究选题。

1. 分析临床问题和制定检索策略 该步骤主要分析检索问题，确定检索概念和检索词，构建检索逻辑表达式。

例如，在“儿童多动症治疗”相关文献检索中，其需要检索的概念包括“儿童”、“多动症”和“治疗”。分别查找每个概念对应的可用于检索的同义词或近义词。同义词或近义词主要可以通过百科、主题词表中的主题词和款目词、专业文献阅读来获取。如“多动症”，通过百度百科可知“多动症”又名“注意缺陷与多动障碍”；在中国生物医学文献数据库中查询“多动”对应的主题词为“注意力缺陷障碍伴多动”，并且该主题词对应的款目词包括“ADDH”“注意力缺陷紊乱”“注意力缺陷伴多动障碍”“脑机能障碍，轻微”“多动综合征”“脑轻微机能障碍”。同理，可查到“治疗”的同义词或近义词包括“疗法”、“干预”和“疗效”；“儿童”在某些数据库可通过年龄限制进行检索，如中国生物医学文献数据库。外文数据库检索时对同义词和近义词的查找类似于中文同义词与近义词的查询方式，部分外文数据库可采用截词检索解决同义词、近义词和词形变异的问题。

因此，该检索问题的检索逻辑表达式可初步表达构建为：儿童 AND（多动症 OR 注意缺陷与多动障碍 OR 注意力缺陷障碍伴多动 OR ADDH OR 注意力缺陷紊乱 OR 注意力缺陷伴多动障碍 OR“脑机能障碍，轻微”OR 多动综合征 OR 脑轻微机能障碍）AND（治疗 OR 干预 OR 疗效）。查到相关文献后，在文献阅读的过程中又可进一步收集同义词或近义词，再对检索策略进行修订，以获取更多文献。

2. 检索和搜集文献 在科研选题阶段，文献检索强调查全，因此，在文献检索的过程中，尽可能把能检索的中外文数据库都进行检索，医学科学研究常用的文献数据库如中国生物医学文献数据库、中国知网、维普、万方、PubMed、Web of Science 和 SpringerLink 等。

检索方式根据具体数据库特征进行选择，一般选用高级检索方法，有主题检索功能的数据库可高级检索与主题检索结合使用（如中国生物医学文献数据库和 PubMed 数据库）。对各数据库的检索结果进行评价，根据评价结果修订检索策略，直到满足检索需求。检索到的文献题录可导出到本地计算机，便于后期进行文献管理与分析。以 PubMed 检索“儿童多动症治疗”相关文献为例，结合高级检索与主题检索功能，再将两种检索结果进行合并，最终共检索到相关文献 12 086 篇，具体检索策略见表 16-1。

表 16-1 PubMed 中检索“儿童多动症治疗”结果

检索方法	检索表达式	结果数量
高级检索	#1 ("attention deficit disorder*"[Title/Abstract] OR "ADHD"[Title/Abstract] OR "attention deficit hyperactivity disorder*"[Title/Abstract] OR "hyperkinetic syndrome"[Title/Abstract] OR "ADDH"[Title/Abstract] OR "minimal brain dysfunction"[Title/Abstract]) AND ("therap*"[Title/Abstract] OR "treatment*"[Title/Abstract] OR "therapeutic"[Title/Abstract]) Filters: Child: birth-18 years	8 004
主题检索	#2 "Attention Deficit Disorder with Hyperactivity/therapy"[Mesh] Filters: Child: birth-18 years	8 955
	#3 #1 OR #2	12 086

3. 文献整理与分析 在文献检索过程中提到将检索结果的题录信息导出到本地计算机，可以采用文献管理软件对文献进行查重、阅读、笔记和标记。面对海量的文献信息，可采用文献计量分析挖掘研究主题及演进，分析研究合作者、地域及共被引网络，为研究选题提供信息。

文献计量分析的工具如 CiteSpace、Bibexcel 和 HistCite 等，由于文献计量分析需要依据文献引用网络信息，因此一般对引文数据库所检索到的文献信息可进行文献计量分析，如 Web of Science 和中国知网。以 CiteSpace 软件对 Web of Science 数据库中检索的“儿童多动症治疗”文献分析为例，从文献的合作机构网络可见该研究领域主要研究机构为佛罗里达国际大学、伦敦国王学院、卡罗林斯卡学院、华盛顿大学、特拉维夫大学和哈佛大学医学院等（图 16-1）；从作者合作网络可见该研究领域主要研究者是 Kim J、Nasser A、Sibley M、Wang Y 和 Lee S 等（图 16-2）；从关键词聚类结果可见“儿童多动症治疗”相关的研究主题为迁移导向患者教育计划（#2 transition-oriented patient education program）、瑜伽疗法（#3 yoga therapy）、COMT 基因甲基化（#4 comt methylation）、生理标志物（#5 physiological marker）、神经发育异常（#6 neurodevelopmental disorder）和计算机技术（#10 computer technologies）等（图 16-3）。

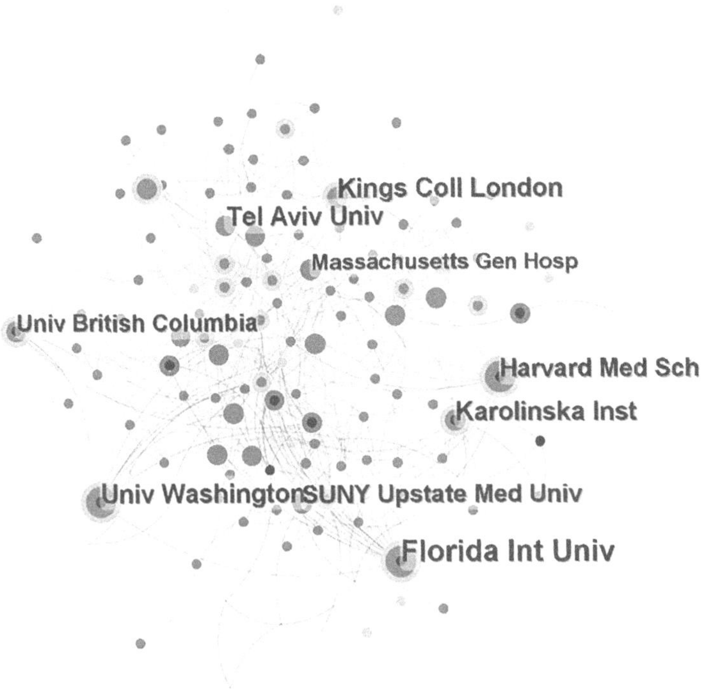

图 16-1　儿童多动症文献机构合作网络

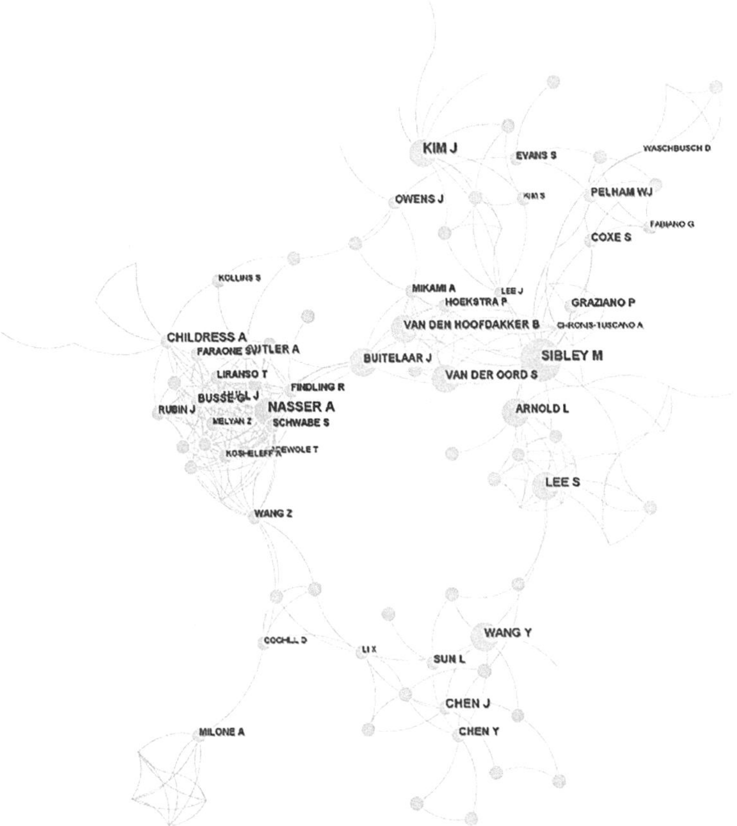

图 16-2　儿童多动症文献作者合作网络

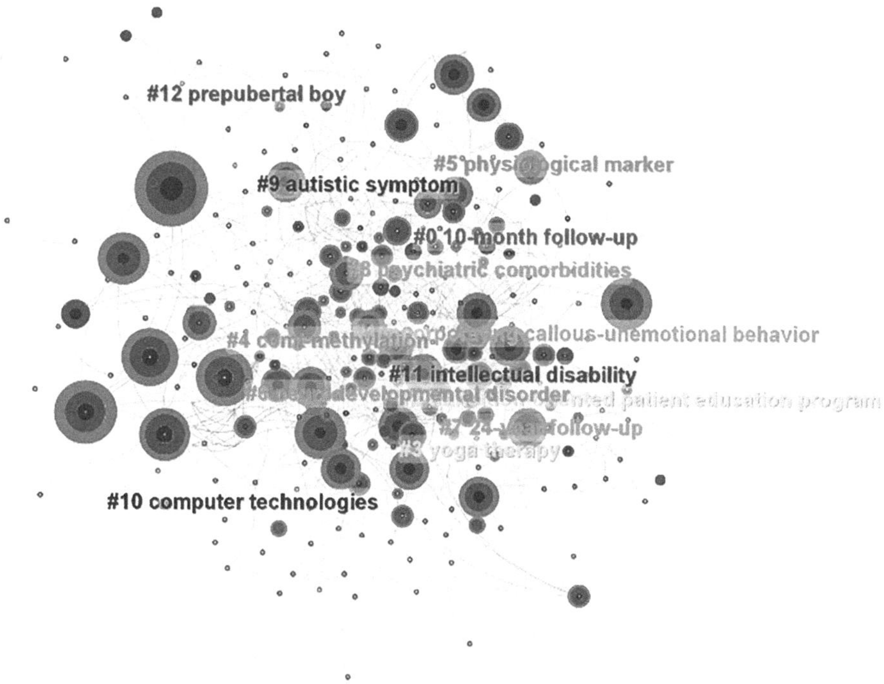

图 16-3　儿童多动症文献关键词聚类分析

4. 归纳和提炼研究选题　通过前期的文献收集和文献计量学分析可发现有关“儿童多动症治疗”相关的主要研究主题，研究者可从中选择自己感兴趣的主题深入进行文献阅读。收集该主题下的重要节点文献、主要研究机构和主要研究者的研究文献进行阅读，归纳总结研究现状和现阶段存在的不足，从而提出自己的科学研究问题，构建自己的研究选题和方向。

扩展阅读：辅助科研选题的工具

在科研选题中，除了我们自己进行文献调研之外，一些数据库也具有辅助科研选题的功能，如百度学术的“开题分析”和万方数据库的“万方选题”。

百度学术的“开题分析”是基于海量学术资源，进行研究趋势、关联研究、学科渗透、相关学者和相关机构分析。检索者可从研究趋势中观察研究方向的热度；从关联研究中寻找高相关的研究点；从学科渗透分析结果探索选题的多角度与方向；从相关学者分析中识别学科领域的引导者；从相关机构分析中分辨出高影响力机构。

“万方选题”包括文献精读、选题发现和定题评测三方面选题服务。文献精读能帮助检索者快速找到学科领域的经典论文、新发表的核心论文、领域领导者在研究什么和高质量的综述性论文。选题发现可分析学科领域的主题演化；了解当前研究前沿主题、发现交叉学科及衍生主题；查找增长较快的新兴主题。定题评测可辅助进行论文与已选题目的相似性评价；选题的研究趋势和扩展方向等。

（二）科研项目申请书撰写中的文献利用

科研项目申请书是描述项目具体内容的文件，是项目申报的关键。评审专家根据申请者提交的申请书，对项目进行评审，并给出是否资助的建议。不同科研项目资助渠道的项目申请书格式不完全相同，但主要内容大同小异，包括基本信息表、项目资金预算表和申请书正文三部分。以国家自然科学基金项目申请书为例，申请书正文包括立项依据与研究内容、研究基础与工作条件、其他需要说明的问题三部分。

1. 立项依据与研究内容 立项依据与研究内容是科研项目的核心，为重点阐述内容，包括五个部分：立项依据；项目研究内容、研究目标，以及拟解决的关键科学问题；拟采取的研究方案及可行性分析；本项目的特色与创新之处；年度研究计划及预期研究结果。

（1）“立项依据”部分是直接利用文献信息，阐明项目的研究意义和国内外研究现状及发展动态。通过阐述国内外相关研究现状和科学研究发展趋势，论述项目的科学意义；或结合国民经济和社会发展中迫切需要解决的关键科技问题论述研究项目的应用前景。因此，文献检索、分析和利用是本部分内容撰写的重要前提和工作，评审专家通过立项依据判断研究的新颖性和重要性。

（2）“项目研究内容、研究目标，以及拟解决的关键科学问题”部分一般分成三个内容分别进行描述，即研究内容、研究目标、拟解决的关键科学问题。研究内容指为达成研究目标所需要开展的具体研究工作，一般分几点进行阐述，内容要求具体。研究目标是对具体研究问题，通过实施项目研究，希望达到的解决程度，要明确、具体、可行、准确。拟解决的关键科学问题是指项目研究过程中影响研究目标实现的重要因素、关键技术或研究手段。既要对科学问题进行恰当表述，又要给出相应的解决方案。

（3）“拟采取的研究方案及可行性分析”主要描述研究方法、技术路线、实验手段和关键技术等。对研究方法、具体实验手段和实施步骤进行详细阐述，如调查对象、调查问卷制定、抽样方式、实验材料、实验技术、实验分组方式、实验具体步骤、样本量计算、数据收集和分析方法等。技术路线是采用流程图的方式描述研究实施路线图，让研究框架和项目研究过程一目了然。可行性分析是从理论、政策和资源等角度阐述项目的可操作性，强调项目切实可行。

（4）“本项目的特色与创新之处”是从研究内容、理论依据、研究方法和研究思路等方面阐述研究项目与现有研究的不同或创新之处，一般通过 2～4 条凝练研究项目的新颖性，是项目申请书的重要内容之一，

（5）“年度研究计划及预期研究结果”中的研究计划是研究者根据研究内容和研究时间年限制定的进度安排；预期研究结果是根据研究目的和研究内容，预期在研究结束时可能获得的结果或实现的目标，如构建模型、发表论文、培养学生等。

2. 研究基础与工作条件 研究基础主要描述项目组成员前期与本研究项目相关的研究工作及主要相关研究结果。工作条件则是项目组所处的工作单位或实验室环境对于完成项目所能提供的支撑条件，如实验室、文献数据、人力资源和研究时间等。

3. 其他需要说明的问题 包括申请人同年申请不同类型的国家自然科学基金项目情况，具有高级专业技术职务（职称）的申请人是否存在同年申请或者参与申请国家自然科学基金项目的单位不一致情况，具有高级专业技术职务（职称）的申请人是否存在于正在承担的国家自然科学基金项目的单位不一致的情况。

三、科研论文撰写

科研论文是记录科学研究过程和结果的主要载体，具有学术性和创新性。按照《对生物医学期刊文稿的统一要求》，生物医学科研论文撰写结构主要包括标题、作者、摘要和关键词、前沿、方法、伦理学、统计学、结果、讨论、致谢、参考文献。科学研究是站在前人的研究基础上做进一步的探索与创新，因此科研论文撰写时应按照学术诚信要求客观引用相关文献，主要在前言和讨论部分引用较多。

前言是一篇论文的开始部分，主要介绍研究背景和现状，研究问题的来龙去脉，以及本论文的研究目的或要解决的问题。此部分需要列举、引用与研究直接相关的文献来阐述研究背景与现状，从而引导出研究的问题。

讨论部分主要描述研究中的创新和重要发现，以及由此得出的结论。不能过于详细重复前言和结果部分内容，应对研究结果进行综合分析和理论说明，阐述学术观点。一般讨论部分包括以下几方面内容：第一，针对整体研究结果进行概要描述；第二，对重要研究结果进行逐条分析，与现有研究结果进行对比；第三，阐述研究结果或现象可能的原因或机制，引出结论；第四，研究存在的不足或未解决的问题，以及研究展望。讨论部分在进行现有研究对比、现象或结果的原因或机制分析时均需引用相关文献，以证明研究的科学性、可信性和客观性。

第二节　循证医学中的文献数据利用

一、循证医学概述

（一）循证医学的定义

循证医学即为“遵循证据的医学”。其核心思想是慎重、准确和明智地应用当前所能获得的最佳研究依据，同时结合临床医生的个人专业技能和多年临床经验，考虑患者的权利、价值和期望，对患者采取正确的诊疗措施，从而保证患者获得当前最佳治疗效果和生命质量。这一定义反映了循证医学的三要素：当前可获得的最佳证据；医生的专业技能和临床实践经验；患者的利益和需求。

（二）循证医学的发展背景

20 世纪后半叶，人类疾病谱发生转变，单一干预措施难以取得显著疗效，传统办法难以评价综合性治疗措施中单一干预措施的疗效；新技术、新药品层出不穷，导致医疗费用急剧增加；加之全球化的卫生资源绝对不足及使用效率低，使得对政府及卫生管理部门卫生决策科学化、医生临床实践正确性的要求日益增加，而科学发展使得研究成果大量产生，文献量激增。临床医生要不断学习，提高医疗质量，必须到浩瀚的文献海洋中发掘高质量研究成果并应用于临床实践。循证医学正是在这样的背景下产生发展的。RCT 问世、临床流行病学的产生与应用和统计学方法的发展对科学进行临床研究、提供高质量研究成果起到促进作用，推动了循证医学的产生和发展。

1948 年英国医学研究会领导开展的世界上第一个 RCT 肯定了链霉素治疗肺结核的疗效；RCT 在 20 世纪八九十年代得到了迅速发展，大样本、长周期、多中心的 RCT 成为公认判断多因素致病病种疗效的金标准。1979 年，英国著名流行病学家 Archie Cochrane 首先提出将各专业领域的所有 RCT 收集起来进行系统评价（systematic review，SR）并予发表，从而指导医疗实践。1982 年 Thomas Chalmers 提出了累积荟萃分析概念，即将每一项新的随机试验结果累加到已知的针对某病某干预措施的随机临床试验荟萃分析结果中。

1987 年 Cochrane 根据孕妇和新生儿的 RCT 撰写的系统评价“成为 RCT 和卫生评价方面的一个真正里程碑”，并指出其他专业也应该遵循这种方法。

20 世纪 80 年代初期，加拿大麦克马斯特大学的一批临床流行病学家率先开始对年轻的住院医师举办循证医学培训班，1992 年，该大学的循证医学工作组在 JAMA 发表文章，第一次提出了 evidence-based medicine 这一概念，受到医学界广泛关注。

1992 年底，英国著名临床医生、循证医学专家 Iain Chalmers 博士领导成立了以 Cochrane 命名的英国 Cochrane 中心，1993 年在牛津召开了第一届 Cochrane 年会，正式成立了 Cochrane 协作网（Cochrane collaboration, CC），通过制作、保存、传播和更新医学各领域的系统评价，为全球的临床治疗实践和医疗卫生决策提供可靠的科学依据。

中国循证医学中心（中国 Cochrane 中心）自 1996 年 7 月正式在四川大学华西医院（原华西医科大学附属第一医院）开始筹建，1997 年 7 月获卫生部认可，1999 年 3 月 31 日，经国际 Cochrane 协作网指导委员会正式批准注册成为国际 Cochrane 协作网的第 14 个中心。

二、循证医学实践

循证医学实践分为两类，一类是循证医学证据研究，即针对某一特定临床问题进行系统综述或荟萃分析；另一类是循证医学的临床实践，即利用系统综述或荟萃分析结果解决实际临床问题。在循证医学研究实践中，主要利用的是一次文献，即原始研究文献，通过检索、筛选、提取和荟萃原始研究中的结果数据，形成综合研究结果，为临床决策提供循证证据支持。在循证医学的临床实践中，主要利用原始研究证据和二次研究证据，支持或决策临床诊断、治疗或预防方案等。循证医学实践可归纳为五步（简称 5A）：

asking：确定临床或卫生决策问题，可根据 PICO 原则整理临床或卫生决策问题。

accessing：获取文献证据。根据第一步提出的临床或卫生决策问题，确定检索词和构建检索表达式，查找最佳相关研究证据。

appraising：严格评价文献，对获得文献（证据）的真实性、可信性、适宜性和重要性进行评价，寻求最佳研究证据。

applying：应用最佳研究证据，指导临床或卫生决策。

auditing：审核临床或卫生实践效果，提高学术水平和临床实践或卫生决策实践能力。

（一）整理临床问题

临床问题来源于临床实践过程中发现的有关疾病临床表现、诊断、治疗或预防、预后和病因的问题。如治疗或预防方法的有效性问题；诊断方法的灵敏度与特异度问题；疾病的病因问题；疾病的康复或死亡率问题。可以通过 PICO 原则进行整理、构建清晰的临床问题。

PICO 是 population、intervention、comparison、outcome 几个词的首字母大写组合，PICO 检索方式是从实践中总结而来的。在循证医学实践中常用到 PICO 原则进行临床问题解析，包括在循证证据研究方案撰写、原始研究文献筛选、系统综述写作结构和最佳循证证据检索阶段。

P-患者或人群：有关患者人群或疾病过程的描述。

I-干预：即为患者做何种检查或拟用何种治疗方法？什么因素可能影响患者的预后？

C-比较：干预与什么相比较（是两种药物之间选择一种或与安慰剂对比或两种诊断试验选择一种）？不一定每个临床问题都需要对比。

O-结果：希望达到什么结果（是缓解或消除症状、减少不良反应、改善功能或增加生活质量评分）？

例如，在“维生素D对5岁以下孩子生长和其他健康结局影响”的研究中，P指研究人群，为5岁以下孩子；I指干预因素，为口服维生素D；C指对照组，包括服用安慰剂或低剂量维生素D；O表示结局事件，包括身长/身高、高钙血症、高钙尿、肾结石和营养不良等。

（二）循证医学证据

1. 循证医学证据分类 循证医学证据可根据研究层次分为原始研究证据和二次研究证据。

（1）原始研究证据：是直接以健康人或患者为研究对象，通过实施干预措施，获取原始个案数据，经统计分析得出结果和结论的研究证据。包括RCT、自身对照研究（self-control study）、非随机同期对照研究（non-randomized synchronized control study）、病例对照研究（case control study）、队列研究（cohort study）和病例报告（case report）等临床研究。在中国知网、维普、万方、中国生物医学文献数据库、PubMed、Embase、Web of Science等文献数据库及临床试验注册平台（如世界卫生组织国际临床试验注册平台和Cochrane对照试验注册中心）当中有大量此类证据。

（2）二次研究证据：包括系统评价、临床操作指南等对原始研究进行综合分析形成的证据，此类证据可从专业数据库、期刊和指南数据库获取。

1）数据库：Cochrane协作网委托Wiley InterScience公司出版的Cochrane图书馆（Cochrane Library，CL）；OVID技术公司开发的循证医学数据库EBM Reviews；英国医学杂志出版集团与美国医师协会下属的美国内科医师协会联合开发出版的临床证据数据库、UpToDate临床顾问等。此外如PubMed的Clinical Queries、中国生物医学文献数据库等数据库当中也可检索到二次研究证据。

2）期刊：*ACP Journal Club*；*Evidence-Based Medicine*；*Evidence-Based Nursing*；*Bandolier*；《中国循证医学杂志》；《中国循证儿科杂志》等。这类期刊所刊载的都是二次研究证据。

3）指南：美国国家指南交换库NGC；英国国家卫生与临床优化研究所NICE；加拿大医学会CMA的临床操作指南库等。

2. 循证医学证据分级 证据及其质量是循证医学实践的关键，临床工作者应尽可能提供和应用当前最佳证据。循证医学创建至今，证据质量分级共经历了“老五级”“新五级”“新九级”“GRADE”四个阶段，前三种分级方式主要依据研究设计质量进行等级划分，GRADE综合考虑研究设计、研究质量、研究结果的一致性和证据的直接性，根据未来研究对目前疗效评价结果可信度大小进行质量高、中、低和极低分级。检索证据时，应按照证据分级，先检索高级别证据，若无法解决再转而检索下一层证据。

（1）“老五级”证据分级：按照临床研究设计将所有临床试验证据分为五级，即Ⅰ级为大样本多中心RCT、收集高质量RCT做出的系统评价/荟萃分析结果，可靠性最高，是金标准；Ⅱ级为单个大样本RCT结果，可靠性较高，建议使用；Ⅲ级为非随机对照试验、病例对照研究和队列研究，有一定可靠性，建议采用；Ⅳ级为无对照的系列病例观察，可靠性较差，可供参考；Ⅴ级为专家意见、描述性研究、病例报告，可靠性最差，仅供参考。

（2）“新五级”证据分级：是由牛津循证医学中心制定的证据评价标准，针对临床治疗/预防/危害、预后、诊断、鉴别诊断/症状/发生率、经济/决策分析有关文献进行证据等级划分。证据分为5个等级，共10个细化的等级水平，表16-2中展示了治疗类型的临床证据分级标准。

表16-2　牛津循证医学中心“新五级”证据等级

证据等级	内容
1a	用多篇RCT所做的系统评价
1b	单一的RCT（有较窄的置信区间）
1c	全或无病案研究（未治疗前所有患者均死亡或部分死亡，治疗后）
2a	同质性队列研究的系统评价
2b	单一的队列研究或较差的随机对照研究
2c	“结果”研究；生态学研究
3a	同质性病例对照研究的系统评价
3b	单一的病例对照研究
4	单个病例系列研究（和低质量的队列研究、病例对照研究）
5	未经明确讨论或基于生理学、实验室研究或“第一原则”的专家意见

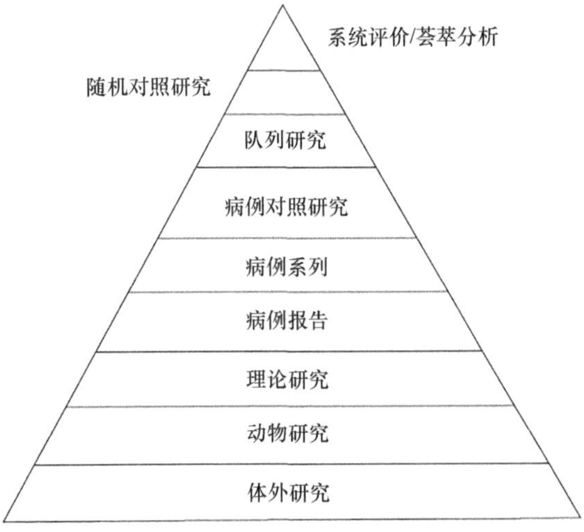

图16-4　证据金字塔

（3）“新九级”证据：在2001年由美国纽约州立大学医学中心提出，即证据金字塔，首次将动物研究和体外研究纳入证据分级系统，拓展了证据范畴，见图16-4。

（4）“GRADE”证据分级：是2004年GRADE工作组推出的国际统一证据分级标准，将证据级别分为高、中、低、极低（高：未来研究几乎不可能改变现有疗效评价结果的可信度；中：未来研究可能对现有疗效评估有重要影响，可能改变评价结果的可信度；低：未来研究很有可能对现有疗效评估有重要影响，改变评估结果可信度的可能性较大；极低：任何疗效的评估都很不确定），推荐强度分为强、弱（强：明确显示干预措施利大于弊或弊大于利；弱：利弊不确定或无论质量高低的证据均显示利弊相当）。包括世界卫生组织和Cochrane协作网在内的28个国际组织、协会已采纳GRADE标准。

3. 循证医学证据资源分类　循证医学证据分为原始研究证据和二次研究证据，循证研究者或临床实践者可在相应的循证医学证据资源库获取。加拿大麦克马斯特大学临床流行病学与生物统计学教授 R. Brian Haynes 提出“5S”模型对循证医学证据资源进行分类，将证据资源分为系统（systems）、总结（summaries）、摘要（synopses）、综述（syntheses）、研究（studies）五个层次，层级越往上对解决临床问题的效果越好，见图 16-5。总结类数据库如 UpToDate 和 ACP Pier & ACP Medicine，摘要类数据库如 ACP Journal Club 和 Evidence-based Medicine，综述类数据库如 Cochrane Library 和 PubMed Clinical Queries，原始研究类数据库如常见的中文数据库和英文数据库。

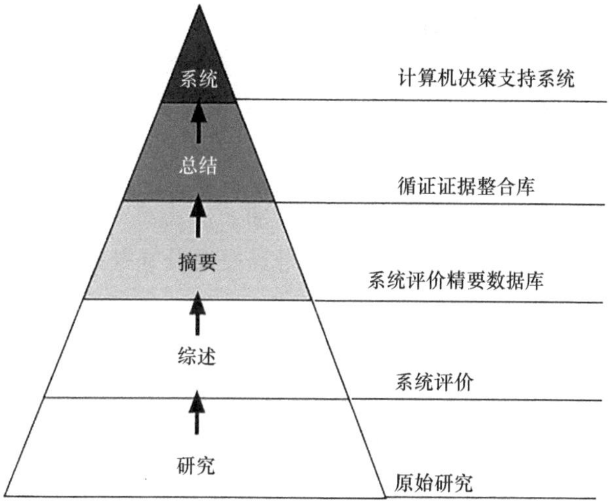

图 16-5　“5S”模型

三、循证医学证据研究中的文献利用

循证医学证据研究是由流行病学、临床医学或卫生管理专业研究人员针对特定临床实践或卫生决策中遇到的问题，通过全面检索、收集、提取、分析和综合而形成最佳证据的过程。在此研究过程中对文献的检索强调全面系统，在进行原始研究检索时可分为五步。

第一，明确临床问题，提取检索词。例如，在一项关于“维生素 D 对 5 岁以下儿童生长和其他健康结局影响”的循证研究中，根据研究目的可定义该研究问题的研究人群范围为 5 岁以下儿童，研究的干预因素是维生素 D。由于循证研究对文献强调“查全”，因此在提取检索词时要充分考虑检索词的同义词、近义词和不同表达形式，如“5 岁以下儿童”可考虑的检索词包括新生儿、婴儿、婴幼儿和学龄前儿童等，部分数据库可进行年龄限制检索；“维生素 D”可考虑的检索词包括维生素 D、钙化醇、骨化醇、骨化二醇和骨化三醇等。

第二，选择合适的数据库。在数据库选择时，应尽可能全面选择相关数据库，包括原始研究数据库、系统综述数据库和临床试验注册数据库。原始研究检索常用的中文数据库包括中国知网、维普、万方和中国生物医学文献数据库；常用的英文数据库包括 PubMed（Medline）、Embase 和 Web of Science 核心数据集等。系统综述检索库主要为 Cochrane 图书馆中的系统综述；临床试验注册数据库如世界卫生组织的国际临床试验注册平台（International Clinical Trials Registry Platform，ICTRP）、Cochrane 对照试验注册中心（Cochrane Central Register of Controlled Trials，CENTRAL）。

第三，根据数据库规则选择合适的检索方法，制定检索策略。文献的收集途径除了数据库直接检索外，还可通过文献的参考文献和引证文献进行相关文献查找，如中国知网和 Web of Science 的引文网络可提供引文查询。

第四，评估检索结果，调整检索策略。当检索到文献结果后，需要对结果进行评估，包括检索结果的准确度和全面性，并根据评估结果优化检索策略。

第五，阅读文献摘要，进行文献筛选和全文获取。在检索到大量文献后，通常由 2～3 名研究者同时阅读文献摘要，根据研究方案中的文献纳入排出标准对文献进行筛选，对初步纳入的文献下载全文。

扩展阅读：循证研究方案注册

为了避免重复研究，增加研究信息的透明度，减少发表偏倚，保障循证证据研究过程的规范性和结果的可信度，系统综述研究逐渐形成研究方案注册制度。目前，公认的注册网站主要有两个，即 Cochrane 协作网和 PROSPERO 平台。

Cochrane 网站进行研究方案注册首先应与对应领域的 Cochrane 协作组编辑联系介绍标题提案，内容包括所有作者的详细联系方式、初拟的系统综述题目、系统综述的研究背景和理由、纳入标准、排除标准和对照等。如果协作组编辑对课题感兴趣，会要求作者填写综述提案注册表，一旦审核通过，那么就会进入官方注册程序。作者需要在一定时间内完成研究方案的撰写和发表，研究方案发表后再在规定的时间内完成综述全文，并在 Cochrane 发表。

PROSPERO 是国际前瞻性系统综述注册系统，由英国国家健康研究所下属的评价和传播中心筹建，致力于构建系统综述起始阶段的综合注册清单。研究者在该网站提交注册表后，CRD 相关专家及咨询小组进行审核，通过后研究方案将在该系统发表，并获得唯一注册码。

四、循证医学证据应用中的文献利用

应用最佳证据则是为解决临床实践或卫生决策问题，通过查找、认识和理解最佳证据，结合实际情况，客观、正确地应用最佳证据解决实际问题的过程。应用最佳证据首选二次研究证据，常用的证据资源如 Cochrane 图书馆、BMJ 临床实践、ClinicalKey、SUMSearch 2 和 TRIP，本节重点介绍常用的二次研究证据收集和利用。

（一）Cochrane 图书馆

Cochrane 图书馆是由 Cochrane 协作网委托 Wiley Inter Science 公司出版，是二次研究证据的主要来源。

1. 主要数据资源库　Cochrane 图书馆主要包括三个子库，分别是系统评价数据库（Cochrane Database of Systematic Reviews，CDSR）、CENTRAL 和临床答案数据库（Cochrane Clinical Answers，CCAs）。

（1）CDSR：收录由 Cochrane 协作网 50 余个系统综述专业组在统一工作手册指导下完成的系统综述，包括系统综述全文（review）和研究方案（protocol），并随着读者的建议和评论以及新的临床试验的出现不断补充和更新。

（2）CENTRAL：资料来源于协作网各系统评价小组和其他组织的专业临床试验资料库以及在 Medline 上被检索出的 RCT 和临床对照试验，还包括了全世界 Cochrane 协作网成员从有关医学杂志会议论文集和其他来源中收集到的临床对照试验报告。

（3）CCAs：为 Cochrane 综述提供可读的、易理解的、以临床问题为重点的应用切入点，目的在于设计一个可执行的、为临床决策提供参考的数据资源。其构建了Cochrane知识转化的重要链条，基于系统综述为临床问题提供简要且基于证据有关人群、干预、对照和结局的答案。每一条CCA包含一个临床问题、一个简短的答案和源于Cochrane综述的数据，证据的呈现方式包括文字描述、数据和图片链接，CCAs的数据会根据Cochrane综述的更新而更新。

2. Cochrane图书馆检索规则　包括布尔逻辑、截词检索、精确检索、相邻检索、字段限制检索和词汇转换与匹配。

（1）布尔逻辑：采用布尔逻辑词“AND”“OR”“NOT”。在没有括号的情况下，如果检索表达式中多个检索词之间存在2种及以上的布尔逻辑关系，布尔逻辑运算顺序是“NOT”“AND”“OR”。例如检索表达式“treatment AND tuberculosis NOT HIV”等价于“(tuberculosis NOT HIV) AND treatment”。

（2）截词检索：“*”表0～n个字符；“？”表示0或1个字符。支持左截词、右截词和中间截词，用于检索的词根不少于3个字母，如“infl*”正确，而“in*”则不能进行截词检索。

（3）精确检索：加双引号（“ ”），对特定短语进行精确检索，如“lung cancer”。

（4）相邻检索：①“NEAR”的语法形式为：A NEAR B，表示“A”和“B”之间不超过6个单词，检索词前后顺序不固定。如“lung NEAR cancer”，可检索到包含“lung caner”“cancer of the lung”等的文献。②“NEAR/X”的语法形式为：A NEAR/X B，表示“A”与“B”之间最多包含X个单词，检索词前后顺序不固定。如“cancer NEAR/3 lung”可以检索到“lung cancer”或“cancer of the lung”的文献。③“NEXT”的语法形式为：A NEXT B，表示“A”与“B”必须相邻出现，且顺序固定。如“lung NEXT cancer”仅能查找包含“lung cancer”的文献。

（5）字段限制检索：是用于限定在文章的特定部位匹配检索词，Cochrane图书馆的检索字段包含标题/摘要/关键词（Title Abstract Keyword）、标题（Record Title）、摘要（Abstract）、作者（Author）、关键词（Keywords）、出版类型（Publication Type）、来源（Source，如期刊名、会议名和报告名等）和DOI号（Digital Object Identifier）等。

（6）词语转换与匹配：系统对检索词进行自动词干提取，进行近义词和词形相近词转换与匹配检索，包括检索词的不同词性、时态、单复数、动词的不同语态、英式和美式的变体检索。在截词检索时该功能关闭。

3. 检索方法　通过Cochrane图书馆链接可进入主页。Cochrane图书馆提供了子库检索、浏览、基本检索、高级检索和主题词检索功能。

（1）子库检索：Cochrane图书馆提供CDSR和CENTRAL分别检索以及CCAs的浏览功能。

（2）浏览：Cochrane图书馆提供按主题浏览（Browse by Topic）的功能，用户可根据自己感兴趣的主题浏览系统综述、研究方案和临床答案（图16-6）。

（3）基本检索（Basic Search）：基本检索支持字段限制检索、布尔逻辑运算、精确检索、截词检索和词语转换与匹配功能。在检索框中输入检索词，通过下拉菜单选择字段，敲回车键或点击检索图标，便可获得检索结果。快速检索中若输入多个检索词，系统默认在检索词之间添加“AND”，查找多个检索词同时出现的文献。

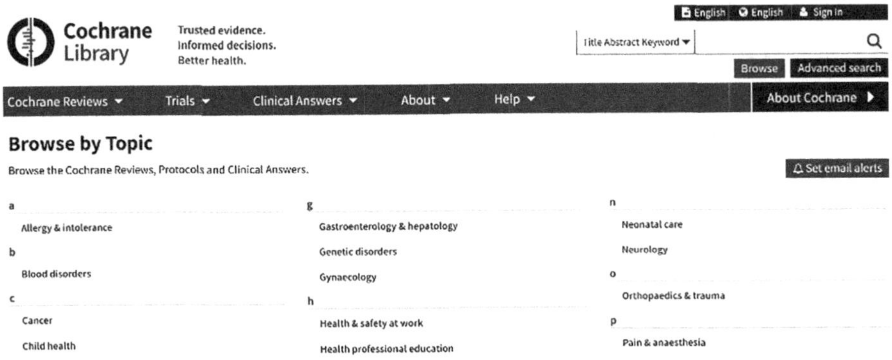

图 16-6　Cochrane 图书馆浏览功能

检索字段包括标题/摘要/关键词（Title Abstract Keyword）、标题（Record Title）、作者（Author）、摘要（Abstact）、关键词（Keywords）、出版类型（Publication Type）、来源（Source）、DOI 号、检索号（Accession Number）、临床试验注册号（Trial Registry Number）、Cochrane 协作小组（Cochrane Group）、Cohrane 主题（Cochrane Topic）和全部字段（All Text）。

如在检索框中输入“influenza”，选择“Title Abstract Keyword”字段，点击检索按钮，系统返回结果（图 16-7）。返回结果包括 Cochrane 综述、研究方案、临床试验、编者评论、Special collection 和临床答案的数量。

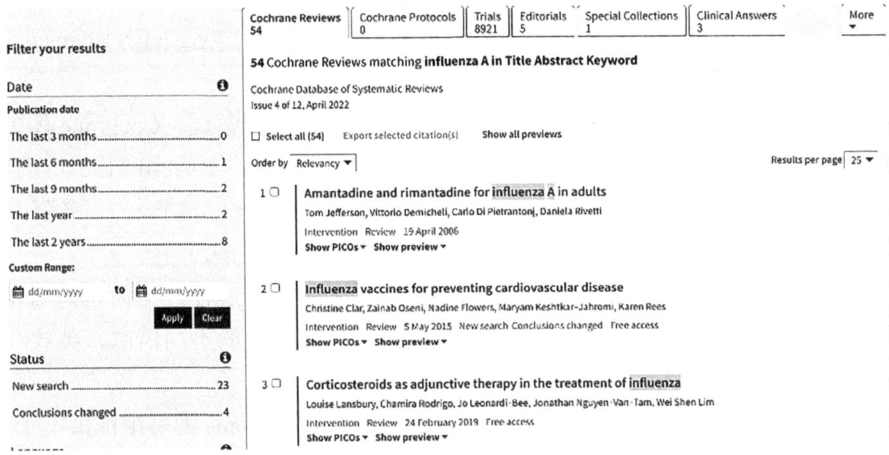

图 16-7　Cochrane 图书馆检索结果界面

（4）高级检索：高级检索（Advanced Search）提供检索字段选择、逻辑组配和限定检索等功能。在检索框中输入检索词，选择适合的检索字段和布尔逻辑词，点击“Run search”实现检索。高级检索支持的检索字段同基本检索（图 16-8）。

限定检索（Search limits）包括对内容类型（Content type）、Cochrane 图书馆发表时间（Cochrane Library publication date）、CENTRAL 临床试验的初始发表时间（CENTRAL Trials only Original publication year）、Cochrane 协作组（Cochrane Group）和词语转换与匹配（Search word variations）（图 16-9）。

发送到检索管理（Send to Search Manager）是指当需要构建复杂检索表达式时，可以分次检索，将每一次检索表达式添加到检索管理（Search Manager）中，可在检索管理中对检索表达式再次进行逻辑组配。

保存检索策略（save search）是指将检索表达式保存在 Cochrane 图书馆的注册账户中，可实现文献追踪功能。

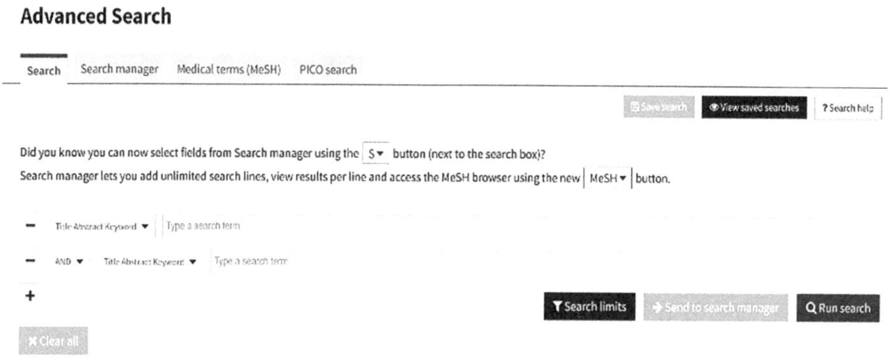

图 16-8　Cochrane 图书馆高级检索界面

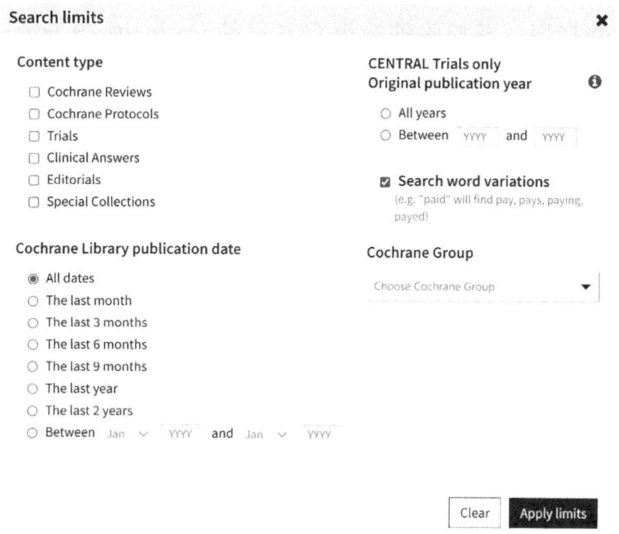

图 16-9　Cochrane 图书馆高级检索的检索限定界面

（5）主题检索：Cochrane 图书馆的综述和来自 Medline 的临床试验文献都进行了主题标引，对这些文献可实现主题检索功能（MeSH），其检索原理与 PubMed 主题检索相同。在“Enter MeSH term”框中输入检索词；若需添加副主题词，在“Select subheadings/qualifiers”框中输入副主题词相关检索词或单击输入框，系统自动推荐系列副主题词供选择；最后点击“Lookup”进行主题词查找和文献检索。

如检索肺癌治疗相关文献，在“Enter MeSH term”框中输入“lung cancer”，在“Select subheadings/qualifiers”框中输入“therapy”，选择系统自动推荐的副主题词“Therapy-TH”，点击“Lookup”，结果如图 16-10 所示。包括主题词的定义（Definition）、确切匹配词（Exact Term Match）、匹配短语（Phrase Matches）、主题词树（MeSH Trees）和检索结果（Search Results）。可点击“View results”进行结果查看。

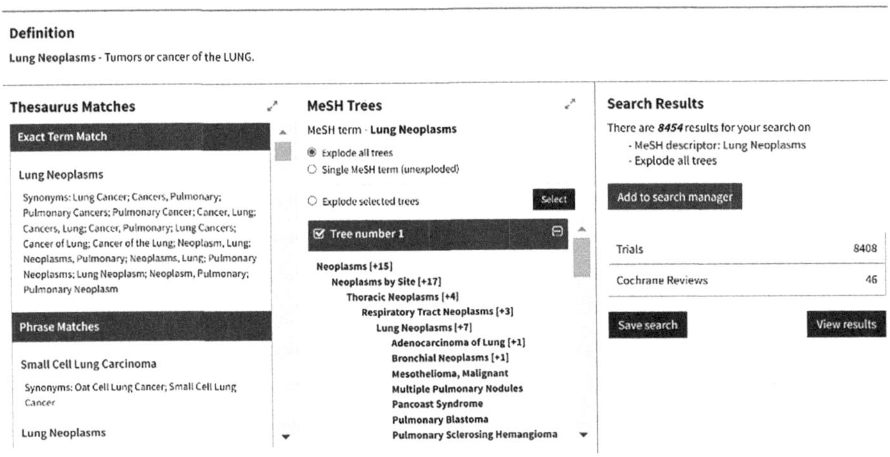

图 16-10 Cochrane 图书馆主题检索结果界面

（二）循证医学评价数据库

循证医学评价数据库（Evidence-based Medicine Reviews，EBMR）是由 OVID 公司制作与更新的付费数据库，其检索的数据内容包括 Cochrane 图书馆中的 CDSR、CCAs、Cochrane 中心注册的对照试验、ACP 期刊俱乐部、Cochrane 方法学注册数据库（Cochrane Methodology Register，CMR）、卫生技术评估数据库（Health Technology Assessments，HTA）、有效性综述摘要数据库（The Database of Abstracts of Reviews of Effectiveness，DARE）和 NHS 经济学评价数据库（NHS Economic Evaluation Database，NHS EED），与 Medline 和 OVID 收录的杂志全文相链接。因其检索方法和结果与 OVID 全文数据库相同，此处仅简单介绍其检索规则。

1. 逻辑运算 逻辑运算符包括 AND、OR、NOT。

2. 截词运算 截词运算符 *、$。

3. 字段限制检索 字段限制检索的语法表达方式在基本检索中的语法是：提问 . 字段缩写 .，如输入“hepatitis.ti.”，表示检索标题中含有 hepatitis 的文献。

4. 限定检索 在基本检索和高级检索状态，EBMR 还提供了限定选项（Limits）供选择。这些限定选项包括系统综述的资源类型（Full Systematic Reviews、Protocols、Review Articles、New Reviews 、Recently Updated Review）、临床资源类型（Etiology、Diagnosis、Therapeutics、Prognosis）、研究对象（Humans）等。

（三）BMJ 临床实践

BMJ 临床实践（BMJ Best Practice）（图 16-11）是基于循证医学的临床诊疗决策支持和学习工具，将最新的研究成果、指南、专家意见整合在一起，为临床实践及学习提供可靠信息，属于证据总结类数据库。该数据库以疾病或症状为切入点，涵盖基础、预防、诊断、治疗和随访等内容，适合任何层次的医务工作者和医学生使用。BMJ 的临床证据数据库，通过 BMJ 网站提供服务。

1. 学科浏览 BMJ 临床实践提供按学科进行疾病相关信息浏览功能。点击主页中的“Specialties”，系统弹出按字母顺序排列的学科列表，选择相应的学科进入疾病选择界面，再选择用户需要了解的相应疾病，即可获取疾病相关信息。如浏览“变应性鼻炎”相关信息，可在学科浏览中选择“变态反应和免疫学”，再在该学科中选择“变应性鼻炎”，即可获取其相关信息（图 16-12）。

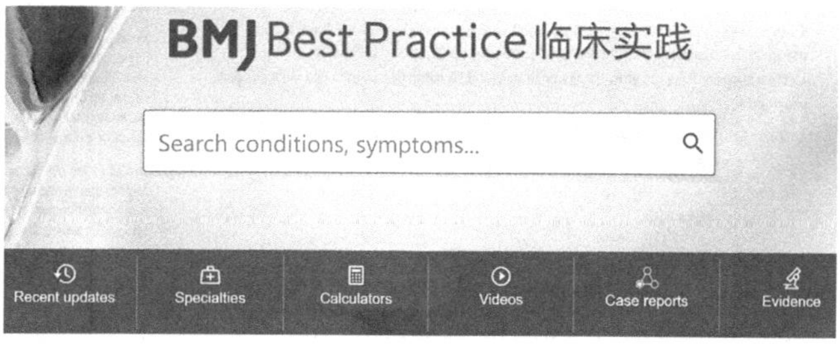

图 16-11　BMJ 临床实践主页

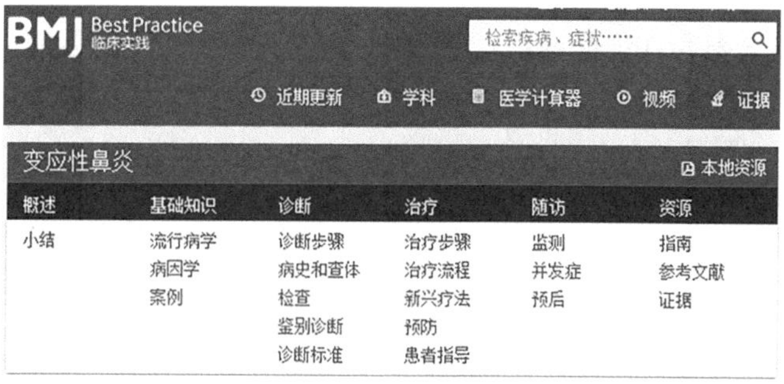

图 16-12　BMJ 临床实践中变应性鼻炎信息

2. 检索功能　BMJ 临床实践只提供简单的类似搜索引擎的检索，可通过疾病名称或症状进行检索，检索结果按照所有结果、图片和视频分别显示。点击相应检索结果，进入疾病相关信息界面。

（四）ClinicalKey

ClinicalKey 内容涵盖全部医学专科，为医疗机构在医、教、研三个方面提供有效支持。其内容涵盖期刊（journals）、图书（books）、多媒体（multimedia）、诊疗指南（guidelines）、荟萃分析（meta-analysis）、图片（picture）、患者教育（patient education）、药物专论（drug monographs）、临床概述（clinical overview）和 Medline 摘要等。

ClinicalKey 的检索方式简单，在其检索框中直接输入疾病名称或症状即可检索相关信息，该平台支持中文检索。例如某临床医生想了解“高血压”相关信息，可在 ClinicalKey 进行检索，结果如图 16-13 所示。

（五）循证证据搜索引擎

TRIP 数据库　TRIP 全称是研究实践转化数据库（Turning Research into Practice），始于 1997 年。TRIP 提供基本检索、PICO 检索、高级检索和最新信息检索，其中高级检索和最新信息检索需付费使用。基本检索状态下可进行逻辑运算检索，使用“and”、“or”和“(　)”组配运算（图 16-14）。PICO 检索则根据 PICO 原则将临床问题分解为人群、干预、对照和结局四个部分进行检索（图 16-15）。在高级检索状态下，系统按检索顺序显示检索历史，可直接用检索序号进行布尔逻辑“and”运算检索。

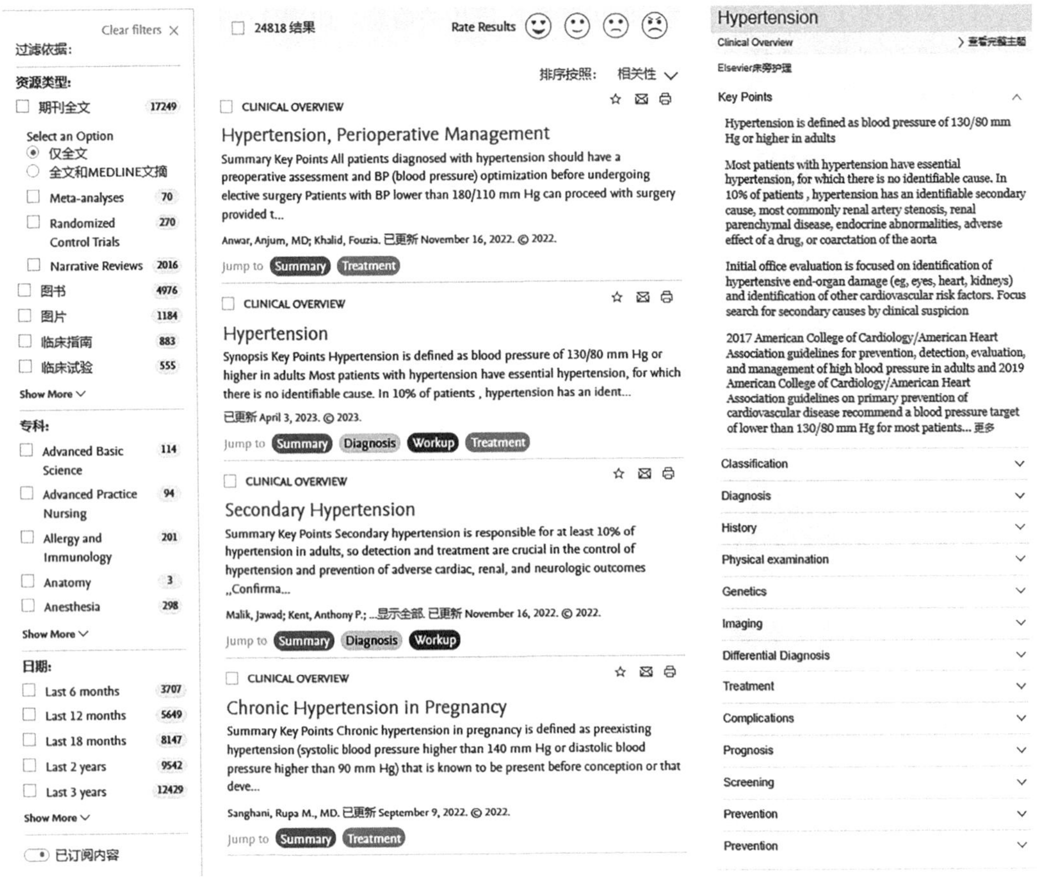

图 16-13　ClinicalKey 检索结果界面

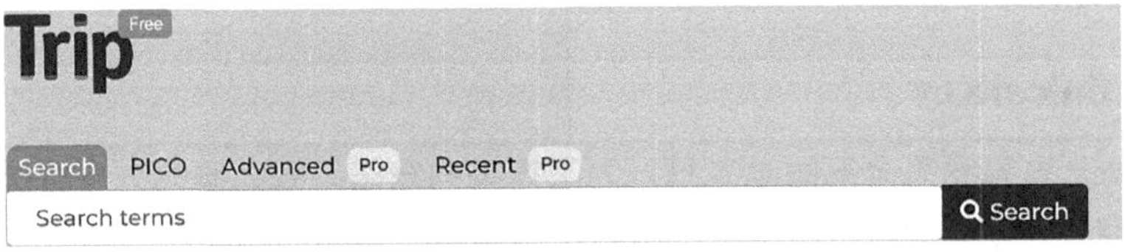

图 16-14　TRIP 搜索引擎基本检索界面

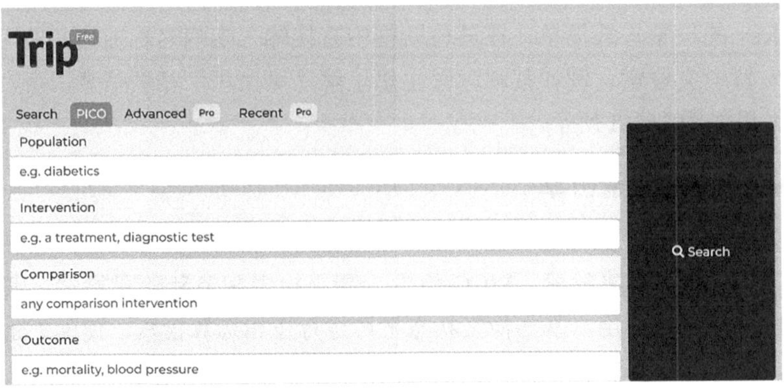

图 16-15　TRIP 搜索引擎 PICO 检索界面

TRIP 数据库收录的内容包括证据精要（evidence based synopses）、临床问题（clinical Q&A）、系统评价（systematic reviews）、临床操作指南（guidelines）、电子图书（e-textbooks）、重要的原始研究（key primary research）、对照试验（controlled trials）、研究中的系统评价（ongoing systematic reviews）、研究中的临床试验（ongoing clinical trials）、医学影像（medical images）和患者信息档案（patient information leaflets）等（图 16-16）。

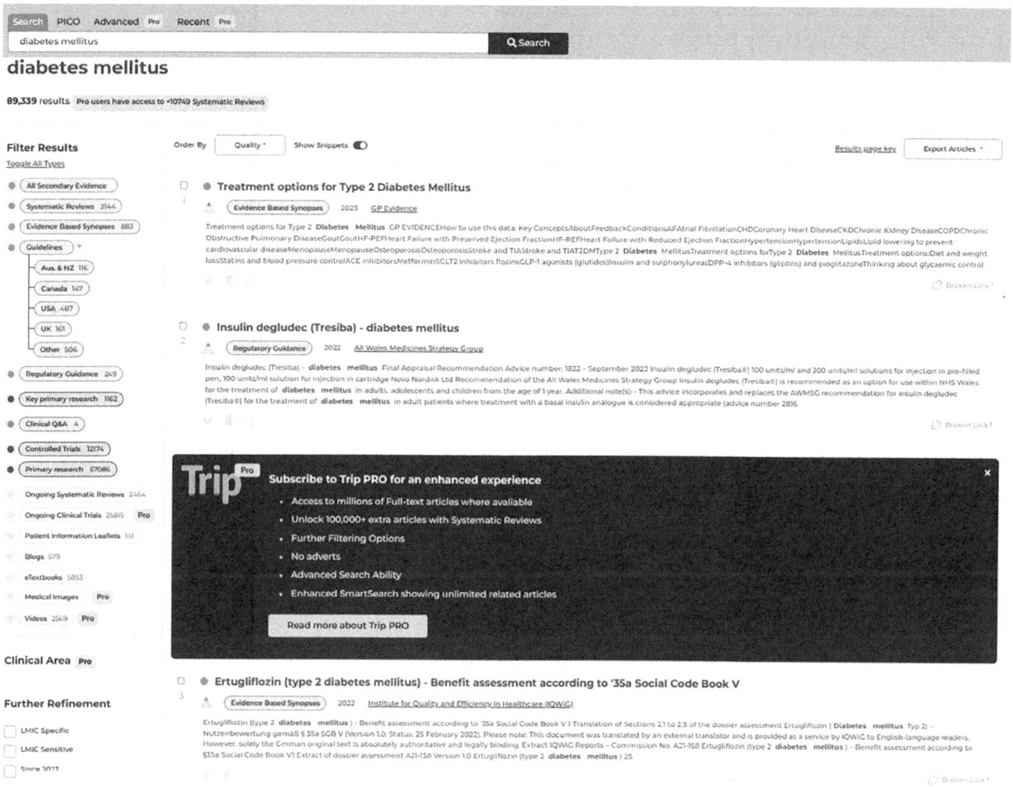

图 16-16　TRIP 搜索引擎检索结果界面

TRIP 和 SUMSearch 2 可同时检索多种资源，并根据证据来源组织检索结果。在不熟悉针对某一具体临床问题采用哪种循证资源，或拥有的资源无法解决临床问题时，可借助 SUMSearch 2 和 TRIP 联合检索最佳证据。

（六）临床实践指南

临床实践指南包括基于专家共识的临床实践指南（consensus based guideline）和基于证据的临床实践指南（evidence-based guideline）。如美国国家指南交换中心库、英国国家卫生与临床示范研究所临床实践指南库、苏格兰大学校际指南网络（SIGN）等。

除以上指南中心外，还可在 PubMed、Springer 和 SUMSearch 2 进行临床实践指南检索。

（七）其他相关资源库

除以上介绍的数据资源外，还有其他相关资源，如英国在研或新近完成的临床试验的国立研究注册数据库（NRR）、英国 NIH 共识发展项目数据库（CDP）。

（吕亚兰）

参考文献

常晓玮, 袁锋. 2021. DRG 原理与应用 [M]. 北京: 中国协和医科大学出版社.

陈凤珍, 游丽金, 杨帆, 等. 2020. CNGBdb: 国家基因库生命大数据平台 [J]. 遗传, 42(8): 799-809.

陈敏, 周彬, 肖树发. 2020. 健康医疗大数据安全与管理 [M]. 北京: 人民卫生出版社.

陈平, 张轶群, 李学敏. 2019 生物医学信息检索与科研设计方法 [M]. 北京: 科学出版社.

陈先来, 杨荣. 2020. 医学大数据教程 [M]. 北京: 人民卫生出版社.

邓小虹. 2015. 北京 DRGs 系统的研究与应用 [M]. 北京: 北京大学医学出版社.

甘银艳, 彭颖. 2019. 澳大利亚疾病诊断相关分组支付制度改革经验及启示 [J]. 中国卫生资源, 22(4): 326-330.

桂晓苗, 陈玉顺. 2020. 医学信息检索与利用 [M]. 武汉: 华中科技大学出版社.

郭富威, 荏苒. 2006. DRGs 在美国的发展及在我国的应用对策 [J]. 中国医院管理, 26(2): 32-35.

国家卫生健康委, 国家中医药管理局. 2019. 关于印发全国基层医疗卫生机构信息化建设标准与规范(试行)的通知 [S/EB]. http://www.nhc.gov.cn/cms-search/xxgk/getManuscriptXxgk.htm? id=9d346a5ef0134e6a82c79c5c9ab96b77.2019-04-12.

国家卫生健康委办公厅, 国家中医药局办公室. 2020. 关于印发全国公共卫生信息化建设标准与规范(试行)的通知 [S/EB]. http://www.gov.cn/zhengce/zhengceku/2020-12/12/content_5569035.htm.2020-12-01.

胡向阳, 王原, 张修梅. 1994. 病例组合及其应用 [J]. 中华医院管理杂志, 10(12): 736-739.

计虹, 王梦莹. 2022. 医院智慧服务综合体系架构设计与应用 [J]. 中国卫生信息管理杂志, 19: 23-27.

金小桃. 2018. 健康医疗大数据 [M]. 北京: 人民卫生出版社.

坎丹 · 雷迪, 查鲁 · 阿加瓦尔. 2021. 健康数据分析 [M]. 刘云, 等译. 南京: 东南大学出版社.

李红梅, 胡箭. 2016. 医学信息检索与利用(案例版)[M]. 北京: 科学出版社.

刘川, 侯艳, 刘辉. 2019. 医药文献检索与利用 [M]. 成都: 四川大学出版社.

刘静轩, 赵鲁南, 肖汉生, 等. 2022. 智慧运动训练: 源起、现状与展望 [C]//. 中国体育科学学会. 第十二届全国体育科学大会论文摘要汇编——专题报告(运动训练分会). 中国体育科学学会, 229-230.

刘新奎. 2020. 医院统计与 DRG 应用 [M]. 郑州 : 河南科学技术出版社.

马丽, 孟瑞祺. 2020. 医院智慧服务建设项目设计与应用 [J]. 电子技术与软件工程, (16): 202-204.

孟群, 毕丹, 张一鸣, 等. 2016. 健康医疗大数据的发展现状与应用模式研究 [J]. 中国卫生信息管理杂志, 13(6): 547-552.

孟群, 胡建平, 董方杰, 等. 2017. 我国健康医疗大数据资源目录体系建设研究 [J]. 中国卫生信息管理杂志, 14(3): 387-391.

缪幽竹. 2020. 医学文献信息检索与利用 [M]. 苏州: 苏州大学出版社.

孙玲. 2019. 医药信息检索 [M]. 北京: 中国中医药出版社.

唐锦辉, 涂宣成, 肖万超. 2022. 现代医院智慧后勤建设与管理指南 [M]. 北京: 研究出版社.

王浩. 2019. 基于信息技术的"互联网+远程医疗健康"服务模式应用分析 [J]. 无线互联科技,16(18):19-20.

王景明. 2020. 健康 4.0 智慧医院管理模式 [M]. 北京: 科学出版社.

吴胤歆. 2020. 我国疾病诊断相关分组权威版本分组设计的比较及启示 [J]. 中华医院管理杂志, 36(12): 983-987.

肖凤玲, 李朝葵. 2017. 医学文献信息检索实用程 [M]. 2 版. 北京: 科学出版社.

于双成. 2017. 医学信息检索 [M]. 3 版. 北京: 高等教育出版社.

张倩, 徐云. 2021. 医学信息检索 [M]. 3 版. 武汉: 华中科技大学出版社.

张云鹏. 2017. 医学信息检索及应用 [M]. 西安: 西安交通大学出版社.

中华人民共和国国家医疗保障局. 2019. 关于印发疾病诊断相关分组 (DRG) 付费国家试点技术规范和分组方案的通知 [EB/OL]. http://www.nhsa.gov.cn/.

中华人民共和国国家医疗保障局. 2020. 国家医疗保障局办公室关于印发医疗保障疾病诊断相关分组 (CHS-DRG) 细分组方案(1.0 版)的通知 [EB/OL].http://www.nhsa.gov.cn/.